华夏英才基金学术文库

口腔正畸病例集

ORTHODONTIC CLINICAL SYMPOSIUM

主　编　傅民魁　卢海平　罗卫红　刘　怡

人民卫生出版社
PEOPLE'S MEDICAL PUBLISHING HOUSE

图书在版编目（CIP）数据

口腔正畸病例集／傅民魁等主编.—北京：人民卫生出版社，2009.6
ISBN 978-7-117-11413-4

I．口… Ⅱ．傅… Ⅲ．口腔正畸学-病案-汇编-高等学校-教学参考资料 Ⅳ．R783.5

中国版本图书馆CIP数据核字（2009）第068002号

人卫智网	www.ipmph.com	医学教育、学术、考试、健康，购书智慧智能综合服务平台
人卫官网	www.pmph.com	人卫官方资讯发布平台

口腔正畸病例集

主　　编：傅民魁　卢海平　罗卫红　刘　怡
出版发行：人民卫生出版社（中继线010-59780011）
地　　址：北京市朝阳区潘家园南里 19 号
邮　　编：100021
E - mail：pmph @ pmph. com
购书热线：010-59787592　010-59787584　010-65264830
印　　刷：北京盛通印刷股份有限公司
经　　销：新华书店
开　　本：889×1194　1/16　　印张：29
字　　数：878千字
版　　次：2009年6月第 1 版　　2025年3月第 1 版第16次印刷
标准书号：ISBN 978-7-117-11413-4
定　　价：199.00元

打击盗版举报电话：010-59787491　E-mail：WQ @ pmph.com
质量问题联系电话：010-59787234　E-mail：zhiliang @ pmph.com

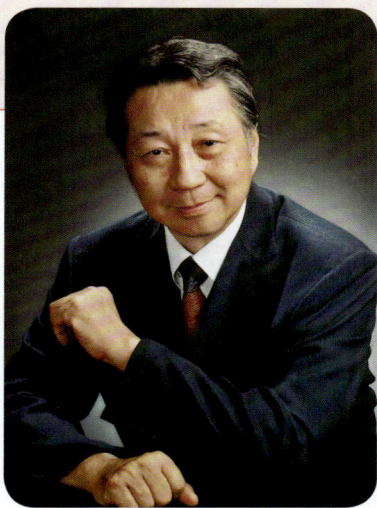

傅民魁

　　我国著名的口腔正畸专家、教育家。北京大学口腔医学院·口腔医院教授、主任医师、博士生导师。1960年毕业于原北京医学院口腔医学系，1964年原北京医学院口腔正畸研究生毕业，1981年赴美国西北大学牙医学院正畸科访问，并攻读研究生，毕业后获美国口腔正畸专科医师证书。回国后在北京大学口腔医学院·口腔医院从事口腔正畸医、教、研工作，先后担任正畸科主任、副院长等职务。现任国务院学位委员会口腔医学评审组召集人，《中华口腔正畸学杂志》总编辑，《中华口腔医学杂志》名誉总编辑，中华口腔医学会顾问，中华口腔医学会正畸专业委员会顾问，以及英国皇家爱丁堡外科学院荣誉院士（牙科），香港牙科专科学院荣誉院士，国际牙医师学院院士。第八、九、十届全国政协委员。

　　自60年代中起研究X线头影测量，并建立了中国正常粭人的X线头影测量值，使X线头影测量在我国广泛应用，提高了错粭畸形的诊断分析和矫治设计水平。

　　80年代中在美国研究生毕业后带回了高效先进的方丝弓固定矫治技术，使我国口腔正畸从以活动矫治器为主发展为以固定矫治器为主，提高了口腔正畸的矫治水平。因进口的固定矫治器价格昂贵，而开发了国产固定矫正器材系列，创造了固定矫正器在我国广泛开展的条件。

　　研究错粭畸形对咀嚼、吞咽、下颌运动、颞下颌关节等口颌系统功能影响的错粭畸形病理生理学，提出口腔正畸治疗既要矫正形态也要恢复功能。

　　作者在口腔正畸教育方面也成绩斐然。四十余年来培养了大批口腔正畸专门人才，通过研究生教育培养了26名博士，3名硕士。

　　作者参加并组织大量国际学术活动，先后应邀赴美国、欧洲、日本、韩国等国进行学术报告。1990年5月应邀赴美国矫正年会作大会报告，是我国大陆学者第一人。1991年和1997年组织了两次北京国际口腔正畸大会，担任大会主席。2002～2005年被选为亚洲太平洋地区正畸学会副主席，成为北京2005年第五届亚洲太平洋地区正畸大会组委会主席。作者在国内外杂志发表论文160篇；主编了全国高等院校卫生部规划教材《口腔正畸学》第2、3、4、5版，及长学制教材《口腔正畸学》；还主编了《口腔正畸专科教程》、《方丝弓理论基础和矫治技术》、《X线头影测量理论与实践》，并为《颞下颌关节病》、《现代口腔医学》的主编之一和《实用口腔医学》的副主编及国际口腔正畸经典名著：《当代正畸学》（Proffit著）的主译。

　　先后获科技成果奖20项，包括国家科技进步三等奖，卫生部科技成果一等奖，北京市教育成果一等奖，卫生部全国优秀教材一等奖等奖项。

卢海平

　　杭州博凡齿科门诊部主任、副教授。1988年毕业于浙江医科大学口腔医学系，1990年就读原北京医科大学口腔正畸研究生，1994年毕业获得博士学位。1994年至1997年在浙江医科大学附属口腔门诊部先后做讲师、副教授，从事口腔正畸医教研工作。自1997年起担任杭州博凡齿科门诊部主任。现任中华口腔医学会口腔正畸专业委员会委员，中国医师协会口腔医师分会委员会委员，中华口腔医学会口腔医院管理协会民营医疗机构管理小组副组长，英国爱丁堡皇家外科学院口腔正畸专科院员，国际牙医师学院院士。傅民魁口腔正畸研究中心副主任，Case Western Reserved大学国际正畸培训部副主任，已发表论文13篇，参与4部专著的编写。

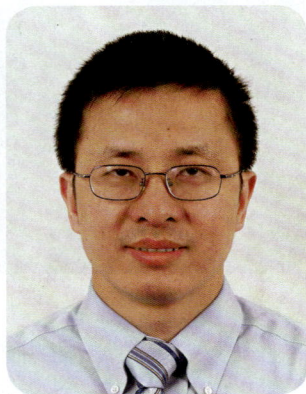

罗卫红

　　医学博士，副主任医师，北京健宫医院正畸科主任。1985年至1991年就读于第四军医大学口腔系，获医学学士学位。1993年至1997年就读于北京大学口腔医学院，获临床医学博士学位。1997年在空军总医院口腔科晋升为主治医师，2000年晋升为副主任医师，从事正畸临床、教学及科研工作。2006年曾在美国哈佛大学牙医学院作短期访问及研修，并参加美国TWEED国际正畸研究基金会TWEED课程培训等。现为傅民魁口腔正畸研究中心培训部主任，英国爱丁堡皇家外科学院口腔正畸专科院士，美国TWEED国际正畸研究基金会会员，并负责中国大陆正畸医师参加美国TWEED国际正畸研究基金会培训中心及美国Case Western Reserved大学国际正畸培训部培训有关申请报名工作。

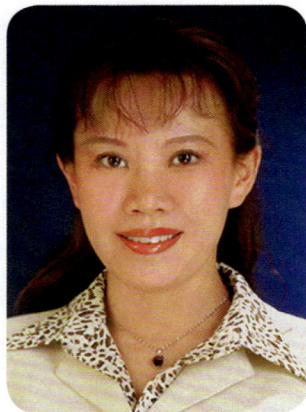

　　长年从事正畸教学和临床工作，擅长各类牙颌畸形及疑难病例的矫治。博士研究方向为面部侧貌美学与正畸矫治的关系，在面部美学的研究及矫治牙颌畸形同时使面型改善方面有一定的造诣。已发表论文10余篇，主编正畸学科专著1部，副主编1部，参加编写论著2部。

刘 怡

　　医学博士，北京大学口腔医学院正畸科副主任医师。傅民魁口腔正畸研究中心培训部副主任。1991年就读于北京医科大学口腔系，获医学学士学位后留校工作，任住院医师。1999年至2002年完成博士研究生学习，获临床医学博士学位，在北京大学口腔医学院正畸科工作。2002年晋升为主治医师，2007年晋升为副主任医师。2008年在美国南加州大学牙医学院访问深造，从事颅面三维重建技术在正畸诊断中的应用与研究。

　　博士研究方向为颞下颌关节功能与错𬌗之间关系。主要研究方向为正畸与口颌功能，颞下颌关节病的正畸治疗，镍钛丝的力学特点与临床应用，颅颌面三维诊断与应用。现已发表论文10篇，主编正畸学科专著1部，参与了3部专著的编写。

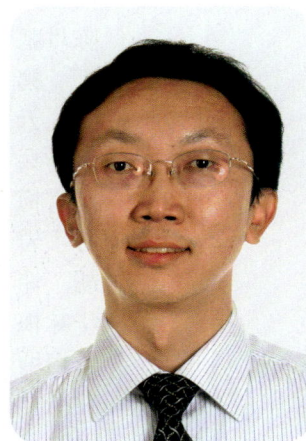

编　者

编　者

白玉兴　　　　口腔医学博士，首都医科大学附属口腔医学院，教授
陈丹鹏　　　　口腔医学博士，上海交通大学附属第一医院，教授
丁　鹏　　　　口腔医学博士，北京大学口腔医学院，讲师
丁　云　　　　医学博士，北京大学口腔医院第二门诊部，副主任医师
房　兵　　　　口腔医学博士，上海交通大学口腔医学院，教授
高雪梅　　　　口腔医学博士，北京大学口腔医学院，主任医师
谷　岩　　　　口腔医学博士，北京大学口腔医学院，副教授
胡　炜　　　　口腔医学博士，北京大学口腔医学院，主任医师
华咏梅　　　　上海同济大学口腔医学院，主任医师
贾培增　　　　口腔医学博士，北京大学口腔医学院，副主任医师
贾绮林　　　　口腔医学博士，北京大学口腔医学院，教授
姜若萍　　　　口腔医学博士，北京大学口腔医学院，副主任医师
李巍然　　　　口腔医学博士，北京大学口腔医学院，教授
李小彤　　　　口腔医学博士，北京大学口腔医学院，副教授
梁　炜　　　　口腔医学博士，北京大学口腔医学院，讲师
刘泓虎　　　　口腔医学博士，上海泓虎口腔门诊部，副教授
刘　妍　　　　口腔医学博士，北京大学口腔医学院，副主任医师
刘月华　　　　口腔医学博士，上海同济大学口腔医学院，教授
马宗霆　　　　口腔医学博士，上海凯尔口腔门诊部，讲师
欧阳莉　　　　口腔医学博士，首都医科大学附属口腔医学院，讲师
钱玉芬　　　　上海交通大学口腔医学院，教授
施　捷　　　　口腔医学博士，北京大学口腔医学院，副主任医师
孙燕楠　　　　口腔医学博士，北京大学口腔医学院，讲师
王建国　　　　口腔医学博士，南开大学口腔医学系，教授
魏　松　　　　口腔医学博士，北京大学口腔医学院，副主任医师
寻春雷　　　　口腔医学博士，北京大学口腔医学院，副主任医师
杨雁琪　　　　口腔医学博士，香港大学牙科学院，讲师
张　静　　　　口腔医学博士，北京大学口腔医学院，讲师
张若芳　　　　口腔医学博士，首都医科大学附属口腔医学院，讲师
朱胜吉　　　　口腔医学博士，主治医师
邹冰爽　　　　口腔医学博士，北京大学口腔医学院，副主任医师

主编助理

陈　斯　　　　北京大学口腔医学院在读博士
柳大为　　　　北京大学口腔医学院在读博士

● 前　言

　　《口腔正畸病例集》作为《口腔正畸专科教程》的姊妹篇今天顺利出版。本书按常见的错𬌗症状和一些专题，如牙周病正畸、唇腭裂序列正畸、阻塞性睡眠呼吸暂停综合征的矫治器治疗、舌侧矫治和无托槽矫治等，共分17章，137个病例。每个病例包括检查诊断、机制分析、矫治设计及治疗过程，特别是对每个病例都有分析小结，把诊治医师在矫治过程中的关键要点、心得体会，甚至一些治疗中的遗憾告诉大家。病例还包括治疗前、治疗中和治疗后的面𬌗像以及头影测量的重叠图。所有这些是一个完整正畸病例所必须展示的。

　　高质量的口腔正畸矫治病例，一直是大家所关注的。错𬌗畸形，经过诊断分析、矫治设计、临床矫治等步骤最后矫治完成。每一例都倾注了诊治医师的大量心血，每次讲课显示高质量的矫治完成病例时，大家都会纷纷拍照录像，但有可能就耽误了听讲，同时摄影摄像条件也可能不理想。《口腔正畸病例集》的出版，大家可以安安心心，一个一个来学习。本书如能对热爱正畸事业的医师或学生带来裨益，这对我们是最大的安慰。

　　我要感谢本书的31位具有丰富口腔正畸临床和教学经验的著者以及和我一起作为主编的卢海平、罗卫红、刘怡医师，为本书出版做出的巨大努力和显示的奉献精神。

　　还要感谢本书的两位主编助理，北大口腔正畸的陈斯医师和柳大为医师。他们攻读口腔正畸博士研究生毕业在即，但他们的助编工作完成得十分出色，祝他们毕业顺利。

　　对北大口腔正畸的全体在读研究生在全书的校对工作中付出的辛勤劳动，表示感谢。

　　最后希望广大读者对书中的不足之处提出批评指正。

傅民魁

2009年2月
于北京大学口腔医学院

5

● 目 录

第 1 章　牙列拥挤的矫治

第 2 章　双牙弓及双颌前突的矫治

第3章　前牙深覆盖的矫治

第4章　反𬌗的矫治

第 5 章　闭锁性深覆𬌗的矫治

第 6 章　开𬌗的矫治

第 7 章　后牙锁𬌗的矫治

第 8 章　先天缺牙的矫治

第 9 章　埋伏阻生牙的矫治

第 10 章　面部偏斜的矫治

第 11 章　牙周病的正畸治疗

第 12 章　唇腭裂序列治疗中的正畸治疗

第 13 章　颞下颌关节紊乱病的正畸治疗

第 14 章　修复前的正畸治疗

第 15 章　阻塞性睡眠呼吸暂停低通气综合征的 口腔矫治器治疗

第 16 章　隐形矫治

第 17 章　问题病例的二次矫治

第 1 章

牙列拥挤的矫治

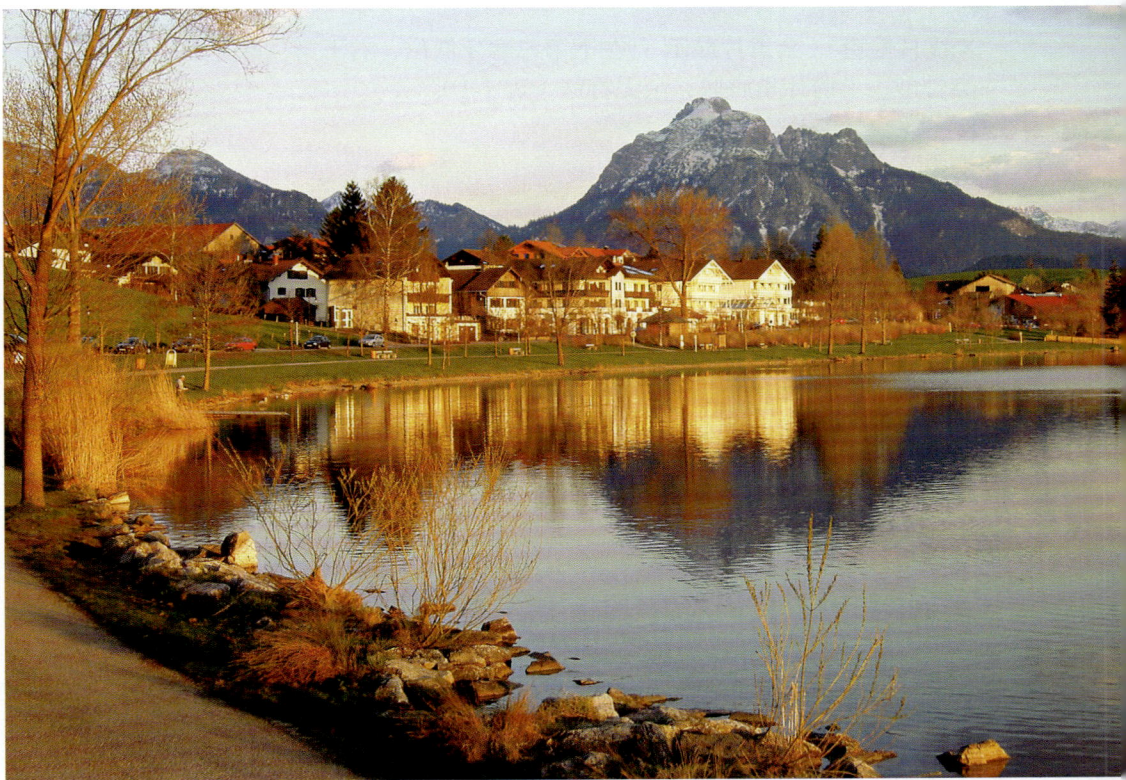

傅民魁 摄

❶ 邻面去釉矫治轻度拥挤

诊治医师：卢海平　朱国平

病 例 简 介

女，33 岁，主诉要求排齐牙列。直面型，Ⅰ类颌骨及磨牙关系；上下牙列拥挤各约 6 ～ 7mm。尖牙、双尖牙楔状缺损。上、下牙列分次邻面去釉后排齐，疗程 12 个月。治疗结束后牙齿排列整齐，咬合关系理想，面形得到较好保持。

关键词：成人拥挤　邻面去釉

一般信息　女，33 岁，主诉要求排齐牙列

临床检查

　　口内检查　双侧磨牙、尖牙中性。上下牙列拥挤各约 6 ～ 7 mm，上下前牙及双尖牙近远中径冠部比颈部大，前牙牙冠呈锥形。尖牙、双尖牙楔状缺损。全口牙无龋齿。

　　口外检查　直面型。下颌开闭口运动无异常，关节区无弹响，双侧耳屏前无压痛。

X 线片检查　**全景片显示**　左下第三磨牙低位，右下第三磨牙近中倾斜阻生。头影测量显示患者为Ⅰ类骨型，上前牙稍唇倾，余无特殊（表 1-1）。

病史及家族史　无特殊。

诊断

　　面型：直面型
　　骨型：Ⅰ类
　　牙型：安氏Ⅰ类

患者存在问题

　　1. 上下牙列拥挤各约 6 ～ 7mm；
　　2. 尖牙、双尖牙楔状缺损。

治疗设计

　　1. 洁牙及口腔卫生宣教；
　　2. 上下牙列邻面去釉排齐；
　　3. 建议拔除右下第三磨牙。

矫治过程　上下牙列双尖牙段先邻面去釉，尖牙后移，前牙拥挤缓解，再在前牙段分次邻面去釉，排齐前牙。历时 12 个月。戴用上、下颌固定舌侧保持器。结果见图 1-1。

分析小结　本例为单纯中度拥挤的Ⅰ类成年患者，患者面型较好。上下前牙及双尖牙近远中径冠部比

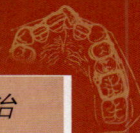

颈部大、无龋齿，前牙牙冠呈锥形，通过邻面去釉可以取得较多的间隙（单颌约 5 ～ 6 mm）。如果减数治疗，上下前牙排齐后会普遍出现较大的三角间隙，而且关闭间隙，切牙直立，唇会凹陷，严重影响美观。该病例牙列排齐之后面型保持较好，仅在下颌中切牙间出现较小的三角间隙，为患者所接受。

成年人可以通过邻面去釉为解除拥挤提供间隙，但邻面去釉时要注意：①选用尽可能细的车针；②适量邻面去釉，注意邻面外展隙和接触点的恢复；③充分冷却；④邻面去釉后充分抛光、涂氟。

表 1-1 治疗前后头影测量数据比较

测量项目	治疗前	治疗后	正常𬌗恒牙期均值
SNA	85.2	85.2	82.8 ± 4.0
SNB	82.4	82.3	80.1 ± 3.9
ANB	2.8	3.9	2.7 ± 2.0
Wits（mm）	－ 2.4	－ 2.4	－ 1.2 ± 2.5
U1-PP	116.6	114.0	114.1 ± 3.9
L1-MP	85.6	85.7	92.6 ± 7.0
U1-L1	132.0	133.5*	125.4 ± 7.9
SN-MP	32.7	33.0	34.4 ± 5.0
FH-MP	31.3	30.6	27.2 ± 4.7
L1-APo（mm）	2.5	2.2	4.9 ± 2.1
Li-E（mm）	2.0	0.5	0.6 ± 1.9

注：本书表中 * 表示大于或小于正常𬌗均值的 1 倍标准差；
** 表示大于或小于正常𬌗均值的 2 倍标准差；
*** 表示大于或小于正常𬌗均值的 3 倍标准差

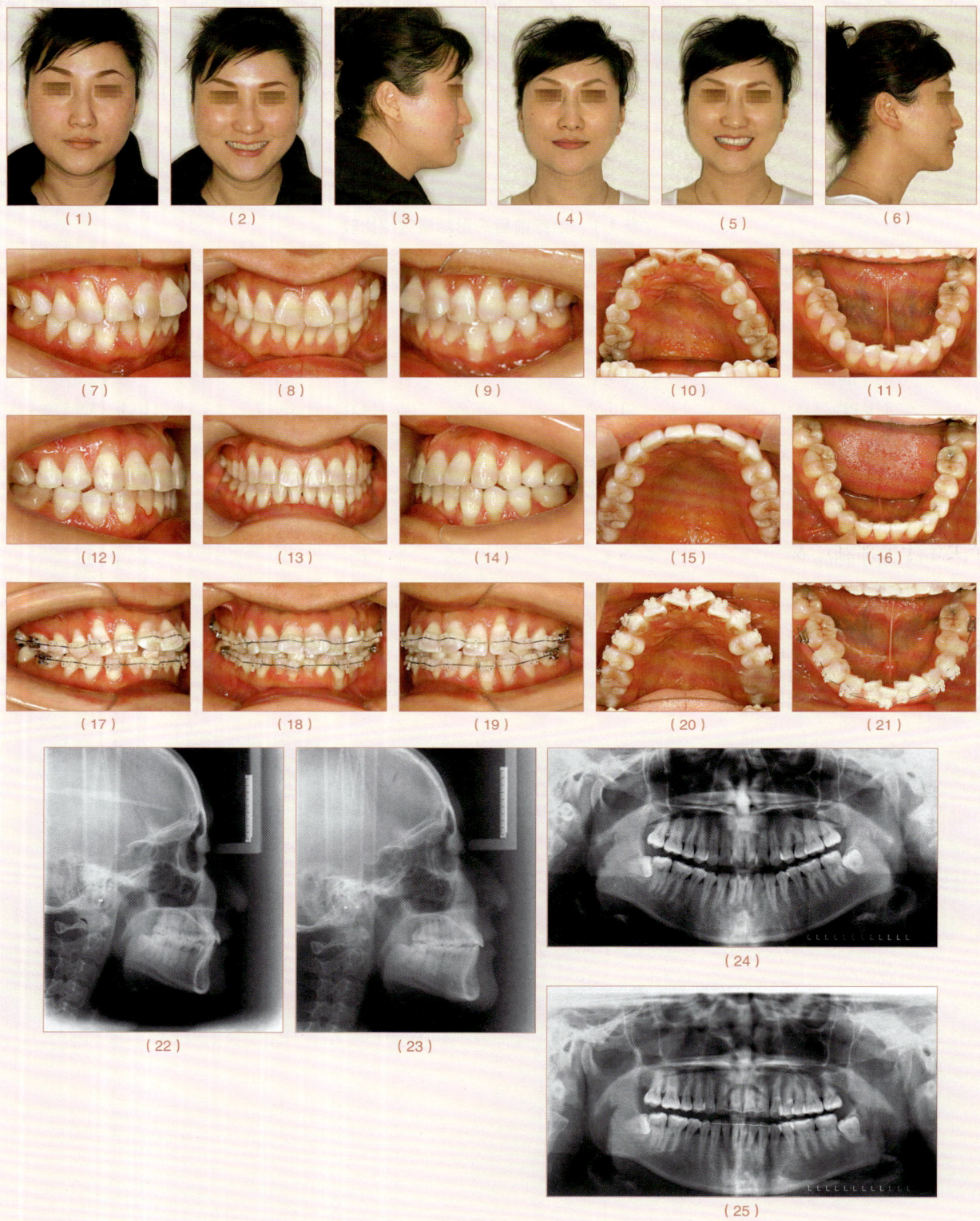

图 1-1　治疗前、后面殆像及 X 线片

（1）～（3）治疗前面像；（4）～（6）治疗后面像；（7）～（11）治疗前殆像；（12）～（16）治疗后殆像；（17）～（21）上下牙列双尖牙段先邻面去釉，初步排齐尖牙后移前牙拥挤缓解，再在前牙段分次邻面去釉，排齐前牙；（22）～（25）治疗前后头颅侧位片及曲面断层片

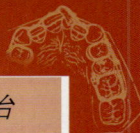

2　扩弓辅弓非减数矫治轻度拥挤

诊治医师：刘　怡

病 例 简 介

女，28岁，要求治疗前牙不齐及前突。临床检查可见双侧磨牙中性关系，覆𬌗覆盖Ⅱ°，上下牙列轻度拥挤，上下牙弓狭窄。不拔牙矫治，采用上下辅弓扩弓治疗，牙弓形态改变明显，上下咬合关系好。

关键词：成人　扩弓辅弓　非减数治疗　轻度拥挤

一般信息　女，28岁，要求治疗前牙不齐及前突。

临床检查　可见双侧磨牙中性关系，尖牙远中尖对尖。覆𬌗覆盖Ⅱ°，上下牙列轻度拥挤，上下牙弓明显狭窄，上下双侧后牙向腭、舌向倾斜明显。上颌右侧第一磨牙及左侧第一、二磨牙为烤瓷冠。4个尖牙牙尖部釉质发育不全。侧貌凸面型。

X线片检查及分析　曲面断层片未见异常，头影测量表明Ⅱ类骨型，高角，下中切牙相对FH平面唇倾，下唇相对E线突。测量值见表1-2。

病史及家族史　无相关病史。

诊断

面型诊断：凸面型
骨型诊断：Ⅰ类
牙性诊断：安氏Ⅰ类，双牙弓狭窄

患者存在问题

1.凸面型；
2.上下牙弓狭窄；
3.上颌3个磨牙修复体；
4.牙周病。

治疗设计

1.不拔牙矫治。
2.固定矫治器，排齐上下牙列，利用扩弓辅弓改变上下牙弓形态，减小牙弓突度。
3.治疗中观察牙周病变化情况。

矫治过程

1.1～3个月，固定矫治器排齐。
2.3～18个月，上下扩弓辅弓，横向扩大上下牙弓，改变牙弓形态。

3. 18～20个月，精细调整牙列，保持。

矫治结果见图1-2。

分析小结　成人女性要求治疗牙列不齐及过突。临床检查明显的畸形为上下牙弓狭窄及牙周病，从面型突度观察，该病例应为一例拔牙病例，但头影测量可以看到上前牙直立，上牙槽前突明显，减数治疗上前牙的内收比较困难；另一个影响拔牙的因素是牙周的疾病，由于病人存在广泛的牙周萎缩及局部牙周袋，虽经过系统牙周治疗后，牙周情况暂时稳定，但长期的正畸治疗对牙周的健康维护可能会造成潜在的影响，因此对该病例的设计应采用保守原则。病人牙弓狭窄明显，双侧后牙向舌、腭向倾斜。扩弓治疗的余地很大。因此最终的治疗原则为不拔牙矫治，扩大牙弓。

治疗过程中，虽然没有拔牙，但上下双侧牙列扩弓的移动距离也非常大，这需要更长的矫治时间和轻柔的矫治力。该病例的扩弓实际上更多的是直立后牙的过程，因此在扩弓装置上采用扩弓辅弓。这种扩弓辅弓由1.0 mm不锈钢弓丝制作成，末端牵引钩固定在第一磨牙与第二双尖牙托槽之间的主弓丝上。此扩弓方式既可以减小扩弓的力量，又减少了复杂扩弓装置带来的不适感。治疗后病人牙弓形态明显改善，侧貌突度较治疗前有改善，但仍为突面型，前牙出现少量三角形间隙，提示牙周情况较治疗前有所改变。

成人牙周病矫治需要结合健康情况进行综合设计，在尽可能达到矫治需求的同时，还需要考虑牙周的健康，两者之间需要合理的平衡。

表1-2　治疗前后头影测量数据比较

测量项目	治疗前	治疗后	正常𬌗恒牙期均值
SNA	80.8	83.0	82.8 ±4.0
SNB	73.4*	74.7*	80.1 ± 3.9
ANB	7.4**	8.3**	2.7 ± 2.0
Wits（mm）	6.1**	6.7**	— 1.2 ± 2.5
U1-SN	99.6	91.1*	105.7 ± 6.3
U1-L1	120.5	133.9*	125.4 ± 7.9
FMA（MP-FH）	47.6*	44.2*	31.3 ± 5.0
IMPA（L1-MP）	92.7	88.5	93.9 ± 6.2
FMIA（L1-FH）	39.8*	47.3*	54.9 ± 6.1
Pog-NB（mm）	0.6	0.6	1.0 ± 1.6
Li -E（mm）	6.4**	4.5*	0.6 ± 1.9

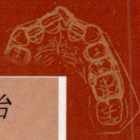

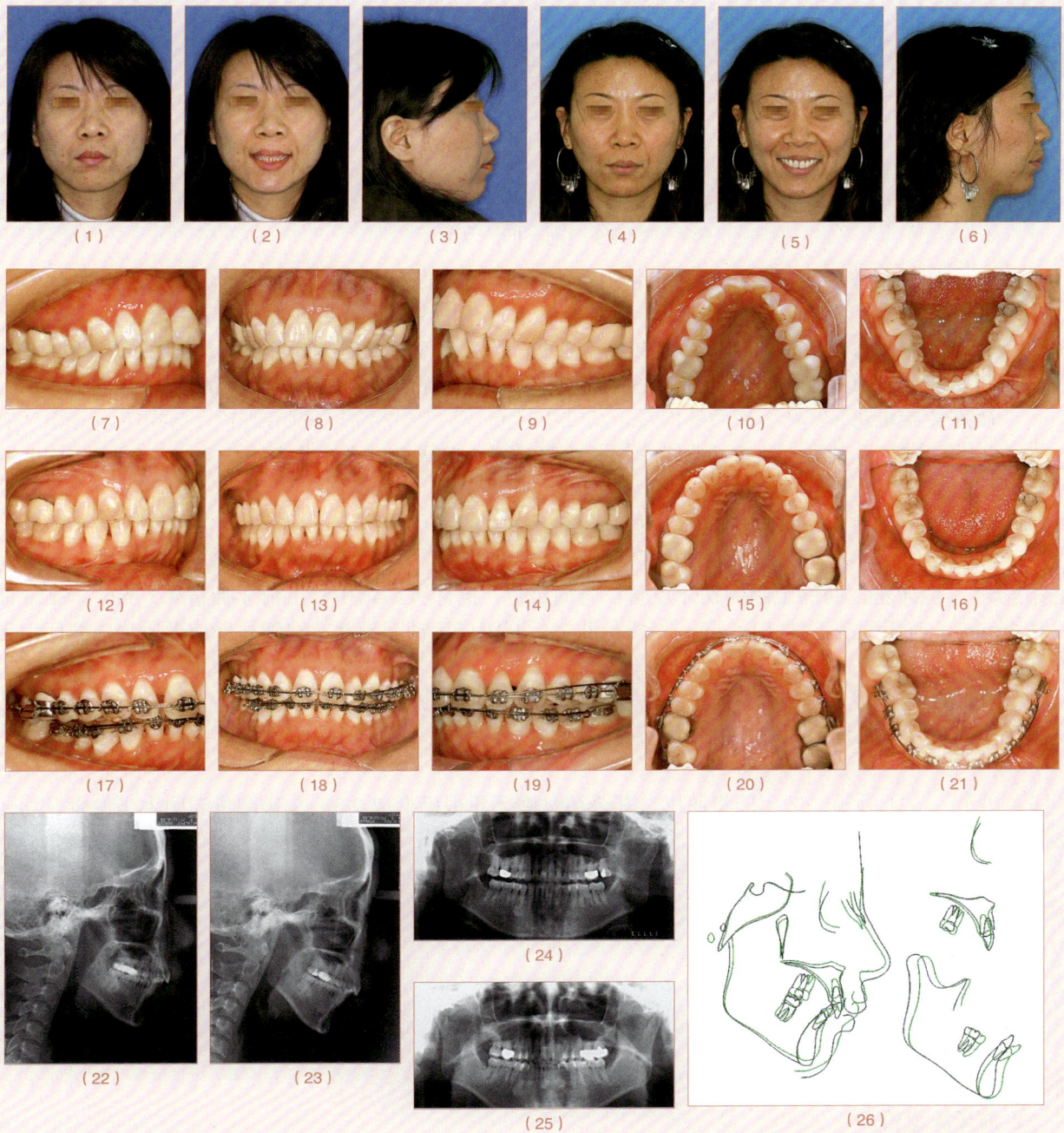

图 1-2　治疗前、中、后面𬌗像及 X 线片

（1）～（3）治疗前面像；（4）～（6）治疗后面像；（7）～（11）治疗前𬌗像；（12）～（16）治疗后𬌗像；（17）～（21）治疗中𬌗像；（22）～（26）治疗前、后头颅侧位片、重叠图及曲面断层片

③ 摆式矫治器推磨牙向远中非减数矫治拥挤

诊治医师：刘月华

病例简介

　　男，13岁3个月，主诉牙齿排列不齐。Ⅰ类颌骨畸形；安氏Ⅱ类磨牙关系；正常下颌平面角；前牙覆盖正常、Ⅱ°深覆𬌗，上牙弓中度拥挤。患者生长发育刚进入高峰期。首先采用摆式矫治器推上颌磨牙向远中，扩展牙弓长度；然后采用直丝弓技术固定矫治器矫治。摆式矫治器治疗5个月后，固定矫治器矫治1.5年。矫治后面形基本不变，咬合关系理想。

　　关键词：拥挤　推磨牙向远中　摆氏矫治器　非减数　安氏Ⅱ类

一般信息　男，13岁3个月，主诉牙齿排列不齐。

临床检查　恒牙𬌗，两侧上颌侧切牙反𬌗，腭向错位，磨牙关系远中，上前牙拥挤4.5 mm，Spee曲线高3 mm。前牙覆盖正常（1.5 mm）、覆𬌗Ⅱ°。开闭口运动无异常，双侧耳屏前无压痛，开闭口无弹响。

病史及家族史　患者母亲上颌牙齿排列不齐。

X线片检查　左下颌第二磨牙即将萌出，其余第二磨牙牙根已形成2/3。头影测量表明上下颌骨及切牙倾斜度基本正常，数值见表1-3。

诊断
　　面型：直面型，均角
　　骨型：Ⅰ类
　　牙型：安氏Ⅱ类1分类

患者存在问题
　　1. 前牙深覆𬌗。
　　2. 上颌侧切牙反𬌗，腭向错位。
　　3. 安氏Ⅱ类磨牙关系。
　　4. 上牙弓中度拥挤。

治疗设计　分为两个步骤：①摆式矫治器矫治：摆式矫治器推上颌磨牙向远中，扩展牙弓长度；②直丝弓固定矫治技术矫治。

矫治过程　摆式矫治器治疗5个月；固定矫治器治疗1年3个月；Hawley保持器保持2年。结果见图1-3，表1-3。

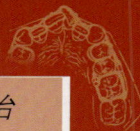

分析小结　因为患者侧面型及切牙位置正常，因此可以通过远中移动上颌磨牙扩展牙弓长度和矫正磨牙尖牙关系。治疗分两步进行，第一步通过摆式矫治器推上颌磨牙向远中。推磨牙向远中通常可采用摆式矫治器、口外弓头帽、种植体支抗等方法。摆式矫治器加力的要点是推磨牙的作用力方向应与牙弓后段方向一致，即向后外方。在移动的过程中如出现磨牙的冠颊向转矩过大，可通过调整腭管内的双股弓丝解决。第一步完成后，两侧磨牙均向远中移动了 3.5 mm，此时可采用 Nance 弓或横腭杆保持推出的间隙，并开始第二步的治疗。

　　第一步矫治可能会出现上切牙唇倾，因为摆式矫治器推上颌磨牙向远中作用力反作用于腭侧的基托及磨牙近中的牙弓，此例上切牙于腭平面的交角由 113° 增大到 118°，在正常范围内。相比治疗前上切牙唇倾度没有明显变化，侧貌得到很好的维持。另外，戴用摆式矫治器后要向患者强调口腔卫生，防止出现腭部黏膜炎症。

　　治疗后的 X 线片：上颌两侧尖牙牙根偏远中，平行程度不够好，应予以注意。

表 1-3　治疗前、中、后及治疗后 4 年头影测量数据比较

测量项目	治疗前	治疗 1 期结束	治疗 2 期结束	正常𬌗恒牙早期均值
SNA	80.0	79.5	79.5	82.8 ± 4.0
SNB	77.5	77.0	77.5	80.1 ± 3.9
ANB	2.5	2.5	2.0	2.7 ± 2.0
Wits（mm）	2.5*	1.0	− 2.0	− 1.3 ± 2.9
U1-PP	113.0	118.0	118.0	114.1 ± 3.9
L1-MP	92.0	92.0	100.0	92.6 ± 7.0
U1-L1	136.0*	131.0	120.0	125.4 ± 7.9
SN-MP	29.0*	29.0*	29.0*	34.4 ± 5.0
FH-MP	26.0	26.0	26.0	27.2 ± 4.7
UL-E（mm）	− 1.0	0	0	4.9 ± 2.1
LL-E（mm）	0	− 1.0	1.0	1.4 ± 1.9

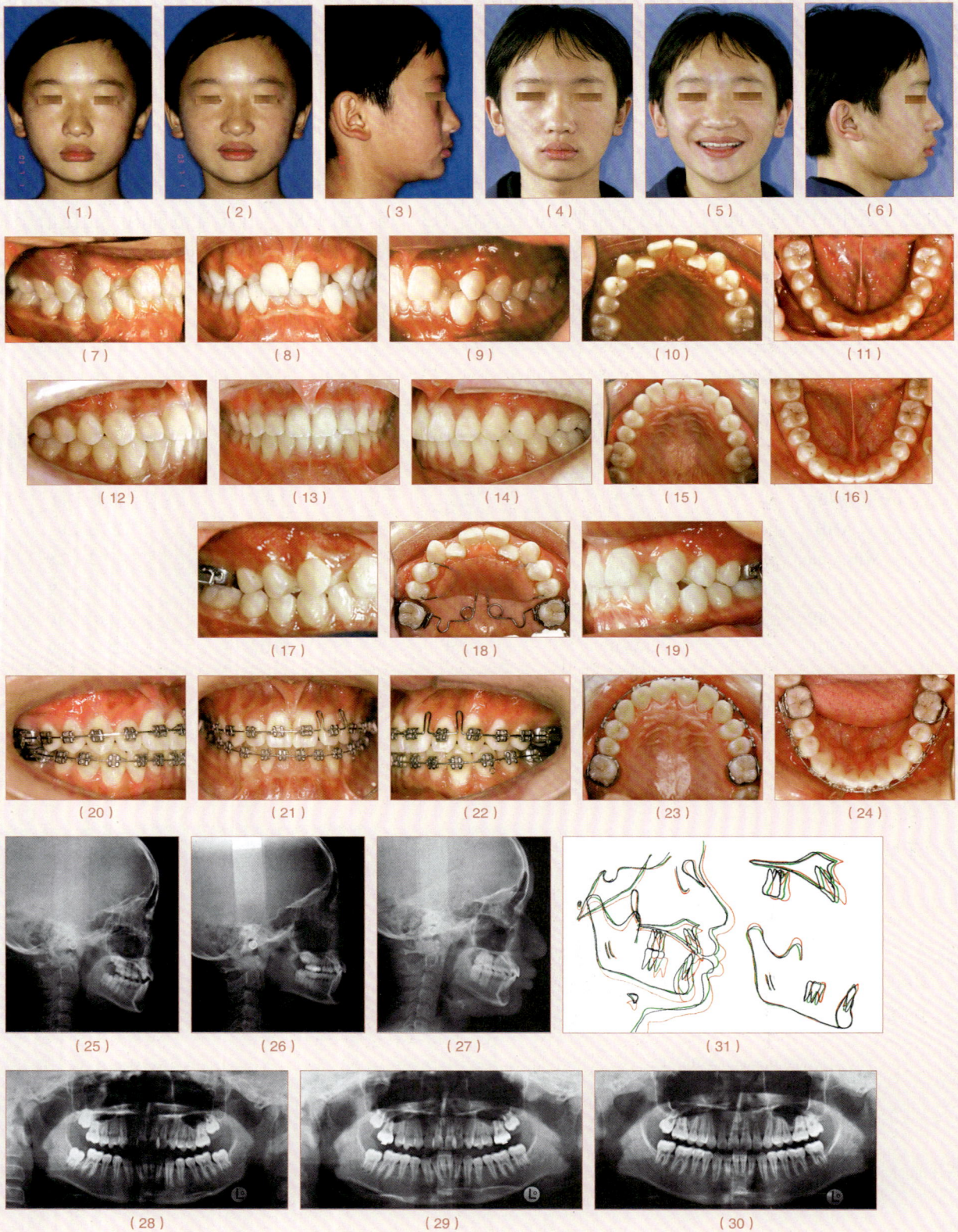

图1-3　治疗前、中、后面𬌗像及X线片

（1）～（3）治疗前面像；（4）～（6）治疗后面像；（7）～（11）治疗前𬌗像；（12）～（16）治疗后𬌗像；（17）～（19）第1期摆式矫治器治疗后𬌗像；（20）～（24）第2期固定矫治器治疗中𬌗像；（25）～（31）治疗前、中、后头颅侧位片，全景片及重叠图

4　摆式矫治器推磨牙向远中非减数矫治中度拥挤

诊治医师：刘泓虎

病 例 简 介

女，15 岁 1 个月，主诉上牙列不齐。Ⅰ类骨骼关系，双侧磨牙远中关系。下颌平面角正常，2|腭向错位，3|唇向错位，间隙不足。上中线左偏。使用摆式矫治器推磨牙向远中获得间隙。行非拔牙矫治，方丝弓矫治技术。

关键词： 摆式矫治器　非减数

一般信息　女，15 岁 1 个月。主诉上牙列不齐。

临床检查　恒牙𬌗，磨牙关系远中。上牙列拥挤 6 mm，前牙覆𬌗覆盖Ⅰ°，上中线左偏 1.5 mm。开闭口运动无异常，无弹响，双侧耳屏前无压痛。

病史及家族史　存在替牙障碍。否认家族史。

X 线片检查　曲面断层片示左上第三磨牙牙胚尚未形成，右上第三磨牙牙胚刚形成牙冠。头影测量值见表 1-4。

诊断
　　面型：直面型
　　骨型：Ⅰ类
　　牙型：安氏Ⅱ类

患者存在问题
　　1. 安氏Ⅱ类磨牙关系。
　　2. 上牙列拥挤。
　　3. 上中线左偏。

治疗设计　摆式矫治器推磨牙向远中获得间隙。方丝弓矫治技术非拔牙矫治。

矫治过程　摆式矫治器 6 个月。方丝弓矫治器治疗 14 个月，共 20 个月。上下颌尖牙间粘接式固定保持器。结果见图表 1-4。

分析小结　患者 SNA，SNB，ANB 在正常范围内，为Ⅰ类骨骼关系。上下前牙位置基本正常，侧貌尚好。因此在治疗过程中应尽量维持现有的上下前牙位置及相互关系。患者上颌第二磨牙虽已萌出，但曲面断层片示左上第三磨牙牙胚尚未形成，右上第三磨牙刚形成牙冠，因此考虑使用摆式矫治器推磨牙向远中获得间隙。治疗后患者覆𬌗覆盖正常，咬合良好，维持原有面形。使用尖牙粘接式固定保持器防止复发。治疗后曲面断层片示左上第三磨牙牙胚形成，为一过小牙。下颌双侧第三磨牙近中斜位阻生倾向，建议患者适时拔除4颗第三磨牙。

表 1-4　治疗前后头影测量数据比较

测量项目	治疗前	治疗后	正常骀恒牙早期均值
SNA	80.0	79.5	82.8 ± 4.0
SNB	78.0	77.5	80.1 ± 3.9
ANB	2.0	2.0	2.7 ± 2.0
Wits（mm）	— 1.0	— 1.0	— 1.3 ± 2.9
U1-PP	110.0[*]	112.0	114.1 ± 3.9
L1-MP	86.0	87.5	92.6 ± 7.0
U1-L1	131.0	132.0	125.4 ± 7.9
SN-MP	38.0	38.5	34.4 ± 5.0
FH-MP	31.0	31.5	27.2 ± 4.7
L1-APo（mm）	2.5	3.5	4.9 ± 2.1
Li-E（mm）	3.5[*]	2.0	1.4 ± 1.9

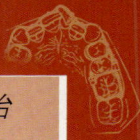

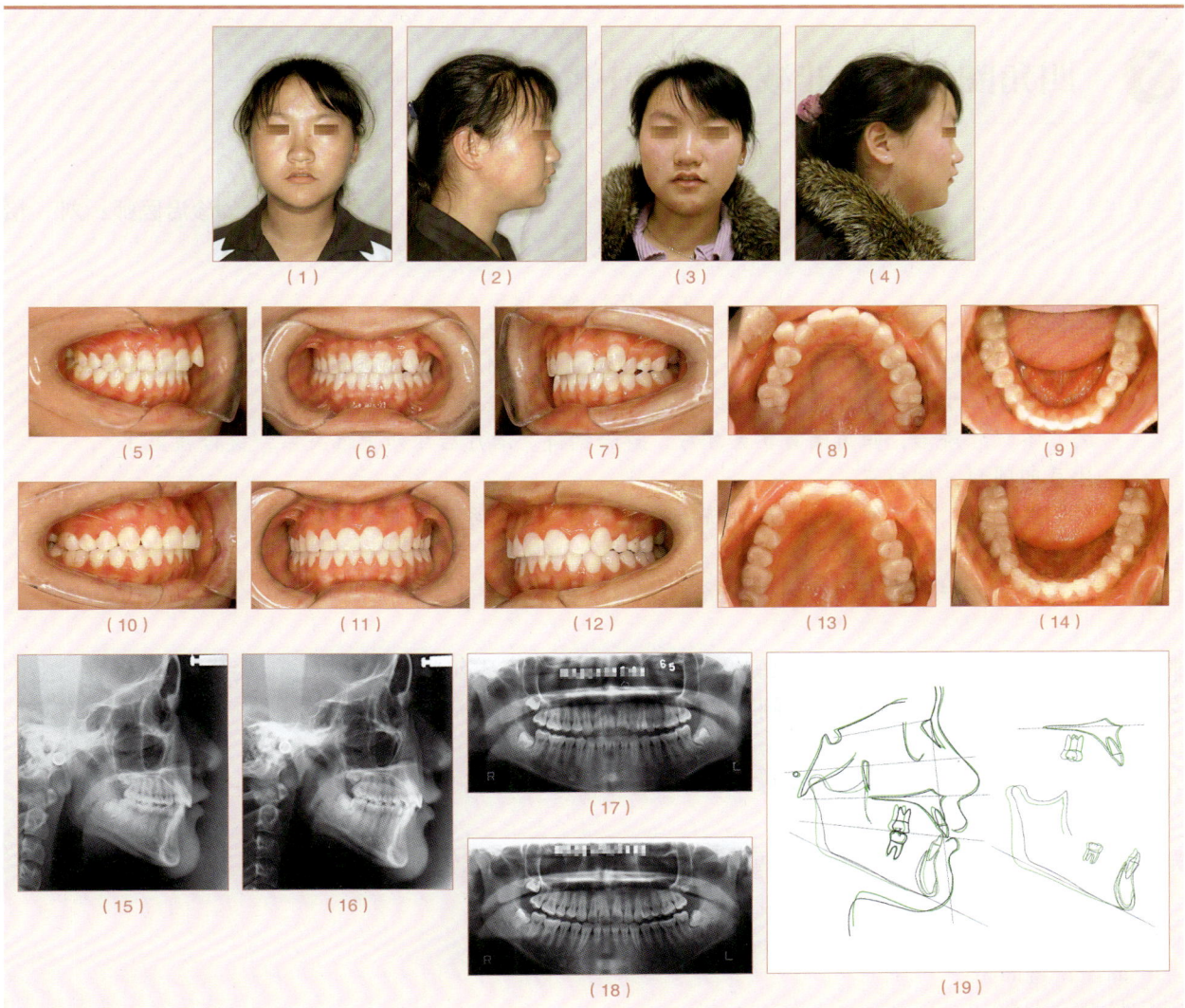

图1-4 治疗前、中、后面𬌗像及 X 线片

（1）～（2）治疗前面像；（3）～（4）治疗后面像；（5）～（9）治疗前𬌗像；（10）～（14）治疗后𬌗像；（15）～（19）治疗前后头颅侧位片、曲面断层片及重叠图

⑤ 四角圈簧扩弓非减数矫治中度拥挤

诊治医师：刘 怡

病 例 简 介

　　女，13岁，要求治疗牙列拥挤。临床检查可见双侧磨牙中性关系，上下牙列严重拥挤，左上尖牙位于牙弓之外。牙弓略方；覆𬌗Ⅱ°，覆盖正常。侧貌直面型，面部软组织丰满。不拔牙矫治，四角圈簧扩大牙弓，解除拥挤。治疗后牙列中性关系，覆𬌗覆盖Ⅰ°，牙弓卵圆形，侧貌直。

　　关键词：四角圈簧　中度拥挤　安氏Ⅰ类　扩大牙弓　非减数拔牙

一般信息　女，13岁，要求治疗牙列拥挤。

临床表现及检查　临床检查可见双侧磨牙中性关系，上下牙列严重拥挤，左上尖牙阻生于牙弓之外。牙弓略方；覆𬌗Ⅱ°，覆盖正常。侧貌直面型，面部软组织丰满。

X线片检查及分析　曲面断层片可见4个第三磨牙存在。头影测量，上下切牙较直立，均角病例。

病史及家族史　病人因免疫系统疾病，服用激素治疗，软组织较丰满。

诊断
　　面型：直面型
　　骨型：Ⅰ类
　　牙型：安氏Ⅰ类

患者存在问题
　　1.上下牙列严重拥挤；
　　2.覆𬌗Ⅱ°。

治疗设计
　　1.不拔牙矫治。
　　2.扩大牙弓，解除上下牙列拥挤。

矫治过程
　　1.1～6个月，上颌四角圈簧扩大牙弓，同时固定矫治器排齐。
　　2.6～15个月，下颌固定矫治器，继续排齐、整平牙弓。
　　3.15～17个月，精细调整，Hawley保持器保持。
　　矫治结果见图表1-5。

分析小结　该病例为单纯拥挤畸形，拥挤程度较大，上颌左侧尖牙几乎完全拥挤于牙弓之外。一般情况下，这样大的拥挤选择拔牙矫治的可能性较大。该病例选择不拔牙矫治有如下几个理由：①病人面型较直，侧貌好，允许一定程度的切牙唇倾带来的唇部前移。②上下前牙较直立，有一定程度的唇倾可能。③病人有免疫系统的疾病，服用激素治疗，外科手术后伤口感染几率较大，有愈合障碍。综合这些因素，我们选择不拔牙矫治。为了减少不拔牙带来的过度前牙唇倾，采用扩大牙弓方式，利用牙弓横向的扩大来得到一部分间隙用于拥挤的解除。扩弓的方式采用四角圈簧，主要考虑病人的配合性较差，另外病人为年轻恒牙列，不存在明显的牙弓狭窄，扩弓以牙列的改变为主。四角圈簧扩弓较温和，对病人的配合程度要求低。该病例也可以采用螺旋扩弓器，但无论何种上颌扩弓式，都需要配合相应的下颌扩弓改变，才能取得最终完善的结果。扩弓的同时可以作上颌固定矫治，但需注意的是排齐应在扩弓之后，也就是说扩弓创造出间隙之后，才可以利用这间隙来解决拥挤，这样可以最大程度上减小排齐时带来的前牙唇倾。因此在实际操作中，也可以先进行扩弓，在有明显的牙弓变化之后，再进行固定的矫治。

　　该病例的不完善之处在于下颌仅依靠弓丝扩弓，扩弓程度不足够大，这样也影响了上颌的扩弓结果。但该病人在治疗后面型仍较直，从外观上是完全可以接受的。

表 1-5　治疗前后头影测量数据比较

测量项目	治疗前	治疗后	正常殆恒牙期均值
SNA	82.3	82.7	82.8 ± 4.0
SNB	77.5	78.1	80.1 ± 3.9
ANB	4.8*	4.6	2.7 ± 2.0
Wits（mm）	9.4*	2.5	− 0.8 ± 2.8
U1-NA（mm）	13.0*	9.2*	5.1 ± 2.4
U1-NA	34.5*	27.7	22.8 ± 5.7
L1-NB（mm）	12.5*	16.9*	6.7 ± 2.1
L1-NB	25.3	37.2*	30.3 ± 5.8
U1-L1	115.4*	110.5*	125.4 ± 7.9
FMA（MP-FH）	28.2	23.1	31.3 ± 5.0
IMPA（L1-MP）	94.6	109.0	93.9 ± 6.2
FMIA（L1-FH）	57.2	47.9	54.9 ± 6.1
Li-E（mm）	4.0	− 0.5*	4.9 ± 2.1

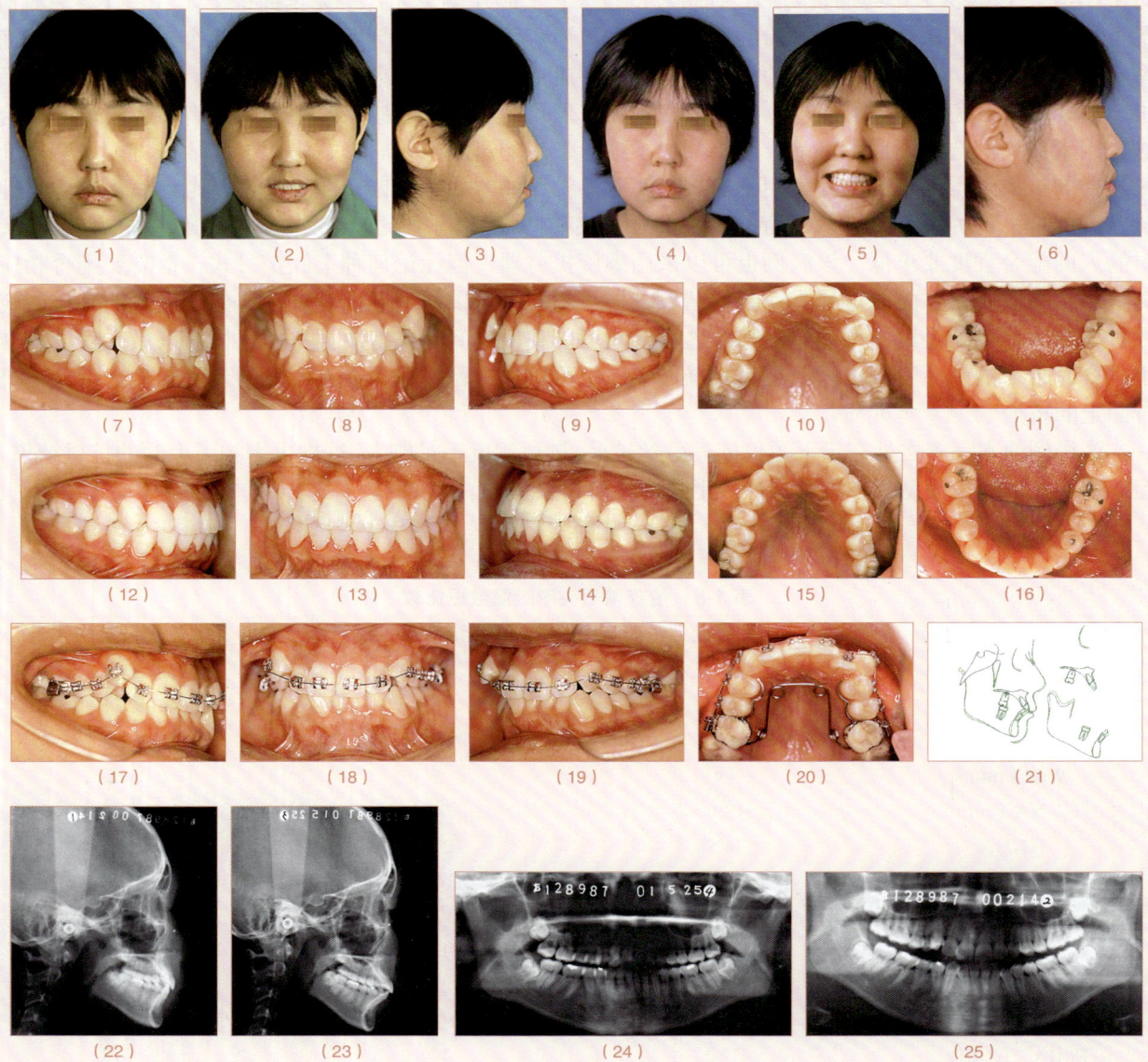

图 1-5　治疗前、中、后面𬌗像及 X 线片

（1）～（3）治疗前面像；（4）～（6）治疗后面像；（7）～（11）治疗前𬌗像；（12）～（16）治疗后𬌗像；（17）～（20）治疗中𬌗像；（21）～（25）治疗前、后头颅侧位片、描记重叠图及全景片

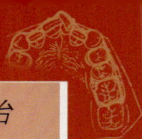

❻ 口外弓推磨牙向远中非减数矫治严重拥挤

诊治医师：罗卫红　傅民魁

病 例 简 介

　　女，11 岁。主诉上下牙列不齐。Ⅰ类骨型，低角病例；安氏Ⅱ类磨牙关系；上颌严重拥挤，生长发育高峰期，第二磨牙未萌。双期矫治：上颌推磨牙向远中；方丝弓固定矫治器矫治 1 年 1 个月。矫治后面型改善，咬合关系理想。

　　关键词：推磨牙向远中　口外弓　安氏Ⅱ类　严重拥挤　非减数

一般信息　女，11 岁，主诉上下牙列不齐。

临床检查　双侧磨牙、尖牙远中尖对尖，上牙列拥挤Ⅲ° 10 mm，上颌尖牙唇向低位。上前牙稍舌倾，下牙弓拥挤Ⅰ° 4 mm，前牙覆𬌗Ⅱ°，左侧第二双尖牙正锁𬌗，第二磨牙未萌出。开闭口运动无异常，且无弹响，双侧耳屏前无压痛。

病史及家族史　母亲上牙拥挤，内倾型深覆𬌗。

X 线片检查　手腕骨片拇指内收籽骨出现，中指第三指节帽状期初始。上颌第二磨牙牙根形成 1/2。头影测量表明：Ⅰ类骨型，低角，上中切牙舌倾，下中切牙轻度唇倾。测量值见表 1-6。

诊断
　　面型：直面型
　　骨型：Ⅰ类
　　牙型：安氏Ⅱ类

患者存在问题
　　1. 侧貌直，低角病例。
　　2. 磨牙、尖牙远中关系。
　　3. 上牙列严重拥挤，上切牙舌倾。
　　4. 生长发育高峰前，第二磨牙未萌出。

治疗设计　非减数矫治，分二期治疗。
　　1. 第一期口外弓推上颌第一磨牙向远中，调整磨牙关系，为前牙拥挤提供间隙。
　　2. 第二期标准方丝弓矫治器治疗，唇向开展上下前牙，进一步排齐整平。口外弓增加支抗，直到排齐整平。

矫治过程
第一期：口外弓颈牵引推上颌第一磨牙向远中，每侧力 300g 左右，每天至少 12 小时，4 个月后为中性偏近中，上颌第二双尖牙明显远中漂移，拥挤大大缓解。

第二期：方丝弓固定矫治器矫治，同时口外弓颈牵引半年，排齐整平，13 个月结束治疗，上下颌 Hawley 保持器。结果见图表 1-6。

分析小结　本例从以下几方面考虑非减数矫治：从牙颌关系方面看上牙弓拥挤虽然Ⅲ°，但上前牙舌倾，侧貌唇部稍瘪，因此可不拔牙唇向开展获得部分间隙；另外双侧磨牙远中尖对尖，第二磨牙未萌，X 线片示其根形成不到 1/2，可推磨牙向远中，既获得部分间隙又能调整磨牙关系。患者处于生长高峰期，鼻部及颏部还有生长潜力，如果拔牙，侧貌很可能更凹陷，影响美观；此外下颌平面角小，为低角病例，可放宽拔牙适应证，并允许下切牙排齐后稍唇倾。因此该患者采用了口外弓推磨牙向后与上前牙唇向开展相结合的方法，既可为上颌提供间隙排齐牙齿，调整磨牙关系，又可使侧貌美观。

值得注意的是为防止复发，安置固定矫治器后，口外弓要再戴一段时间维持，直到上下牙列排齐整平；而且咬合关系调整好后多保持一段时间，再换 Hawley 保持器。戴保持器也要比常规时间加长，并嘱患者定期复诊，观察第三磨牙，如果为阻生要及时拔除。矫治完成后患者下颌及鼻部生长不少，为直面型，如果开始设计拔牙矫治会影响侧貌美观。

表 1-6　治疗前后头影测量数据比较

测量项目	治疗前	治疗后	正常𬌗恒牙早期均值
SNA	79.0	77.8	82.8 ± 4.0
SNB	75.0*	75.7	80.1 ± 3.9
ANB	4.0	2.1	2.7 ± 2.0
Wits（mm）	− 3.2	0	− 1.3 ± 2.9
U1-PP	103.0**	111.5	114.1 ± 3.9
L1-MP	101.7*	106.2*	92.6 ± 7.0
U1-L1	131.1	116.5	125.4 ± 7.9
SN-MP	29.0*	30.0	34.4 ± 5.0
FH-MP	22.5*	23.2	27.2 ± 4.7
L1-APo（mm）	3.2	4..4	4.9 ± 2.1
Li-E（mm）	1.8	− 0.8*	1.4 ± 1.9

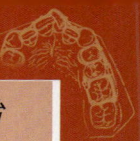

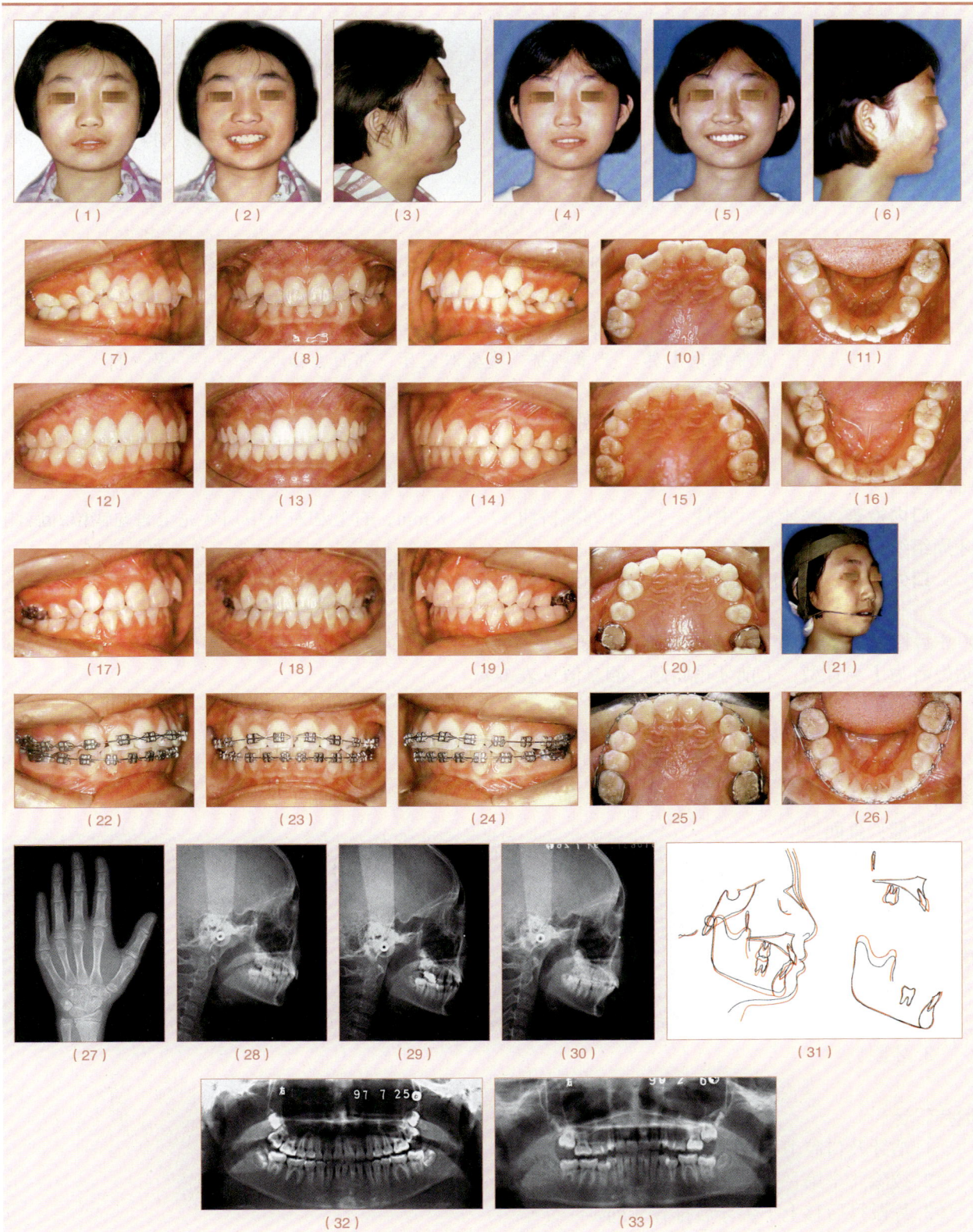

图1-6 治疗前、中、后面殆像及X线片

（1）～（3）治疗前面像；（4）～（6）治疗后面像；（7）～（11）治疗前殆像；（12）～（16）治疗后殆像；（17）～（21）第1期口外弓推磨牙向远中面殆像；（22）～（26）第2期固定矫治器治疗中殆像；（27）治疗前手腕骨片；（28）～（31）治疗前、中、后头颅侧位片及重叠图；（32）～（33）治疗前、后全景片

⑦ 减数上下颌第一双尖牙矫治严重拥挤

诊治医师：卢海平　钟　冲

病 例 简 介

　　女，30 岁，主诉要求排齐牙列。Ⅰ类骨型及磨牙关系；上下牙列拥挤各约 17～18 mm，右上和左下中切牙完全唇向错位。拔除 4 个第一双尖牙后，片段弓后移上颌尖牙，结合邻面去釉排齐牙列。治疗结束后牙齿排列整齐，咬合关系理想。
　　关键词：成年安氏Ⅰ类　严重拥挤　减数双尖牙　邻面去釉

一般信息　女，30 岁，主诉要求排齐牙列。

临床检查
　　口内检查　磨牙关系中性。上下牙列拥挤约 17～18 mm，右上和左下中切牙完全唇向错位，唇侧牙周组织退缩。
　　口外检查　直面型。下颌开闭口运动无异常，关节区无弹响，双侧耳屏前无压痛。

X 线片检查　全景片显示上下颌第三磨牙均不存在，上下牙列齿槽骨均有一定程度萎缩。头影测量显示患者为Ⅰ类骨型，上前牙稍唇倾。测量值见表 1-7。

病史及家族史　无特殊。

诊断
　　面型：直面型
　　骨型：Ⅰ类
　　牙型：安氏Ⅰ类

患者存在问题
　　1. 上下牙列严重拥挤。
　　2. 右上和左下中切牙完全唇向错位，唇侧牙周组织退缩。
　　3. 牙龈炎。

治疗设计
　　1. 洁牙及口腔卫生宣教。
　　2. 拔除 4 个第一双尖牙。
　　3. 片段弓后移上下尖牙后排齐牙列。
　　4. 上下前牙邻面去釉。

矫治过程　拔除 4 个第一双尖牙后片段弓后移上颌尖牙，下颌前牙部分粘接托槽，下颌尖牙往后结扎。待尖牙远中移动后排齐上下牙列。由于上下前牙三角间隙较大，配合邻面去釉排齐牙列，尽量缩小三

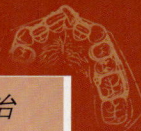

角间隙。矫治过程历时 27 个月。戴用上颌 Hawley 保持器，下颌固定舌侧保持器。结果见图表 1-7。

分析小结　本例为严重拥挤的成年患者。右上和左下中切牙完全唇向错位，牙周组织一定程度萎缩，若常规排齐则可能导致唇侧牙周组织进一步萎缩，故采用片段弓及向后结扎后移尖牙后，排齐牙列。由于拥挤严重，拔牙间隙不足以排齐牙列，上下前牙仍需邻面去釉，同时尽量减小三角间隙。治疗完成后牙齿排列整齐，咬合关系好，前牙三角间隙尚可接受。

表 1-7　治疗前后头影测量数据比较

测量项目	治疗前	治疗后	正常殆恒牙期均值
SNA	83.2	82.7	82.8 ± 4.0
SNB	74.7*	76.0*	80.1 ± 3.9
ANB	8.5**	6.6*	2.7 ± 2.0
Wits（mm）	8.1**	5.0**	− 1.2 ± 2.5
U1-PP	103.2**	98.6**	114.1 ± 3.9
L1-MP	96.5	86.1	92.6 ± 7.0
U1-L1	137.0*	152.0**	125.4 ± 7.9
SN-MP	35.3	35.1	34.4 ± 5.0
FH-MP	28.6	29.5	27.2 ± 4.7
L1-APo（mm）	− 1.3**	− 2.5**	4.9 ± 2.1
Li-E（mm）	1.0	4.0*	0.6 ± 1.9

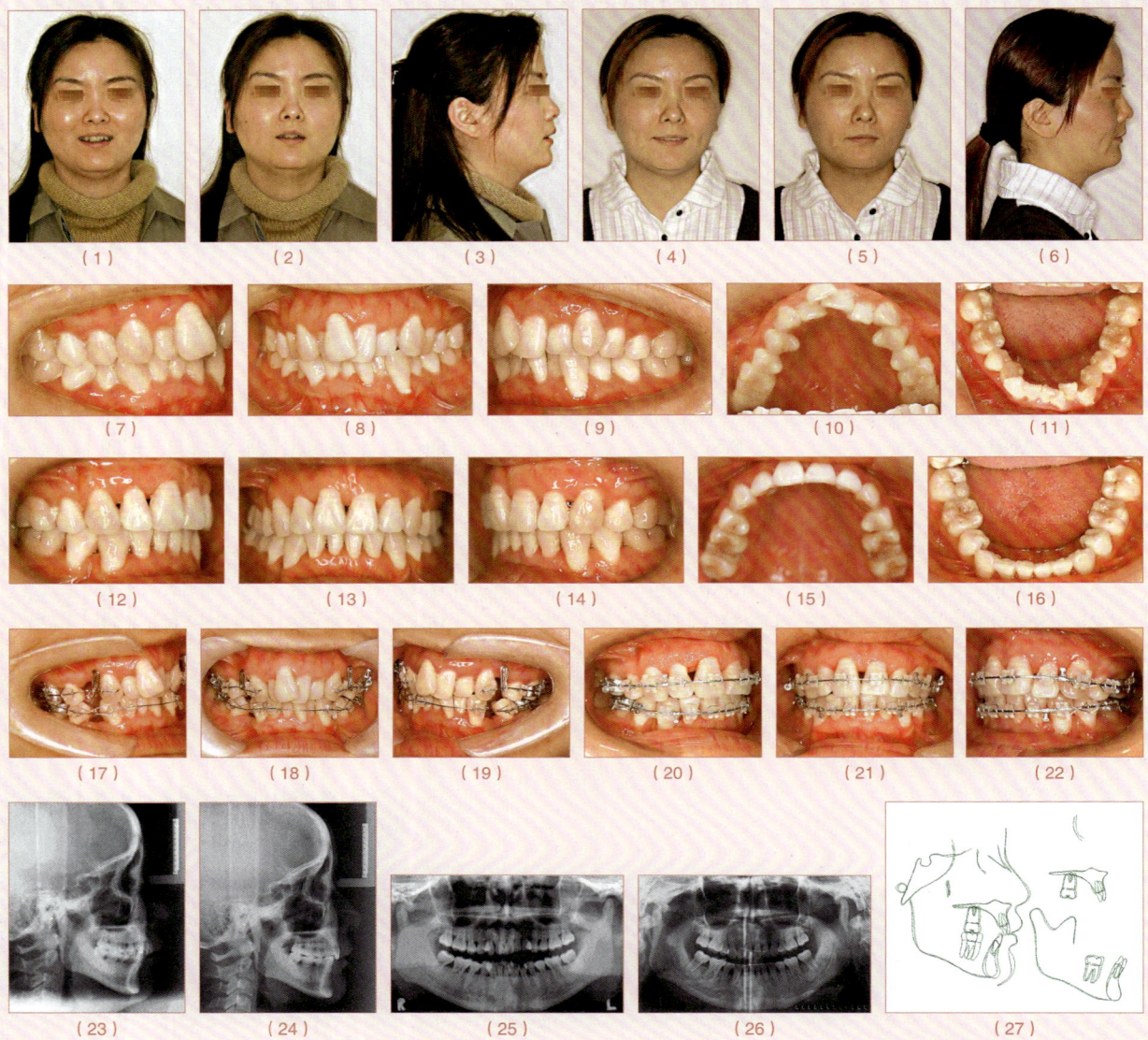

图 1-7　治疗前、后面𬌗像及 X 线片

（1）～（3）治疗前面像；（4）～（6）治疗后面像；（7）～（11）治疗前𬌗像；（12）～（16）治疗后𬌗像，上下前牙通过邻面去釉尽量减小三角间隙；（17）～（22）片段弓后移上颌尖牙，下颌前牙部分粘接托槽，下颌尖牙往后结扎，使用不锈钢方丝排齐整平后，前牙出现三角间隙；（23）～（27）治疗前后头颅侧位片、全口曲面断层片及重叠图

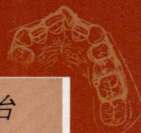

8 减数上下第一双尖牙矫治拥挤伴轻度前突随访2年

诊治医师：陈丹鹏

病 例 简 介

　　女，20岁7个月，主诉牙列拥挤。安氏Ⅰ类磨牙关系；高角病例；上下牙列拥挤Ⅱ°双侧侧切牙反𬌗。减数上下第一双尖牙固定矫治器矫治2年10个月。矫治后面形改善，咬合关系理想。2年后随访疗效更佳。

　　关键词：拥挤伴轻度前突　减数第一双尖牙　安氏Ⅰ类

一般信息　女，20岁7个月，主诉牙列拥挤。

临床检查　恒牙𬌗，磨牙关系中性，右侧尖牙关系远中尖对尖，左侧尖牙关系中性，下颌后缩。上前牙拥挤6 mm，下前牙拥挤7 mm。上中线右偏1 mm，下中线右偏2 mm。Spee曲线2 mm，前牙覆盖Ⅰ°，覆𬌗正常。右下尖牙牙冠远中倾斜。牙龈红肿，牙石（＋）。开闭口运动无异常，且无弹响，双侧耳屏前无压痛。

病史及家族史　替牙后出现牙列拥挤，否认家族性遗传史。

X线片检查　下颌双侧第三磨牙近中阻生，左上第三磨牙正位阻生。头影测量表明：高角，SNB小，ANB大，但Wits正常，说明是N点位置相对靠后，同时下颌平面高陡所致。测量值见表1-8。

诊断
　　面型：凸面型
　　骨型：Ⅱ类
　　牙型：安氏Ⅰ类

患者存在问题
　　1. 侧貌突，下颌后缩，颏肌紧张。
　　2. 上下牙列拥挤Ⅱ°。
　　3. 高角病例。
　　4. 双侧侧切牙反𬌗。
　　5. 上下颌尖牙唇向位。
　　6. 右下尖牙牙冠远中倾斜。
　　7. 上下中线右偏。
　　8. 上前牙唇倾。

治疗设计　拔除上下第一双尖牙，直丝弓矫治技术结合片段弓矫治技术。

矫治过程　拔牙固定矫治器治疗2年1个月；Hawley保持器保持1年。结果见图表1-8。

分析小结 本例为成人中度拥挤，骨性Ⅱ类的高角患者，侧貌为凸面型，颏部后缩，颏唇沟较浅。主要想仅仅通过正畸解决牙列拥挤，改善侧貌突度。由于患者拥挤主要存在于牙弓前段，为中度拥挤，且磨牙关系为中性，故设计拔除上下第一双尖牙，解除拥挤，剩余间隙可以内收上下前牙，使上下前牙唇倾度减少，改善侧貌。

在治疗过程中，考虑到上颌两侧侧切牙的反𬌗，上颌前牙段的拥挤，所以在治疗开始时用片段弓将尖牙单独向远中移动以提供间隙，待有一定间隙后再置入整段弓丝。由于下颌右侧尖牙唇向错位，并有牙冠向远中倾斜，故先用片段弓直立并远中移动右下尖牙，待其部分直立后再粘接下颌其他托槽并放置弓丝，以避免出现侧方开𬌗等副作用。在解除右上侧切牙反𬌗时，用螺旋推簧开大间隙，并且同时纠正中线右偏。

关闭间隙时，使用轻力，滑动法关闭间隙，配合Ⅱ类牵引，加强上颌后牙支抗，内收前牙。在双侧下颌第一磨牙近中弯制水平曲，进一步整平 Spee 曲线。在双侧牙弓中段行颌间牵引，防止下磨牙伸长。对咬合作精细调整。

这个病例为高角病人，所以要特别注意支抗的控制，防止下颌磨牙的伸长，表 1-8 中数据可见，下颌平面角没有增加，垂直向控制良好。治疗后，上前牙唇倾度减小，上下唇均有内收，颏肌紧张得到了改善，侧貌得到了改善。2 年后随访，牙齿的咬合更加紧密，侧貌比治疗结束时更为协调，说明软组织的改变慢于牙列的改变，良好的咬合关系不仅有利于矫治结果的稳定，也有利于软组织的改建。

表 1-8　治疗前后头影测量数据比较

测量项目	治疗前	治疗后	正常𬌗恒牙期均值
SNA	80.0	80.0	82.8 ± 4.0
SNB	71.0**	72.0	80.1 ± 3.9
ANB	9.0*	8.0	2.7 ± 2.0
Wits（mm）	2.0	1.5	− 1.2 ± 2.5
U1-PP	110.0	107.5	114.1 ± 3.9
L1-MP	88.5	86.5	92.6 ± 7.0
U1-L1	122.5	129.0	125.4 ± 7.9
SN-MP	51.0**	51.0	34.4 ± 5.0
FH-MP	41.0**	41.0	27.2 ± 4.7
L1-APo（mm）	5.5	4.0	4.9 ± 2.1
Li-E（mm）	3.0	1.5	0.6 ± 1.9

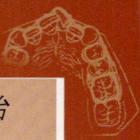

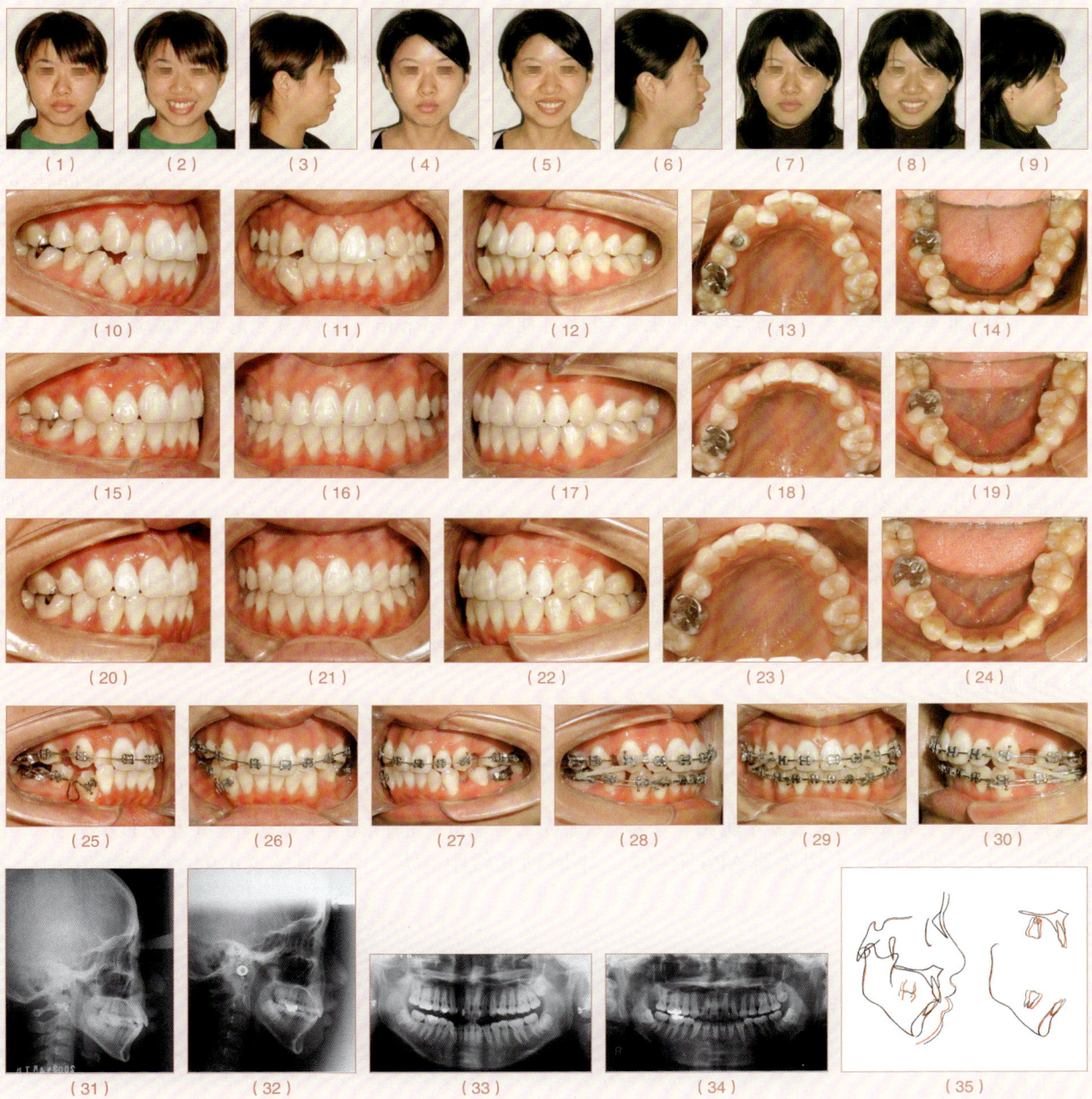

图1-8　治疗前、中、后𬌗像及X线片

（1）~（3）治疗前面像；（4）~（6）治疗后面像；（7）~（9）随访面像；（10）~（14）治疗前𬌗像；（15）~（19）治疗后𬌗像；（20）~（24）2年后随访𬌗像；（25）~（30）治疗中𬌗像；（31）~（35）治疗前后头颅侧位片、曲面断层片及重叠图

9 减数上下颌第二双尖牙矫治拥挤

诊治医师：李小彤

病 例 简 介

男，21岁5个月，主诉牙列不齐。Ⅲ类颌骨畸形，上颌后缩，软组织侧貌丰满；安氏Ⅲ类磨牙关系；均角病例；上下颌牙列拥挤3～5 mm，上颌前牙唇倾。减数上下第二双尖牙固定矫治器矫治，排齐牙列，改善上颌前牙唇倾角度，维持较好的软组织侧貌，代偿骨性Ⅲ类，疗程1年8个月。矫治后软组织面型维持，咬合关系理想。

关键词：轻中度拥挤 骨性Ⅲ类 成人 减数第二双尖牙

一般信息 男，21岁5个月，主诉牙列不齐。

临床检查 面部对称，轻度开唇露齿，唇部稍突，磨牙关系为近中尖对尖，上前牙拥挤5 mm、唇倾，上中线左偏2 mm，下前牙拥挤3 mm，前牙覆牙合覆盖浅；双侧上颌第三磨牙正位萌出，下颌第三磨牙部分萌出，近中前倾阻生于第二磨牙远中；全口牙面软垢附着。开闭口运动无异常，且无弹响，双侧耳屏前无压痛。

病史及家族史 与父亲面型类似。

X线片检查 上颌双侧第三磨牙萌出，下颌双侧第三磨牙近中前倾阻生。头影测量表明Ⅲ类骨型，上颌后缩，上切牙唇倾，下切牙到APo距离大，下唇到E线距离大。测量值见表1-9。

诊断

面型：唇部稍突
骨型：Ⅲ类，上颌后缩
牙型：安氏Ⅲ类

患者存在问题

1. 骨性Ⅲ类，上颌后缩。
2. 唇部稍突，轻度开唇露齿。
3. 上切牙代偿性唇倾明显。
4. 安氏Ⅲ类磨牙关系。
5. 上牙弓中度拥挤。
6. 下颌第三磨牙阻生。

治疗设计 拔除上下第二双尖牙和第三磨牙，直丝弓固定矫治技术；矫治目标为排齐上下牙列，一定程度内收上下颌前牙，改善上前牙唇倾角度，同时维持良好侧貌突度，矫正磨牙关系。

矫治过程 拔牙后戴用固定矫治器排齐牙列、内收前牙、调整磨牙关系，约20个月；固定矫治器维持

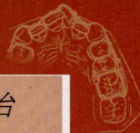

半年后改用上下颌压膜式活动保持器保持。结果见图表1-9。

分析小结 本例为成人轻中度拥挤为主，骨性Ⅲ类、上颌后缩，上前牙的唇倾代偿明显，而前牙没有形成反𬌗的病例。矛盾的临床表现在于软组织侧貌并不是典型的凹面型，而是唇部略突，轻度开唇露齿。矫治目标是代偿性矫治，主要想通过正畸一定程度内收前牙、改善突度，但并不希望过度内收前牙、破坏侧貌丰满度，因此设计拔除上下颌第二双尖牙。矫治的重点是拔牙间隙部分用于解除前牙拥挤，内收前牙，部分用于调整磨牙关系；矫治过程中配合Ⅲ类牵引调整上下颌后牙的支抗，有助于上颌后牙前移，矫治Ⅲ类磨牙关系为Ⅰ类。表1-9中数据可见，该患者为成年患者，矫治后显示颌骨关系的各项指标并没有明显改变，主要改变在上下颌前牙的唇倾角度均有减小，尤以上颌前牙减小更明显，但仍唇倾以代偿Ⅲ类骨型；相应的下唇部突度也有减小，唇紧张度缓解。该患者在正畸治疗目标基本达成后因为工作原因较长时间未能复诊，客观上相当于固定保持了半年多，但对牙周状况造成较大压力，换活动性压膜保持器，牙周治疗，消除炎症，同时进行口腔卫生宣教，注意口腔卫生的维护。

表1-9 治疗前后头影测量数据比较

测量项目	治疗前	治疗后	正常𬌗恒牙期均值
SNA	78.0*	78.0*	82.8 ± 4.0
SNB	82.0	81.0	80.1 ± 3.9
ANB	− 4.0**	− 3.0**	2.7 ± 2.0
Wits（mm）	− 7.0**	− 6.0**	− 1.2 ± 2.5
U1-PP	128.0**	122.0**	114.1 ± 3.9
L1-MP	93.0	90.0	92.6 ± 7.0
U1-L1	112.0*	127.0	125.4 ± 7.9
SN-MP	30.0	30.0	34.4 ± 5.0
L1-APo（mm）	10.0**	6.0	4.9 ± 2.1
Li-E（mm）	6.0**	1.0	0.6 ± 1.9

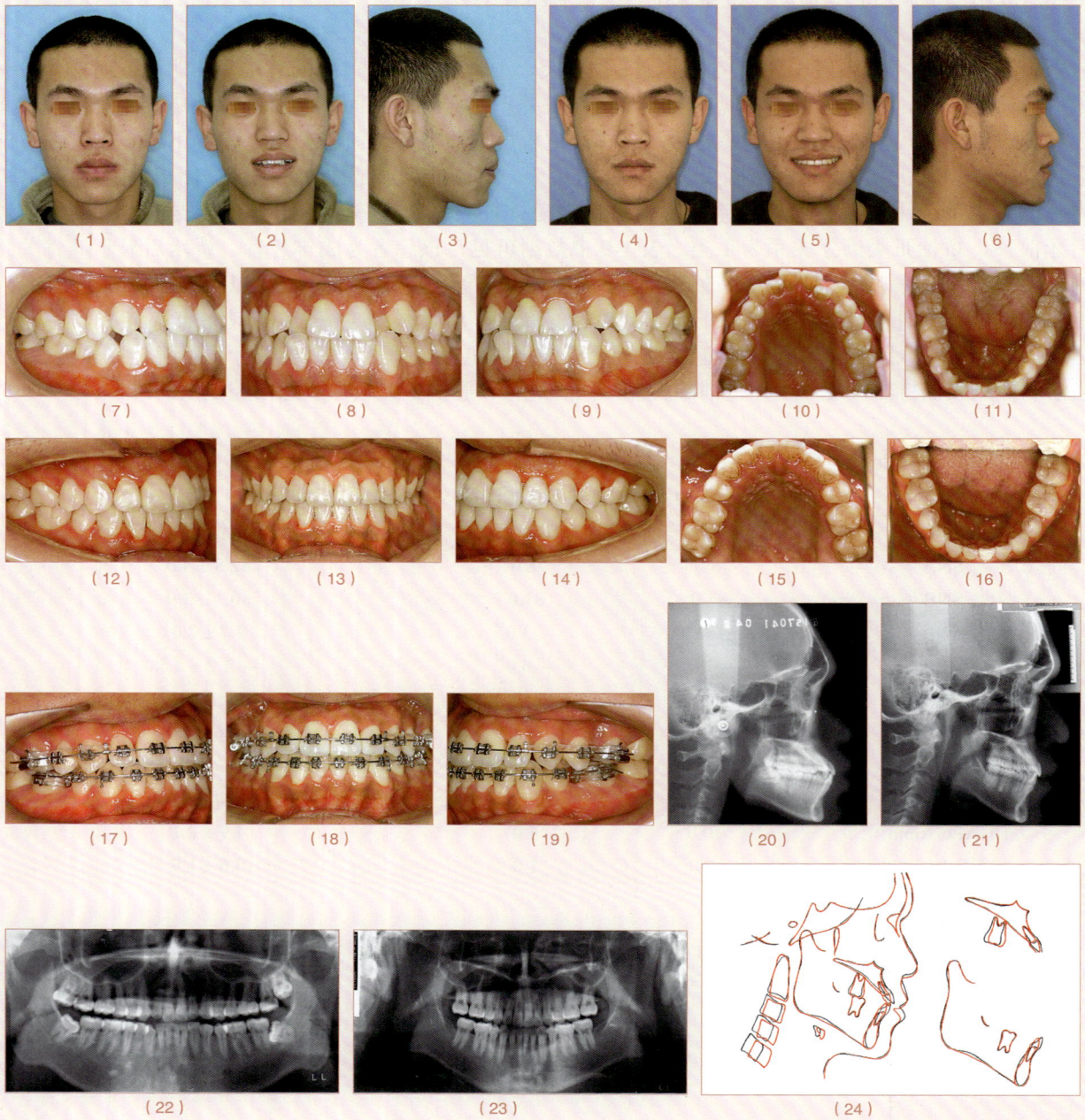

图 1-9 治疗前、中、后面𬌗像及 X 线片

（1）～（3）治疗前面像；（4）～（6）治疗后面像；（7）～（11）治疗前𬌗像；（12）～（16）治疗后𬌗像；（17）～（19）治疗中𬌗像；（20）～（24）治疗前后头颅侧位片、曲面断层片及重叠图

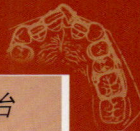

⑩ 减数上颌第一磨牙和左下第一磨牙矫治严重拥挤

诊治医师：胡 炜

病 例 简 介

男，17岁。主诉：要求排齐牙列。安氏Ⅱ类磨牙关系，牙列严重拥挤；左下第一磨牙残根，高角病例。减数上颌第一磨牙和左下第一磨牙，方丝弓矫治器矫治2.5年。矫治后牙列整齐，咬合关系理想。

关键词：严重拥挤 减数第一磨牙

一般信息 男，17岁，主诉要求排齐牙列。

临床检查 侧貌突，下颌后缩，开唇露齿。磨牙、尖牙远中关系，前牙对刃，上颌侧切牙反𬌗。上前牙拥挤15 mm，下牙列拥挤2 mm。上中线右偏1.5 mm。左下第一磨牙残根，上颌第一磨牙大面积充填。开闭口运动无异常，无弹响，双侧耳屏前无压痛。

病史及家族史 无特殊。

X线片检查 左下第一磨牙残根，右上第一磨牙为根管治疗后，左上第一磨牙有大面积充填。上下第三磨牙阻生。头影测量表明：Ⅱ类，高角，上下中切牙唇倾。测量值见表1-10。

诊断

面型：凸面型
骨型：Ⅱ类
牙型：安氏Ⅱ类

患者存在问题

1. 侧貌突，开唇露齿。
2. 牙列严重拥挤。
3. 安氏Ⅱ类磨牙关系。
4. 高角病例。

治疗设计 拔除上颌第一磨牙和左下第一磨牙，方丝弓固定矫治技术；使用J钩加强支抗，上颌Nance弓增加上颌第二磨牙支抗。

矫治过程 固定矫治器治疗2.5年；上下可摘保持器。结果见图表1-10。

分析小结 本例为牙弓严重拥挤的高角患者，若拔除上颌第一前磨牙尚不能满足排齐牙列所需的间隙。考虑患者的上颌第一磨牙均存在一定程度的缺陷，长期保留价值不大，故拔除第一磨牙以提供更多的间隙。由于牙列拥挤主要在牙弓的前部，因而对上颌第二磨牙的支抗要求非常高。矫治中没有直接利用上颌第二磨牙后移前磨牙和尖牙，而是利用 Nance 弓稳定上颌第二磨牙，防止其前移，使用螺旋弹簧分别推第二和第一前磨牙后移。为了减小前牙前移导致覆盖增大，采用 J 钩增强前牙支抗。待第一和第二前磨牙与第二磨牙靠拢后使用螺旋弹簧开展上颌侧切牙间隙，最终排齐上颌牙列。由于患者拥挤严重，因而牙列排齐后上颌已无可用间隙。在关闭左下第一磨牙拔牙间隙时，出现了第二磨牙前倾和 Spee 曲线加深，左侧尖牙远中关系的倾向。这时停止关闭间隙，改用 MEAW 技术整平下牙列，使用 Ⅱ 类颌间牵引调整咬合关系。最终获得良好的咬合关系。

表 1-10　治疗前、中、后及治疗后 4 年头影测量数据比较

测量项目	治疗前	治疗后	正常船恒牙期均值
SNA	80.3	81.2	82.8 ± 4.0
SNB	74.5*	76.3	80.1 ± 3.9
ANB	5.8*	4.9*	2.7 ± 2.0
Wits（mm）	1.3*	— 3.3	— 1.2 ± 2.5
U1-PP	121.8*	119.7*	114.1 ± 3.9
L1-MP	101.6*	104.3*	92.6 ± 7.0
U1-L1	110.0*	109.4	125.4 ± 7.9
SN-MP	39.7*	37.2	34.4 ± 5.0
FH-MP	33.6*	31.7	27.2 ± 4.7
L1-APo（mm）	9.2**	11.4*	4.9 ± 2.1
Li-E（mm）	6.1*	6.6*	0.6 ± 1.9

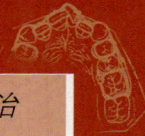

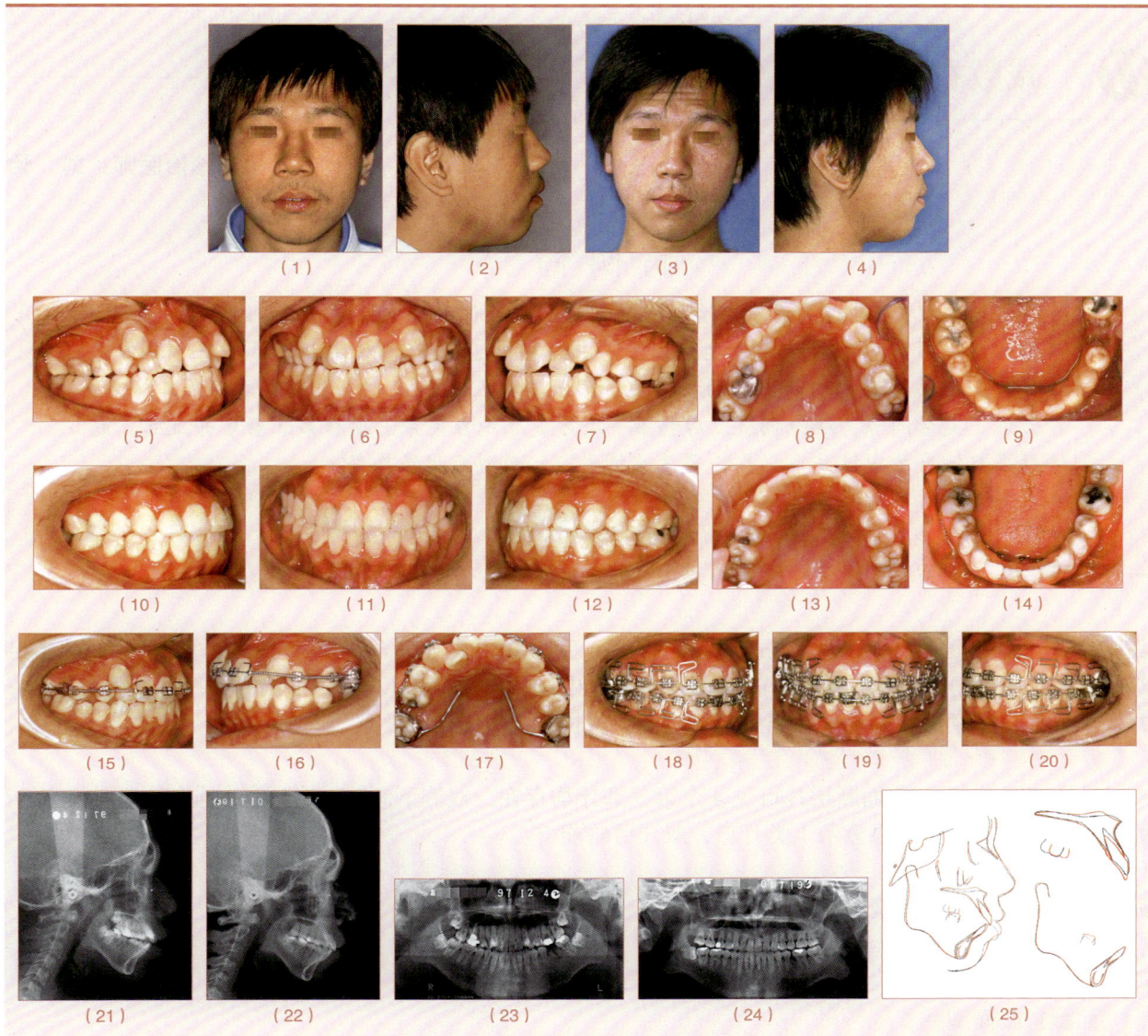

图 1-10 治疗前、中、后面殆像及 X 线片

（1）～（2）治疗前面像；（3）～（4）治疗后面像；（5）～（9）治疗前殆像；（10）～（14）治疗后殆像；（15）～（20）治疗中殆像；
（21）～（25）治疗前后头颅侧位片、曲面断层片及重叠图

⑪ 减数右下第二磨牙矫治下牙列拥挤

诊治医师：刘 怡

病 例 简 介

　　男，17岁，要求治疗牙列不齐。临床检查可见左侧磨牙中性关系，右侧偏近中关系，下颌右下尖牙完全拥挤于牙弓之外，上下中线相差 2.5 mm，双侧下颌第二磨牙近中充填体，下颌第三磨牙均萌出。面型略突，家长与病人无治疗要求。拔除右下第二磨牙，扩大右下尖牙间隙，解除拥挤，后移第一磨牙建立中性关系，前移第三磨牙并直立。最终结果双侧磨牙中性关系，覆𬌗覆盖维持Ⅰ°，面型无明显改变。

　　关键词： 不对称拔牙　减数磨牙

一般信息　男，17岁，要求治疗牙列不齐。

临床检查　左侧磨牙中性关系，右侧偏近中关系，下颌右下尖牙完全拥挤于牙弓之外，可用间隙不足 2 mm，上牙列轻度拥挤；覆𬌗、覆盖Ⅰ°，上下中线相差 2.5 mm，双侧下颌第二磨牙近中充填体，并低于𬌗面，下颌第三磨牙均萌出。面型略突，家长与病人无治疗要求。

X 线片检查及分析　曲面断层片可见 4 个第三磨牙均存在，双侧下颌第二磨牙近中前倾，阻生于第一磨牙远中。头影测量结果显示Ⅰ类骨型，双牙弓略前突。

病史及家族史　无相关病史。

诊断

　　面型：凸面型
　　骨型：Ⅰ类
　　牙型：安氏Ⅲ类，下牙列严重拥挤

患者存在问题

　　1.下牙列严重拥挤。
　　2.右侧Ⅲ类磨牙关系。
　　3.中线不齐。
　　4.下颌第二磨牙近中充填体，并前倾阻生。
　　5.凸面型。

治疗设计

　　1.减数右侧下颌第二磨牙。
　　2.扩大右下尖牙间隙，排齐下牙列，前移第三磨牙并直立，关闭拔牙间隙。
　　3.控制中线，维持覆𬌗覆盖。
　　4.精细调整。

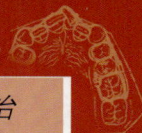

5. 面型突度维持现状。

矫治过程

1～3个月，减数右下第二磨牙后，下颌固定矫治器，扩大右下尖牙间隙，同时利用第三磨牙牵引第一磨牙向远中移动。

3～12个月，右下尖牙间隙基本足够时，将尖牙纳入整体矫治当中，继续牵引右下第三磨牙近中，右下第一磨牙远中。控制下牙弓中线。

12～18个月，上颌开始固定矫治，排齐上下牙列，关闭右下拔牙间隙。精细调整牙列。治疗后双侧磨牙中性关系，覆𬌗覆盖理想。

矫治结果见图表1-11。

分析小结　该病例因牙列不齐求治，右下尖牙明显拥挤于牙弓之外，畸形明确。病人为男性，面型略突，偏胖，家长及患者均无改善面型要求，并且不接受减数治疗，故考虑不拔牙矫治时，上颌由于扩弓能力较大，较容易得到间隙，但下颌牙弓的严重拥挤不容易通过单纯扩弓得到足够间隙。注意到病人双侧第二磨牙均为大面积龋坏牙，并近中前倾阻生于第一磨牙远中，第三磨牙萌出方向及牙冠形态理想，因此决定减数右下第二磨牙，利用减数磨牙的间隙纠正尖牙的拥挤，同时也可以达到减数坏牙、保留好牙的目的。

这种设计的问题在于拔牙间隙距离拥挤的地方较远，间隙不容易直接被拥挤所利用，另外减数的为第二磨牙，第一、三磨牙都需要移动较远的距离来关闭间隙，建立好的𬌗关系。磨牙的移动是一个比较困难的过程，移动过程中需要控制两个磨牙移动的比例，第一磨牙需要远中移动到中性关系，第三磨牙需要近中移动关闭剩余间隙，同时还保持直立，不近中倾斜。尖牙的间隙除了通过减数磨牙获得外，还需要前牙的唇向移动获得，由于病人覆𬌗覆盖并不大，在磨牙与前牙的移动过程中需要注意防止覆𬌗覆盖变得过浅。

矫治器设计上，尖牙由于在牙弓之外，因此在矫治初期并未将其纳入矫治系统。利用螺旋扩弓器开大间隙。在矫治初期，由于弓丝较软，磨牙的牵引需要避免使用较大的力量，防止磨牙的倾斜，由于第一磨牙根较粗大，牵引最初仅限于在第一和第三磨牙之间，希望第一磨牙能尽早建立中性关系。

治疗后牙列中性关系，覆𬌗覆盖理想，侧貌仍略突，与治疗前相比无明显变化。

表1-11　治疗前后头影测量数据比较

测量项目	治疗前	治疗后	正常𬌗恒牙期均值
SNA	84.1	85.9	82.8 ± 4.0
SNB	81.8	81.6	80.1 ± 3.9
ANB	2.3	4.3	2.7 ± 2.0
Wits（mm）	− 4.3*	0.8	− 1.2 ± 2.5
U1-NA（mm）	28.7*	17.7*	5.1 ± 2.4
U1-NA	30.1	24.7	22.8 ± 5.7
L1-NB（mm）	31.8*	36.4*	6.7 ± 2.1
L1-NB	33.6	35.9	30.3 ± 5.8
Pog-NB（mm）	− 2.7	− 4.4	1.0 ± 1.6
U1-L1	114.0*	115.1*	125.4 ± 7.9
FMA（MP-FH）	32.3*	34*	31.3 ± 5.0
IMPA（L1-MP）	95.1	99.3	93.9 ± 6.2
FMIA（L1-FH）	52.6	46.7	54.9 ± 6.1
U1-SN	110.2	110.5	105.7 ± 6.3

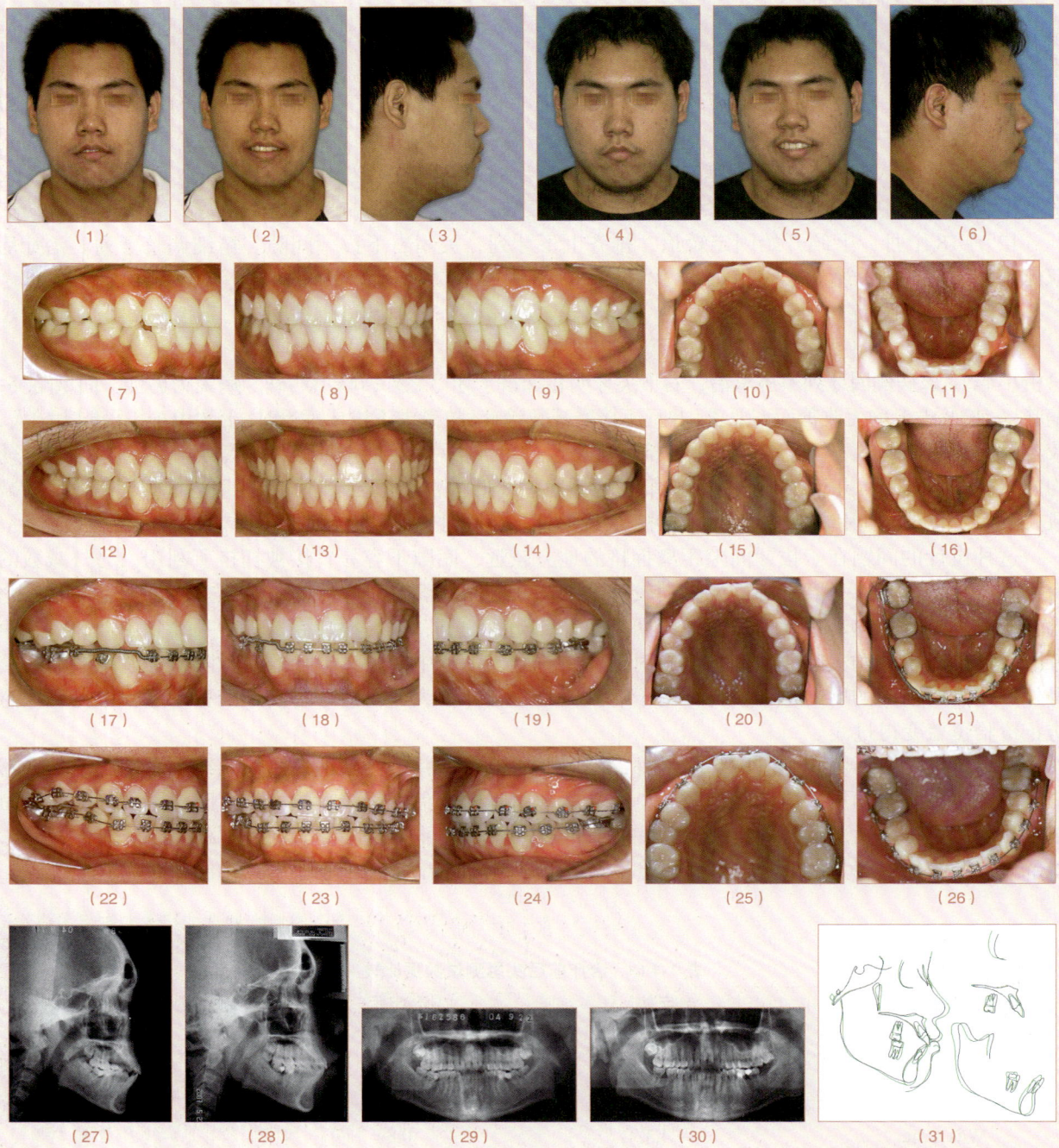

图 1-11　治疗前、后面𬌗像及 X 线片

（1）～（3）治疗前面像；（4）～（6）治疗后面像；（7）～（11）治疗前𬌗像；（12）～（16）治疗后𬌗像；（17）～（26）治疗中𬌗像；（27）～（31）治疗前后头颅侧位片、曲面断层片及描迹重叠图

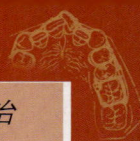

⑫ 减数上下颌第一双尖牙亚历山大矫治技术矫治严重拥挤

诊治医师：卢海平 傅民魁

病 例 简 介

男，15 岁，主诉牙齿排列不齐。Ⅱ类颌骨畸形，磨牙关系Ⅰ类，上下牙列重度拥挤，上下牙弓前突，下颌后缩。前牙覆𬌗、覆盖基本正常。拔除 $\frac{4|4}{4|4}$ 后亚历山大直丝弓技术矫治，Nance 弓加强支抗。疗程 15 个月。矫治后牙齿排列整齐，咬合关系理想，面型稍有改善。

关键词： 安氏Ⅰ类 拥挤前突 减数第一双尖牙 亚历山大直丝弓技术

一般信息 男，15 岁，主诉牙齿排列不齐。

临床检查

口内检查 恒牙𬌗，磨牙中性关系，上下牙列拥挤 10 ～ 12 mm。上下牙弓稍前突。前牙覆𬌗覆盖正常。$6\underline{7}$ 颊面龋已作银汞充填。

口外检查 凸面型，下颌稍后缩。下颌开闭口运动无异常，关节区无弹响，双侧耳屏前无压痛。

病史及家族史 父亲有类似畸形。

X 线片检查 全景片可见 $\frac{8|8}{8|8}$ 牙胚存在，$\overline{8|8}$ 近中倾斜。头影测量表明上下牙弓前突，下颌后缩，高角。测量值见表 1-12。

诊断

面型：凸面型

骨型：Ⅱ类

牙型：安氏Ⅰ类

患者存在问题

1. 上下牙列拥挤。
2. 上下牙弓前突，下颌后缩，高角。

治疗设计

1. 减数 $\frac{4|4}{4|4}$。

2. 亚历山大直丝弓技术矫治。
3. Nance 弓加强支抗。

矫治过程 拔除上下颌第一双尖牙后上颌粘接 Nance 弓，亚历山大直丝弓托槽，0.014 英寸镍钛丝排齐

整平 5 个月后换用 0.016 英寸不锈钢圆丝，拉 3|3 往远中，1 个月后尖牙达中性关系。期间下颌未戴矫治器发生自动漂移而部分排齐。正畸治疗开始 6 个月后下颌粘接带环、托槽，0.0175×0.025 英寸麻花丝排齐整平。3 个月后上颌 0.017×0.025 英寸、下颌 0.016×0.022 英寸不锈钢方丝关闭间隙。4 个月后换用 0.016 英寸不锈钢圆丝精细调整 3 个月。3 个月后拆除固定矫治器，戴用上下颌 Hawley 保持器。结果见图表 1-12。

分析小结　患者为严重拥挤的上下牙弓前突、下颌后缩患者。拔除 4 个第一双尖牙排齐牙列后上下前牙虽然有一定程度内收，但由于患者生长潜力有限，面形改善不够明显，右下尖牙及切牙由于托槽定位问题，长轴稍向远中倾斜。

亚历山大直丝弓矫治器的尖牙、双尖牙、下切牙为带旋转翼的单翼托槽，既加大了托槽间距，有利于排齐，又有利于牙齿旋转的控制，在排齐牙列时有一定的优越性。但该病例下颌初始弓丝为麻花方丝，摩擦力较大，延长了排齐的时间。

亚历山大技术的另一特点是下颌暂不粘接矫治器而允许其在唇舌肌的作用下发生自动漂移，一方面使牙齿的移动更趋生理性，减少往返移动；对于 Ⅱ 类错𬌗，上颌尖牙先远移建立尖牙的中性关系，不但减小上下颌牙齿移动时的相互干扰，还为后续牙齿移动提供航标式的指导作用。

表 1-12　治疗前后头影测量数据比较

测量项目	治疗前	治疗后	正常𬌗恒牙早期均值
SNA	82.2	82.1	82.8 ± 4.0
SNB	76.9	76.5	80.1 ± 3.9
ANB	5.4*	5.7*	2.7 ± 2.0
Wits（mm）	8.8**	12.8**	− 1.3 ± 2.9
U1-PP	118.3*	113.2	114.1 ± 3.9
L1-MP	106.1*	98.9	92.6 ± 7.0
U1-L1	111.5*	122.6	125.4 ± 7.9
SN-MP	38.7	39.5*	34.4 ± 5.0
FH-MP	32.5*	32.2*	27.2 ± 4.7
L1-APo（mm）	52.1**	40.2**	4.9 ± 2.1
Li-E（mm）	8.3**	8.1**	1.4 ± 1.9

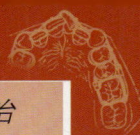

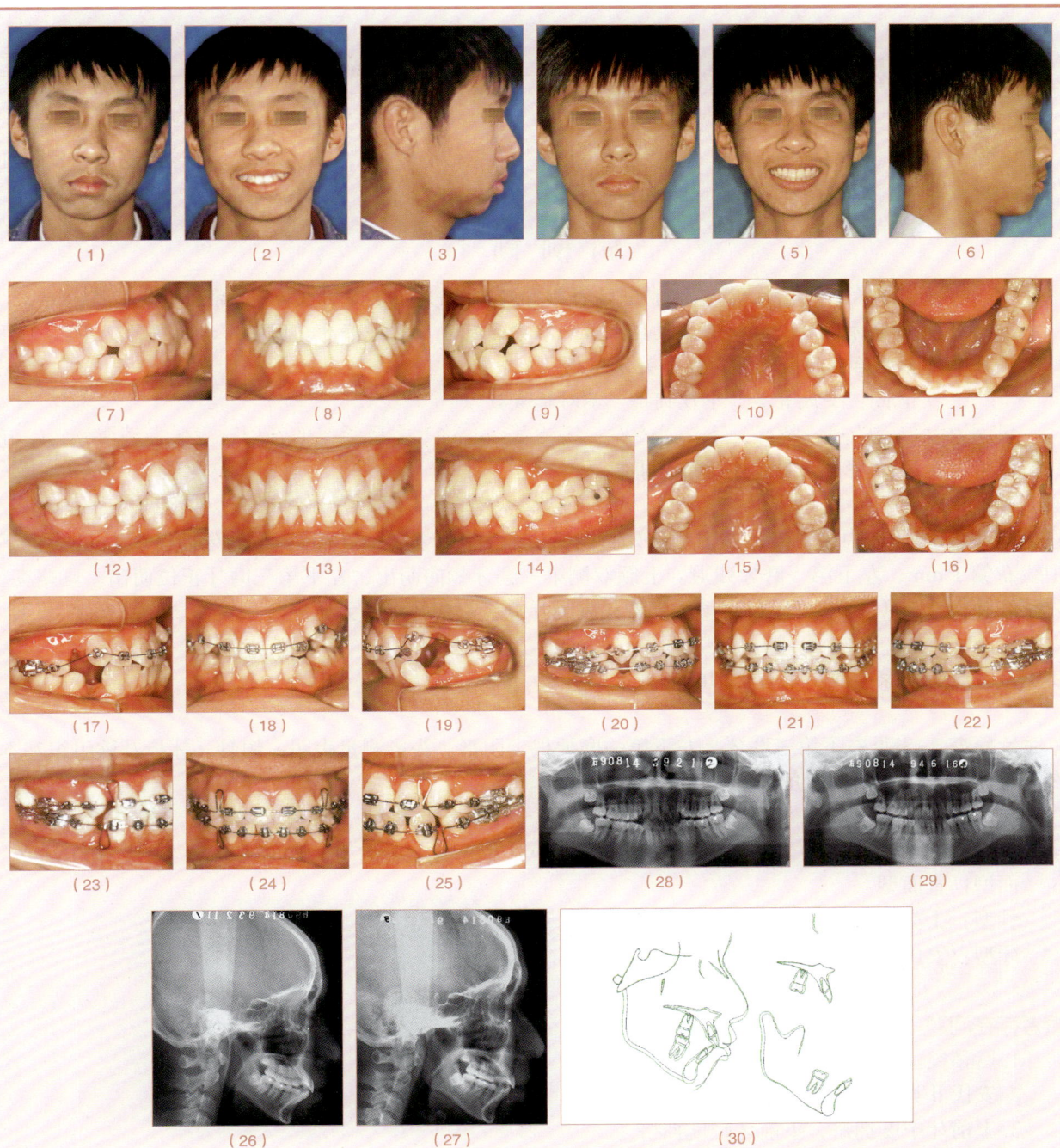

图1-12 治疗前、中、后面殆像及X线片

（1）～（3）治疗前面像；（4）～（6）治疗后面像；（7）～（11）治疗前殆像；（12）～（16）治疗后殆像；（17）～（19）上颌粘接Nance弓、亚历山大直丝弓托槽，0.014英寸镍钛丝排齐整平；（20）～（22）上颌换用0.016英寸不锈钢圆丝拉 3|3 往远中，下颌开始粘矫治器；（23）～（25）上颌0.017×0.025英寸、下颌0.016×0.022英寸不锈钢方丝关闭间隙；（26）～（27）治疗前后头颅侧位片；（28）～（29）治疗前后曲面断层片，右下尖牙及切牙由于托槽定位问题，长轴稍向远中倾斜；（30）治疗前后头颅侧位片重叠图

13 不对称减数矫治拥挤

诊治医师：罗卫红

病 例 简 介

女，22 岁 2 个月，主诉前牙拥挤。Ⅰ类颌骨畸形，安氏Ⅱ类磨牙关系；上牙列中度拥挤，左下第一磨牙残冠。唇稍突。减数上第一双尖牙及左下第一磨牙。固定矫治器矫治 2 年 6 个月。矫治后面型改善，咬合关系理想。

关键词：安氏Ⅱ类　中度拥挤　不对称减数

一般信息　女，22 岁 2 个月，主诉前牙拥挤。

临床检查　磨牙远中尖对尖，右上侧切牙腭向错位，上切牙拥挤 8.0 mm，下前牙拥挤 3.0 mm，上下中线右偏 1 mm，左下第一磨牙残冠。上颌双侧第三磨牙颊向萌出，左下第三磨牙正位萌出。唇略突。牙龈红肿，牙石（＋）。开闭口运动无异常，且无弹响，双侧耳屏前无压痛。

病史及家族史　家中成员未有类似畸形。

X 线片检查　未见右下第三磨牙。左下第一磨牙根尖阴影。头影测量表明：颌骨、牙齿及软组织基本在正常范围内，下颌平面角偏低。测量值见表 1-13。

诊断
面型：直面型
骨型：Ⅰ类
牙型：安氏Ⅱ类

患者存在问题
1. 唇稍突。
2. 安氏Ⅱ类磨牙关系。
3. 上前牙中度拥挤，下前牙轻度拥挤。
4. 左下第一磨牙残冠，根尖炎症。
5. 牙龈炎症，上下切牙牙槽骨Ⅰ°吸收。

治疗设计　拔除上颌第一双尖牙及左下第一磨牙，择期拔除上颌双侧第三磨牙，O-PAK 0.018 英寸 × 0.025 英寸直丝弓固定矫治技术。矫治结束磨牙为完全远中关系，上下颌 Hawley 保持器。

矫治过程　减数，固定矫治器治疗 2.5 年；结果见图表 1-13。

分析小结　本例为成人拥挤不规则拔牙病例。患者颌骨、牙齿头影测量基本在正常范围，上颌中度拥挤，很自然设计拔除第一双尖牙以解除拥挤。左下第一磨牙残冠、根尖病变，没有保留价值，患者不愿拔除后作修复。左下第三磨牙已萌出，形态大小尚可，因此设计减数左下第一磨牙这一"坏牙"，让第二磨牙代替第一磨牙，第三磨牙代替第二磨牙。

在治疗中右上侧切牙间隙的开展通过右上中切牙及尖牙间置推簧及牵引尖牙向远中交替进行，待右上侧切牙间隙充分，倒转180°粘结托槽，以利于右上侧切牙的控根——冠根整体唇向移动。而左侧主要靠Ⅱ类牵引远中移动左上尖牙排齐上前牙，这样可以同时使左下第二磨牙前移，因为单侧减数磨牙最后中线要维持住有一定难度，必须通过适当的颌间牵引"助一臂之力"。待上颌排齐后换较粗的不锈钢方丝，8字连续结扎成整体，单侧Ⅱ类轻力牵引左下磨牙近中移动，同时下颌排齐后，8字连续结扎成整体，颌内轻力牵引磨牙近中移动关闭间隙。由于使用的是0.018×0.025系统，因此下颌用0.017英寸×0.025英寸的不锈钢方丝，加冠颊向转矩及后倾弯，淬火后弓丝刚度增加，可以较好控制磨牙前移中的舌向倾斜及近中倾倒。矫治中口腔卫生宣教及维护，随着牙齿排齐牙周状况改善。矫治结束口内磨牙完全远中关系，轻度唇突改善，患者十分满意。

表1-13　治疗前后头影测量数据比较

测量项目	治疗前	治疗后	正常骀恒牙初期均值
SNA	87.2	87.0	82.8 ± 4.0
SNB	85.2	85.0	80.1 ± 3.9
ANB	2.0	2.0	2.7 ± 2.0
Wits（mm）	− 3.5	− 1.2	− 1.2 ± 2.5
U1-PP	118.0	112.5	114.1 ± 3.9
L1-MP	94.0	90.2	92.6 ± 7.0
U1-L1	123.0	130.1	125.4 ± 7.9
SN-MP	28.7*	28.9*	34.4 ± 5.0
FH-MP	25.0	25.7	27.2 ± 4.7
L1-APo（mm）	5.0	4.0	4.9 ± 2.1
Li-E（mm）	1.9	− 0.8	0.6 ± 1.9

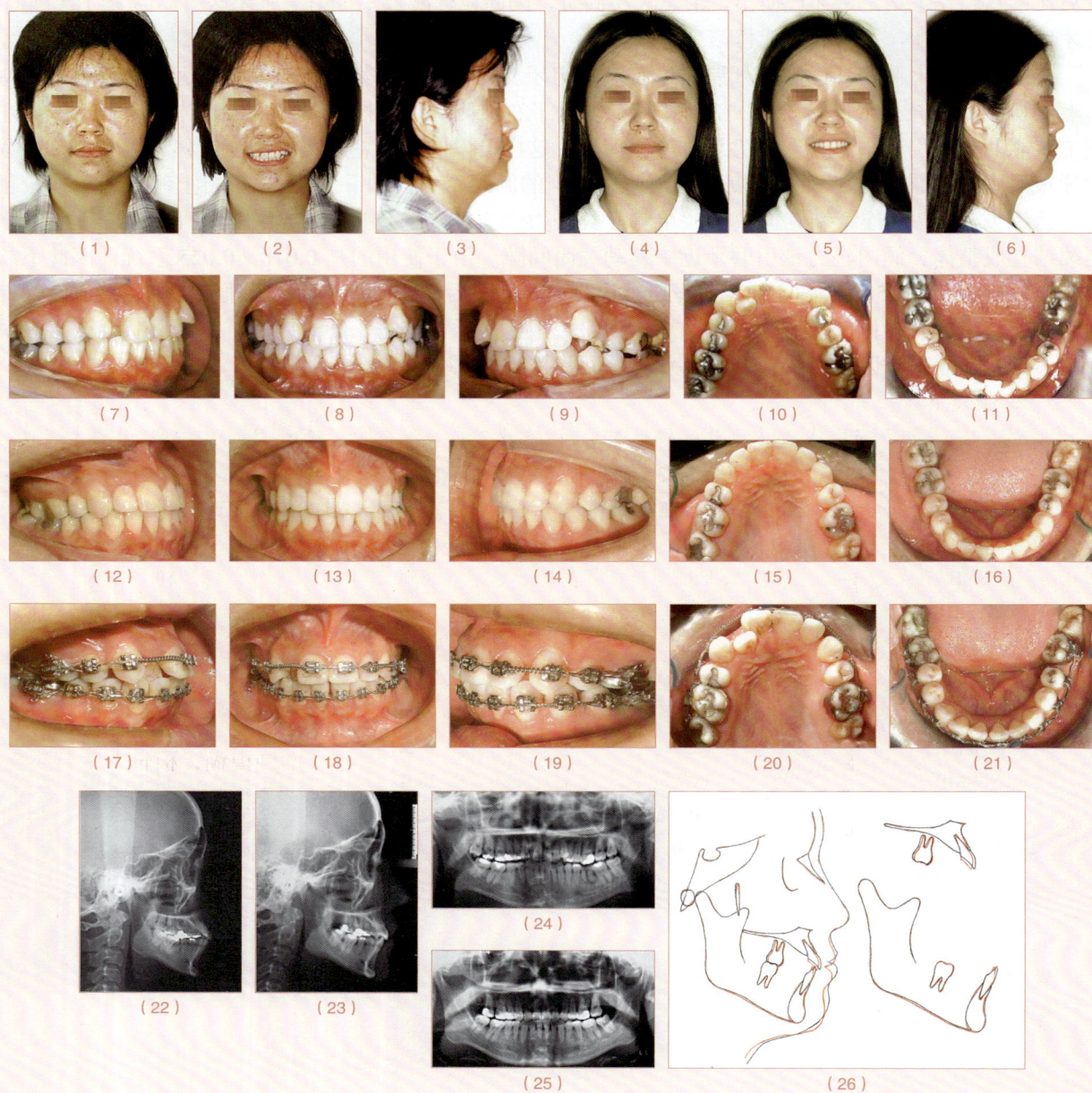

图 1-13　治疗前、中、后面𬌗像及 X 线片

（1）～（3）治疗前面像；（4）～（6）治疗后面像；（7）～（11）治疗前𬌗像；（12）～（16）治疗后𬌗像；（17）～（21）治疗中𬌗像；（22）～（26）治疗前后头颅侧位片、曲面断层片及重叠图

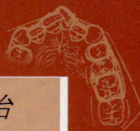

⑭ Damon 自锁托槽技术减数第一双尖牙矫治拥挤

诊治医师：姜若萍

病 例 简 介

　　女，11 岁 2 个月，主诉牙列拥挤。Ⅱ类颌骨畸形，下颌后缩；安氏Ⅰ类磨牙关系；前牙深覆盖、深覆𬌗；上下牙弓拥挤；中切牙牙根圆钝且短。Damon 自锁托槽矫治器不拔牙矫治 4.5 个月后对面型不满意，减数第一双尖牙继续治疗 24 个月，面型改善，咬合关系理想，中切牙不松动。

　　关键词：安氏Ⅰ类　拥挤　Damon 自锁矫治技术　减数第一双尖牙　牙根吸收

一般信息　女，11 岁 2 个月，主诉牙列拥挤。

临床检查　恒牙𬌗，磨牙中性关系，前牙深覆盖 6 mm、深覆𬌗Ⅲ°。上中线右偏 2 mm，下中线正。上颌拥挤 7.5 mm，下颌拥挤 7 mm。下颌后缩，中度开唇露齿。关节检查无异常。

病史及家族史　数年前上颌中切牙外伤冠折，光敏修复；父母直面型，无类似畸形。

X 线片检查　全口曲面断层片可见 4 个第三磨牙牙胚；上下颌中切牙根尖圆钝模糊，根长较侧切牙短，下第二双尖牙弯根。头影测量表明：Ⅱ类骨型，下颌稍后缩，均角，上切牙唇倾度及凸距大，下切牙唇倾度及凸距正常，下唇凸。测量值见表 1-14A、B。

诊断
　　面型：凸面型
　　骨型：Ⅱ类
　　牙型：安氏Ⅰ类

患者存在问题
　　1. 侧貌稍凸，下颌后缩；开唇露齿。
　　2. Ⅱ类颌骨畸形。
　　3. 前牙深覆盖、深覆𬌗，上切牙唇倾前突。
　　4. 上下牙弓中度拥挤。
　　5. 中切牙牙根吸收变短。

治疗设计
　　1. 患者家长强烈拒绝减数方案；暂不拔牙矫治，配合唇肌功能训练，排齐后再评估。
　　2. 如果排齐后，侧貌突，不除外减数上下第一双尖牙的可能。

矫治过程　全口 Damon 自锁托槽固定矫治 4.5 个月排齐后，侧貌更突，接受减数第一双尖牙方案，继续矫治 24 个月后结束，戴 Hawley 保持器。结果见图表 1-14。

分析小结 由于家长强烈反对拔牙，考虑到颈椎片显示患者尚有一定生长潜力，且矫治前中切牙牙根明显吸收变短，故设计先不减数。遗憾的是排齐后患者下唇外突明显，开唇露齿加重，故家长最终接受减数治疗。需要注意的是矫治前存在牙根吸收的牙齿，正畸加力后或牙齿远距离移动后，根吸收加重的风险较大，本病例中拥挤解除时牙根较治疗前无明显吸收，关闭间隙后牙根变短，由于事先了解其中切牙外伤史及牙根较短的情况，选择了被动自锁托槽矫治，Damon 矫治技术的特点之一就是轻力。同时治疗中注意使用轻力、间断加力，故矫治后牙齿无松动。保持阶段还需要继续关注其前牙健康。

据称 Damon 自锁托槽可以通过大幅度增加牙弓宽度解除拥挤，减小不拔牙排齐后的切牙唇倾程度，分析本病例排齐前后牙弓宽度改变及头影测量值，发现拥挤 7.5 mm 的上颌牙弓平均增宽 2.68 mm，但上切牙唇倾度没有增加，上切牙凸距有所减小；而拥挤 7 mm 的下颌牙弓平均增宽 3.16 mm，下切牙唇倾度增加 11°，下唇前突 2.5 mm，从而加重了开唇露齿。可见牙弓宽度增加对拥挤解除后切牙唇倾度的影响在上下颌并不一致，如果不能避免不利的下切牙唇倾，必要时应考虑减数。该病例减数矫治后侧貌美观，患者及家长满意。

表 1-14A　治疗前、中、后头影测量数据比较

测量项目	治疗前	排齐后	治疗后	正常𬌗恒牙早期均值
SNA	83.0	84.0	83.0	82.8 ± 4.0
SNB	78.0	78.0	78.0	80.1 ± 3.9
ANB	5.0*	6.0*	5.0*	2.7 ± 2.0
U1-SN	115.0*	115.0*	111.5	105.7 ± 6.3
L1-MP	93.5	104.5*	96.0	92.6 ± 7.0
U1-L1	111.5*	101.0**	113.0*	125.4 ± 7.9
SN-MP	39.0	39.0	39.0	34.4 ± 5.0
Yaxis	72.0	72.0	72.5	66.3 ± 7.1
U1-APo（mm）	14.0**	12.0**	8.0	7.2 ± 2.2
L1-APo（mm）	5.0	6.5	4.0	4.9 ± 2.1
Li-E（mm）	6.5**	9.0**	2.0	1.4 ± 1.9

表 1-14B　矫治前、拥挤解除后及矫治后牙弓宽度比较

测量牙位	治疗前	排齐后	排齐前后变化	矫治后
3丨3 牙弓宽度（mm）	38.25	38.54	+0.29	36.0
4丨4 牙弓宽度（mm）	38.83	43.16	+4.33	/
5丨5 牙弓宽度（mm）	44.03	47.56	+3.53	42.5
6丨6 牙弓宽度（mm）	49.09	51.65	+2.56	48.5
3丨3 牙弓宽度（mm）	23.60	28.28	+4.68	28.5
4丨4 牙弓宽度（mm）	31.01	34.77	+3.76	/
5丨5 牙弓宽度（mm）	36.75	39.35	+2.60	34.89
6丨6 牙弓宽度（mm）	42.57	44.19	+1.62	42.56

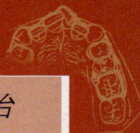

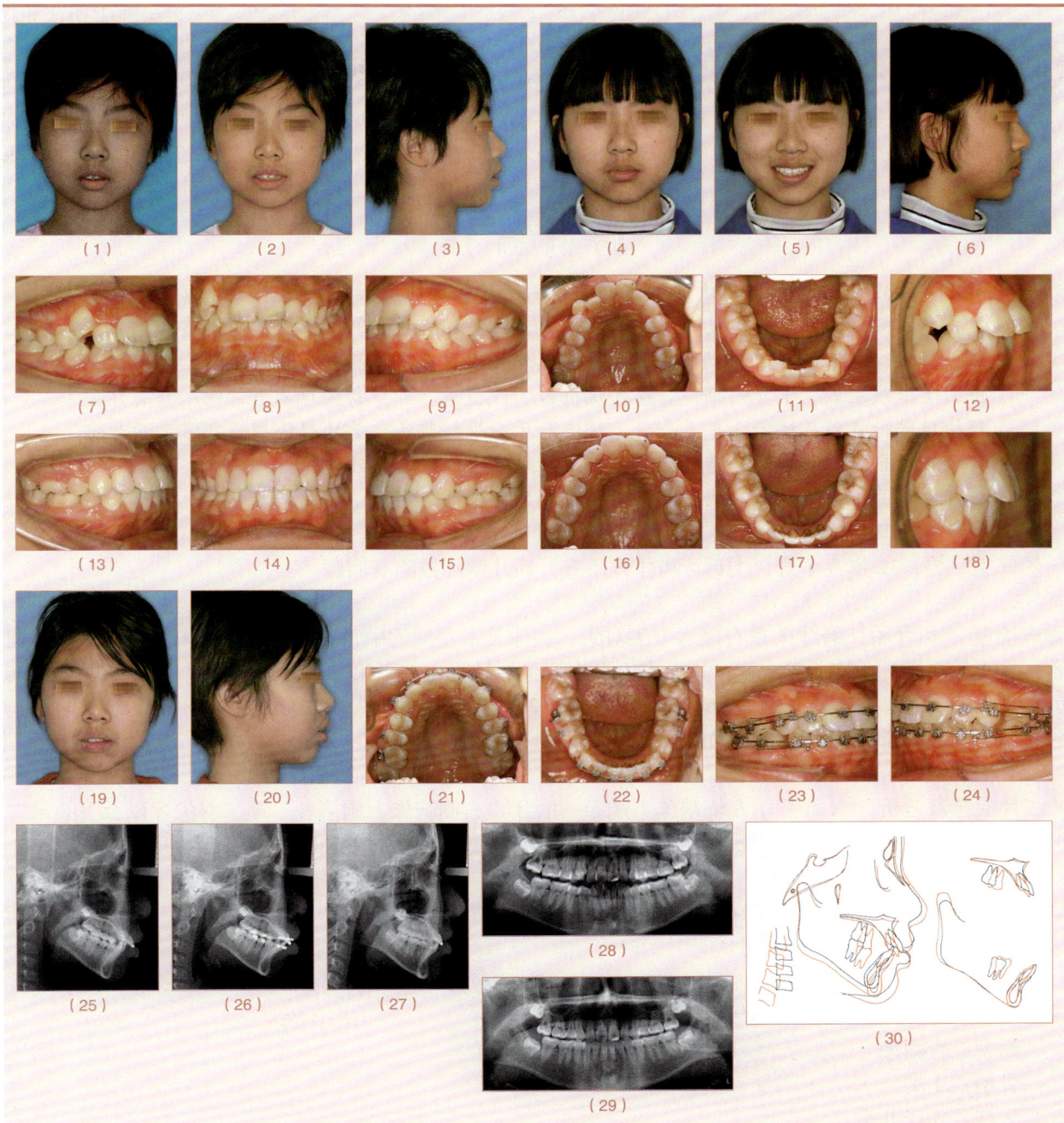

图 1-14　治疗前、中、后面𬌗像及 X 线片

（1）～（3）治疗前面像；（4）～（6）治疗后面像；（7）～（12）治疗前𬌗像；（13）～（18）治疗后𬌗像；（19）～（22）固定矫治 4.5 个月完全排齐，侧貌更突，计划减数第一双尖牙；（23）～（24）轻力关闭间隙；（25）～（30）治疗前、排齐后、及治疗后头颅侧位片、矫治前后全景片及重叠图

15 自体牙移植矫治前牙拥挤

诊治医师：华咏梅

病 例 简 介

　　男，32岁3个月，主诉牙齿排列不齐，后牙龋坏拔除后有间隙求治。恒牙𬌗，磨牙关系右侧远中尖对尖，尖牙关系左侧远中，右侧近中，左侧第三磨牙萌出建𬌗。左下第一磨牙、右下第二磨牙以及右上两个双尖牙先后因龋坏拔除。上中线右偏，上前牙拥挤，下中线左偏，下牙列拥挤。前牙浅覆𬌗、浅覆盖。开口初闭口末有弹响。在自体牙移植后进行直丝弓矫治3年5个月。矫治后牙齿排列整齐，前牙覆𬌗覆盖正常，后牙尖窝咬合，自体牙移植愈合情况良好，上中线与面中线基本一致。

　　关键词：安氏Ⅱ类　缺失双尖牙　自体牙移植

一般信息　　男，32岁3个月，主诉牙齿排列不齐，后牙龋坏拔除有间隙

临床检查　　恒牙𬌗，磨牙关系右侧远中尖对尖，尖牙关系左侧远中，右侧近中，左侧第三磨牙萌出建𬌗。左下第一磨牙、右下第二磨牙以及右上两个双尖牙缺失，左下第二磨牙近中倾斜。上中线右偏3.0 mm，上前牙拥挤，下中线左偏1.0 mm，下牙列拥挤2.0 mm，Spee曲线高2.0 mm。前牙浅覆𬌗、浅覆盖。开闭口运动无异常，双侧耳屏前无压痛，开口初闭口末有弹响。

X线片检查及分析　　X线片示左侧缺失下颌第一磨牙，右侧缺失上颌第一、第二双尖牙以及下颌第二磨牙，未见右上第三磨牙。两侧髁状突基本对称。头影测量各项目基本正常，具体数值见表1-15。

病史及家族史　　患者因牙齿严重龋坏于1998年拔除左侧下颌第一磨牙、右侧下颌第二磨牙，2000年拔除右侧上颌第一和第二双尖牙。

诊断
　　面型：直面型
　　骨型：Ⅰ类
　　牙型：安氏Ⅱ类

患者存在问题
　　1.上颌右侧缺失两个双尖牙，上中线明显右偏。
　　2.下颌两侧后牙缺失余大量间隙，左下第二磨牙近中倾斜。
　　3.右侧磨牙关系Ⅱ类，尖牙关系左侧远中，右侧近中。
　　4.上下前牙拥挤。

治疗设计　　拔除左上第一双尖牙后自体移植到右上第二双尖牙位置。观察半年后采用直丝弓矫治技术排齐牙齿，关闭间隙，注意磨牙控制，精细调整咬合。

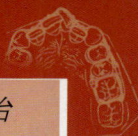

矫治过程 直丝弓固定矫治器治疗3年5个月；牙齿正位器保持。矫治结果见图表1-15。

分析小结 患者上颌右侧缺失两个双尖牙，上中线右偏3.0 mm；下颌两侧后牙缺失余大量间隙，左下第二磨牙近中倾斜。右侧磨牙关系Ⅱ类，尖牙关系左侧远中，右侧近中。考虑到患者为成人，面形较好，上前牙拥挤，上中线右偏，而右上双尖牙区存在足够间隙，且第一和第二双尖牙在形状和大小上相似。故设计采用直丝弓矫治技术，拔除左侧第一双尖牙以解除前牙拥挤，纠正上中线偏移，并自体移植至右侧缺牙间隙处。下颌两侧第三磨牙均萌出，控制直立前移，咬合关系恢复较好。

患者自体牙移植后经过半年的观察，X线片显示愈合尚可，但根尖存在部分阴影。为了避免移植的左侧第一双尖牙脱落或发生根尖病变，此牙在整个矫治过程中没有粘结托槽，若有𬌗干扰及时进行调𬌗，并且在进行各类牵引时尽量避免邻牙对其产生的作用分力。

治疗结束时根尖片显示自体移植牙与骨愈合良好，为了避免其咬合创伤，并保证患者最大程度行使咀嚼功能，故采用正位器保持。

利用自体牙移植替代缺失牙，充分利用了患者自身条件，避免了修复。但其长期预后仍须观察。

由于患者在矫治期间不能及时复诊，因此疗程过长。上颌左侧尖牙和第二双尖牙牙根平行以及后牙咬合关系调整均不够理想，尚需进一步完善。

表1-15 治疗前后头影测量数据比较

测量项目	治疗前	治疗后	正常𬌗恒牙期均值
SNA	82.5	82.5	82.8 ± 4.0
SNB	80.5	80.0	80.1 ± 3.9
ANB	2.0	2.5	2.7 ± 2.0
Wits（mm）	− 1.5	− 2.5	− 1.5 ± 2.1
U1-PP	115.0	120.0	114.1 ± 3.9
L1-MP	96.0	91.5	96.5 ± 7.1
U1-L1	124.0	126.0	125.4 ± 7.9
SN-MP	29.0	27.0	34.4 ± 5.0
FH-MP	25.0	23.0	27.2. ± 4.7
L1-APo（mm）	6.5	4.0	4.9 ± 2.1
LL-E（mm）	− 2.5	− 2.0	0.6 ± 1.9

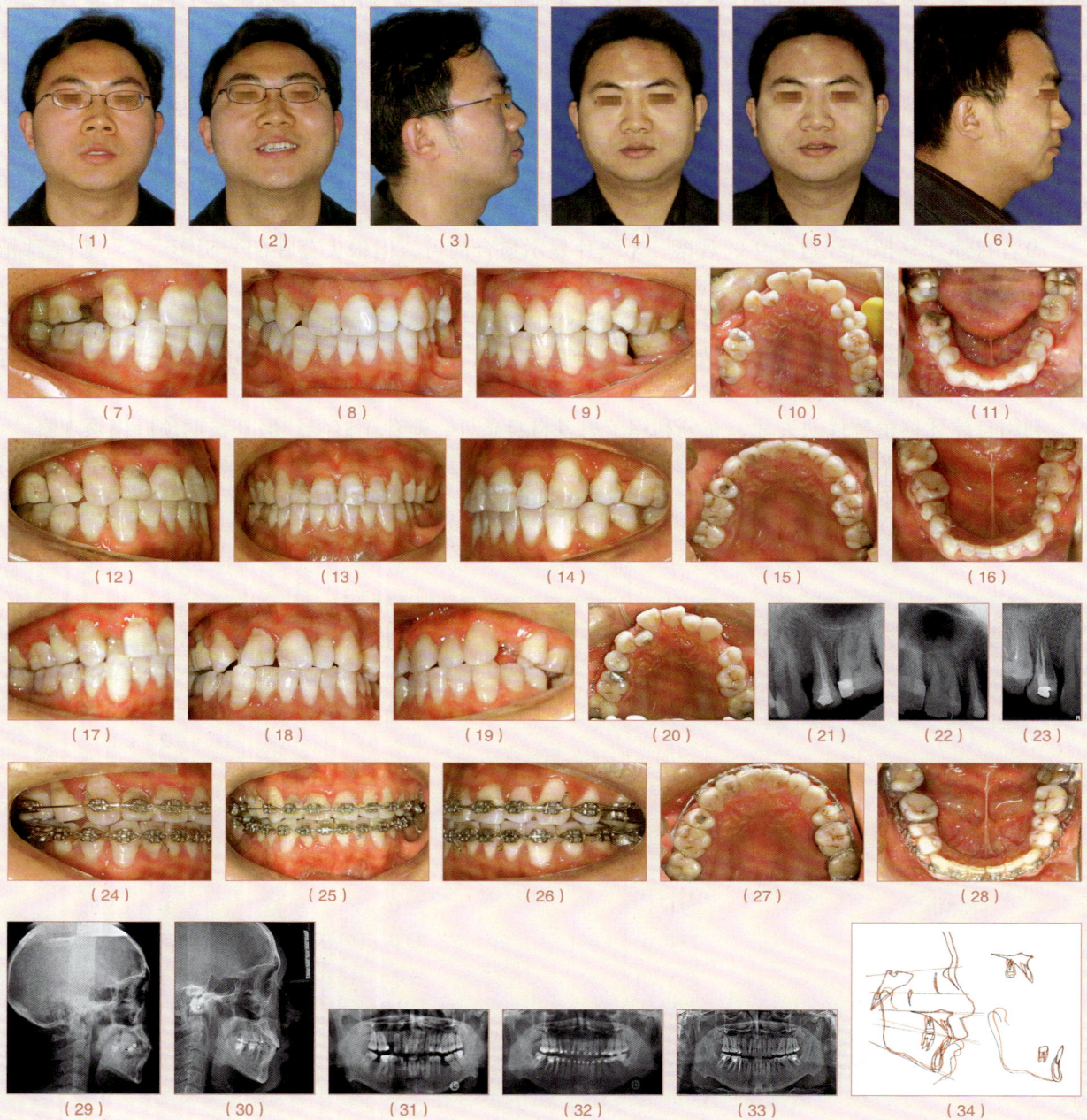

图 1-15 治疗前、中、后面拾像及X线片

（1）～（3）治疗前面像；（4）～（6）治疗后面像；（7）～（11）治疗前拾像；（12）～（16）治疗后拾像；（17）～（20）自体移植后拾像；（21）～（23）自体移植后半年、矫治中以及矫治结束时根尖片；（24）～（28）固定矫治器治疗中拾像；（29）～（30）治疗前和治疗后头颅侧位片；（31）～（33）治疗前、治疗中以及治疗后全景片；（34）治疗前后头颅侧位片描记重叠图

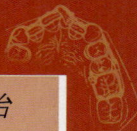

16　恒牙易位的矫治

诊治医师：杨雁琪

病 例 简 介

女，16 岁，主诉右上虎牙错位。Ⅰ类颌骨关系，侧貌直；安氏Ⅰ类磨牙关系；右上乳尖牙滞留，右上恒尖牙易位到右上恒第一双尖牙和第二双尖牙唇侧。减数滞留乳尖牙，恒牙易位排齐，固定矫治器矫治 2 年 8 个月。矫治后面型好，尖窝咬合关系好。

关键词：安氏Ⅰ类　易位牙　Roth 直丝矫治器

一般信息　女，16 岁，主诉右上"虎牙"错位。

病史及家族史　无特殊，无类似畸形家族史。

临床检查　侧貌直面型，下颌平面角均角；安氏Ⅰ类磨牙关系，覆𬌗覆盖基本正常；右上乳尖牙滞留，右上恒尖牙易位到右上第一双尖牙和第二双尖牙唇侧；上中线右偏 2 mm；上牙列拥挤 3 mm，下牙列拥挤 1 mm；开闭口运动无异常，未及弹响，双侧耳屏前无压痛。

X 线片检查　曲面断层片证实右上恒尖牙牙冠牙根均易位于右上第一双尖牙的远中。4 个第三磨牙发育中。头影测量可见下前牙稍舌倾，数值见表 1-16。

诊断
面型：直面型
骨型：Ⅰ类，均角
牙型：安氏Ⅰ类

患者存在问题

1. 易位牙（右上恒尖牙的牙冠易位于右上第一双尖牙和第二双尖牙的唇侧，牙根易位于右上第一双尖牙的远中）。

2. 右上乳尖牙滞留。

3. 上中线右偏 2 mm。

4. 上下牙列轻度拥挤。

5. 下前牙舌倾。

治疗设计　减数滞留的右上乳尖牙，直丝弓固定矫治技术，将易位的右上恒尖牙排列于右上第一双尖牙远中，同时矫正上中线。治疗后使右上第一双尖牙与右下尖牙形成中性关系。

矫治过程　固定矫治器疗程 2 年 8 个月，其中患者有连续 6 个月未复诊。主动矫治后上下 Hawley 保持器保持 2 年。治疗结果见图表 1-16。

分析小结　本病例的诊断要点是易位的右上恒尖牙。X线片证实为完全易位，所以治疗方案拟定为将完全易位的右上恒尖牙易位排列于第一双尖牙的远中。

但是，尖牙和第一双尖牙换位后，可能出现如下两种情况：一是不容易达成尖牙保护𬌗；二是双尖牙的舌侧尖可能导致侧方运动时的𬌗干扰。因此，治疗中要注意以下几点：① 可在右上第一双尖牙上粘接右上尖牙的托槽，在右上尖牙上粘接右上第一双尖牙的托槽；②牙齿排齐后的精细调整尤为重要，重点在于对尖牙和双尖牙的转矩调整；③要注意检查𬌗干扰，不仅关注正中𬌗位，而且要注意检查下颌前伸和侧方运动过程中有没有咬合干扰，必要时可对第一双尖牙舌尖进行适当的调𬌗。

表 1-16　治疗前后头影测量数据比较

测量项目	治疗前	治疗后	正常𬌗恒牙期均值
SNA	84.5	84.8	82.8 ± 4.0
SNB	80.6	80.1	80.1 ± 3.9
ANB	3.8	4.7	2.7 ± 2.0
Wits（mm）	－ 1.9	0.1	－ 1.5 ± 2.1
U1-PP	113.1	120.5*	114.1 ± 3.9
L1-MP	81.8*	88.1*	96.5 ± 7.1
U1-L1	140.6*	126.3	125.4 ± 7.9
SN-MP	37.3	38.9	34.4 ± 5.0
FH-MP	30.4	31.9	27.2 ± 4.7
L1-APo（mm）	3.4	3.5	4.9 ± 2.1
Li-E（mm）	2.3	2.5	0.6 ± 1.9

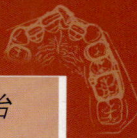

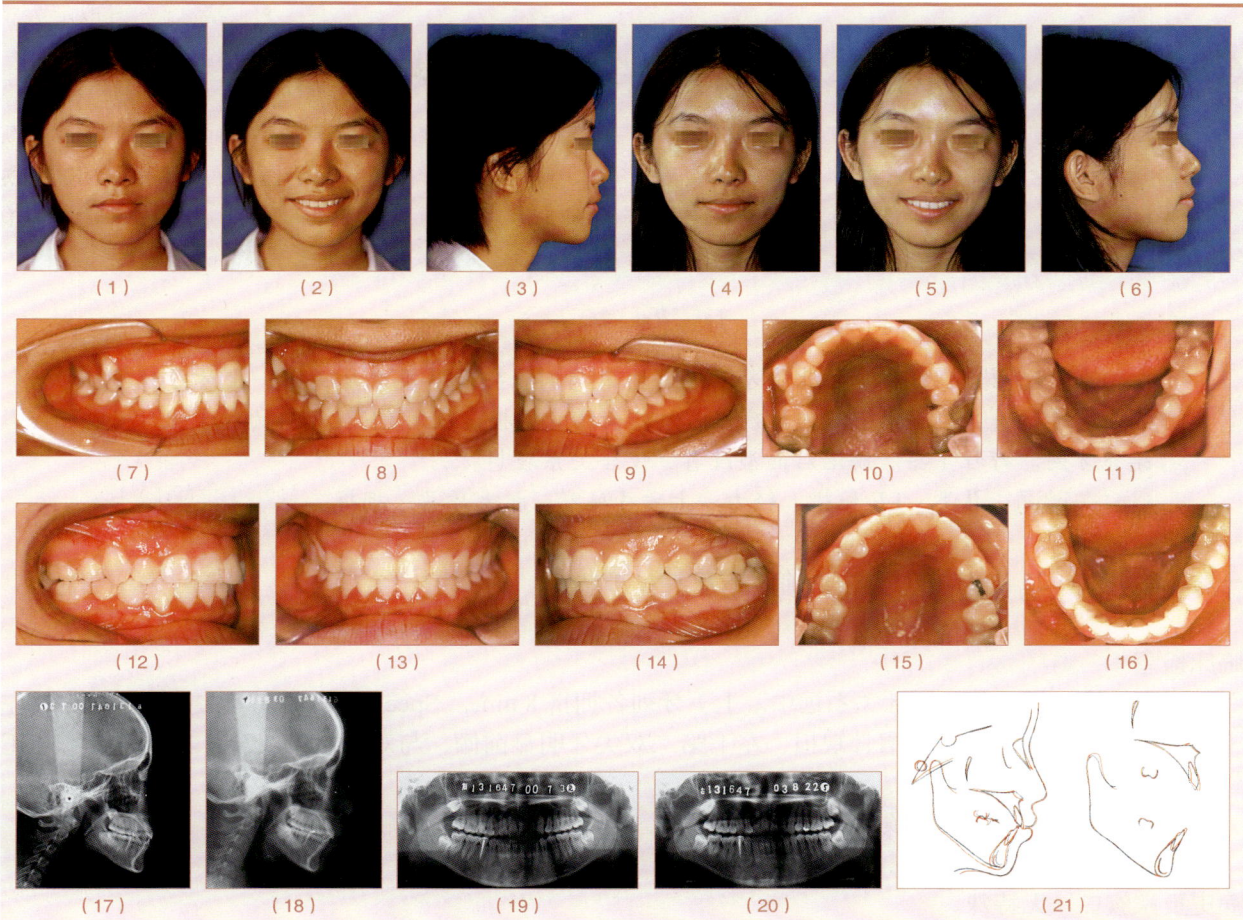

图 1-16　治疗前、后面𬌗像及 X 线片

（1）～（3）治疗前面像；（4）～（6）治疗后面像；（7）～（11）治疗前𬌗像；（12）～（16）治疗后𬌗像；（17）～（18）治疗前后头颅侧位片；（19）～（20）治疗前后曲面断层片；（21）治疗前后头颅侧位片描记重叠图

17 LF（轻力低摩擦）托槽矫治系统矫治中度拥挤

诊治医师：卢海平　柳胜杰

病 例 简 介

女，25 岁 11 个月，主诉前牙不齐。均角病例；安氏Ⅱ类磨牙关系；上牙弓狭窄，左上尖牙缺失，左下第一双尖牙残根，该处齿槽骨缺损。应用 LF 托槽轻力扩大上牙弓，排齐牙列。疗程 1 年。矫治后面型改善，咬合关系理想。

关键词：Ⅱ类　LF 托槽　轻力　上牙弓狭窄　扩大牙弓　拥挤

一般信息　女，25 岁 11 个月，主诉前牙不齐。

临床检查

口内检查　恒牙𬌗。磨牙关系远中。上下牙列各拥挤 8 mm，Spee 曲线 4 mm。左上尖牙缺失，左下第一双尖牙残根，该处齿槽骨缺损，左下第二双尖牙明显前倾，与对𬌗没有咬合。右侧第二磨牙正锁𬌗。

口外检查　直面型。下颌开闭口运动无异常，关节区无弹响，双侧耳屏前无压痛。

病史及家族史　无特殊。

X 线片检查　全景片可见 4 个第三磨牙牙胚均存在。测量值见表 1-17。

诊断

面型：直面型
骨型：Ⅰ类
牙型：安氏Ⅱ类 1 分类亚类

患者存在问题

1. 上下牙列拥挤。
2. 上牙弓狭窄。
3. 下颌后缩。
4. 左下第一双尖牙处齿槽骨缺损，左下第二双尖牙前倾。
5. 右侧第二磨牙正锁𬌗。

治疗设计

1. 拔除右上第二磨牙和左下第一双尖牙。
2. 右上第一磨牙后移至磨牙中性关系，右上第三磨牙萌出后直立，尽量直立左下第二双尖牙。
3. 上下牙列必要时行片切。

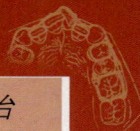

矫治过程 上下牙列戴用 LF 托槽排齐牙列。初始弓丝为 0.013 英寸铜镍钛弓丝，3 个半月后初步排齐牙列。待上颌换用 0.019 英寸 × 0.025 英寸镍钛方丝后，下颌使用 0.016 英寸不锈钢圆丝主弓配合 0.012 英寸镍钛丝辅弓，结合左侧上下第二双尖牙垂直牵引直立左下第二双尖牙。但由于该处齿槽骨吸收狭窄，左下第二双尖牙始终未得到完全直立。11 个月后患者因个人原因强烈要求结束治疗。治疗过程中右上第三磨牙顺利萌出进入右上第二磨牙拔牙间隙。固定矫治器疗程共 1 年；采用上颌改良 Hawley 保持器、下颌固定舌侧保持器。结果见图表 1-17。

分析小结 本例为上下牙列拥挤的 Ⅱ 类 1 分类亚类患者。由于上牙弓狭窄，面型较平直，上牙弓可以考虑适当扩大。LF 托槽采用了 6 翼的结构设计，结扎中间两个翼时，弓丝可以在槽沟内自由滑动，明显减小了弓丝与托槽之间的摩擦力，使牙弓在轻力作用下顺利扩大，3 个月即初步排齐。头影测量显示上下前牙均有一定程度唇向倾斜，但侧貌仍保持良好。提示在牙弓狭窄、面型不丰满的病例，适度的牙弓扩展不会破坏面部的平衡，但长期稳定性仍有待观察。左下第一双尖牙处齿槽骨吸收明显，左下第二双尖牙直立较困难，由于患者坚持结束治疗，故该处咬合不理想。

表 1-17 治疗前后头影测量数据比较

测量项目	治疗前	治疗后	正常𬌗恒牙均值
SNA	82.0	82.0	82.80 ± 4.0
SNB	76.8	76.5	80.1 ± 3.9
ANB	5.2	5.5	2.7 ± 2.0
Wits（mm）	1.6	1.8	— 1.3 ± 2.9
U1-PP	102.9	114.5	114.1 ± 3.9
L1-MP	97.7	101.9[*]	92.6 ± 7.0
U1-L1	103.4	115.0	125.4 ± 7.9
SN-MP	32.8	32.6[*]	34.4 ± 5.0
FH-MP	22.3	22.5	27.2 ± 4.7
L1-APo（mm）	1.6	1.8	4.9 ± 2.1

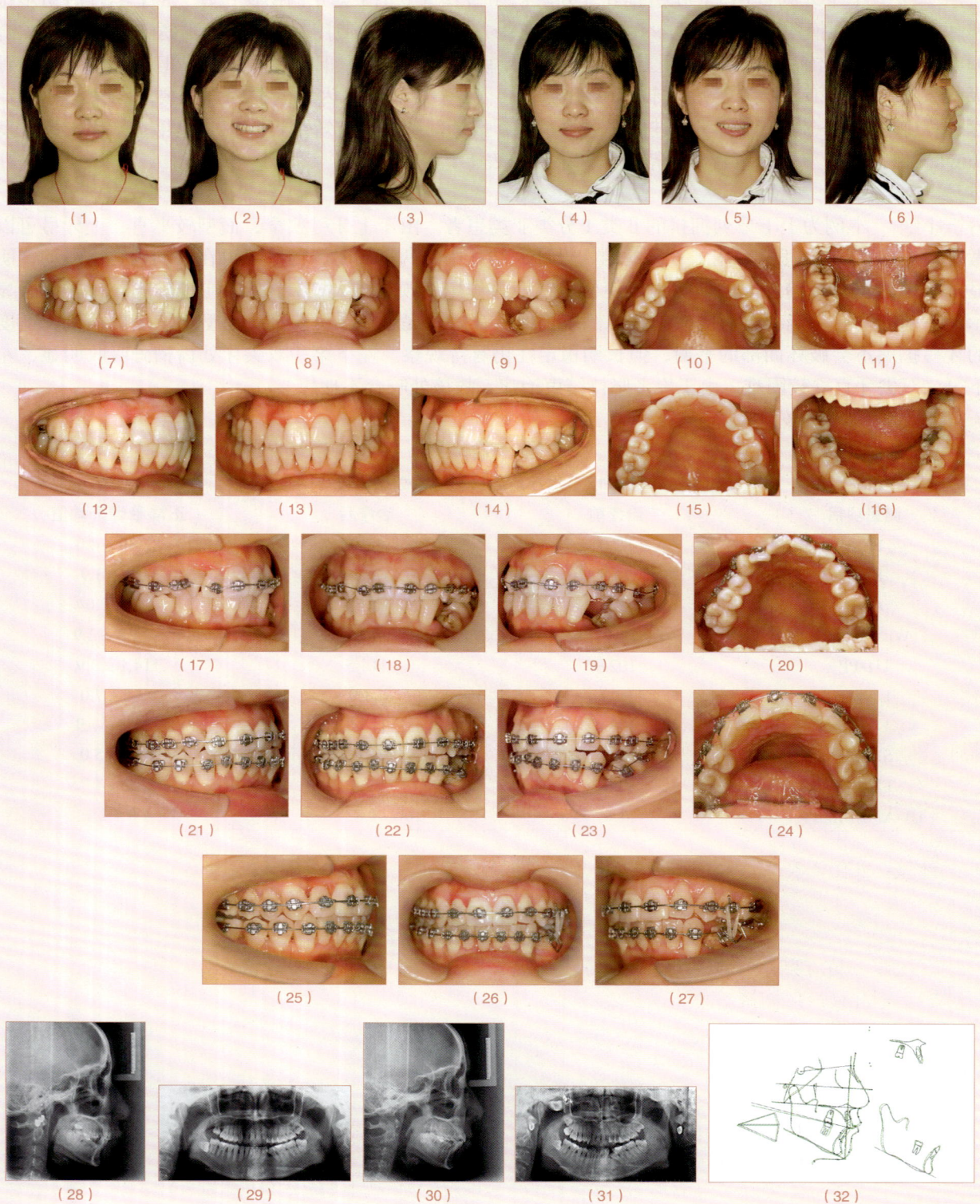

图1-17　治疗前、中、后面𬌗像及X线片

（1）～（3）治疗前面像；（4）～（6）治疗后面像；（7）～（11）治疗前𬌗像；（12）～（16）治疗后𬌗像；（17）～（20）上牙列用0.013英寸铜镍钛丝开始排齐；（21）～（24）3个半月后初步排齐；（25）～（27）用匣形曲直立左下第二双尖牙，但由于该处齿槽骨缺损严重，仍难以直立；（28）～（32）治疗前后头颅侧位片、曲面断层片及重叠图

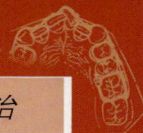

18 LF（轻力低摩擦）托槽矫治系统非拔牙矫治中度拥挤

诊治医师：卢海平　柳胜杰

病 例 简 介

男，19岁7个月，主诉前牙不齐。骨型Ⅰ类；安氏Ⅰ类磨牙关系；上牙列拥挤5mm，下牙列拥挤3mm。通过戴LF托槽结合上牙列邻面去釉，排齐牙列，并维持前牙良好的覆𬌗覆盖关系。疗程1年。矫治后面形改善，咬合关系理想。

关键词：Ⅰ类　LF托槽　上下牙弓拥挤　片切　轻力矫治

一般信息　男，19岁7个月，主诉前牙不齐。

临床检查

口内检查　恒牙𬌗。磨牙关系中性。上前牙拥挤5mm，下牙列拥挤3mm。Spee曲线2mm。左上中切牙近中切角缺损。

口外检查　面型稍突。下颌开闭口运动无异常，关节区无弹响，双侧耳屏前无压痛。

病史及家族史　无特殊。

X线片检查　全景片未见第三磨牙牙胚。头影测量表明上下切牙唇倾，下颌角较大。测量值见表1-18。

诊断

面型：直面型稍突

骨型：Ⅰ类

牙型：安氏Ⅰ类

患者存在问题

1. 上牙弓稍前突。
2. 上下牙列轻度拥挤。
3. 上牙量过大。

治疗设计

1. 上下牙列邻面去釉。
2. 应用LF托槽排齐牙列。

矫治过程　上下牙列戴用LF托槽，使用0.014英寸铜镍钛丝作为初始弓丝。上下牙列分次邻面去釉，分别换用0.018英寸镍钛圆丝、0.019英寸×0.025英寸不锈钢方丝使牙列完全排齐，疗程13个月。采用上颌Hawley保持器、下颌固定舌侧保持器。结果见图表1-18。

分析小结　本例为上下牙列轻中度拥挤Ⅰ类高角患者。但患者及其家长对于原有面型较满意，不希望改变。而该病例上下牙量不调，上牙量偏大，适合邻面去釉。LF 矫治器的低摩擦力特性使上下牙列能够快速排齐，且患者感觉舒适。治疗后咬合关系良好，前牙覆𬌗覆盖理想，侧貌得到保持。

表 1-18　治疗前后头影测量数据比较

测量项目	治疗前	治疗后	正常𬌗恒牙早期均值
SNA	77.2*	78.5	82.80 ± 4.0
SNB	73.5*	74.6	80.1 ± 3.9
ANB	3.7	3.9	2.7 ± 2.0
Wits（mm）	− 0.1	− 0.1	− 1.3 ± 2.9
U1-PP	121.3*	116.4	114.1 ± 3.9
L1-MP	94.8	94.1	92.6 ± 7.0
U1-L1	121.0	116.2	125.4 ± 7.9
SN-MP	44.2*	44.2	34.4 ± 5.0
FH-MP	34.7*	35.1	27.2 ± 4.7
L1-APo（mm）	4.8*	4.2	4.9 ± 2.1

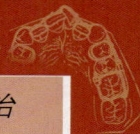

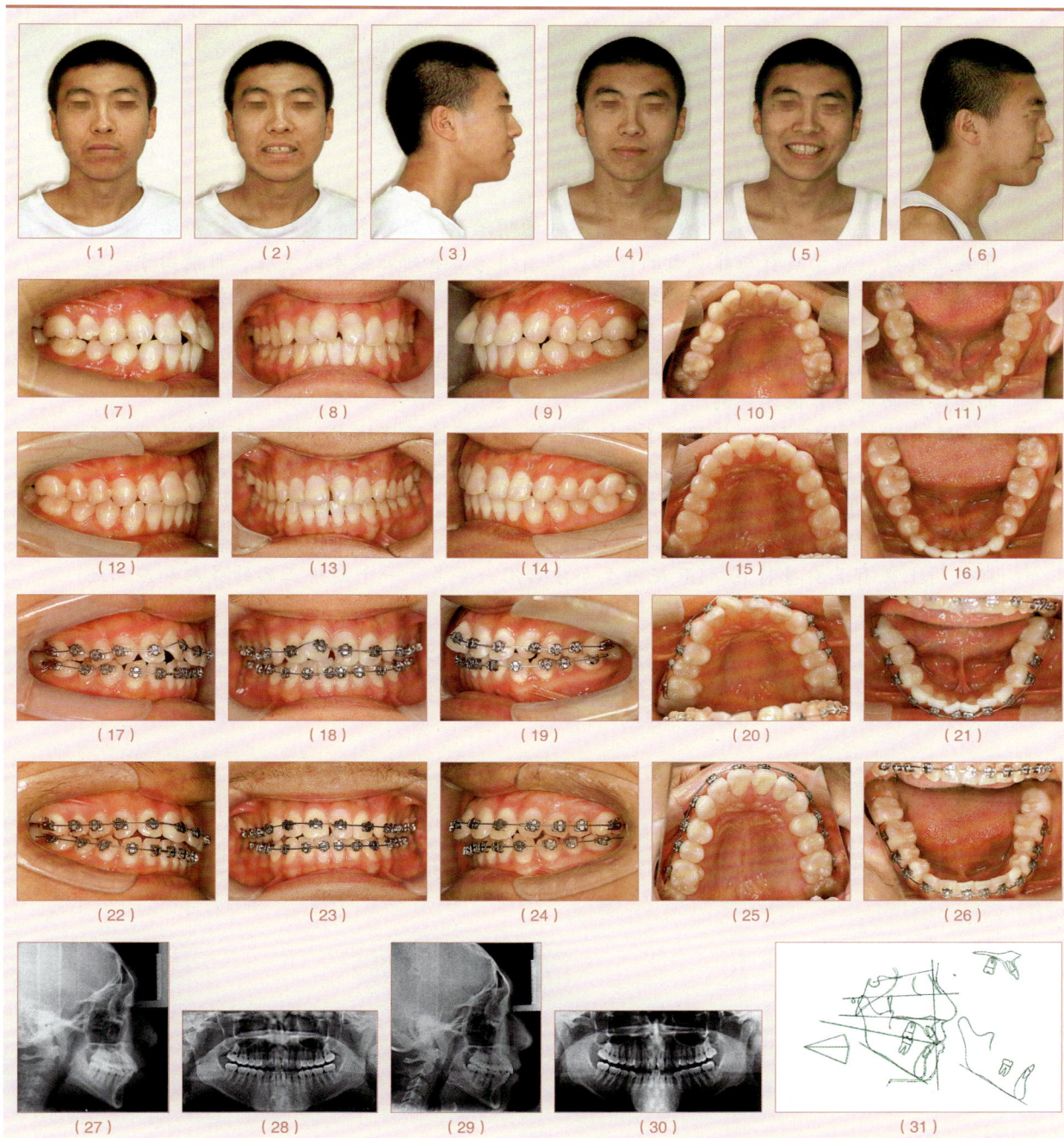

图 1-18　治疗前、中、后面𬌗像及 X 线片

（1）～（3）治疗前面像；（4）～（6）治疗后面像；（7）～（11）治疗前𬌗像；（12）～（16）治疗后𬌗像；（17）～（21）0.014英寸铜镍钛丝排齐；（22）～（26）3个月后上下牙列基本排齐；（27）～（31）治疗前后头颅侧位片、曲面断层片及重叠图

点　评

傅民魁

　　本章的牙列拥挤病例，分别采用了不同的矫治器以及减数和非减数方法矫治，取得了良好疗效。对于减数与非减数的设计，随着矫治器和矫正技术的发展，目前由于一些矫正技术具有比以往更强的开展牙弓的能力，因此已不再单一根据牙列拥挤程度及需要间隙多少来决定减数与否，更重要的是看其骨面型与牙颌关系是否协调，因此在某些拥挤不严重的病例由于骨面型突而需要拔牙，而某些拥挤严重的病例由于经开展排齐后与面型协调而成为非拔牙病例。

　　本章中病例 17 和 18 使用了 LF 托槽，轻力低摩擦矫正技术。这一托槽的设计源于自锁托槽，当结扎中间翼时，弓丝与结扎丝或弹力圈不接触，能够自由活动，此时滑动摩擦力不足 2 g，因此在轻力作用下牙齿即可发生移动，齿槽骨也能随之出现生理性改建。此类轻力低摩擦矫治器与自锁托槽矫治器一样需要与高质量 NiTi 弓丝配合使用，同时在使用上又有其自身特点。LF 托槽至今才启用一年多，一个新矫正器的成熟和应用还需要经过较长时间的完善。

第 2 章

双牙弓及双颌前突的矫治

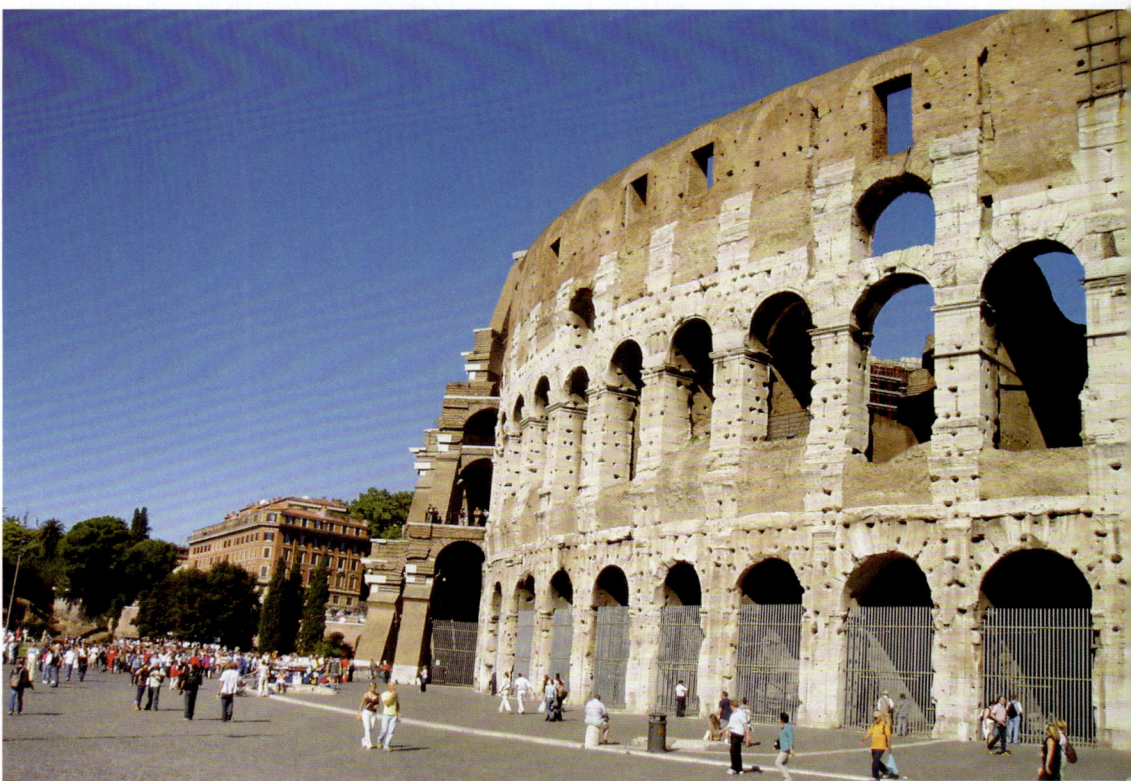

傅民魁 摄

1 减数上下颌第一双尖牙矫治双颌前突（Tweed-Merrifield 技术）随访 2 年

诊治医师：张　静　傅民魁

病 例 简 介

女，23 岁 4 个月，主诉牙齿前突。Ⅰ类颌骨畸形，垂直向骨型为均角。凸面型。安氏Ⅰ类磨牙关系；前牙覆𬌗覆盖正常，上下牙弓轻度拥挤；双牙弓前突。减数上下第一双尖牙，Tweed-Merrifield 技术矫治 28 个月。矫治后面型改善，咬合关系理想。矫治后 2 年复查，牙列及咬合关系轻微复发。

关键词：安氏Ⅰ类　双颌前突　Tweed-Merrifield 技术　减数第一双尖牙

一般信息　女，23 岁 4 个月，主诉牙齿前突。

临床检查　磨牙关系中性，前牙覆𬌗覆盖正常，下牙列中线左偏 1.5 mm，上下牙弓轻度拥挤，双牙弓前突。凸面型，下颌稍后缩，颏部发育不足；正面观，面部基本对称，闭口时，颏部紧张。

X 线片检查　4 个第三磨牙均未见，局部轻度牙槽骨水平吸收。头影测量表明：下中切牙唇倾，Z 角大，软组织侧貌突，测量值见表 2-1。

病史及家族史　无特殊疾病史。患者母亲为突面型。

诊断
　　面型：突面型
　　骨型：Ⅰ类
　　牙型：安氏Ⅰ类

患者存在问题
　　1. 侧貌突，下颌稍后缩。
　　2. 颏部发育不足，加重侧貌突度。
　　3. 上下切牙唇倾。
　　4. 无生长潜力。
　　5. 上下牙弓轻度拥挤，下牙列中线右偏 1 mm。

治疗设计　减数上下第一双尖牙。Tweed-Merrifield 10×2 技术，以口外高位头帽＋上下颌 J 钩，拉上下尖牙向远中，同时以后倾曲直立和向远中移动磨牙（即备抗）。在尖牙与第二双尖牙靠拢后，J 钩移至中切牙与侧切牙之间，同时使用垂直闭合曲关闭剩余间隙，内收切牙，减小面下 1/3 突度。

矫治过程　初戴矫治器，分次粘接附件（托槽及带环），侧切牙及第一磨牙未粘接附件。上颌使用 0.018 英寸 ×0.025 英寸不锈钢方丝，下颌使用 0.019 英寸 ×0.025 英寸不锈钢方丝。第二磨牙近中弯制欧米伽曲及后倾曲进行后牙备抗，直立和向远中移动磨牙。上下颌 J 钩置于尖牙托槽近中唇弓上，与口外高位头帽用弹性橡皮圈或弹簧相连，拉尖牙向远中。尖牙远中移动至约拔牙间隙一半时，辅以链状橡皮圈，继续拉尖牙向远中。

序列粘接剩余牙齿上的附件，同时排齐牙列和整平牙弓。11 个月后，尖牙与第二双尖牙靠拢。上颌使用 0.019 英寸 × 0.025 英寸不锈钢方丝，下颌换用 0.020 英寸 × 0.025 英寸不锈钢方丝。J 钩移至中切牙与侧切牙之间焊接的牵引钩上，仍使用高位头帽。侧切牙远中弯制垂直闭合曲，每月打开 1 mm，直至拔牙间隙关闭。

10 个月后，拔牙间隙关闭。再用 3 个月时间进行 "10-2" 备抗：即以其他余牙及 J 钩作为支抗依次将第二磨牙、第一磨牙、第二双尖牙远中倾斜。

上下颌换用 0.020 英寸 × 0.025 英寸不锈钢方丝弯制的理想弓，4 个月后，双侧后牙及尖牙保持 I 类关系，上下牙列排齐，牙弓形态及尖窝关系良好，覆𬌗覆盖正常，Spee 曲线整平，Tweed 𬌗。拆除矫治器，戴用 Hawley 保持器。总疗程 28 个月。

2 年后随访，后牙咬合关系为中性，前牙覆𬌗覆盖正常。左上中切牙及右下侧切牙轻微外翻扭转，左上拔牙间隙复发近 1 mm。头颅侧位 X 线片显示上下前牙及下唇突度稍增加。矫治结果见图 2-1。

分析小结　本例为成人双牙弓前突患者，希望通过正畸治疗改善面部突度。拔除上下第一双尖牙是最常见的设计。矫治的重点是使用强支抗，尽量多地内收上下前牙。但患者上前牙轴唇倾并不十分严重，故上前牙需要尽可能整体后移，即根舌向转矩控制是矫治的重点，同时也是难点所在。此外，正常的前牙覆𬌗覆盖意味着下前牙也需要最大的内收量。所以，在整个治疗过程中，上下颌均使用口外弓。该病例用 Tweed-Merrifield 技术矫治，J 钩及后牙备抗达到定向力及最大支抗是其特点。J 钩直接拉尖牙向远中，不但不消耗后牙支抗，其作用力还能通过最后磨牙近中的欧米伽曲，使后牙直立甚至向远中移动。尖牙向后移到位后，切牙的内收也在口外力的辅助下完成。另一方面，从垂直方向看，高位头帽牵引方向为向上向后，有利于上前牙的控根移动，并能防止后牙伸长导致的下颌向后下顺时针旋转，这一点对本例下颌稍后缩、颏部发育不足患者尤为重要。

从患者的治疗结果看，侧貌突度改善显著。头颅侧位 X 线片显示：上下前牙唇倾度明显减小，支抗牙无明显前移。前后牙垂直向控制良好，下颌平面角无增加。患者配合欠佳，口外弓每日戴用时间约 7 个小时，导致最初尖牙后移较慢，疗程延长。作为成人患者，颏部发育不足无法通过正畸治疗得到有效解决，这也解释了 Tweed-Merrifield 矫治理念中，表征软组织侧貌突度的 Z 角治疗结束后仍低于理想值的遗憾。

表 2-1　Tweed 头颅侧位 X 线片测量分析

	治疗前	治疗后	保持 2 年后	正常𬌗均值
FMIA	46	65	63	54.9 ± 6.1
IMPA	105	86	88	93.9 ± 6.2
FMA	30	30	29	31.3 ± 5.0
SNA	83	82	83	82.8 ± 4.0
SNB	79	80	79	80.1 ± 3.9
ANB	4	3	4	2.7 ± 2.0
Wits（mm）	− 1	2	0	− 1.2 ± 2.5
OP-Frankfort	12	7	9	12.4 ± 4.4
Z	55	65	62	67.3 ± 6.4

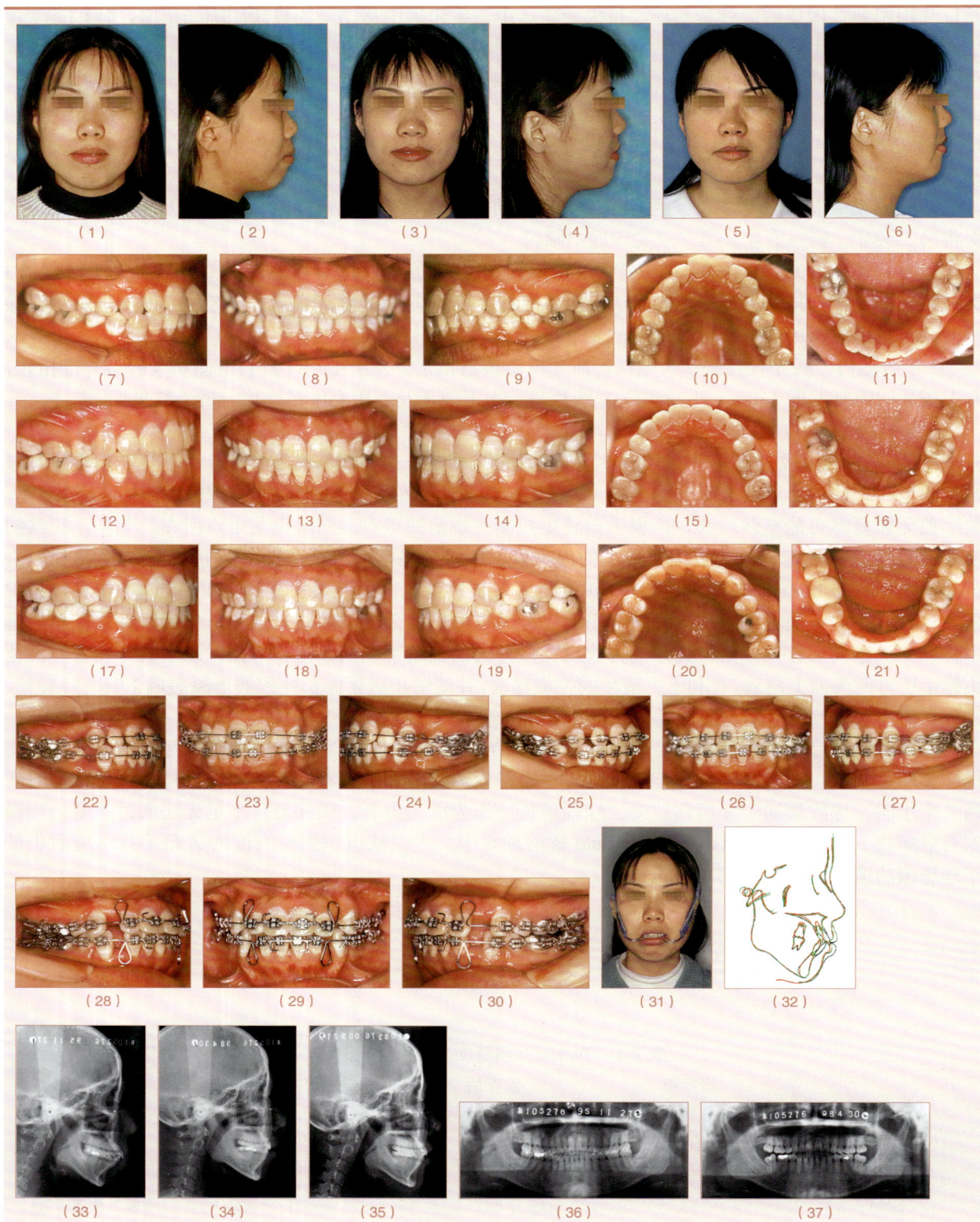

图 2-1 治疗前、中、后及治疗后 2 年随访的面𬌗像及 X 线片

（1）～（2）治疗前面像；（3）～（4）治疗后面像；（5）～（6）2 年后随访面像；（7）～（11）治疗前𬌗像；（12）～（16）治疗后𬌗像；（17）～（21）2 年后随访𬌗像；（22）～（30）治疗中𬌗像；（31）治疗中戴高位头帽和上下颌 J 钩面像；（32）～（37）治疗前后及随访的重叠图、头颅侧位 X 线片及曲面断层片

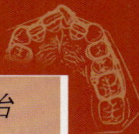

② 减数上下颌第一双尖牙矫治双颌前突

诊治医师：卢海平 钟 冲

病 例 简 介

女，11 岁，主诉前牙前突。Ⅱ类颌骨畸形，下颌后缩；安氏Ⅰ类磨牙关系，双牙弓前突；前牙覆𬌗覆盖正常。减数上下第一双尖牙，直丝弓矫治器治疗 2 年 5 个月。矫治后面形改善明显，咬合关系理想。

关键词： 骨型Ⅱ类 双颌前突 减数第一双尖牙

一般信息 女，11 岁，主诉前牙前突。

临床检查

口内检查 替牙晚期，第二乳磨牙未替换。磨牙关系中性。上下牙弓前突。前牙覆𬌗覆盖正常。

口外检查 凸面型，下颌后缩。开唇露齿。下颌开闭口运动无异常，关节区无弹响，双侧耳屏前无压痛。

病史及家族史 母亲有类似畸形。

X 线片检查 全景片可见第二双尖牙即将替换，下颌第三磨牙牙胚存在。头影测量表明上下牙弓前突，下颌后缩，下颌角较大。测量值见表 2-2。

诊断

面型：凸面型

骨型：Ⅱ类

牙型：安氏Ⅰ类

患者存在问题

1. 上下牙弓前突，下颌后缩。

2. 开唇露齿。

治疗设计

1. 减数上下第一双尖牙。

2. 直丝弓固定矫治技术。

3. 戴口外弓加强支抗。

4. 戴口外弓时Ⅲ类牵引尽可能直立下切牙。

矫治过程 由于第二乳磨牙未替换。先戴高位牵引口外弓以控制上颌发育。6 个月替牙完成后拔除上下第一双尖牙，直丝弓矫治器排齐整平。换用不锈钢方丝关闭间隙时，为了尽量直立下切牙以改善面型，在夜间戴口外弓的同时挂Ⅲ类牵引。22 个月以后戴用上颌 Hawley 保持器，下颌固定保持器。结果见图表 2-2。

分析小结　本例为严重的双牙弓前突、下颌后缩患者，开唇露齿明显。尽早使用口外弓希望能起到生长改型的作用。戴口外弓时Ⅲ类牵引时下切牙得到充分直立。该患者经治疗后上下前牙得到充分内收，下颌生长对治疗的反应良好，下颌平面角得到了很好的控制，治疗后面型改善非常显著。

表 2-2　治疗前后头影测量数据比较

测量项目	治疗前	治疗后	正常𬌗恒牙早期均值
SNA	77.2*	76.0*	82.8 ± 4.0
SNB	73.0*	73.9*	80.1 ± 3.9
ANB	4.2	2.1	2.7 ± 2.0
Wits（mm）	1.9*	− 0.9	− 1.3 ± 2.9
U1-PP	114.4	102.4**	114.1 ± 3.9
L1-MP	103.8*	85.7	92.6 ± 7.0
U1-L1	112.8*	141.2*	125.4 ± 7.9
SN-MP	39.9*	40.3*	34.4 ± 5.0
FH-MP	34.0*	32.6*	27.2 ± 4.7
L1-APo（mm）	6.3	1.3*	4.9 ± 2.1
Li-E（mm）	− 7.6**	− 1.3*	1.4 ± 1.9

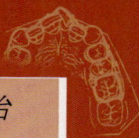

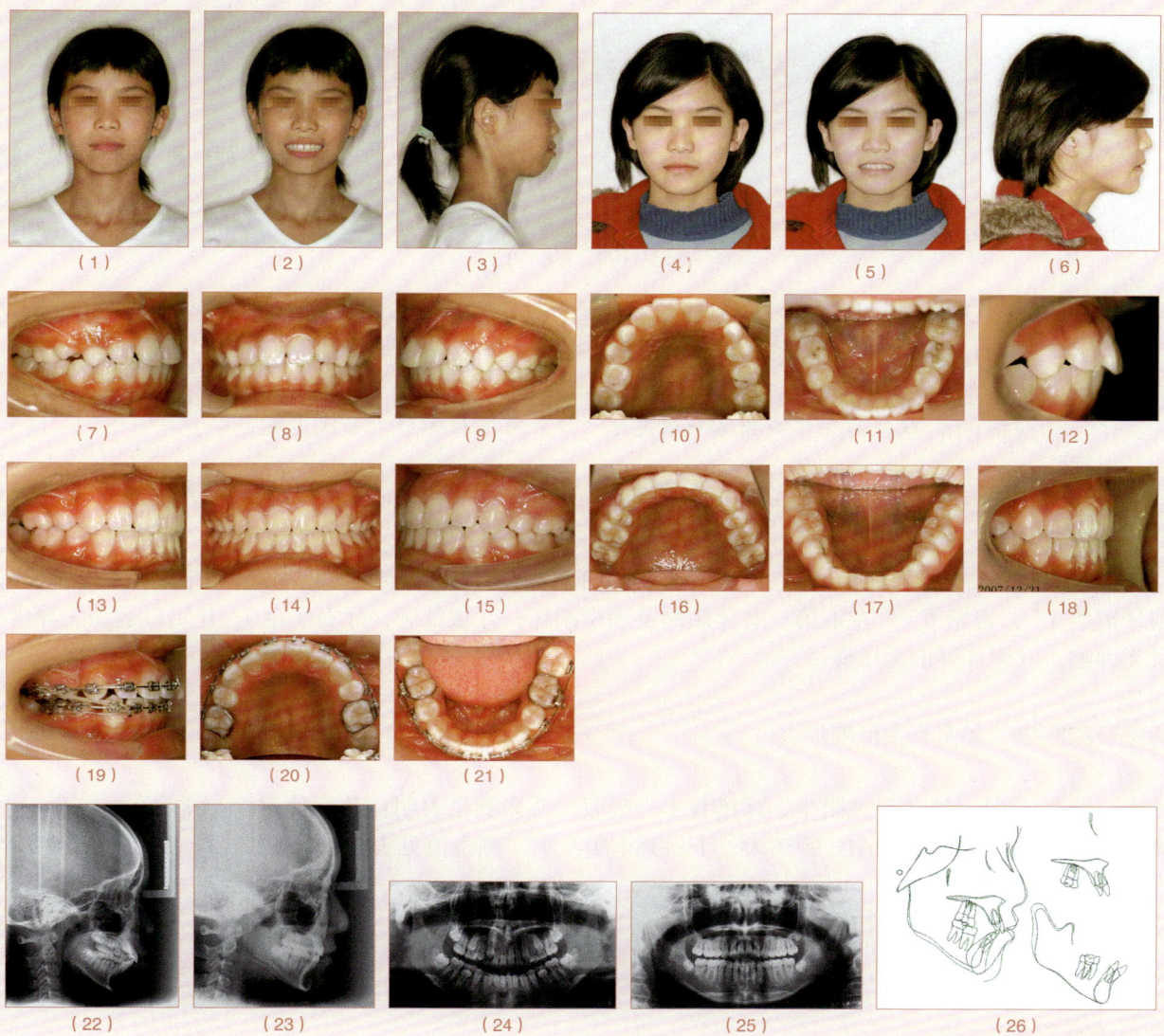

图 2-2　治疗前、中、后面殆像及 X 线片

（1）～（3）治疗前面像；（4）～（6）治疗后面像；（7）～（12）治疗前殆像；（13）～（18）治疗后殆像；（19）夜间戴口外弓同时挂Ⅲ类牵引；（20）～（21）上颌第二磨牙萌出位置正常，下颌第二磨牙萌出时前倾需直立；（22）～（26）治疗前后头颅侧位片、曲面断层片及重叠图

3 减数上下颌第一双尖牙矫治双颌前突随访2年

诊治医师：罗卫红　张　娟

病 例 简 介

女，23岁9个月，主诉前牙前突，因拒绝外院手术治疗而转我门诊。Ⅱ类颌骨畸形，高角病例；双颌前突。安氏Ⅰ类磨牙关系；减数上下第一双尖牙，固定矫治器矫治2年5个月。矫治后面型改善，咬合关系理想。治疗后2年随访，咬合稳定，面型更协调。

关键词： 双颌前突　减数第一双尖牙　口外弓高位牵引　安氏Ⅰ类

一般信息　女，23岁9个月，主诉前牙前突，因拒绝外院手术治疗而转我门诊。

临床检查　磨牙、尖牙关系中性，双牙弓前突，开唇露齿。下前牙拥挤3.5 mm，Spee曲线2.5 mm，前牙覆盖Ⅰ°，覆𬌗Ⅱ°。左下第一磨牙颊侧及远中龋坏；牙龈红肿，牙石（＋）。开闭口运动无异常，且无弹响，双侧耳屏前无压痛。

病史及家族史　父亲有类似畸形。

X线片检查　第三磨牙埋藏阻生，牙槽骨Ⅰ°吸收。头影测量表明：Ⅱ类骨型，上颌前突；高角；上颌中切牙唇倾；下切牙到APo距离大；下唇到审美线突。测量值见表2-3。

诊断
面型：凸面型
骨型：Ⅱ类
牙型：安氏Ⅰ类

患者存在问题
1. 侧貌突，开唇露齿。
2. 上下切牙唇倾。
3. 下牙弓轻度拥挤。
4. 左下第一磨牙颊侧及远中龋坏。
5. 牙槽骨Ⅰ°吸收，轻度牙龈炎。

治疗设计　全口洁治；左下第一磨牙牙体治疗。
拔除上下第一双尖牙，直丝弓固定矫治技术；患者不愿用种植钉，根据需要使用口外弓高位牵引；同时上颌横腭杆增加垂直向支抗控制。

矫治过程　拔牙固定矫治器治疗2.5年；上下颌尖牙之间粘结式固定保持器。结果见图表2-3。

分析小结　本例为成人严重双牙弓前突高角患者，要求通过正畸改变面部突度，因此拔除上下第一双

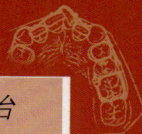

尖牙是最常见的设计。矫治的重点难点是强支抗，尽量使前牙内收，改善面型；同时患者高角，高角本身容易丢失支抗，因此矢状向及垂直向都需要控制。患者不同意种植体支抗，所以在治疗开始用上颌横腭杆及口外弓高位牵引，防止上磨牙前移，还防止磨牙伸长使下𬌗逆时针旋转导致面形不美观。下颌用Ⅲ类牵引增加支抗。表2-3中数据可见矫治后上下前牙唇倾度明显减小，侧貌明显改善；下颌平面角没有增加，垂直向控制良好。下切牙唇倾度小于均值，是因为高角病例允许下切牙舌倾些。此外注意成人患者牙周健康，矫治时使用轻力，滑动法关闭间隙。患者由于前牙严重前突，闭唇困难，有慢性唇炎致唇肥大增厚，遂整个治疗过程中加强唇肌训练，并药物治疗，随前牙内收，唇闭自如。治疗后两年随访，咬合稳定，慢性唇炎好转，面部形态更加协调。

表 2-3 治疗前后头影测量数据比较

测量项目	治疗前	治疗后	正常𬌗恒牙期均值
SNA	89.0[*]	88.6[*]	82.8 ± 4.0
SNB	83.0	83.5[*]	80.1 ± 3.9
ANB	6.0[*]	5.1[*]	2.7 ± 2.0
Wits（mm）	3.0	0.5	－ 1.2 ± 2.5
U1-PP	125.0[**]	107.0[*]	114.1 ± 3.9
L1-MP	90.0	81.0[*]	92.6 ± 7.0
U1-L1	125.0	131.1	125.4 ± 7.9
SN-MP	44.0[*]	43.1[*]	34.4 ± 5.0
FH-MP	39.9[**]	39.0[*]	27.2 ± 4.7
L1-APo（mm）	11.0[**]	5.0	4.9 ± 2.1
Li-E（mm）	10.8[**]	0.5	0.6 ± 1.9

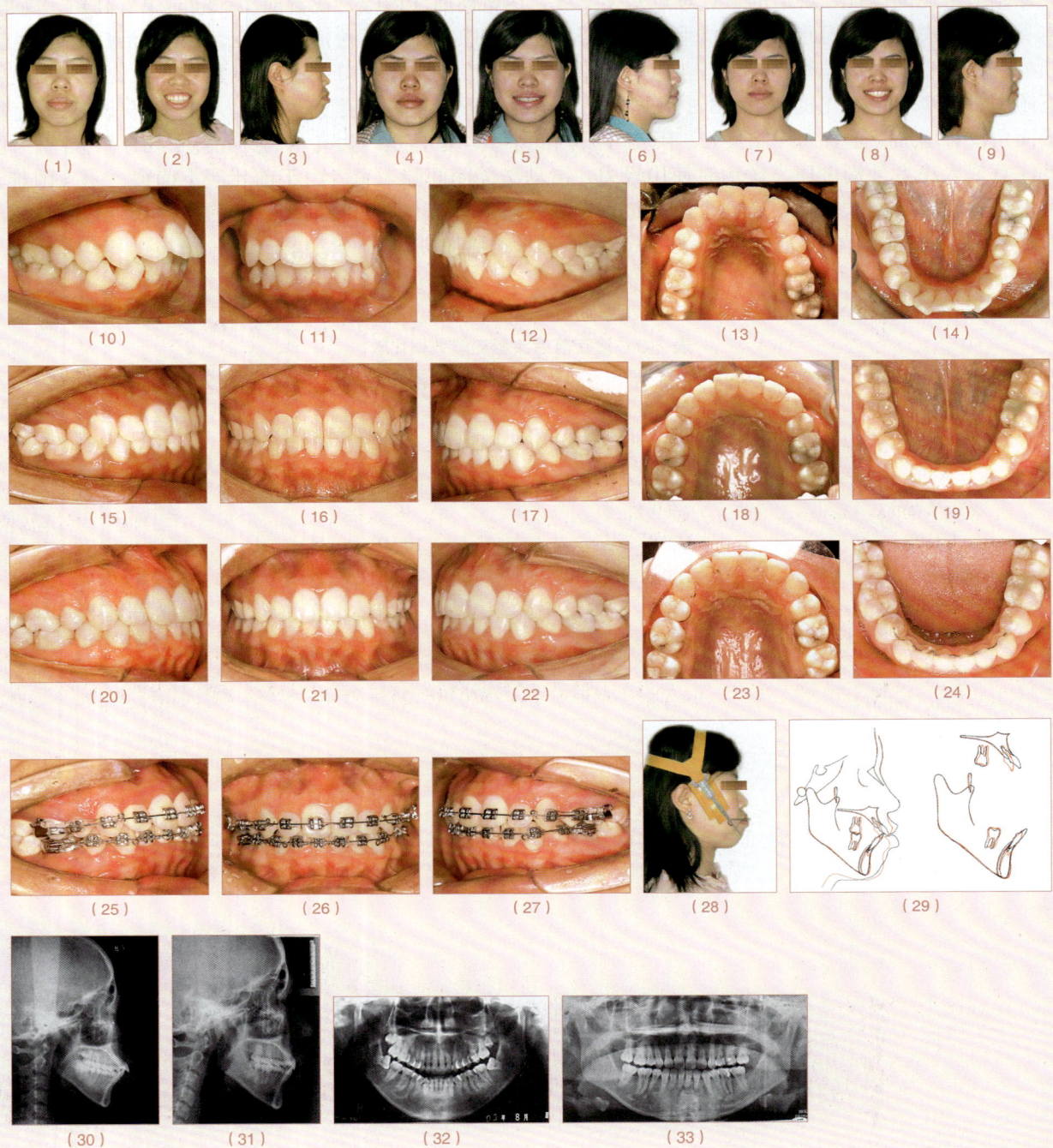

图2-3 治疗前、中、后面𬌗像及X线片

（1）～（3）治疗前面像；（4）～（6）治疗后面像；（7）～（9）治疗后2年随访面像；（10）～（14）治疗前𬌗像；（15）～（19）治疗后𬌗像；（20）～（24）治疗后2年随访𬌗像；（25）～（27）治疗中𬌗像；（28）治疗中口外弓高位牵引；（29）～（33）治疗前后重叠图、头颅侧位片及曲面断层片

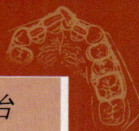

④　减数上下颌第一双尖牙矫治双颌前突（老年患者）

诊治医师：罗卫红　张　娟

病 例 简 介

女，60 岁，主诉前牙前突，唇突。20 年前曾就诊某口腔医院，因拒绝手术而未能矫治。Ⅱ类颌骨畸形，双颌前突。安氏Ⅲ类磨牙关系；高角病例；减数上下第一双尖牙，固定矫治器矫治 3 年 2 个月。矫治后面型改善，咬合关系理想。

关键词：老年人　双颌前突　减数第一双尖牙

一般信息　女，60 岁，主诉前牙前突，唇突。

临床检查　切牙关系中性，磨牙近中关系。双牙弓前突，开唇露齿。上颌散隙 2.5 mm，中切牙间隙；第二磨牙缺失，第一磨牙颊侧近中扭转；下颌拥挤 3.5 mm。牙齿无松动、无叩痛；开闭口运动无异常，且无弹响，双侧耳屏前无压痛。

X 线片检查　上颌未见第二磨牙；左下第三磨牙水平埋藏阻生，牙槽骨Ⅰ°吸收。头影测量表明：Ⅱ类骨型，高角；下切牙到 APo 距离大；下唇到审美线突。测量值见表 2-4。

诊断

　　面型：凸面型

　　骨型：Ⅱ类

　　牙型：安氏Ⅲ类

患者存在问题

　　1. 侧貌突，开唇露齿。

　　2. 安氏Ⅲ类磨牙关系。

　　3. 上颌散隙，下牙弓轻度拥挤。

　　4. 牙槽骨Ⅰ°吸收。

治疗设计

　　1. 正颌手术　患者拒绝。

　　2. 正畸治疗　拔除上下第一双尖牙，直丝弓固定矫治技术；患者拒绝使用种植钉、口外弓及上颌横腭杆等任何装置。告诉患者面形改善有限，患者理解。

矫治过程　固定矫治器治疗 3 年 2 个月；上下颌粘结式固定保持器。结果见图表 2-4。

分析小结　本例为老年人双颌前突高角颌骨畸形，由于下颌平面较大，导致下颌后旋，因此表现为轻度Ⅱ类骨型，患者拒绝正颌手术，因此正畸治疗只能通过牙齿代偿掩饰性治疗。由于患者拒绝种植钉及口外弓高位牵引，因此颌骨垂直向不调改善受限。但高角病例下切牙允许适当舌倾，代偿颌骨垂直向不调，因此矫治主要通过减数内收上下前牙。尽管患者是 60 岁的老年人，但其牙周条件较好，仍然可以拔牙矫治成功，说明正畸没有年龄限制。矫治中使用方丝，轻力滑动法关闭间隙，注意口腔卫生及牙周健康维护。矫治过程中，此患者牙齿移动较缓慢，未见明显牙齿松动及丢支抗现象；有时因治疗心脑血管疾病而延误复诊。3 年后矫治结束，咬合关系基本中性，面形改善，患者满意，第二磨牙虽缺失，但不影响后牙咬合关系。曾建议牙槽骨不均匀吸收形成的骨突进行牙槽骨修正术，使其进一步美观，患者拒绝。

表 2-4　治疗前后头影测量数据比较

测量项目	治疗前	治疗后	正常𬌗恒牙期均值
SNA	81.8	80.4	82.8 ± 4.0
SNB	76.2[*]	76.2	80.1 ± 3.9
ANB	5.6[*]	4.2	2.7 ± 2.0
Wits（mm）	— 2.5	— 3.2	— 1.2 ± 2.5
U1-PP	116.5	108.0	114.1 ± 3.9
L1-MP	90.5	77.0	92.6 ± 7.0
U1-L1	116.5	135.0	125.4 ± 7.9
SN-MP	50.0[**]	50.0	34.4 ± 5.0
FH-MP	40.0[**]	40.0	27.2 ± 4.7
L1-APo（mm）	10.0[**]	5.0	4.9 ± 2.1
Li-E（mm）	8.0[**]	2.6	0.6 ± 1.9

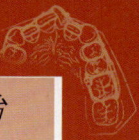

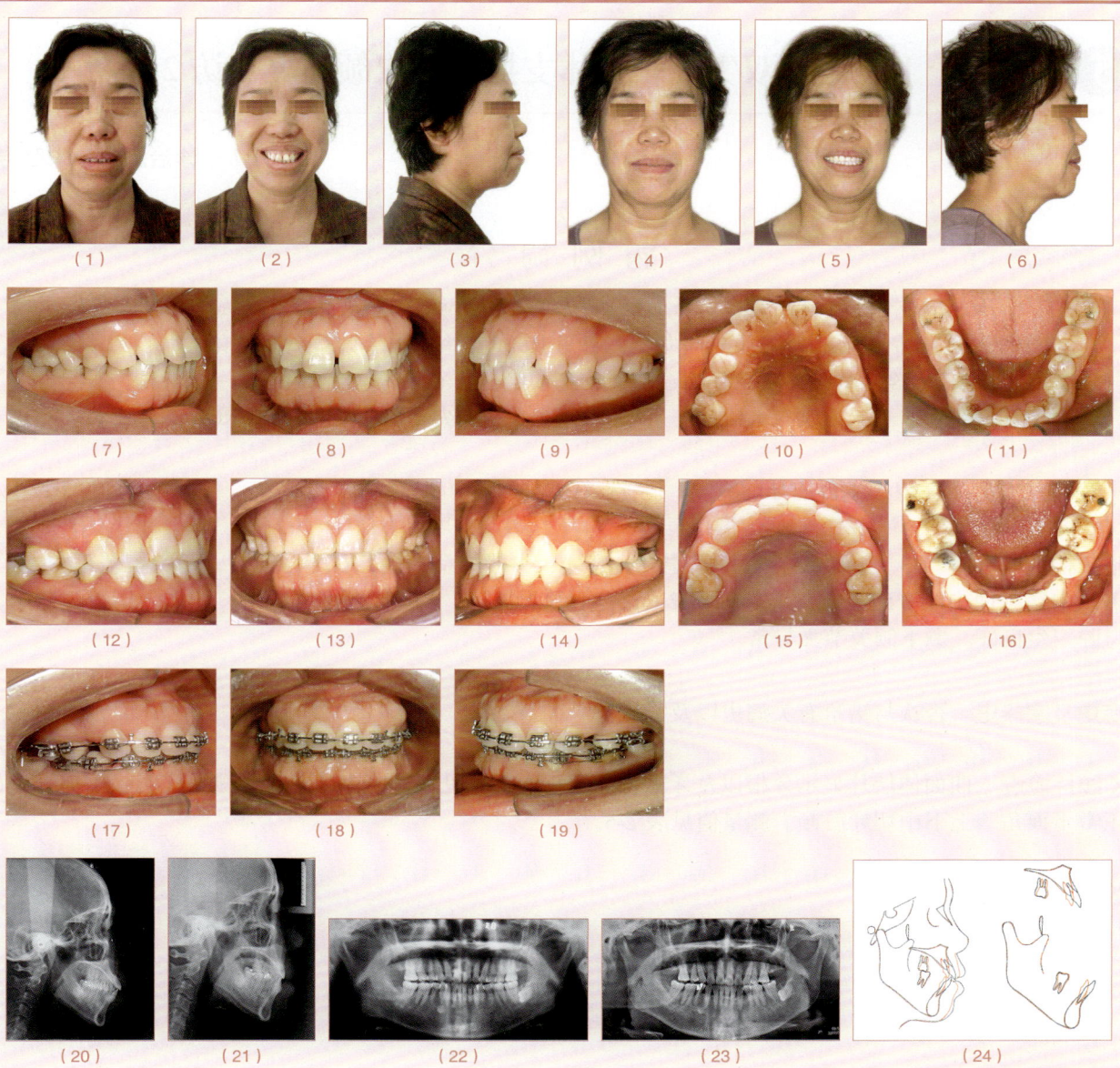

图 2-4　治疗前、中、后面殆像及 X 线片

（1）～（3）治疗前面像；（4）～（6）治疗后面像；（7）～（11）治疗前殆像；（12）～（16）治疗后殆像；（17）～（19）治疗中殆像；（20）～（24）治疗前后头颅侧位片、曲面断层片及重叠图

5 减数上下颌第一双尖牙种植体支抗矫治双颌前突随访 2 年

诊治医师：朱胜吉

病 例 简 介

女，23 岁，主诉前牙突出。凸面型，开唇露齿，均角；安氏Ⅰ类磨牙关系，双颌前突，覆𬌗覆盖正常。减数上下第一双尖牙，应用 Roth 直丝弓矫治器结合种植体支抗。疗程 18 个月，矫治后面型突度显著改善，咬合关系理想。治疗结束后 2 年复查疗效稳定。

关键词： 安氏Ⅰ类 双颌前突 成人 减数第一双尖牙 种植体支抗 Roth 直丝技术

一般信息 女，23 岁，主诉前牙前突。

临床检查 面下 1/3 突，开唇露齿，露龈笑。磨牙、尖牙关系中性，双牙弓前突，覆𬌗覆盖正常，上下颌中线与面中线一致。上颌前牙拥挤 2 mm，下颌无拥挤，4 颗智齿完全萌出。牙体牙周组织健康，口腔卫生良好。颞下颌关节无异常。

病史及家族史 否认与错𬌗有关病史以及家族史。

X 线片检查 曲面体层片显示牙根以及牙槽骨高度正常，未见埋伏多生牙。头影测量表明：Ⅰ类骨型，正常平面角，上下中切牙唇倾。测量值见表 2-5。

诊断

面型：凸面型
骨型：Ⅰ类
牙型：安氏Ⅰ类

患者存在问题

1. 侧貌突，开唇露齿，露龈笑。
2. 双颌前突。
3. 上下切牙唇倾。
4. 上颌牙列拥挤。

治疗设计

1. 拔除 4 颗第一双尖牙以及 4 颗第三磨牙。
2. 应用 MAS 种植体 4 枚，分别植入于双侧上下第二双尖牙和第一磨牙间作为支抗关闭拔牙间隙。
3. MBT 矫治技术，采用陶瓷托槽。
4. 活动保持器保持。

矫治过程

1. 植入 MAS 种植体 4 枚于双侧上下第二双尖牙和第一磨牙间。2 周后粘接固定矫治器，应用种植

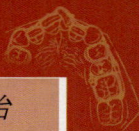

体通过链状橡皮圈加力拉尖牙向远中，减少了排齐过程中的前牙唇倾移动。

2. 种植体应用一个月后复诊发现右下种植体松动，随即取出松动种植体并在右下第一、二双尖牙间植入新的种植体。

3. 治疗开始 3 个月后双颌牙列排齐，应用 MAS 种植体以 200g/ 侧的力量整体内收上下颌前牙。

4. 治疗开始 12 个月后关闭拔牙间隙，取出种植体，开始精细调整。

5. 18 个月后完成精细调整，结束治疗。

6. 治疗结束后 2 年复查未见明显复发。

矫治结果见图表 2-5。

分析小结　患者为典型的牙性双颌前突，要求最大限度地改善面形突度。头影测量以及模型分析显示患者需要双颌强支抗控制，是采用种植体支抗的适应证。

患者右下第二双尖牙和第一磨牙间的种植体在应用 1 个月后出现松动，需取出。可能因种植体与牙根有接触，牙齿的生理动度导致其松动。种植体一旦出现松动，不可能恢复稳固，必须尽早取出重新植入。新的植入位置要避开原来的植入处，以保证稳固。因此将种植体植入于右下第一、二双尖牙间。由于没有及时将第二磨牙纳入治疗，并在关闭间隙的过程中采用了镍钛拉簧施加持续的正畸力量，在关闭间隙的过程中出现了后牙开𬌗的现象。由于右下的种植体提供了更大的垂直向分力，右侧的开𬌗比左侧更加严重。暂时停止应用种植体，并使用后牙的垂直牵引很快解决了这一问题。

在内收前牙关闭拔牙间隙的过程中，为了避免切牙的倾斜移动，在上颌前牙段弓丝施加了约 30°的正转矩。切牙牙根的舌向移动有利于疗效的稳定。

治疗前后头影测量结果显示，患者治疗过程中的主要变化就是前牙突度得到显著改善。治疗中上颌切牙内收 7 mm，几乎全部的拔牙间隙都被用于内收前牙，磨牙的矢状位置在治疗过程中几乎没有发生改变。治疗后上下颌前牙没有过度舌倾，有利于疗效的稳定。

表 2-5　治疗前后头影测量结果

测量项目	治疗前测量值	治疗后测量值	正常𬌗均值及标准差
SNA	82.37	81.04	82.8 ± 4.0
SNB	79.01	77.44	80.1 ± 3.9
ANB	3.36	3.60	2.7 ± 2.2
U1-NA（mm）	8.58	1.90	3.5 ± 6.5
U1-NA	31.96[*]	13.35[*]	22.8 ± 5.7
L1-NB（mm）	13.21[*]	5.15	6.7 ± 2.1
L1-NB	42.06[**]	22.97[*]	30.5 ± 5.8
U1-L1	102.61[*]	140.09[*]	124.2 ± 8.2
U1-SN	114.34[*]	94.39[*]	105.7 ± 6.3
MP-SN	37.10	38.18[*]	34.5 ± 5.0
MP-FH	29.63	27.86	27.2 ± 4.7
L1-MP	105.95[*]	87.34[*]	93.9 ± 6.2

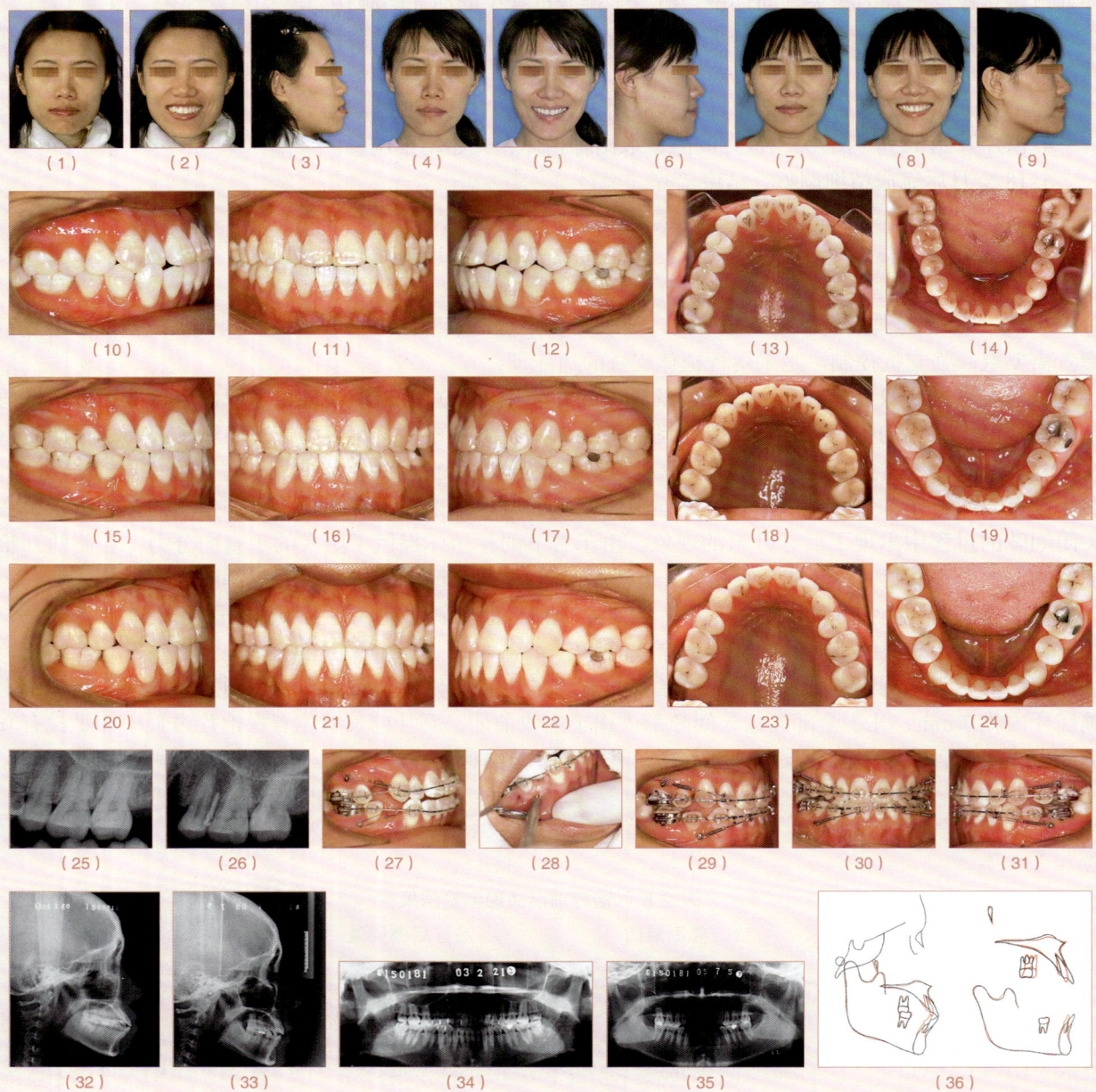

图2-5 治疗前、中、后面𬌗像及X线片

（1）～（3）治疗前面像；（4）～（6）治疗后面像；（5）～（9）治疗后2年面像；（10）～（14）治疗前𬌗像；（15）～（19）治疗后𬌗像；（20）～（24）治疗后2年𬌗像；（25）种植体植入前拍摄植入部位的根尖片；（26）种植体植入后拍摄根尖片确认种植体没有损伤牙根；（27）在排齐阶段应用种植体以轻力拉尖牙，为排齐前牙提供间隙；（28）右下种植体植入后1个月松动，取出后重新植入于 5| 近中；（29）～（31）应用种植体支抗内收上下颌前牙；（32）～（36）治疗前后头颅侧位片、曲面断层片及重叠图

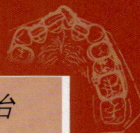

6　减数上下颌第一双尖牙种植体支抗矫治双颌前突

诊治医师：卢海平　钟　冲

病 例 简 介

　　女，40 岁，主诉牙齿前突。Ⅱ类颌骨畸形，下颌后缩；安氏Ⅰ类磨牙关系，上下牙弓前突；覆𬌗覆盖正常，上下牙列轻度拥挤，下切牙牙龈退缩。拔除 4 个第一双尖牙，直丝弓技术矫治，种植体加强支抗。固定矫治器矫治 2 年。矫治后面形改善明显，咬合关系理想。

　　关键词：骨型Ⅱ类　双牙弓前突　减数双尖牙　种植体支抗　成年人正畸治疗

一般信息　女，40 岁，主诉牙齿前突。

临床检查
　　口内检查　恒牙𬌗。磨牙关系中性。上下牙弓前突。上下牙列拥挤 1 ～ 3 mm，前牙覆𬌗覆盖正常。下前牙及双尖牙区牙龈有退缩。4 个第二磨牙𬌗面龋已治疗。
　　口外检查　凸面型，下颌后缩。开唇露齿。下颌开闭口运动无异常，关节区无弹响，双侧耳屏前无压痛。

病史及家族史　女儿有类似畸形。

X 线片检查　全景片可见 4 个第三磨牙已拔除。头影测量表明上下牙弓前突，下颌后缩，下颌角较大。测量值见表 2-6。

诊断
　　面型：凸面型
　　骨型：Ⅱ类
　　牙型：安氏Ⅰ类

患者存在问题
　　1. 上下牙弓前突，下颌后缩。
　　2. 下前牙及双尖牙区牙龈退缩。
　　3. 开唇露齿。

治疗设计
　　1. 减数上下第一双尖牙。
　　2. 直丝弓固定矫治技术。
　　3. 种植体支抗 + Ⅲ类牵引内收上下前牙。

矫治过程　患者拔除 4 个第一双尖牙后戴用直丝弓矫治器，同时在上颌第二双尖牙和第一磨牙之间植入种植体支抗钉。从 0.012 英寸 、0.018 英寸镍钛圆丝、0.019 英寸 ×0.025 英寸镍钛方丝至 0.019 英

寸 ×0.025 英寸不锈钢方丝经过 6 个月后完全排齐。利用种植体支抗内收前牙，治疗过程中上前牙另加 10°冠唇向转矩缓慢内收前牙，同时在种植体支抗上挂Ⅲ类牵引，历时 15 个月。间隙关闭后上颌换用 0.016 英寸不锈钢圆丝精细调整 1 个月后拆除固定矫治器，戴用上颌 Hawley 保持器、下颌固定保持器。结果见图表 2-6。

分析小结　患者为上颌及上下牙弓严重前突、下颌后缩的成年病人，下切牙及双尖牙区牙龈退缩。拔除 4 颗第一双尖牙后用直丝弓技术矫治，使用种植体支抗内收上前牙，并在种植体支抗钉上使用Ⅲ类牵引尽可能内收直立下前牙，使上下颌的支抗都得到了绝对的控制，治疗后下颌平面角略有缩小。成年人上前牙的控根和上前牙齿槽骨的改建较为困难，虽然已在上颌方丝上加大冠唇向转矩，但治疗结束时上前牙仍显舌倾，为不足之处。

表 2-6　治疗前后头影测量数据比较

测量项目	治疗前	治疗后	正常^哈恒牙期均值
SNA	77.6*	77.3*	82.8 ± 4.0
SNB	68.5**	69.6**	80.1 ± 3.9
ANB	9.1**	7.7**	2.7 ± 2.0
Wits（mm）	7.3**	4.6**	− 1.2 ± 2.5
U1-PP	115.0	96.8**	114.1 ± 3.9
L1-MP	103.3*	81.4*	92.6 ± 7.0
U1-L1	107.0**	146.7**	125.4 ± 7.9
SN-MP	53.4**	52.0**	34.4 ± 5.0
FH-MP	41.2**	40.7**	27.2 ± 4.7
L1-APo（mm）	8.4*	1.0*	4.9 ± 2.1
Li-E（mm）	− 5.0**	0.0	0.6 ± 1.9

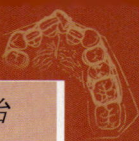

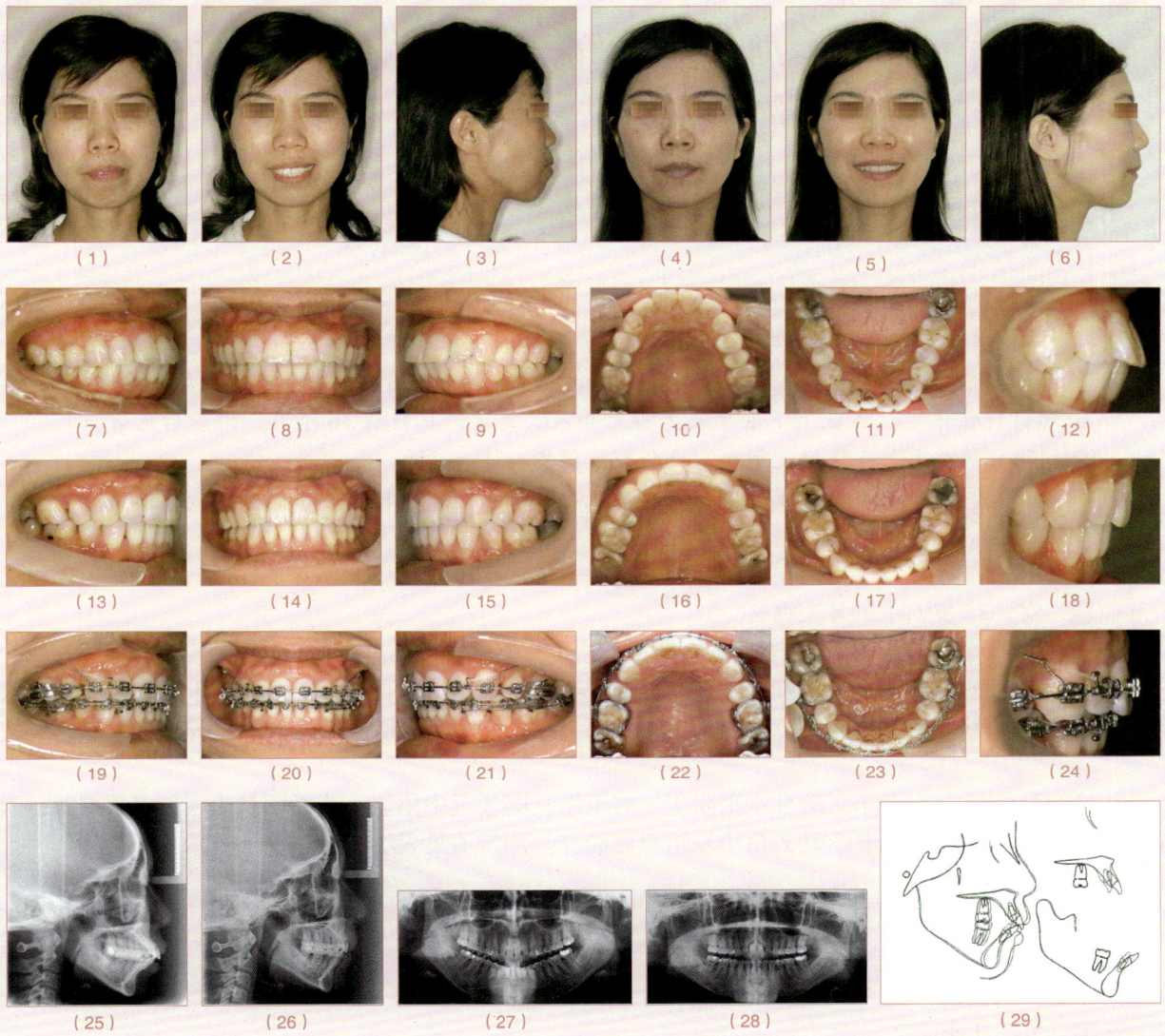

图 2-6　治疗前、中、后面殆像及 X 线片

（1）～（3）治疗前面像；（4）～（6）治疗后面像；（7）～（12）治疗前殆像；（13）～（18）治疗后殆像；（19）～（24）种植体支抗内收上前牙；（25）～（29）治疗前后头颅侧位片、曲面断层片及重叠图

⑦ 减数上下颌第一双尖牙种植体支抗压低磨牙及上前牙矫治双牙弓前突及露龈笑

诊治医师：欧阳莉　周彦恒

病 例 简 介

女，25岁，主诉牙突嘴突。Ⅱ类高角骨面型；安氏Ⅰ类磨牙关系，双牙弓前突，露龈笑；前牙深覆𬌗，上牙列散隙。MBT 直丝弓矫治技术：减数 4 颗第一双尖牙及 4 颗第三磨牙，微螺钉种植体支抗压低上下磨牙及上前牙并内收前牙。总疗程 36 个月，矫治后患者正侧貌均显著改善，露龈微笑解除，咬合关系理想。

关键词：安氏Ⅰ类　深覆𬌗　成人　减数第一双尖牙　种植体压低磨牙、压低前牙　MBT

一般信息　女，25岁，主诉牙突嘴突。

临床检查　正面观基本对称，开唇露齿，露龈微笑；突面型，面下 1/3 偏长；前牙Ⅱ°深覆𬌗，覆盖正常；上下中线正；双侧磨牙、尖牙关系中性；上牙列散隙；颞下颌关节未见异常。

X 线片检查及分析　左下第三磨牙水平阻生，右下第三磨牙近中阻生；头影测量表明：Ⅱ类骨型，高角，上下中切牙唇倾度正常，但 Z 角小软组织侧貌突。测量值见表 2-7。

诊断
面型：凸面型
骨型：Ⅱ类高角
牙型：安氏Ⅰ类

患者存在问题
1. 侧貌突，面下 1/3 偏长，开唇露齿，露龈微笑。
2. Ⅱ类高角骨面型。
3. 双牙弓前突。
4. 前牙Ⅱ°深覆𬌗。
5. 上牙列少量散隙。

治疗设计
1. 拔牙矫治，减数上下第一双尖牙及第三磨牙。
2. 微螺钉种植体支抗：矢状向——内收前牙，减小突度；垂直向——压低上下颌磨牙，前上旋转下颌平面；压低上前牙，解除露龈微笑。
3. MBT 直丝弓矫治技术。

矫治过程　主动治疗时间 36 个月，压膜保持器。结果见图表 2-7。

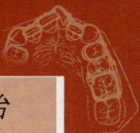

分析小结 该病例的矫治难点在垂直向上。患者为成人，Ⅱ类高角骨面型，前牙深覆𬌗，并存在明显的露龈微笑，除了内收上下前牙改善突度，还需要对前后牙同时进行垂直向控制，即一方面要通过控制磨牙高度来控制患者的下颌平面，以防其在治疗中发生后下旋转而导致颏部进一步后下移位，最终致侧貌改善不理想；另一方面则要通过压低上前牙解除露龈微笑。

该病例的矫治特点是，在垂直向上应用种植体支抗同时对患者的前后牙进行了有效的控制。根据治疗前后的正侧貌对比及X线头影测量分析结果可见：患者不仅上下前牙内收，且上前牙发生了7.29 mm的显著压低，露龈微笑完全解除；上下颌磨牙也分别被压低了4.36 mm和2.95 mm，最终下颌平面逆时针旋转达5.79°，颏部随之前上再定位，患者的正侧貌均获得非常显著的改善。

无论是对后牙还是前牙，应用种植体支抗对其进行垂直向控制的要点均是要采用持续轻力。治疗中应用的压低初始力值分别为，后牙50～70 g和前牙40～50 g。该病例在上下颌第一、第二磨牙间的颊侧及上颌侧切牙和尖牙间的唇侧牙槽间隔处分别植入了微螺钉种植体（共计6枚；从第一次复诊即开始应用微螺钉种植体以持续轻力压低上下颌磨牙及上颌切牙，换用0.019英寸×0.025英寸的不锈钢方丝后，同时利用微螺钉种植体作为矢状向支抗，以滑动法关闭间隙，并继续应用微螺钉以持续轻力压低磨牙及上颌切牙直至矫治结束。同时安置上颌横腭杆、下颌舌弓（远离前牙舌侧，不干扰内收），防止磨牙压低时颊倾。

在进入关闭间隙阶段后，由于上前牙与前牙区的种植体支抗相连而增加了上前牙的支抗，加之对后牙的垂直向控制也将不可避免地增加后牙段弓丝与颊管间的正压力，进而增加了滑动摩擦力，这往往导致关闭间隙的速度较慢。对此我们的治疗体会及对策是，一方面垂直向控制一定要采用轻力，另一方面矢状向内收可采用镍钛拉簧，以求更好地实现回收力量的稳定。在保持方面，我们认为压膜保持器可以起到一个全牙列𬌗垫的作用，既简单又有效。而对于这一矫治效果的长期稳定性还有待今后的随访观察。

表2-7 治疗前后头影测量数据比较

测量项目	治疗前	治疗后	正常𬌗恒牙期均值
SNA	77.08[*]	77.46[*]	82.80 ± 4.00
SNB	71.88[**]	74.58[*]	80.10 ± 3.90
ANB	5.21[*]	2.88	2.70 ± 2.00
SNPo	72.29[*]	75.35	82.00 ± 7.50
SN-MP	48.71[**]	42.92[*]	32.50 ± 5.20
FH-MP	39.48[*]	36.98[*]	31.10 ± 5.60
SGo	82.73	83.94	89.79 ± 8.71
SGo-NMe	0.56[*]	0.59	0.68 ± 0.09
U1-PP	112.07	108.15[*]	115.80 ± 5.70
L1-MP	92.87	87.75	93.90 ± 6.20
U1-NA（mm）	5.92	1.33	3.50 ± 6.50
L1-NB（mm）	11.71[**]	2.91[*]	6.70 ± 2.10
U1-PP（mm）	41.74[**]	34.45[*]	30.50 ± 2.10
U6-PP（mm）	31.00[**]	26.64	26.20 ± 2.00
L1-MP（mm）	49.73[**]	43.87	45.00 ± 2.10
L6-MP（mm）	38.16	35.21	35.80 ± 2.60
Z	50.37[**]	70.80[**]	76.00 ± 1.50

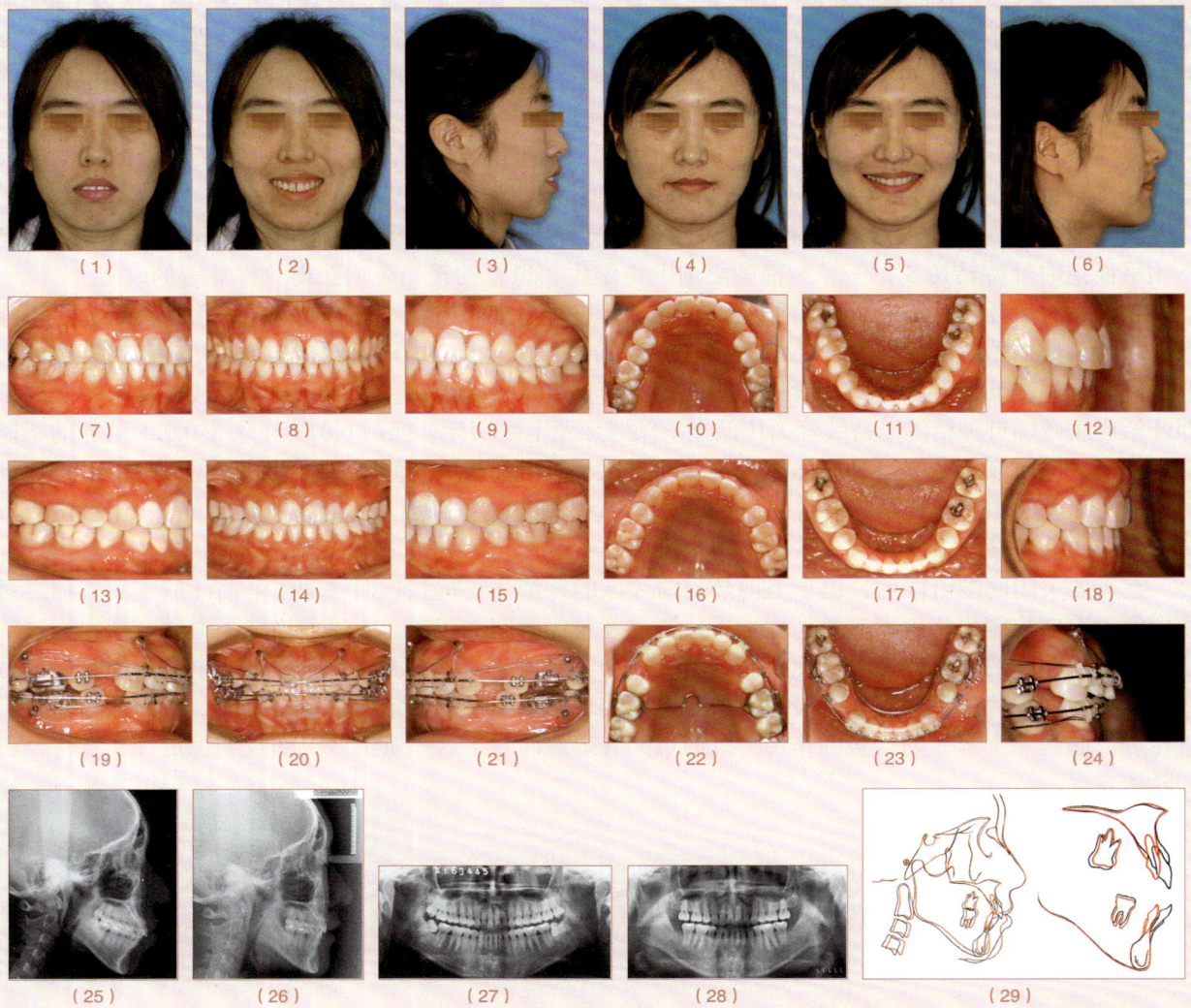

图 2-7　治疗前、中、后面殆像及 X 线片

（1）～（3）治疗前面像；（4）～（6）治疗后面像；（7）～（12）治疗前殆像；（13）～（18）治疗后殆像；（19）～（24）治疗中殆像；（25）～（29）治疗前后头颅侧位片、曲面断层片及重叠图

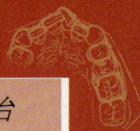

点　评

傅民魁

　　双牙弓双颌前突是正畸临床的常见病例，本章中病例包括从 11 岁替牙𬌗至 60 岁的老年人。前突患者一般主诉明确，通常需要减数治疗来矫治。本章所有病例均减数 4 个双尖牙完成治疗，大都拔除位于牙弓前部的第一双尖牙，改善前突更有效。第一例为成年女性，采用经典的标准 Tweed-Merifield 方丝弓矫治技术。Tweed 特别重视侧貌，追求直面型的矫治结果。使用 J 钩口外支抗牵引尖牙，关闭间隙时使用关闭曲，并同时使用 J 钩。最初在 Tweed 技术矫治过程中要用 12 套弓丝，后经 Merifield 改良的 10×2 技术则使用 4 ～ 5 套弓丝。最终使牙𬌗及侧貌均取得良好效果。最后三例采用近年来发展的种植体支抗，使前突患者在治疗中不丢失支抗，拔牙间隙可完全为减少前突所用。第 17 例为高角病例，也使用种植体支抗，同时压低磨牙，使下颌发生逆时针旋转，从而使面型改善更明显。同时在前牙区使用种植体压低前牙，改善露龈笑。原先常使用的头帽高位牵引方法，矫正后侧貌有时仍不满意，而种植体支抗压低磨牙后却能取得良好疗效。

第3章

前牙深覆盖的矫治

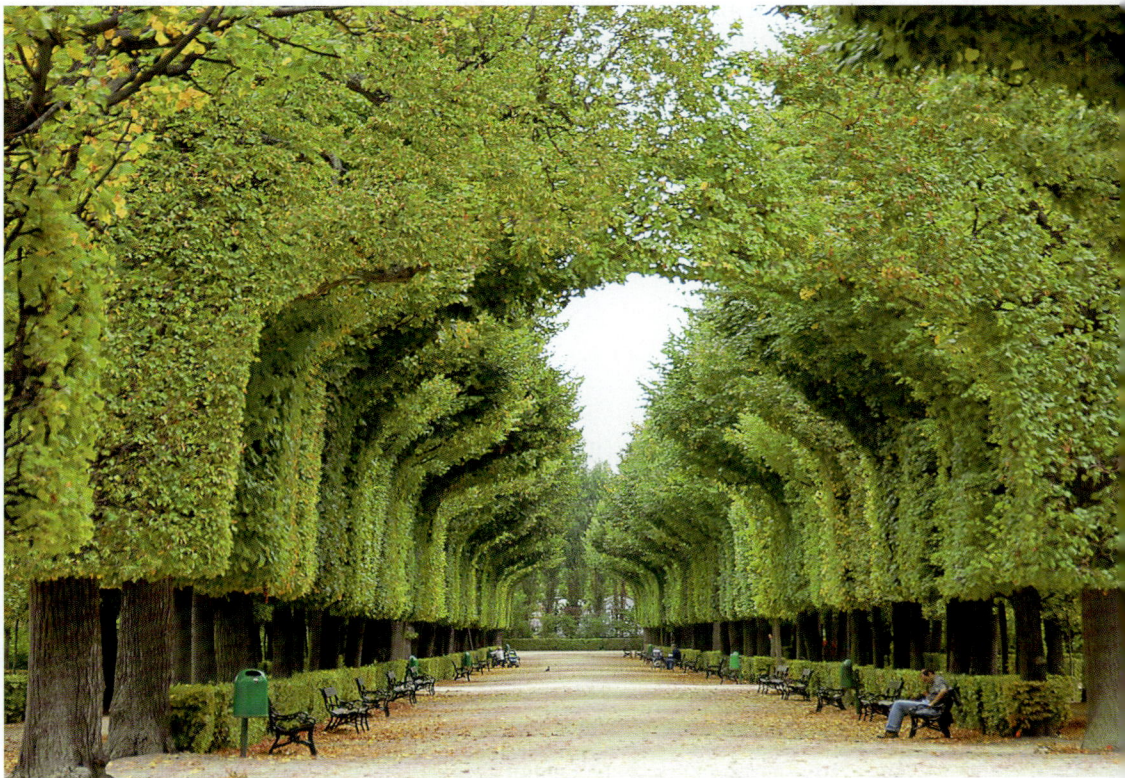

傅民魁 摄

❶ 口外弓推磨牙向远中非减数矫治深覆盖（一）

诊治医师：张若芳

病 例 简 介

　　男，12岁9个月，主诉牙齿前突和不齐。Ⅰ类颌骨关系，安氏Ⅱ类磨牙关系；高角病例；前牙深覆𬌗深覆盖，上牙弓重度拥挤。口外弓高位牵引推上颌磨牙远中移动，固定矫治器矫治3年。矫治后面形改善，牙列排齐，咬合改善。8个月后随访，咬合关系稳定。

　　关键词：深覆盖　　Ⅱ类1分类　　口外弓推磨牙向远中　　固定矫治器

一般信息　　男，12岁9个月，主诉牙齿前突和不齐。

临床检查　　磨牙、尖牙远中关系，上颌牙弓前突，开唇露齿。上颌牙弓呈 V 形。上牙弓拥挤 8.5 mm，上中线右偏 2.5 mm，Spee 曲线 3 mm，前牙覆盖 Ⅲ°（10.0 mm），覆𬌗 Ⅲ°。上颌第二磨牙尚未萌出，上颌左侧畸形侧切牙。牙龈红肿。开闭口运动无异常，且无弹响，触诊无压痛。

X 线片检查　　上颌第二磨牙牙根发育近 2/3，即将萌出，可见下颌第三磨牙牙胚，未发现上颌第三磨牙牙胚。头影测量表明Ⅰ类骨型，高角，上中切牙唇倾，下中切牙舌倾。测量值见表 3-1。

诊断
　　面型：凸面型
　　骨型：Ⅰ类
　　牙型：安氏Ⅱ类1分类

患者存在问题
　　1. 侧貌突，开唇露齿。
　　2. 高角病例。
　　3. 前牙深覆盖深覆𬌗，上切牙唇倾，下切牙舌倾。
　　4. 安氏Ⅱ类磨牙、尖牙关系。
　　5. 上牙弓重度拥挤，下牙弓轻度拥挤。
　　6. 上颌中线右偏约 2.5 mm。

治疗设计　　口外弓高位牵引推上颌磨牙向远中移动，矫治深覆盖；方丝弓固定矫治技术非减数完善Ⅰ期治疗。

矫治过程　　治疗时间 3 年 6 个月，期间未复诊 6 个月。Hawley 保持器进行保持。结果见图表 3-1。

分析小结　　患者处于生长发育期，第二磨牙尚未萌出。此治疗设计的关键在于患者没有上颌第三磨牙，曲面断层显示第二磨牙远中区域有骨量支持，并且随着生长发育，预测骨量还会进一步有所增加，因此选择口外弓推磨牙向远中移动，利用后部剩余的骨量进行牙列的排齐。由于患者为高角病例，选择

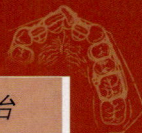

高位牵引进行垂直方向的控制。患者上颌牙弓狭窄,利用口外弓和弓丝进行一定程度的扩弓,改善牙弓形态。

治疗过程中患者比较配合,但因故半年未复诊。治疗过程中,第二磨牙萌出,位置正常。另外畸形侧切牙并没有改形,而是采取治疗后期逐次调磨消除了咬合干扰。治疗结果可以看到牙列排齐,咬合关系良好,上颌切牙—上颌平面角(U1-PP)减少 32.1°,唇倾改善。下颌切牙—下颌平面角(L1-MP)恢复正常。虽然采用了高位牵引控制患者垂直向,但下颌平面—上颌平面角(PP-MP)还是增加了 2.8°,可能是由于生长导致。

患者 8 个月后随访,咬合关系稳定,比结束时的尖窝关系还要好,说明治疗结果稳定。

表 3-1　治疗前后头影测量数据比较

测量项目	治疗前	治疗后	正常𬌗恒牙早期均值
SNA	80.5	81.6	82.8 ± 4.0
SNB	76.2	77.0	80.1 ± 3.9
ANB	4.3	4.6	2.7 ± 2.0
Wits(mm)	1.0	1.5	— 1.3 ± 2.9
U1-PP	131.6[**]	99.5[**]	114.1 ± 3.9
L1-MP	82.7[*]	89.0	96.5 ± 7.1
U1-L1	114.5[*]	139.2[*]	125.4 ± 7.9
PP-MP	32.8[*]	35.6[*]	27.6 ± 4.6
N-ANS(mm)	63.2[**]	64.0[**]	53.8 ± 2.8
ANS-Me(mm)	74.5[*]	84.5[**]	65.8 ± 4.1
ANS-Me / N-Me(%)	54.1	56.9	55.0 ± 2.5
L1-APo(mm)	2.2	2.5	4.9 ± 2.1
L1-E(mm)	0.3	1	1.4 ± 1.9

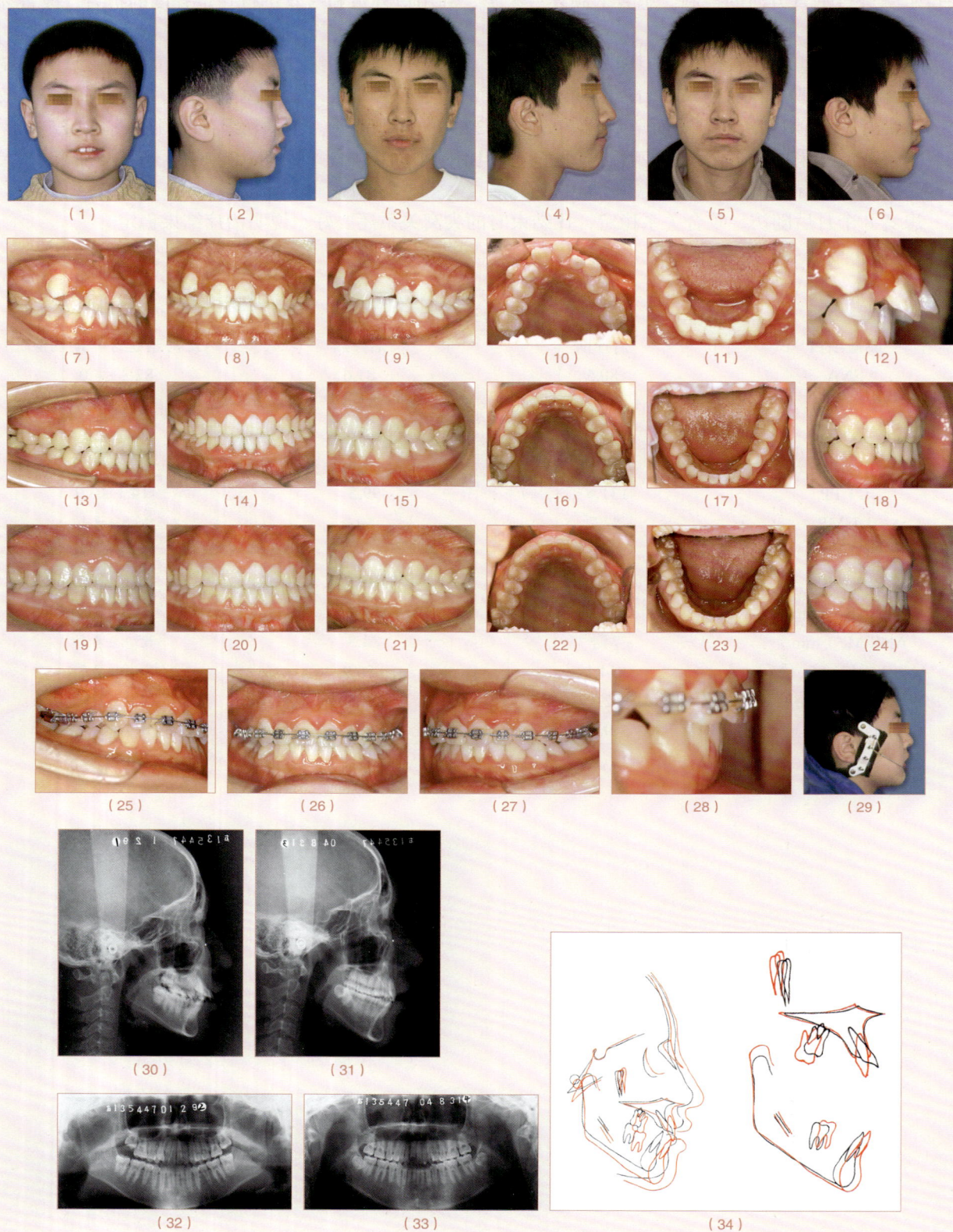

图 3-1　治疗前、中、后面殆像及 X 线片

（1）～（2）治疗前面像；（3）～（4）治疗后面像；（5）～（6）8个月后随访面像；（7）～（12）治疗前殆像；（13）～（18）治疗后殆像；（19）～（24）8个月后随访殆像；（25）～（29）治疗中殆面像；（30）～（34）治疗前后头颅侧位片、曲面断层片及重叠图

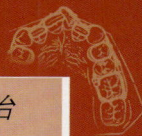

② 口外弓推磨牙向远中非减数矫治深覆盖（二）

诊治医师：　罗卫红　傅民魁

病 例 简 介

女，11 岁。主诉上下牙列不齐及上前牙前突。Ⅱ类骨型，安氏Ⅱ类磨牙关系；低角病例；生长发育高峰前，第二磨牙未萌。双期矫治：上颌推磨牙向远中；方丝弓固定矫治器矫治 1 年 8 个月。矫治后面型改善，咬合关系理想。

关键词：口外弓推磨牙向远中　安氏Ⅱ¹类　深覆盖　非减数

一般信息　女，11 岁。主诉上下牙列不齐及上前牙前突。

临床检查　双侧磨牙、尖牙远中尖对尖，上下牙列拥挤Ⅰ°，前牙覆盖Ⅲ°、深覆𬌗Ⅲ°。上前牙唇倾，上颌轻度前突，下颌轻度后缩，开唇露齿。第二磨牙未萌出。开闭口运动无异常，且无弹响，双侧耳屏前无压痛。

病史及家族史　有时口呼吸。

X 线片检查　手腕骨片拇指内收籽骨未出现。上颌第二磨牙根形成不到 1/2。头影测量表明：Ⅱ类骨型，低角，下颌轻度后缩，上中切牙唇倾，下切牙到 APo 及下唇到 E 线距离过小。测量值见表 3-2。

诊断
面型：凸面型
骨型：Ⅱ类
牙型：安氏Ⅱ¹类

患者存在问题
1. 侧貌突，开唇露齿。
2. 低角病例。
3. 安氏Ⅱ类磨牙、尖牙关系。
4. 上下牙弓轻度拥挤、上切牙唇倾。

治疗设计　非减数矫治，分二期治疗。
1. 第一期颈牵引口外弓推上颌第一磨牙向远中，调整磨牙关系，为前牙深覆盖的矫治提供间隙。
2. 第二期标准方丝弓矫治器治疗，排齐整平，Ⅱ类牵引。口外弓增加上颌支抗。

矫治过程
第一期：口外弓推上颌第一磨牙向远中，每侧 300g 左右，每天至少 12 小时，4 个月后磨牙为中性，6 个月后为中性偏近中，上颌第二双尖牙远中漂移，拥挤解除，前牙覆盖减小。
第二期：方丝弓固定矫治器 0.014 英寸、0.016 英寸镍钛圆丝，0.018 英寸 × 0.025 英寸镍钛方丝摇椅形打开咬合，0.018 英寸 ×0.025 英寸不锈钢方丝泪滴形关闭曲关闭间隙，下颌 0.018 英寸 ×0.025 英寸不锈钢方丝，前牙冠舌向转矩，Ⅱ类牵引。减小覆盖及矫正咬合关系。上下颌 Hawley 保持器。结果见图表 3-2。

分析小结　　该患者表现为Ⅱ类骨型，下颌轻度后缩，上前牙唇倾，侧貌稍突，低角病例，上牙列轻度拥挤，磨牙远中尖对尖，上颌第二磨牙未萌，根形成不到 1/2，拇指内收籽骨未出现，在生长发育高峰前，是非减数推上颌第一磨牙向远中，同时等待下颌向前生长矫治深覆盖方法之一。因此分二期治疗。第一期推上颌第一磨牙向后，同时伴随着下颌生长，在磨牙关系改变时前牙覆盖也随之减小，ANB 减小，并为前牙排齐、覆盖进一步减小提供间隙。第一期结束时，侧貌突度改善，前牙覆盖减小，尖牙为中性关系，磨牙近中关系（矫枉过正）；第二期用固定矫治器进一步排齐整平，待下颌向前生长，最终结果牙颌关系、侧貌令患者满意。嘱其定期复查，及时拔除第三磨牙防止复发。患者治疗结束时侧貌直，下颌得到良好生长，如果最初采用拔牙矫治，特别是如果下颌也拔牙，则矫治后会影响侧貌美观。

表 3-2　治疗前后头影测量数据比较

测量项目	治疗前	治疗后	正常𬌗恒牙初期均值
SNA	82.1	80.1	82.8 ± 4.0
SNB	76.4	77.7	80.1 ± 3.9
ANB	5.7*	2.4	2.7 ± 2.0
Wits（mm）	0.5	− 2.0	− 1.3 ± 2.9
U1-PP	127.0**	116.0	114.1 ± 3.9
L1-MP	95.8	102.0	92.6 ± 7.0
U1-L1	131.1	116.5	125.4 ± 7.9
SN-MP	28.0*	28.0	34.4 ± 5.0
FH-MP	26.8	26.0	27.2 ± 4.7
L1-APo（mm）	0**	2.0	4.9 ± 2.1
Li-E（mm）	− 2.4**	− 1.0	1.4 ± 1.9

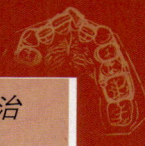

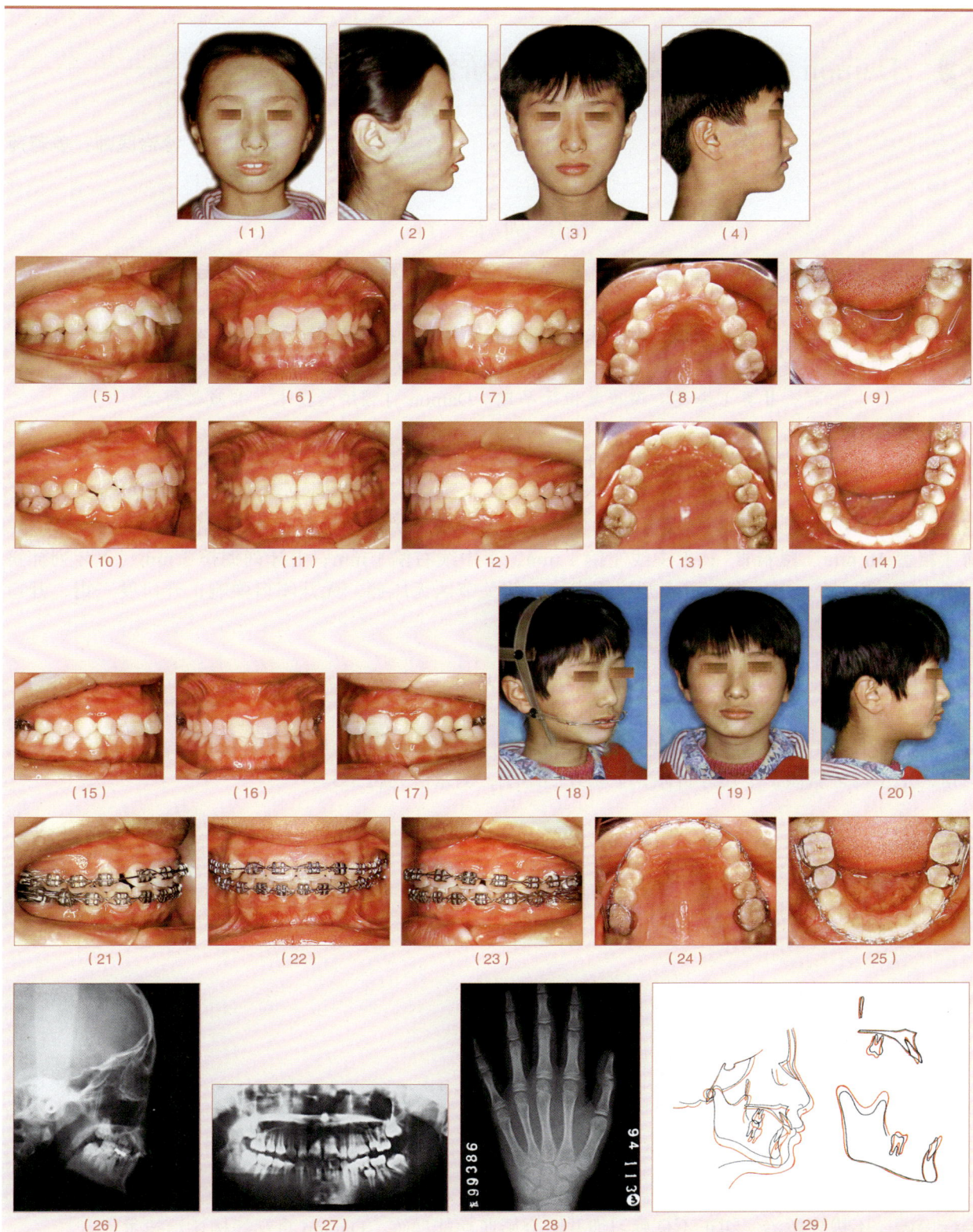

图 3-2　治疗前、中、后面𬌗像及 X 线片

（1）～（2）治疗前面像；（3）～（4）治疗后面像；（5）～（9）治疗前𬌗像；（10）～（14）治疗后𬌗像；（15）～（20）第1期口外弓推磨牙向远中及结束时面𬌗像；（21）～（25）第2期固定矫治器治疗中𬌗像；（26）～（28）治疗前头颅侧位片、全景片及手腕骨；（29）治疗前后重叠图

③ Damon 自锁托槽技术非减数矫治深覆盖

诊治医师：姜若萍

病例简介

女，12 岁 5 个月，主诉上前牙前突。Ⅱ类颌骨畸形倾向，下颌稍后缩；安氏Ⅱ类磨牙、尖牙关系；正常下颌平面角；前牙深覆盖深覆𬌗，上下牙弓轻、中度拥挤。不拔牙矫治配合唇肌功能训练，采用 Damon 自锁托槽矫治技术，疗程 16 个月，矫治后面型改善，咬合关系理想。

关键词： Ⅱ类 1 分类　深覆盖恒牙早期　Damon 自锁矫治技术　非减数矫治

一般信息　女，12 岁 5 个月，主诉上前牙前突。

临床检查　恒牙𬌗，右侧磨牙关系远中尖对尖，左侧磨牙关系中性偏远中，双侧尖牙远中尖对尖；前牙覆盖 10 mm、覆𬌗Ⅲ°；上中线左偏 1 mm，下中线右偏 1 mm；上牙列拥挤 3 mm，下牙列拥挤 6 mm。下颌后缩，上唇短，重度开唇露齿。双侧关节区无压痛，无开闭口弹响，开口度三指，开口型正常。扁桃体肥大。

病史及家族史　长期咬下唇；家族中无类似畸形患者。

X 线片检查　全口曲面断层片可见 4 个第三磨牙牙胚。头影测量表明：Ⅱ类骨型倾向，下颌稍后缩，均角，上中切牙唇倾，下切牙舌倾，下切牙凸距小，测量值见表 3-3。

诊断

　　面型诊断：凸面型
　　骨型诊断：Ⅱ类倾向
　　牙性诊断：安氏Ⅱ¹类。

患者存在问题

　　1. 侧貌突，下颌后缩。
　　2. 上唇短，开唇露齿。
　　3. 前牙深覆盖深覆𬌗。
　　4. 磨牙尖牙远中关系。
　　5. 上下牙弓轻中度拥挤。

治疗设计　不拔牙矫治，纠正不良唇习惯并配合唇肌功能训练，Damon 自锁托槽矫治技术。

矫治过程　上下颌依次使用 0.014 英寸热激活含铜镍钛丝（CuNiTi），0.014 英寸 × 0.025 英寸 CuNiTi，0.016 英寸 × 0.025 英寸 CuNiTi 及 0.019 英寸 × 0.025 英寸不锈钢方丝。其间配合唇肌功能训练及Ⅱ类牵引，固定矫治疗程 16 个月。白天戴用上下颌独立的压膜保持器，夜间戴上下颌连接式压膜保持器。

结果见图表 3-3。

分析小结　患者主要畸形为长期的咬下唇习惯导致的上下颌切牙的异常，其短缩且闭合不良的上下唇关系对面部美观的影响最为明显。在权衡减数与非减数的矫治方案时，考虑到一般单纯牙齿开展能提供约 2～4 mm 间隙，且上牙弓尤其双尖牙区较窄，应可提供更多间隙，而下颌虽然拥挤量较大，但下切牙明显舌倾且位置偏舌向，因此决定通过 Damon 自锁托槽矫治器上颌适当扩弓、下切牙唇倾前移解除拥挤，同时配合唇肌功能训练。

Damon 被动自锁托槽矫治器系统内的摩擦力较低，矫治中使用了可以提供持续轻力的热激活含铜镍钛圆丝及方丝，患者只需每 8～10 周复诊一次；0.014 英寸 ×0.025 英寸的含铜热激活镍钛方丝有助于扭转的解决。上下颌换为不锈钢方丝后，前牙仍有 8 mm 的覆盖，仅经过 2 个月的 II 类牵引就减小至 2 mm，感觉 Damon 自锁托槽矫治器可以较快实现牙弓矢状方向关系的调整，但需要注意的是它并不能避免颌间牵引可能带来的副作用，患者排齐后与牵引后比较，下切牙唇倾了 6.5°，所幸的是本病例中恰恰需要切牙的这种反应以减小覆盖。

注意矫治期间牙弓宽度与切牙的变化：拥挤解除后上牙弓平均增宽 5.29 mm，上切牙直立 5°；下牙弓平均增宽 2.78 mm，下切牙唇倾 12.5°。II 类牵引后下切牙唇倾 6.5°，上切牙直立 1°。

Damon 自锁托槽矫治技术中使用的 Damon 热激活含铜镍钛丝不分上下颌，由于镍钛丝释放的力量比较柔和，所以并不会造成上下颌牙弓宽度的失调，其作用在于引导牙齿移动至达到口腔内外肌动力平衡的位置。但是进入具有塑造和维持弓形能力的不锈钢方丝阶段，则应该仔细地按照患者此时的弓形调整弓丝形状，因此最好通过𬌗蜡复制和记录此时的个体化弓形。

由于患者在矫治过程中配合良好，一直坚持进行唇肌功能训练，因此矫治后其唇面部更加协调美观。否则良好的咬合关系亦不能解决其开唇露齿，甚至可能由于下切牙唇倾而变得更为严重。

表 3-3A　治疗前中后头影测量数据比较

测量项目	治疗前	排齐后	治疗后	正常𬌗恒牙早期均值
SNA	81.5	81.5	82.0	82.8 ± 4.0
SNB	77.0	76.5	78.0	80.1 ± 3.9
ANB	4.5	5[*]	4.0	2.7 ± 2.0
U1-SN	116.0[*]	111.5	110.0	105.7 ± 6.3
L1-MP	84.0[*]	96.5	103.0[*]	92.6 ± 7.0
U1-L1	120.5	111.0[*]	108.0[**]	125.4 ± 7.9
SN-MP	38.5	41.5[*]	39.0	34.4 ± 5.0
Yaix	72.0	73	72.5	66.3 ± 7.1
U1-APo（mm）	11.5[*]	9.0	8.0	7.2 ± 2.2
L1-APo（mm）	0.5[**]	2.5[*]	5.0	4.9 ± 2.1
Li-E（mm）	1.5	4.5[*]	3.0	1.4 ± 1.9

表 3-3B 治疗前后牙弓宽度比较

测量牙位	治疗前	排齐后	排齐前后变化	治疗后
3┼3 间牙弓宽度（mm）	31.88	36.24	+4.36	36.55
4┼4 间牙弓宽度（mm）	36.56	41.75	+5.19	43.65
5┼5 间牙弓宽度（mm）	39.02	46.98	+7.96	48.33
6┼6 间牙弓宽度（mm）	47.04	50.67	+3.63	52.47
3┼3 间牙弓宽度（mm）	25.27	26.36	+1.09	27.08
4┼4 间牙弓宽度（mm）	28.72	33.67	+4.95	34.05
5┼5 间牙弓宽度（mm）	37.86	39.87	+2.01	38.65
6┼6 间牙弓宽度（mm）	43.67	46.75	+3.08	45.64

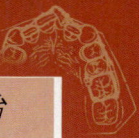

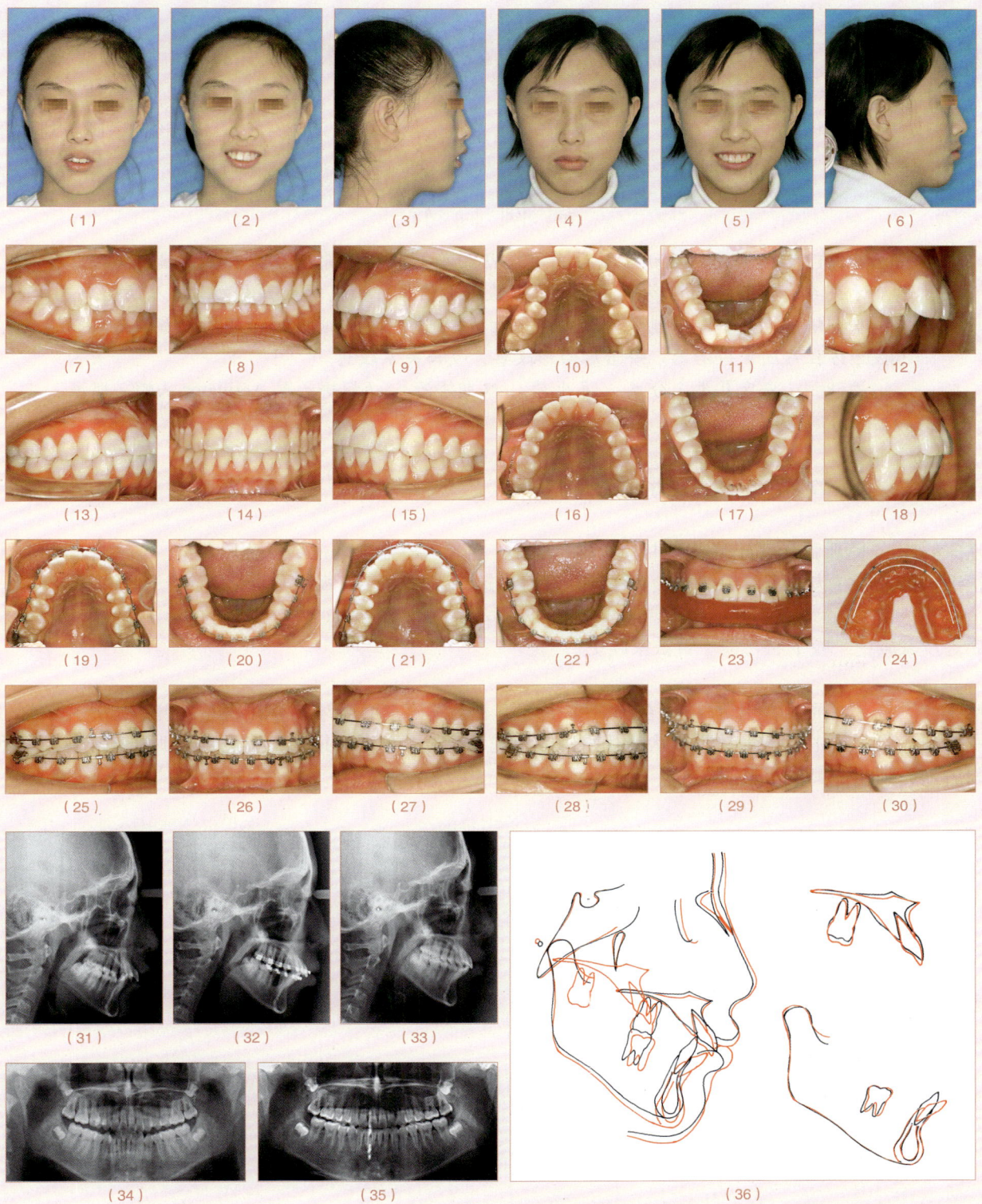

图 3-3　治疗前、中、后面𬌗像及 X 线片

（1）～（3）治疗前面像；（4）～（6）治疗后面像；（7）～（12）治疗前𬌗像；（13）～（18）治疗后𬌗像；（19）～（20）矫治2.5个月𬌗像；（21）～（22）矫治6个月，完全排齐；（23）～（24）咬合蜡，制作个体化弓形不锈钢方丝；（25）～（27）矫治10.5个月，磨牙远中，覆盖8 mm，开始Ⅱ类牵引；（28）～（30）Ⅱ类牵引2个月，磨牙中性，覆盖正常；（31）～（36）治疗前、排齐后、治疗后头颅侧位片，全景片及重叠图

④ 头帽口外力－肌激动器非减数双期矫治深覆盖

诊治医师：刘泓虎

病 例 简 介

男，12 岁 6 个月。主诉上前牙前突。凸面型，Ⅱ类颌骨畸形，下颌后缩；安氏Ⅱ类磨牙关系；下颌平面角高角，前牙深覆盖深覆𬌗Ⅲ°；患者生长发育刚进入高峰期。采用双期矫治：第一期功能矫治器头帽肌激动器刺激下颌向前，矫治颌间关系；第二期不拔牙方丝弓固定矫治器。矫治后面形改善，咬合关系理想。

关键词：安氏Ⅱ类 1 分类　多生牙　双期矫治　功能矫治器 Activator 头帽－肌激动器　非减数

一般信息　男，12 岁 6 个月，主诉上前牙前突。

临床检查　恒牙𬌗，磨牙关系远中。上前牙前突，前牙深覆盖 10 mm，深覆𬌗Ⅲ°。右侧第一前磨牙正锁𬌗。开唇露齿，下颌后缩，颏唇沟深。开闭口运动无异常，双侧耳屏前无压痛，开闭口无弹响。

病史及家族史　咬下唇习惯。否认家族史。

X 线片检查　曲面断层片示 12 根尖方一多生牙。上下颌第三磨牙牙胚存在。左手腕掌指骨片示籽骨刚出现，第三指中节指骨骨骺帽状期开始，提示进入生长发育高峰期。头影测量表明：Ⅱ类骨型，下颌后缩，高角。测量值见表 3-4。

诊断
面型：凸面型
骨型：Ⅱ类
牙型：安氏Ⅱ类 1 分类

患者存在问题
1. 侧貌突，下颌后缩。
2. 开唇露齿，颏唇沟深。
3. Ⅱ类颌骨畸形。
4. 前牙深覆盖深覆𬌗。
5. 安氏Ⅱ类磨牙关系。

治疗设计　双期矫治。
第一期　功能矫治器矫治：头帽－肌激动器导下颌向前，改善下颌后缩，矫治深覆盖。
第二期　方丝弓固定矫治技术。非拔牙，完善Ⅰ期矫治。

矫治过程　功能矫治器 10 个月，方丝弓固定矫治器 1.5 年。白天 Hawley 保持器，晚上改良 Activator

保持器保持 2 年。结果见图表 3-4。

分析小结　患者为骨性 Ⅱ 类错𬌗，下颌发育不足后缩畸形。手腕骨片显示籽骨刚出现，第三指中节指骨骨骺呈帽状，提示生长发育期开始。同时因拔除多生牙后，患者及家长对拔牙有较大顾虑，因此矫治计划为双期矫治，第一期通过功能矫治器肌激动器引导下颌向前，改善颌间关系，矫治深覆盖。第二期非拔牙矫治，完善咬合关系。考虑到患者的下颌平面略偏高角，为防止出现不利的下颌骨向后旋转，采用头帽高位牵引控制垂直向。第一期结束后 SNB 增加 2°，ANB 较小为 4°，侧貌突度减小，面型明显改善，下颌平面角也未出现增加。虽然头帽—肌激动器附有切牙帽，但下切牙仍出现了少量唇倾。第二期采用非拔牙方丝弓矫治技术，控制上下前牙转矩，得到良好的覆𬌗覆盖及咬合关系。

表 3-4　治疗前后头影测量数据比较

测量项目	治疗前	治疗中	治疗后	正常值及标准差
SNA	82	82	82	82.8 ± 4.0
SNB	76*	78	78	80.1 ± 3.9
ANB	6*	4	4	2.7 ± 2.0
Wits（mm）	5**	2	1.5	－ 1.3 ± 2.9
U1-PP	117	115	114	114.1 ± 3.9
L1-MP	95	98	92	92.6 ± 7.0
U1-L1	117*	116	128	125.4 ± 7.9
SN-MP	41*	41*	41*	34.4 ± 5.0
FH-MP	34*	34*	34*	27.2 ± 4.7
L1-APo（mm）	4	6	3.5	4.9 ± 2.1
Li-E（mm）	6**	2	0	1.4 ± 1.9

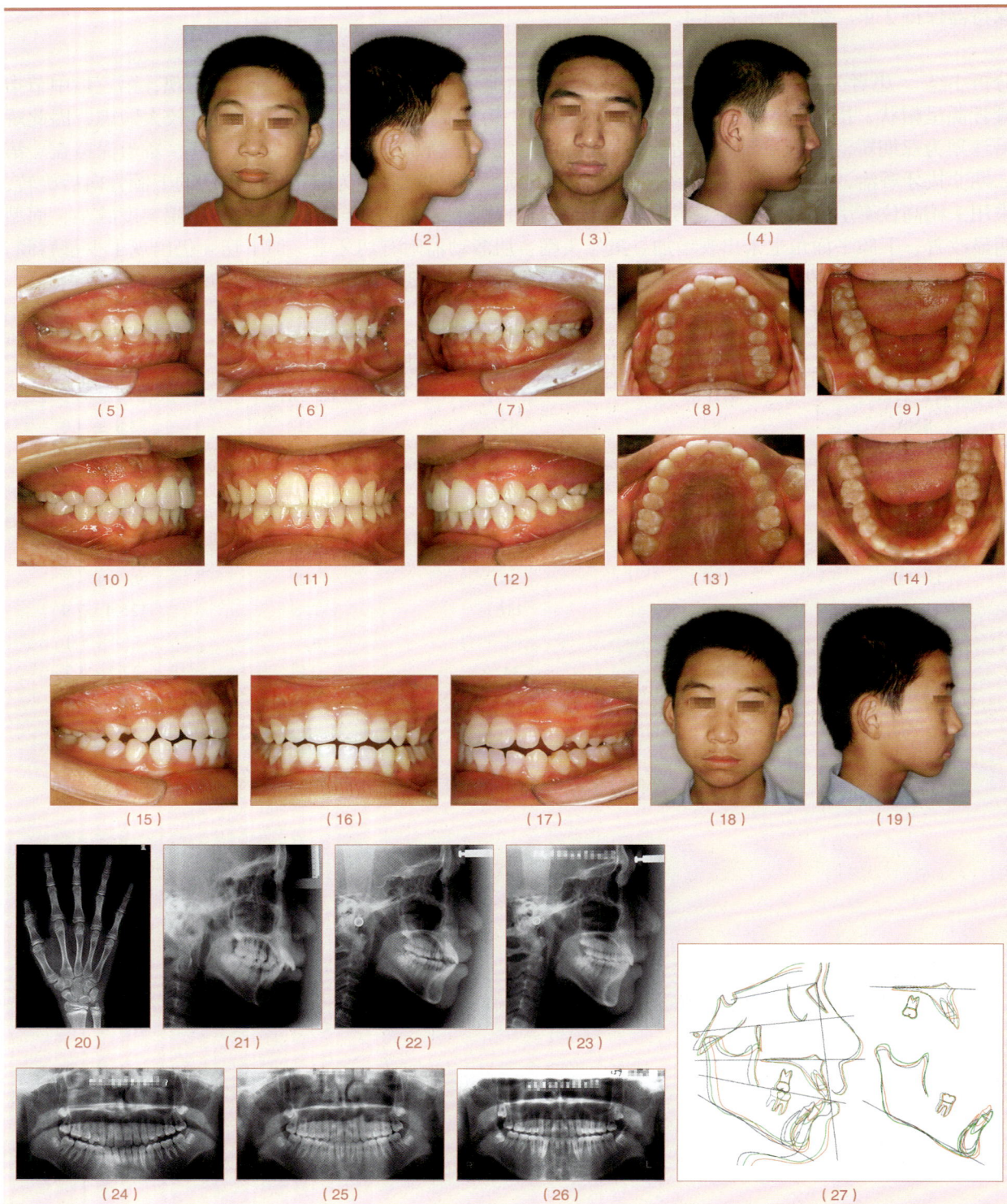

图 3-4　治疗前、中、后面殆像及 X 线片

（1）～（2）治疗前面像；（3）～（4）治疗后面像；（5）～（9）治疗前殆像；（10）～（14）治疗后殆像；（15）～（19）治疗中面殆像；（20）左手腕骨片；（21）～（27）治疗前、中、后头颅侧位片、曲面断层片及重叠图

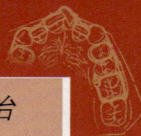

5 头帽口外力－肌激动器非减数双期矫治深覆盖随访 4 年

诊治医师：杨雁琪

病 例 简 介

女，11 岁 6 个月，主诉上牙前突。Ⅱ类颌骨畸形，下颌后缩；凸面型，开唇露齿；安氏Ⅱ类磨牙关系；前牙深覆盖 12 mm、深覆𬌗Ⅲ°；替牙𬌗，下前牙拥挤。患者生长发育处于高峰期末。双期治疗：第一期头帽—肌激动器进行生长改良，尽量延长戴用时间；第二期不减数固定矫治器矫治。总疗程 2 年 8 个月。矫治后面型改善，咬合关系理想。随访 4 年，咬合关系稳定，下前牙拥挤有所复发，应用正位器调整。

关键词：安氏Ⅱ¹ 深覆盖 深覆𬌗 功能矫治器 头帽—肌激动器双期矫治 非减数

一般信息 女，11 岁 6 个月，主诉上牙前突。

病史及家族史 有咬下唇的不良习惯，无类似畸形家族史。未月经初潮。

临床检查 侧貌凸面型，开唇露齿，下颌后缩，颏唇沟深；安氏Ⅱ类磨牙关系，前牙深覆盖 12 mm，深覆𬌗Ⅲ°，下前牙咬上腭粘膜。替牙𬌗，下前牙拥挤。开闭口运动无异常，未及弹响，双侧耳屏前无压痛。

X 线片检查

曲面断层片显示为替牙𬌗，无先天缺失牙，可见 4 个第三磨牙牙胚。

左手腕骨片显示中指中节指骨近心干骺端已过帽状期，有开始融合的趋势，籽骨已出现。

头影测量表明：Ⅱ类骨型，下颌稍后缩，正常平面角，下中切牙舌倾。测量值见表 3-5。

诊断

面型：凸面型

骨型：Ⅱ类，下颌后缩；均角

牙型：安氏Ⅱ类 1 分类

患者存在问题

1. 侧貌突，开唇露齿。
2. 骨性Ⅱ类，下颌后缩。
3. 双侧远中磨牙关系，前牙深覆盖 12 mm。
4. 前牙深覆𬌗Ⅲ°，下前牙咬上腭黏膜。
5. 下前牙拥挤，下前牙舌倾，咬下唇不良习惯。

治疗设计 双期矫治。

第一期 功能矫治器：头帽—肌激动器，抑制上颌骨发育，导下颌向前。

第二期 根据面型及替牙后拥挤程度决定是否减数，直丝弓固定矫治技术，唇肌功能训练。

95

矫治过程

头帽—肌激动器治疗 8 个月，面型明显改善。

下颌应用 2×4 技术唇向移动下前牙，同时维护替牙过程中的 Leeway 隙，白天戴用上颌平导帮助进一步打开咬合，夜晚继续戴用头帽—肌激动器，但对肌激动器的下前牙部分进行调磨以不妨碍下前牙的唇向移动。

4 个月后，牙齿替换完成，重新评价面型和牙列拥挤度，决定非减数矫治。全口直丝弓固定矫治器，排齐牙齿，调整咬合关系，治疗 1 年 8 个月。

Hawley 保持器保持 2 年，但患者佩戴情况不佳。

主动矫治后 4 年随访，面型好，咬合关系好，但下前牙的拥挤有所复发，表现为右下中切牙的唇倾。患者希望改善，但又不愿再戴用固定矫治器。于是模型排牙后制作正位器，下牙列应用可摘的正位器，排列有所改善。

治疗结果见图表 3-5。

分析小结 该病例诊断要点是牙龄和骨龄不一致。其为较严重的Ⅱ类骨骼畸形（ANB = 7.7，Wits = 7.5，见表 3-5），主要为下颌发育不足。虽处替牙期，但手腕骨片显示骨龄远大于牙龄，中指中节指骨近心干骺端已过帽状期，有开始融合的趋势，籽骨已出现。从骨龄判断，已过功能矫治器治疗的最佳期。但考虑到患者尚未月经初潮，且从父母身高推测患者尚有一定的生长潜力，应抓紧治疗时机，利用其骨生长发育高峰末期的潜力进行一定程度的生长改良。应用功能矫治器的过程中，嘱患者尽可能延长戴用时间。患者对治疗比较配合。

本病例选择了头帽—肌激动器。肌激动器用于导下颌向前，头帽用来抑制上颌骨发育，同时一定程度地内收上前牙。另外，虽然该病例是下颌平面角均角的病例，但头帽牵引方向选择了高位牵引，因为第一，高位牵引力作用点在前牙段，有助于压低前牙，帮助打开咬合；第二，对上颌前部施以高位牵引力，可控制上颌前部的垂直向过度生长；第三，肌激动器鼓励下后牙的萌出以矫治前牙深覆𬌗，但下后牙萌出会造成𬌗平面和下颌平面的顺时针旋转，这不仅对垂直向控制不利，同时对下颌后缩的矢状向矫治也不利。而作用在上颌前部的高位牵引力刚好通过上颌阻抗中心与上牙弓阻抗中心之间，有助于维持𬌗平面倾斜度保持不变而不发生旋转。

该病例治疗后下前牙唇倾，原因在于功能矫治器的应用虽然起到了一定的生长改良作用，但并没有完全纠正Ⅱ类骨关系，治疗结束时 ANB = 5.9，Wits = 3.5，虽较治疗前有改善，但仍表现为Ⅱ类的骨关系，所以需要一定程度的牙齿代偿。

由于下前牙唇倾，且患者没有很好戴活动保持器，在主动治疗后 4 年随访时发现下前牙拥挤出现了一定程度的复发；如果治疗结束时下前牙应用固定舌侧保持丝可能会避免。本病例对于下前牙拥挤复发的处理采用了活动的正位器，因为患者不愿再戴用固定矫治器。活动正位器的效果虽不及固定矫治器，但可以一定程度地改善牙齿的排列。

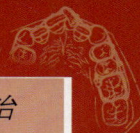

表 3-5 治疗前后及保持 4 年头影测量数据比较

测量项目	治疗前（替牙期）	治疗后（恒牙早期）	保持 4 年（恒牙期）	正常𬌗替牙期均值	正常𬌗恒牙早期均值	正常𬌗恒牙期均值
SNA	83.3	83.2	83.6	82.3 ± 3.5	82.8 ± 4.0	82.8 ± 4.0
SNB	75.5	77.3	77.0	77.6 ± 2.9	80.1 ± 3.9	80.1 ± 3.9
ANB	7.7**	5.9*	6.6*	4.7 ± 1.4	2.7 ± 2.0	2.7 ± 2.0
Wits（mm）	7.5**	3.5**	3.8**	− 1.4 ± 2.6	− 1.5 ± 2.1	− 1.5 ± 2.1
U1-PP	119.4	112.6	117.1	115.8 ± 5.7	114.1 ± 3.9	114.1 ± 3.9
L1-MP	86.3*	106.5*	105.5*	96.3 ± 5.1	96.5 ± 7.1	96.5 ± 7.1
U1-L1	132.7*	117.3*	113.9*	122.0 ± 6.0	125.4 ± 7.9	125.4 ± 7.9
SN-MP	32.8	35.0	35.3	35.8 ± 3.6	34.4 ± 5.0	34.4 ± 5.0
FH-MP	24.9	26.6	27.0	27.2 ± 4.4	27.2 ± 4.7	27.2 ± 4.7
L1-APo（mm）	− 3.1**	5.0	5.0	3.9 ± 1.5	4.9 ± 2.1	4.9 ± 2.1
Li-E（mm）	4.7	4.5*	4.4*	3.0 ± 1.8	1.4 ± 1.9	0.6 ± 1.9

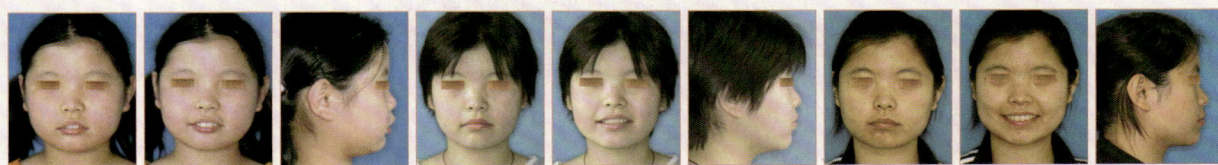

（1）　　（2）　　（3）　　（4）　　（5）　　（6）　　（7）　　（8）　　（9）

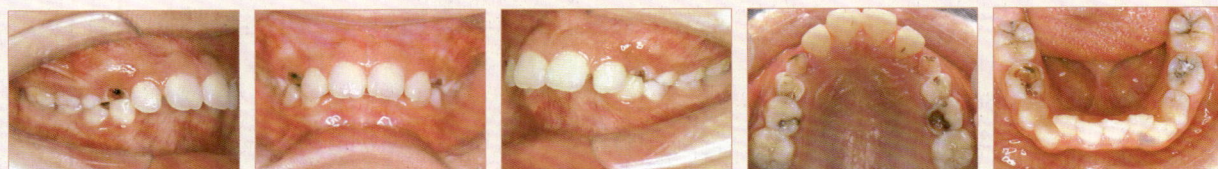

（10）　　　（11）　　　（12）　　　（13）　　　（14）

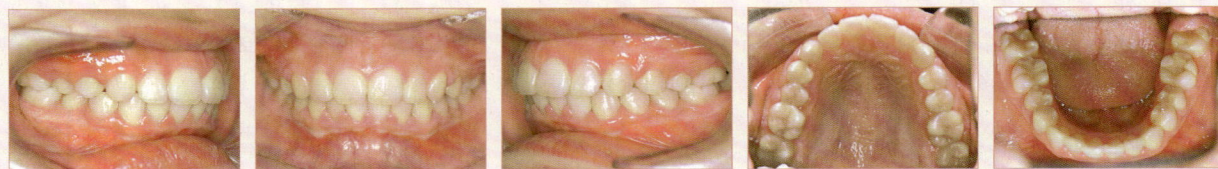

（15）　　　（16）　　　（17）　　　（18）　　　（19）

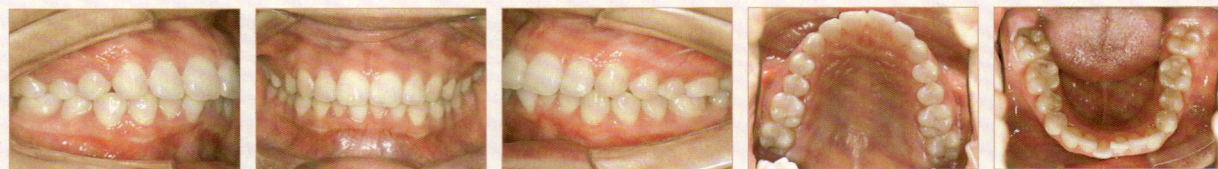

（20）　　　（21）　　　（22）　　　（23）　　　（24）

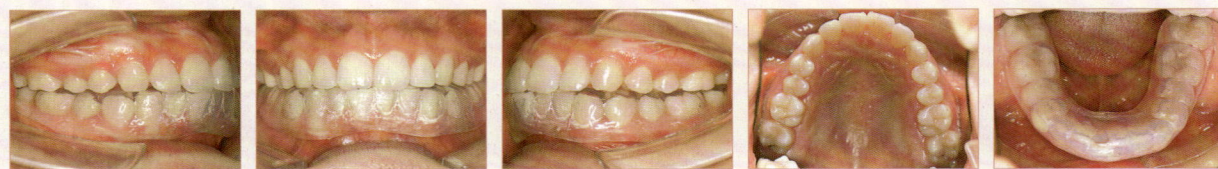

（25）　　　（26）　　　（27）　　　（28）　　　（29）

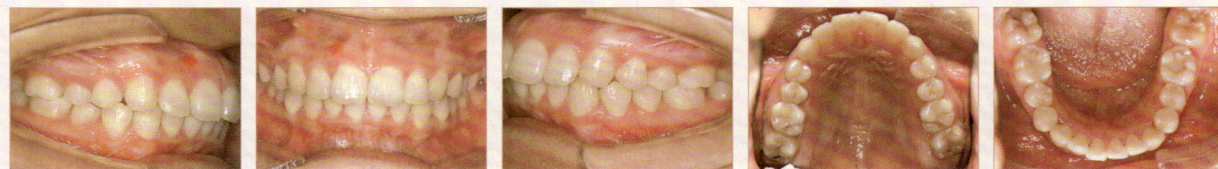

（30）　　　（31）　　　（32）　　　（33）　　　（34）

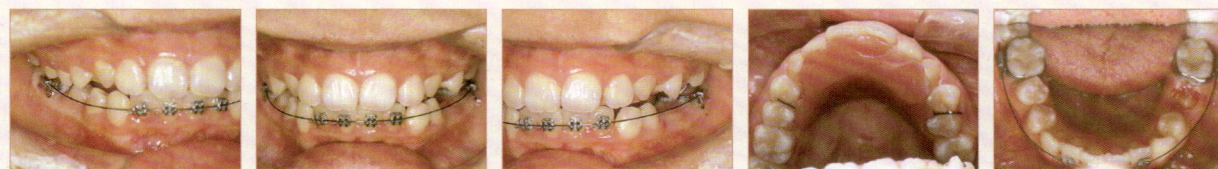

（35）　　　（36）　　　（37）　　　（38）　　　（39）

（40） （41） （42） （43）

（44） （45） （46） （47）

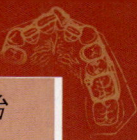

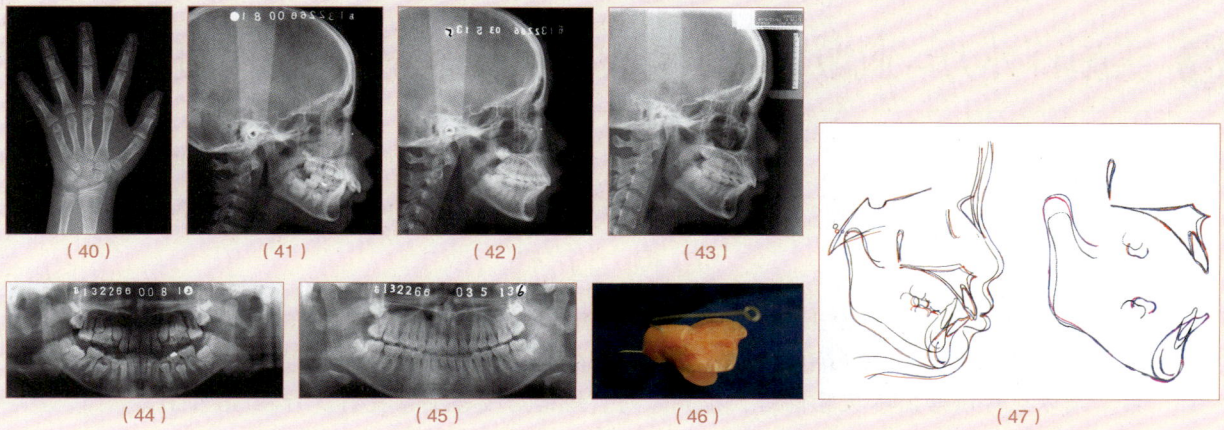

图3-5 治疗前、中、后、治疗后4年面殆像及X线片

（1）～（3）治疗前面像；（4）～（6）治疗后面像；（7）～（9）治疗后4年面像；（10）～（14）治疗前殆像；（15）～（19）治疗后殆像；（20）～（24）治疗后4年殆像；（25）～（29）戴下颌正位器殆像；（30）～（34）下颌正位器矫治后殆像；（35）～（39）治疗中殆像，下颌"2×4"技术唇向移动下前牙；白天上颌戴平面导板打开咬合，晚上继续戴用头帽—肌激动器；（40）治疗前手腕骨片；（41）～（43）治疗前、后以及治疗后4年头颅侧位片；（44）～（45）治疗前、后曲面断层片；（46）头帽—肌激动器；（47）治疗前后描记重叠图

⑥ 头帽口外力 – 肌激动器非减数双期矫治上颌前突深覆盖

诊治医师：傅民魁　何　红

病 例 简 介

　　男，10 岁，替牙期，上颌前突，Ⅱ类骨面型，开唇露齿，深覆𬌗深覆盖，磨牙远中尖对尖。第一期使用头帽口外力 Activator 功能矫治器矫治上颌前突及上下颌关系，第二期方丝弓矫治器不拔牙矫治，排齐牙列。矫治后咬合关系良好，疗程 36 个月。

　　关键词：上颌前突　口外力 Activator　双期治疗　不拔牙矫治

一般信息　　男，10 岁，上颌前突，深覆盖。

临床检查　　混合牙列，双侧第一磨牙远中尖对尖，上下前磨牙均未萌出，上牙弓前突，开唇露齿，覆𬌗Ⅲ°，覆盖 11.0 mm，下切牙咬伤上颌腭侧牙龈，上切牙扭转，面部上颌前突下颌后缩，颞下颌关节无异常，口腔卫生欠佳。

X 线片检查　　曲面断层片见牙胚发育正常。头影测量表明：上颌前突，下颌后缩，高角，下前牙唇倾。测量值见表 3-6。

诊断

　　面型：凸面型
　　骨型：Ⅱ类
　　牙型：安氏Ⅱ类 1 分类

患者存在问题

　　1. 上颌前突开唇露齿。
　　2. 上下颌远中关系。
　　3. 深覆𬌗深覆盖。
　　4. 下切牙唇倾。

治疗设计　　第一期口外力 Activator 矫治上颌前突，上下颌远中关系，前牙深覆𬌗深覆盖。替牙完成后第二期方丝弓矫治器不拔牙排齐牙列，矫正牙颌关系。

矫治过程　　高位头帽牵引，每侧 400 g，18 个月后，上颌前突改善，上下颌关系和覆𬌗覆盖基本正常。20 个月后乳牙已替换，上颌尖牙初步萌出，牙列拥挤。第二期使用方丝弓矫治器排齐牙列，矫正𬌗关系。36 个月后矫正完成。由于口腔卫生较差，接近正畸结束时出现前牙牙龈增生。经牙周治疗，行牙龈切除术。矫治结果见图 3-6。

分析小结　　患者初诊时为替牙期上颌前突，前牙覆盖大，下颌后缩。ANB 9°，上颌前颌骨部分前突明显。矫形力 Activator 先矫正前突及颌位关系，使用高位头帽牵引防止后牙过长。矫形力对骨性畸形的矫正 20 个月，第一期矫形治疗取得明显效果。第二期经 16 个月固定矫治器不拔牙矫正排齐牙列，完成后牙殆关系的矫正。治疗完成时牙列、颌骨及磨牙关系基本正常。从患者治疗前后的正侧位面像及咬合像可见矫正效果良好，但 X 线头影测量一些指标，如 L1-MP 为 108°，L1-NB 为 40°，MP-SN 为 41°，显示下前牙唇倾，高角。部分正畸医师对这个结果持有不同意见，是再拔 4 颗第一双尖牙继续矫治以减少前突，还是维持原状，结果患者及家属表示愿维持矫正现状，不再拔牙。

本例矫治病例选用口外矫形力 Activator 作为第一期，治疗设计是完全正确的。初诊时患者有较严重的骨性畸形，但仍处于替牙期，仍有生长发育潜力，在生长发育高峰期使用矫形力矫治器是最佳年龄，同时下颌后缩可通过 Activator 的咬合前伸作用得到矫正。结果是前颌骨畸形及牙齿前突均得到矫正，达到矫治目标。在第二期治疗设计开始时，选用不拔牙还是拔牙矫治，要根据当时的头影测量及间隙分析结果决定。本例采用了不拔牙矫治，但是治疗结果表明牙弓仍有前突，存在唇功能不良的情况，呈现凸面型侧貌的牙齿代偿，以及面部生长发育的遗传特征。为改善面型可以考虑再拔除 4 颗第一双尖牙，但最终选择应听取患者及家长意见，他们认为已作了 3 年治疗，对目前结果是满意的，不愿再拔牙进一步矫治。当患者在戴用矫形力矫治器时，若口腔卫生保持不佳会造成牙周问题。本例患者出现牙龈增生，最终进行了牙龈切除。

表 3-6　治疗前中后头影测量结果

项目	治疗前	治疗中	治疗后	替牙期正常均值及标准差
SNA	79	78	79	82.3 ± 3.5
SNB	70[**]	71[**]	71[**]	77.6 ± 2.9
ANB	9[**]	8[**]	8[**]	4.7 ± 1.4
U1-SN	104	105	106	104.8 ± 5.3
U1-NA	24	7	8	22.4 ± 5.2
L1-MP	103[*]	97	108[**]	94.7 ± 5.2
L1-NB	36	28	40	32.7 ± 5.0
SN-MP	40[*]	41[*]	41[*]	35.8 ± 3.6
FH-MP	31	33	31	31.8 ± 4.4

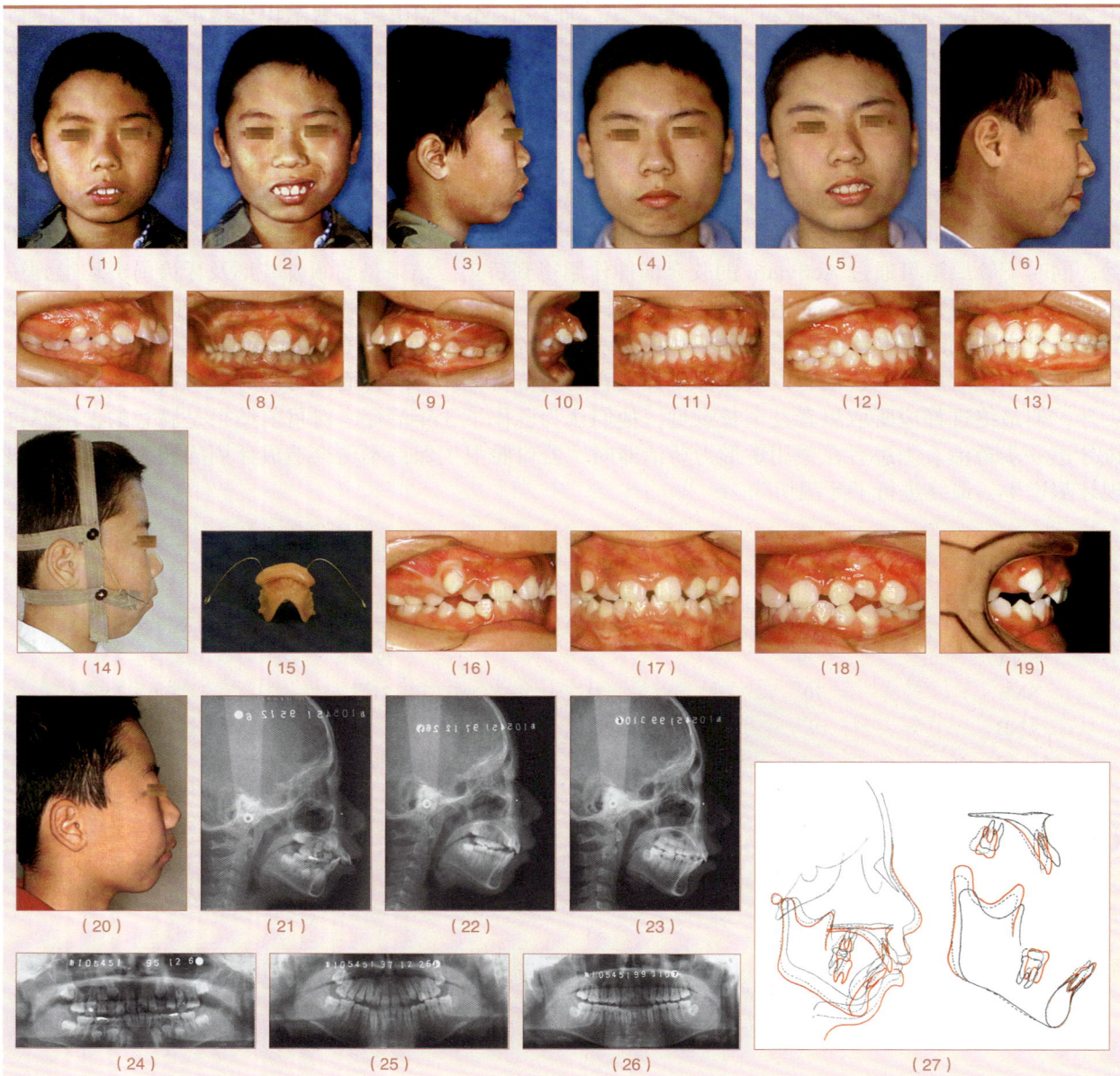

图3-6 治疗前、中、后面𬌗像

（1）～（3）治疗前面像；（4）～（6）治疗后面像；（7）～（10）治疗前𬌗像；（11）～（13）治疗后𬌗像；（14）～（15）戴用功能矫治器Activator；（16）～（20）第一期治疗结束时面𬌗像；（21）～（24）治疗前、中、后头颅侧位片、曲面断层片及重叠图

7 快速扩弓及口外弓推磨牙向远中非减数矫治深覆盖

诊治医师：丁 鹏 周彦恒

病 例 简 介

女，12岁，主诉牙齿不齐。Ⅰ类高角骨面型；Ⅱ类磨牙关系；前牙深覆𬌗深覆盖；上牙列拥挤。MBT直丝弓矫治技术：不拔牙矫治，上颌快速扩弓，口外弓推磨牙。总疗程46个月，矫治后患者正侧貌均显著改善，咬合关系理想。

关键词： 安氏Ⅱ类 深覆盖深覆𬌗 拥挤 恒牙早期 非减数矫治 扩弓 推磨牙向后

一般信息 女，12岁，主诉牙齿不齐。

临床检查 正貌基本对称，面高协调，侧貌凸面型。前牙Ⅲ°深覆𬌗，Ⅱ°深覆盖；上中线左偏2 mm，下中线左偏1 mm；双侧磨牙均为完全远中关系，尖牙偏远中关系；上牙列存在Ⅲ°拥挤；$\frac{2}{2}$反𬌗；颞下颌关节未见异常。

病史及家族史 无特殊。

X线片检查及分析 曲面断层片见第三磨牙牙胚。头影测量表明：Ⅰ类骨型，高角，上中切牙唇倾。测量值见表3-7。

诊断
面型：凸面型
骨型：Ⅰ类高角
牙性：安氏Ⅱ类1分类

患者存在问题
1. 侧貌凸。
2. Ⅰ类高角骨面型。
3. 前牙Ⅲ°深覆𬌗，Ⅱ°深覆盖。
4. 上牙列Ⅲ°拥挤。
5. 中线不齐。

治疗设计 非减数矫治。
1. Haas快速扩弓＋口外弓推上颌磨牙向远中，解除拥挤，矫正磨牙关系。
2. MBT直丝弓矫治技术。

矫治过程 主动治疗时间46个月，改良Hawley保持器。结果见图表3-7。

分析小结　该病例治疗的难度主要为恒牙期严重拥挤安氏Ⅱ类磨牙关系，采用非拔牙矫治，不但需排齐牙列、矫正磨牙关系，而且还需改善软组织侧貌。该病例的矫治过程可以分解为三个阶段实现了上述目的：

1. 扩弓获得排齐所需间隙　患者治疗前上牙弓是明显的尖圆形（V字形），表明上牙弓狭窄，为改善牙弓形态，同时解除拥挤，采用带有腭部组织基托的Haas扩弓器快速腭开展，与仅具有双尖牙、磨牙带环的Hyrax扩弓器相比，前者具有更显著的骨性效应。再加上该患者正处于生长发育高峰期前（改良颈椎分析法处于CS 2期），因此打开腭中缝的效果较明显，同时也有效扩大了上牙弓，使牙弓周长增加，获得大量间隙，有效解除了牙列拥挤。

2. 推磨牙矫治磨牙关系　通过扩弓获得间隙排齐牙列后，磨牙关系的矫正成为另一个矫治目标。采用口外弓推磨牙以矫正Ⅱ类磨牙关系。口外弓推磨牙一直被认为是治疗安氏Ⅱ类的有效手段之一，但需要患者高度配合，治疗效果取决于戴用的时间、力值和牵引方向，但该患者上颌第二磨牙已经萌出，因此增加了推磨牙向远中移动的难度。但由于患者配合很好，最终还是取得了成功。口外弓的应用，不但矫正了磨牙关系，还进一步通过扩展牙弓长度为解除牙列拥挤提供了间隙，从而实现内收前牙改善面型。口外弓推磨牙远中移动时应过矫正：用于固定矫治内收前牙关闭间隙时支抗的"备抗"；有利于实现磨牙最终位置的直立，防止复发。该患者口外弓推磨牙结束时双侧磨牙关系均为近中尖对尖。

3. 固定矫治阶段　采用不拔牙矫治，继续戴用口外弓保持。排齐上下牙列后，内收前牙关闭剩余间隙，并采用颌间牵引调整颌间关系，前牙内收导致侧貌显著改善。矫治后也应注意保持，定期随访，密切关注上颌第三磨牙的萌出，必要时及时拔除，以免造成牙列拥挤的复发。

表 3-7　治疗前后头影测量数据比较

测量项目	治疗前	治疗后	正常𬌗恒牙期均值
SNA	77.01*	76.59*	82.80 ± 4.00
SNB	73.60*	74.32*	80.10 ± 3.90
ANB	3.41	2.27	2.70 ± 2.00
FH-NP	79.32*	79.21*	85.40 ± 3.70
NA-PA	6.12	1.72	6.00 ± 4.40
U1-NA（mm）	10.20*	6.59	3.50 ± 6.50
U1-NA	45.74**	29.17*	22.80 ± 5.70
L1-NB（mm）	3.60*	7.58	6.70 ± 2.10
L1-NB	22.75*	34.12	30.50 ± 5.80
U1-L1	108.10*	114.44*	124.20 ± 8.20
UI-SN	122.74**	105.76	105.70 ± 6.30
MP-SN	43.87**	43.03**	32.50 ± 5.20
MP-FH	38.87*	39.65*	31.10 ± 5.60
L1-MP	85.29*	96.76	93.90 ± 6.20

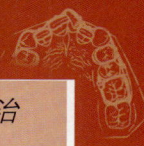

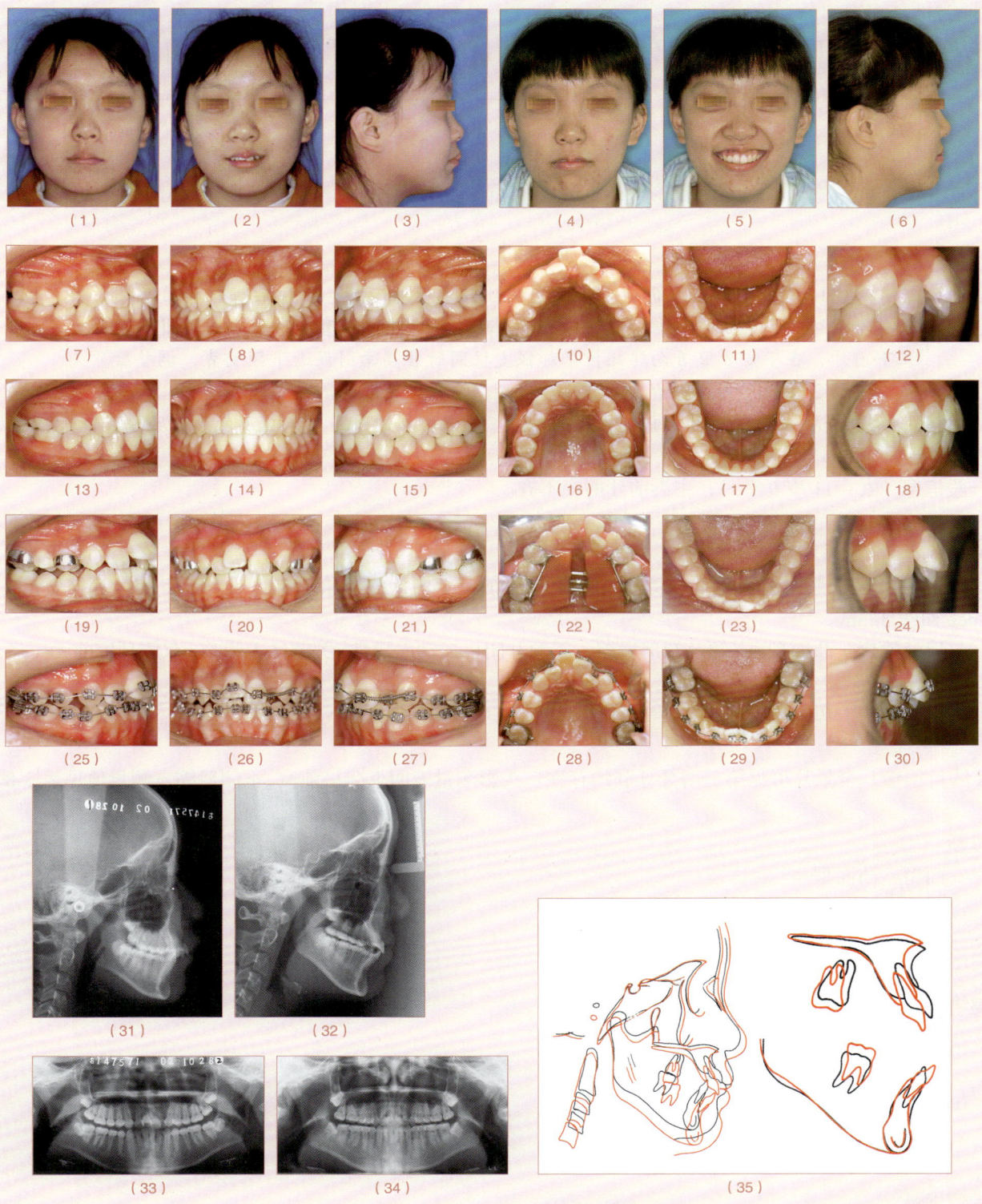

图 3-7　治疗前、中、后面𬌗像及 X 线片

（1）～（3）治疗前面像；（4）～（6）治疗后面像；（7）～（12）治疗前𬌗像；（13）～（18）治疗后𬌗像；（19）～（30）治疗中𬌗像；
（31）～（35）治疗前后头颅侧位片、曲面断层片及重叠图

8 减数下颌第三磨牙口外弓增加支抗先Ⅲ类牵引后Ⅱ类牵引矫治深覆盖

诊治医师： 卢海平　柳胜杰

病 例 简 介

　　女，11岁9个月，主诉前牙不齐前突。Ⅱ类颌骨畸形，下颌后缩，均角病例；安氏Ⅱ类磨牙关系；上牙列拥挤2～3 mm。通过戴口外弓推磨牙往远中同时Ⅲ类牵引直立下前牙，在下前牙冠舌向转矩控根加强支抗同时Ⅱ类牵引促进下颌发育，调整磨牙关系。疗程2年2个月。矫治后面形改善明显，咬合关系理想。

　　关键词：Ⅱ类　上牙弓前突　下颌后缩　深覆盖　口外弓　减数下颌第三磨牙

一般信息　女，11岁9个月，主诉前牙前突不齐。

临床检查

　　口内检查　恒牙𬌗。磨牙关系远中，上牙弓前突。前牙深覆𬌗深覆盖Ⅲ°。上前牙拥挤2 mm。Spee曲线3 mm。

　　口外检查　凸面型，下颌及颏部后缩。下颌开闭口运动无异常，关节区无弹响，双侧耳屏前无压痛。

病史及家族史　母亲有类似畸形。

X线片检查　全景片可见第三磨牙牙胚均存在。头影测量表明上牙弓前突，下颌后缩。测量值见表3-8。

诊断

　　面型：凸面型
　　骨型：Ⅱ类
　　牙型：安氏Ⅱ类1分类

患者存在问题

　　1.上牙弓前突。
　　2.下颌后缩。
　　3.安氏Ⅱ类磨牙关系。
　　4.上牙列轻度拥挤。

治疗设计

　　1.拔除 8|8 。
　　2.戴口外弓时Ⅲ类牵引后倾下磨牙，直立下前牙。
　　3.Ⅱ类牵引促进下颌发育，调整磨牙关系。

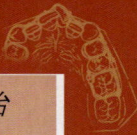

矫治过程　　上牙列戴口外弓逐步排齐整平换至 0.019 英寸 × 0.025 英寸不锈钢方丝。拔除 8̄|8̄ 排齐下牙列，同时在戴口外弓时Ⅲ类牵引，防止整平时下切牙唇倾。下颌完全排齐整平后换用 0.019 英寸 × 0.025 英寸不锈钢方丝下前牙冠舌向转矩，Ⅱ类牵引促进下颌发育，调整磨牙关系。固定矫治器疗程 2.2 年；采用上颌改良 Hawley 保持器、下颌固定舌侧保持器。结果见图表 3-8。

分析小结　　本例为上牙弓前突、下颌后缩的Ⅱ类患者。患者家长不接受常规减数双尖牙治疗及以后可能还需拔除第三磨牙。而该病例需要口外弓抑制上颌，需要Ⅱ类牵引刺激下颌向前发育。而长时间Ⅱ类牵引常常导致下切牙唇倾，故选择拔除下颌第三磨牙，先戴口外弓，下颌细丝Ⅲ类牵引直立下前牙及下颌磨牙"备抗"，再通过Ⅱ类牵引促进下颌发育，调整磨牙关系。尝试通过上下颌互为支抗的灵活应用矫治Ⅱ类关系。治疗后可见上前牙唇倾度有所减小，下颌升支生长明显，侧貌有所改善。磨牙关系中性及前牙覆𬌗覆盖关系理想。但下前牙唇倾度稍有增加，提示如果进一步加强下颌支抗的预备和控制将会取得更好的治疗效果。

表 3-8　治疗前后头影测量数据比较

测量项目	治疗前	治疗后	正常𬌗恒牙早期均值
SNA	80.9	79.2	82.80 ± 4.0
SNB	74.4*	74.3*	80.1 ± 3.9
ANB	6.4*	4.8*	2.7 ± 2.0
Wits（mm）	4.6**	1.2	− 1.3 ± 2.9
U1-PP	112.3	101.0**	114.1 ± 3.9
L1-MP	94.7	94.8	92.6 ± 7.0
U1-L1	126.4	130.2	125.4 ± 7.9
SN-MP	39.2	40.3*	34.4 ± 5.0
FH-MP	30.0	31.8	27.2 ± 4.7
L1-APo（mm）	1.8*	2.4*	4.9 ± 2.1
Li-E（mm）	− 4.7**	− 2.0*	1.4 ± 1.9

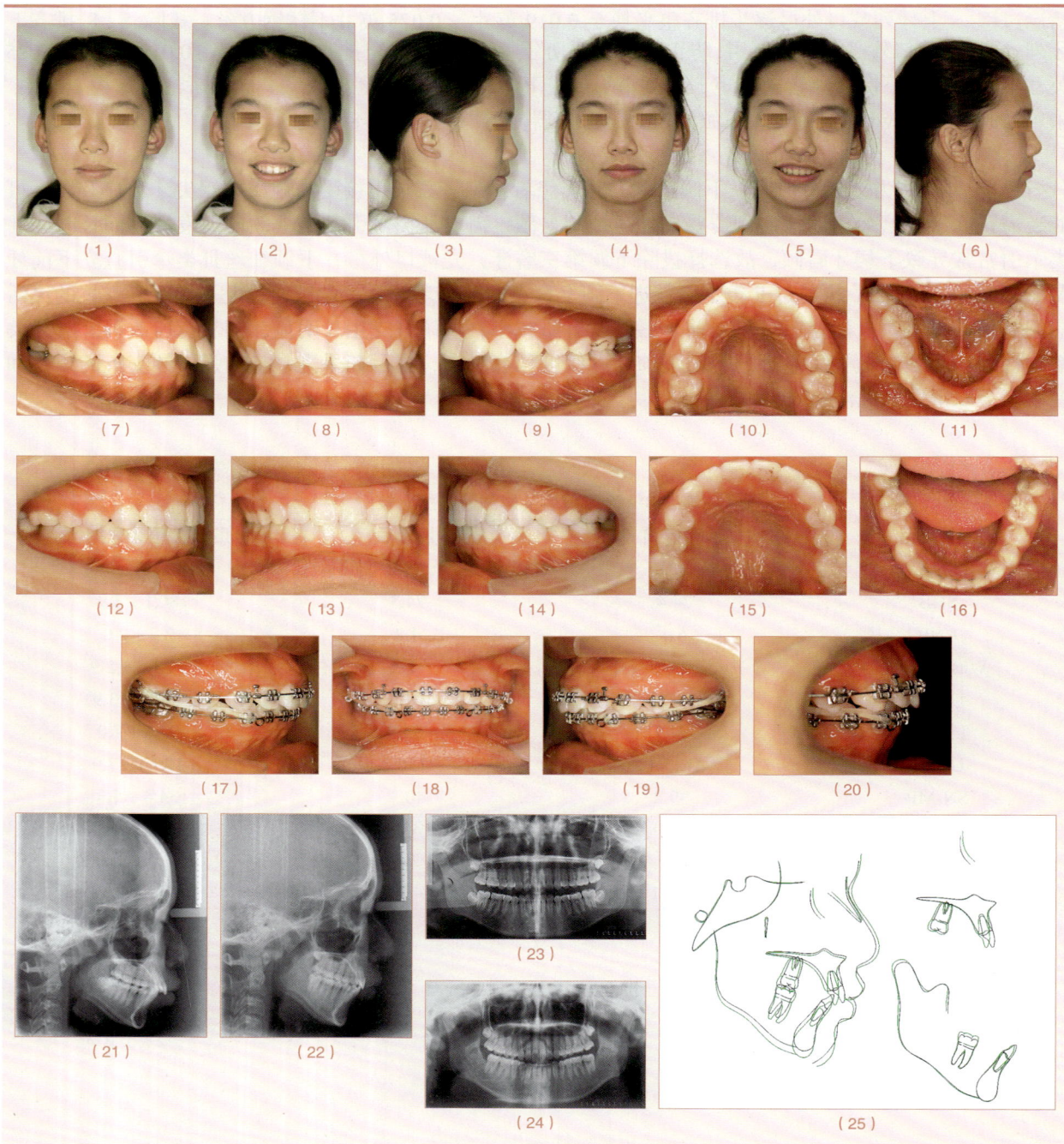

图 3-8 治疗前、中、后面殆像及 X 线片

（1）~（3）治疗前面像；（4）~（6）治疗后面像；（7）~（11）治疗前殆像；（12）~（16）治疗后殆像；（17）~（20）夜间戴口外弓同时挂Ⅲ类牵引；（21）~（25）治疗前后头颅侧位片、重叠图及曲面断层片

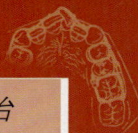

9 Twinblock 功能矫治器减数上下颌第二双尖牙双期矫治深覆盖

诊治医师：李巍然

病 例 简 介

女，11 岁 2 个月，主诉上前牙前突，牙列不齐。Ⅱ类颌骨畸形，下颌后缩；安氏Ⅱ类磨牙关系；下颌平面角正常；前牙深覆盖深覆𬌗，上下牙弓拥挤。患者生长发育刚进入高峰期。双期治疗：第一期功能矫治器 Twinblock 导下颌向前，矫治颌间关系；第二期拔除 4 个第二双尖牙固定矫治器矫治。患者配合，按时戴用功能矫治器。功能矫治 11 个月，固定矫治器矫治 17 个月。矫治后面型改善，咬合关系理想。

关键词：深覆盖　安氏Ⅱ[1]类　双期矫治　功能矫治器 Twinblock　减数第二双尖牙

一般信息　女，11 岁 2 个月，主诉上前牙前突、牙列不齐。

临床检查　恒牙𬌗，磨牙关系远中尖对尖，上前牙拥挤 3 mm，下前牙拥挤 4 mm，Spee 曲线高 3 mm。双侧下颌第二前磨牙舌向移位。前牙覆盖Ⅲ°（10.5 mm）、覆𬌗Ⅲ°。开唇露齿，下颌后缩，颏唇沟深。开闭口运动无异常，双侧耳屏前无压痛，开闭口无弹响。

病史及家族史　无不良口腔习惯，父亲下颌后缩、突面型。

X 线片检查　第二磨牙正在萌出，可见上下 4 个第三磨牙牙胚。头颅侧位片显示颈椎为 CS 2，提示生长发育高峰期即将来临；头影测量表明：Ⅱ类骨型，下颌后缩，低角，上中切牙唇倾，下中切牙到 APo 线距离过小。测量值见表 3-9。

诊断
面型：突面型
骨型：Ⅱ类
牙型：安氏Ⅱ类 1 分类

患者存在问题
1. 侧貌突，下颌后缩，面下 1/3 短；开唇露齿，颏唇沟深。
2. Ⅱ类颌骨畸形。
3. 前牙深覆盖深覆𬌗，下切牙唇倾。
4. 安氏Ⅱ类磨牙关系。
5. 上下牙弓轻度拥挤。

治疗设计　双期矫治。
第一期　功能矫治器矫治：Twinblock 导下颌向前，改善下颌后缩。
第二期　直丝弓固定矫治技术，根据唇突度及拥挤度有可能需要减数上下第二双尖牙。

矫治过程　功能矫治器治疗 11 个月；减数固定矫治器治疗 17 个月；Hawley 保持器保持 2 年。结果见图表 3-9。

分析小结　因为患者是较严重的 Ⅱ 类骨性畸形（ANB 7°）——下颌发育不足后缩畸形，且处于生长发育高峰前期，因此可以进行双期矫治，第一期通过功能矫治器进行骨畸形的改良治疗，刺激下颌生长。由于患者配合较好，下颌前移效果良好。第一期结束 ANB 减小到 4°，侧貌突度减小，前牙覆盖基本正常、覆𬌗略深，但是，上下颌牙列拥挤未得到解决。由于下颌双侧第二前磨牙的舌向，下颌磨牙均有不同程度的近中移位，功能矫治器治疗后磨牙关系为近中关系，需要通过二期固定矫治器拔牙矫治才能解决上述问题。也有观点认为可以直接一次拔牙固定矫治器矫治，但此例为较严重的 Ⅱ 类下颌后缩病例（ANB 7°），如不经过功能矫治器矫治，仅仅单纯通过第二期拔牙矫治，很难得到较大改善。一些病例仅通过功能矫治第二期简单完善即可，但是一些拥挤，对美观要求高，且为了日后稳定下切牙不能过于唇倾，第二期需要拔牙矫治。

　　第一期矫治要特别注意防止下切牙唇倾，此例控制较好，一期矫治后，患者面型良好。由于患者上下颌拥挤轻度且上下颌切牙唇倾度基本正常，第二期选择拔除上下第二双尖牙。但是，前牙在矫治中内收略多，致使二期治疗后的面型略直；另外二期治疗中较长时间应用 Ⅱ 类牵引可能是下颌切牙唇倾的主要原因，应在治疗中注意避免。

　　从治疗后的 X 线片上看：上颌侧切牙与尖牙，下颌左侧尖牙与第二双尖牙的牙根平行程度不够好，应注意完善。

　　戴功能矫治器前尽可能地去除下颌向前生长的𬌗障碍，比如腭向错位的上侧切牙，尤其是左上侧切牙。在第一期功能矫治之始，先在上颌矫治器上加舌簧唇向移动了舌倾的侧切牙，然后再通过功能矫治器导下颌向前移动，充分完成了下颌前移，使患者在一期矫治结束后获得了矢状向异常的完全矫治。

表 3-9　治疗前、功能矫正后、治疗后头影测量数据比较

测量项目	治疗前	功能矫正后	治疗后	正常𬌗恒牙早期均值
SNA	80.0	79.0	78.0[*]	82.8 ± 4.0
SNB	73.0[**]	75.0[*]	75.0[*]	80.1 ± 3.9
ANB	7.0[**]	4.0	3.0	2.7 ± 2.0
Wits（mm）	6.5[*]	− 1.0	− 0.8	− 1.3 ± 2.9
U1-PP	124.0[**]	119.5[*]	114.0	114.1 ± 3.9
L1-MP	95.0	97.0	103.0[*]	92.6 ± 7.0
U1-L1	127.0	126.0	127.5	125.4 ± 7.9
SN-MP	29.0[*]	32.0	32.0	34.4 ± 5.0
FH-MP	22.0[**]	26.5	26.0	27.2 ± 4.7
L1-APo（mm）	− 1.0[**]	2.5[*]	3.0	4.9 ± 2.1
Li-E（mm）	1.0	2.0	1.8	1.4 ± 1.9

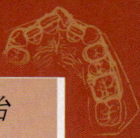

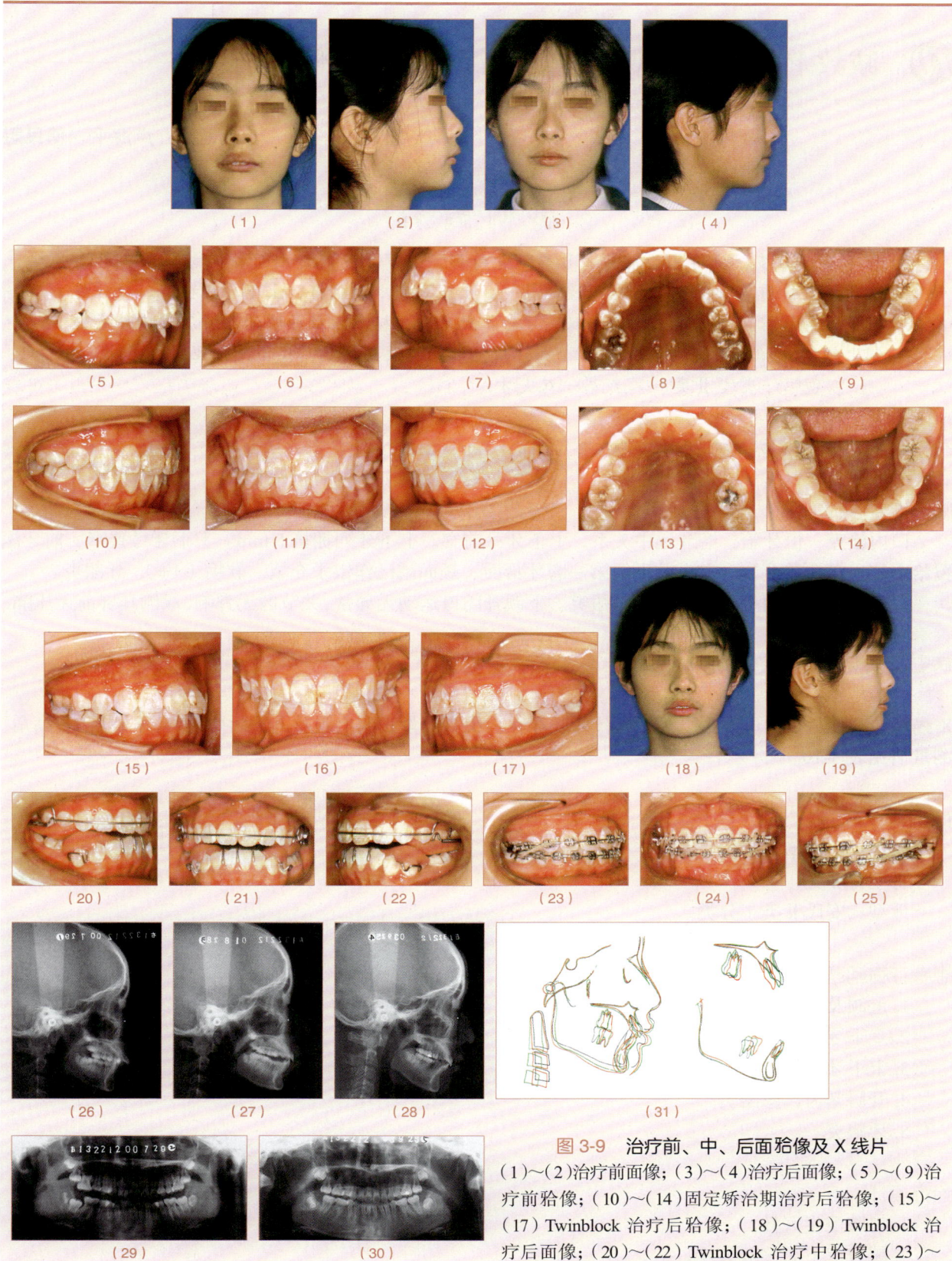

图 3-9　治疗前、中、后面𬌗像及 X 线片

（1）～（2）治疗前面像；（3）～（4）治疗后面像；（5）～（9）治疗前𬌗像；（10）～（14）固定矫治期治疗后𬌗像；（15）～（17）Twinblock 治疗后𬌗像；（18）～（19）Twinblock 治疗后面像；（20）～（22）Twinblock 治疗中𬌗像；（23）～（25）固定矫治器治疗中𬌗像；（26）～（31）治疗前、中、后头颅侧位片、曲面断层片及描记重叠图

⑩ 减数上下颌第一双尖牙矫治深覆盖

诊治医师：卢海平　傅民魁

病 例 简 介

女，10岁，主诉牙齿前突。Ⅱ类颌骨畸形，上下牙弓前突，下颌后缩；安氏Ⅱ类磨牙关系；前牙深覆𬌗Ⅰ°，深覆盖Ⅱ°，上下牙列中度拥挤，上下牙弓狭窄。口呼吸习惯，开唇露齿。拔除上下第一双尖牙后扩大牙弓，标准方丝弓矫治器矫治，口外弓抑制上颌发育，加强支抗。疗程23个月。矫治后面形改善明显，咬合关系理想。

关键词：骨型Ⅱ类　减数第一双尖牙

一般信息　女，10岁，主诉牙齿前突。

临床检查

　　口内检查　恒牙𬌗，磨牙远中关系，上下牙弓前突。上下牙列拥挤5 mm。上下牙弓狭窄。前牙深覆𬌗Ⅰ°，深覆盖Ⅱ°。左上及下颌第一磨牙𬌗面、颊面龋已作银汞充填。软垢（++），牙龈炎。

　　口外检查　凸面型，开唇露齿，露龈笑。下颌开闭口运动无异常，关节区无弹响，双侧耳屏前无压痛。

病史及家族史　母亲有类似畸形。

X线片检查　全景片可见上下第三磨牙牙胚存在。头影测量表明上颌及上下牙弓前突，下颌后缩，高角。测量值见表3-10。

诊断

　　面型：凸面型

　　骨型：Ⅱ类

　　牙型：安氏Ⅱ类1分类

患者存在问题

　　1.上颌及上下牙弓前突，下颌后缩，高角。

　　2.上下牙弓狭窄。

　　3.上下牙列拥挤。

　　4.开唇露齿，露龈笑。

　　5.牙龈炎。

治疗设计

　　1.口腔卫生宣教。

　　2.减数上下第一双尖牙。

　　3.标准方丝弓矫治技术。

　　4.扩大上下牙弓。

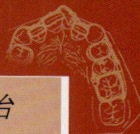

5.口外弓抑制上颌发育，加强支抗。

6.唇肌训练。

矫治过程 拔除上下颌第一双尖牙后上颌活动分裂簧、下颌固定舌弓扩大牙弓2个月。上颌粘接标准方丝弓矫治器，0.016英寸镍钛丝排齐整平2个月；换用0.018英寸不锈钢圆丝，同时拉上颌尖牙往远中，3个月后尖牙达中性关系，下颌已有一定程度自动排齐。下颌粘接标准方丝弓矫治器，依次用0.016英寸镍钛丝、0.018英寸不锈钢圆丝排齐整平。3个月后换用上颌0.018英寸、下颌0.017英寸不锈钢方丝闭合曲关闭间隙，8个月后上下颌换用0.016英寸不锈钢圆丝精细调整，4个月后拆除固定矫治器，戴用上下颌Hawley保持器。结果见图表3-10。

分析小结 患者为较严重的上颌及上下牙弓狭窄前突、下颌后缩患者，伴口呼吸习惯。使用口外弓起到了生长改型和加强支抗的作用，使上下颌骨之间的关系趋于协调，上下前牙得到加大程度的内收，使面形得到最大程度的改善。上下牙弓的扩大、唇肌训练均有利于面形的改善和治疗后的稳定。

表3-10 治疗前后头影测量数据比较

测量项目	治疗前	治疗后	正常殆恒牙早期均值
SNA	77.1*	73.4**	82.8 ± 4.0
SNB	67.3**	67.5**	80.1 ± 3.9
ANB	9.8**	5.9*	2.7 ± 2.0
Wits（mm）	6.5**	3.1*	− 1.3 ± 2.9
U1-PP	114.3	111.1	114.1 ± 3.9
L1-MP	106.1*	89.2	92.6 ± 7.0
U1-L1	112.5*	131.0	125.4 ± 7.9
SN-MP	46.6**	49.4**	34.4 ± 5.0
FH-MP	35.8*	41.8**	27.2 ± 4.7
L1-APo（mm）	3.0	1.2*	4.9 ± 2.1
Li-E（mm）	− 8.1**	− 3.5**	1.4 ± 1.9

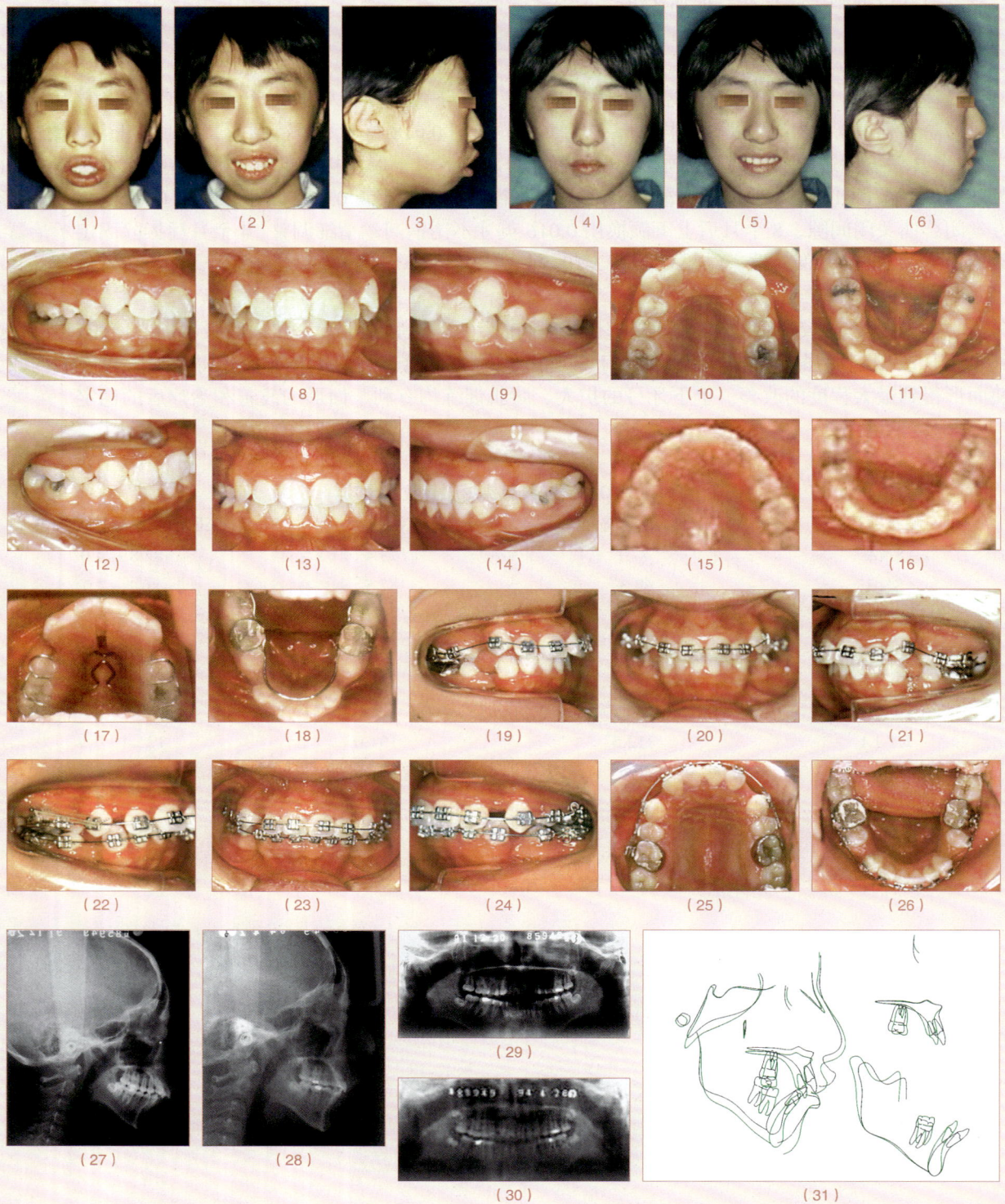

图3-10 治疗前、中、后面𬌗像及X线片

（1）～（3）治疗前面像；（4）～（6）治疗后面像；（7）～（11）治疗前𬌗像；（12）～（16）治疗后𬌗像；（17）上颌活动分裂簧；（18）下颌固定舌弓扩大；（19）～（21）上颌0.016英寸镍钛丝排齐整平；（22）～（26）上颌用0.018英寸不锈钢圆丝拉 3│3 往远中到位；（27）～（31）治疗前后头颅侧位片、曲面断层片及重叠图

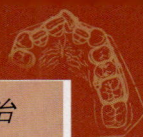

11 减数上下颌第一双尖牙 SPEED 自锁托槽种植体支抗矫治深覆盖

诊治医师：丁 鹏 周彦恒

病 例 简 介

女，12 岁，主诉上牙前突。Ⅱ类高角骨面型；Ⅱ类磨牙关系，双牙弓前突；前牙深覆𬌗深覆盖；上下牙列拥挤。SPEED 自锁托槽矫治技术，减数 4 颗第一双尖牙，上颌微螺钉种植体支抗。总疗程 24 个月，矫治后患者正侧貌均显著改善，咬合关系理想。

关键词：安氏Ⅱ类　深覆𬌗深覆盖　减数第一双尖牙　种植体　自锁托槽矫治技术

一般信息　女，12 岁，主诉上牙前突。

临床检查　正貌基本对称，面下 1/3 偏长，侧貌凸面型。前牙Ⅲ°深覆𬌗，Ⅲ°深覆盖；上中线左偏 1 mm，下中线基本正；双侧磨牙均为远中尖对尖关系，尖牙远中尖对尖关系；上下牙列均存在Ⅰ°拥挤；双侧颞下颌关节均未见异常。

X 线片检查及分析　头影测量表明：Ⅱ类骨型，下颌后缩，高角，上下中切牙唇倾。测量值见表 3-11。

诊断
　　面型：凸面型
　　骨型：Ⅱ类高角
　　牙型：安氏Ⅱ¹类

患者存在问题
　　1. 侧貌凸，面下 1/3 偏长。
　　2. Ⅱ类高角骨面型。
　　3. 前牙Ⅲ°深覆𬌗，Ⅲ°深覆盖。
　　4. 上下牙列Ⅰ°拥挤。
　　5. 上中线左偏。

治疗设计
　　1. 拔牙矫治，减数 $\frac{4|4}{4|4}$。

　　2. 上颌微螺钉种植体支抗——内收前牙，减小突度。
　　3. SPEED 自锁托槽矫治技术。

矫治过程　主动治疗时间 24 个月，改良 Hawley 保持器。结果见图表 3-11。

分析小结　该病例使用自锁托槽和种植体支抗相结合。对于该患者，显然应采用减数 4 个第一双尖牙，为了最大限度的内收前牙改善软组织侧貌，上颌采用强支抗，用微螺钉种植体支抗，最终取得了理想

115

的矫治效果。与传统直丝弓矫治器相比，自锁托槽用于拔牙矫治的优势主要体现在矫治程序更加简洁高效，由于矫治系统摩擦力低，实现轻力矫治，而托槽间距的增加使弓丝弹性增大，为快速、安全、高效移动牙齿提供了前提，并节省后牙支抗，更好地体现当代滑动直丝弓的矫治理念。

　　本例采用的是 SPEED 自锁托槽，为单翼窄托槽，对托槽粘接位置的准确性要求较高，成为应用该矫治器的一个难点。建议初学者采用光固化粘接。在矫治过程中发现托槽位置不准确时，应及时重新定位粘接，比进行复杂的弓丝补偿弯制要好。由于 SPEED 托槽宽度是所有自锁托槽中最小的，上切牙托槽宽度仅为 2.35 mm，对牙齿的有效作用范围减小，而且托槽间距增加使弓丝弹性增大，因此对前牙的垂直向控制不易，对该病例Ⅲ°深覆𬌗，在关闭间隙同时应用不锈钢方丝摇椅弓形打开咬合，并贯穿关闭间隙整个过程。

　　对于该患者，由于微螺钉种植体绝对支抗作用，实现了上前牙最大限度的回收，从而显著改善了前突的软组织侧貌。而治疗中Ⅱ类牵引的作用，在一定程度上促进了患者下颌的生长，使得治疗后磨牙关系变为Ⅰ类，同时软组织颏部形态建立，面下 1/3 更为协调美观。微螺钉种植体加强矢状向支抗最常采用的植入部位为第二双尖牙和第一磨牙之间的牙槽间隔，一般植于膜龈联合附近的附着龈处。但由于该患者上颌右侧第二双尖牙和第一磨牙之间附着龈很窄，不利于植入，故右侧选择植入第二双尖牙近中，由此也反映出微螺钉种植体植入部位的灵活性。对于该患者，由于上颌前突明显，整个疗程应避免一切可能导致上颌后牙前移的矫治力。因此，治疗开始即植入微螺钉种植体，从最初的排齐阶段就开始应用其加强支抗，将尖牙向后弹力结扎于微螺钉种植体上，种植体支抗的应用贯穿于整个矫治过程，直到拔牙间隙全部关闭。从 X 线头影测量重叠图来看，最终实现了上颌后牙支抗的"零丢失"。

表 3-11　治疗前后头影测量数据比较

测量项目	治疗前	治疗后	正常𬌗恒牙期均值
SNA	78.04[*]	75.07[*]	82.80 ± 4.00
SNB	71.88[**]	71.74[**]	80.10 ± 3.90
ANB	6.15[*]	3.32	2.70 ± 2.00
FH-NP	82.58	84.56	85.40 ± 3.70
NA-PA	14.54[*]	5.46	6.00 ± 4.40
U1-NA（mm）	9.05	3.21	3.50 ± 6.50
U1-NA	36.82[**]	24.42	22.80 ± 5.70
L1-NB（mm）	9.38[*]	4.42[*]	6.70 ± 2.10
L1-NB	35.53	28.16	30.50 ± 5.80
U1-L1	101.50[**]	124.09	124.20 ± 8.20
UI-SN	114.86[*]	99.49	105.70 ± 6.30
MP-SN	43.41[**]	43.65[**]	32.50 ± 5.20
MP-FH	32.73	31.85	31.10 ± 5.60
L1-MP	100.24[*]	92.77	93.90 ± 6.20
Pg-NB（mm）	0.04	1.79	1.00 ± 1.50

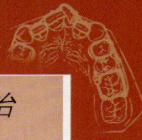

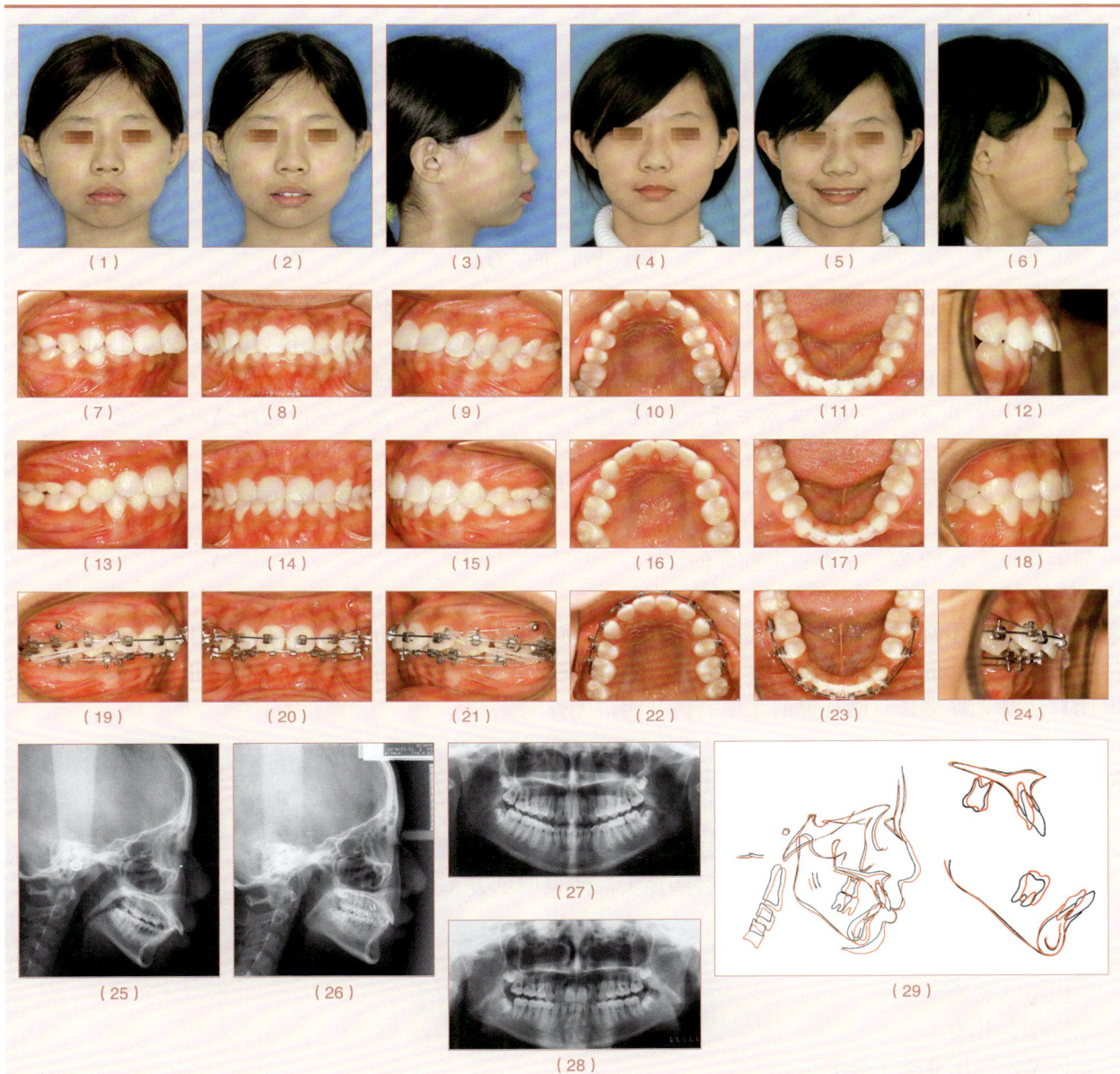

图 3-11　治疗前、中、后面𬌗像及 X 线片

（1）～（3）治疗前面像；（4）～（6）治疗后面像；（7）～（12）治疗前𬌗像；（13）～（18）治疗后𬌗像；（19）～（24）治疗中𬌗像；（25）～（29）治疗前后头颅侧位片、曲面断层片及重叠图

⑫ 减数上颌第一双尖牙下颌第二双尖牙矫治深覆盖（一）

诊治医师：胡　炜

病 例 简 介

　　女，12 岁，主诉：上前牙前突。临床检查：骨性Ⅱ类面型，上唇突，轻度下颌后缩，颏唇沟深。双侧磨牙和尖牙为远中关系，前牙深覆盖深覆𬌗，上下牙弓Ⅰ°拥挤。上颌第二乳磨牙未替换。颈牵引口外弓加强上后牙支抗，同时抑制上颌向前发育。拔除上颌第一双尖牙和下颌第二双尖牙，MBT 直丝弓矫治器矫治。患者合作良好。固定矫治器疗程 2 年。矫治后面型明显改善，咬合关系良好。

　　关键词：安氏Ⅱ¹类　深覆盖　减数双尖牙　MBT 直丝技术

一般信息　女，12 岁。主诉：上前牙前突。

临床检查　恒牙𬌗，磨牙、尖牙关系远中尖对尖。前牙覆盖Ⅲ°（8 mm），覆𬌗Ⅱ°。上下牙列拥挤Ⅰ°（上前牙拥挤 2 mm，下前牙拥挤 2 mm）。上颌前突，下颌后缩，颏唇沟深。张口度正常，颞下颌关节开闭口运动无异常，双侧耳屏前无压痛，开闭口无弹响。

病史及家族史　有咬下唇习惯；家族史不详。

X 线片检查　上颌第二双尖牙和第二磨牙未萌出，可见下颌第三磨牙牙胚。头影测量表明：正常下颌平面角，上下中切牙唇倾，下唇到 E 线距离大。测量值见表 3-12。

诊断
　　面型：突面型
　　骨型：Ⅱ类
　　牙型：安氏Ⅱ类 1 分类

患者存在问题
　　1. 侧貌突，下颌后缩，上颌前突；颏唇沟深。
　　2. 骨性Ⅱ类。
　　3. 前牙深覆盖深覆𬌗，上切牙唇倾。
　　4. 磨牙、尖牙远中关系。
　　5. 上下牙弓轻度拥挤。

治疗设计　减数矫治。
　　MBT 直丝弓固定矫治技术，根据矫治需要减数上颌第一双尖牙和下颌第二双尖牙，低位牵引口外弓增强上后牙支抗。

　矫治过程　固定矫治器治疗 2 年，期间配合低位牵引口外弓和Ⅱ类颌间牵引；Hawley 保持器保持。结果见图表 3-12。

分析小结　患者上前牙唇倾，前牙深覆盖，下颌位置相对后缩，导致面型较突，颏唇沟深。该病例的诊断相对简单。矫治设计时考虑到患者的前牙覆盖较大，为了尽可能减小拔牙后下切牙的后移，选择拔除下颌第二双尖牙，而不是第一双尖牙。上颌为了尽可能多地内收上前牙，选择拔除上颌第一双尖牙。这样做的好处是有利于减小前牙覆盖，调整磨牙关系，减轻上颌后牙的支抗负担。矫治实践证明，这种拔牙方式比机械地、典型地拔除上下第一双尖牙要更明智。由于患者在矫治开始时上颌第二乳磨牙尚未脱落，因此从矫治开始即使用口外弓牵引可以保持一定量的乳牙间隙，有助于更多地内收上前牙。矫治过程中，患者配合良好，口外弓起到了增强上后牙支抗的目的。从治疗中的图片可以看出，患者的磨牙和尖牙关系逐步变为中性关系，同时患者下颌第一双尖牙向后出现了漂移。关闭间隙时使用了Ⅱ类颌间牵引。因为临床实践中发现，仅仅依靠下颌前面的 8 颗牙齿无法顺利将第一磨牙前移。为了保持关闭间隙前达到的中性磨牙关系，一定时间的Ⅱ类颌间牵引非常重要。矫治后期，下颌第二磨牙纳入矫治序列，达到了进一步整平下牙列的目的。

表 3-12　治疗前后头影测量数据比较

测量项目	治疗前	治疗后	正常骀恒牙早期均值
SNA	81.4	78.0	82.8 ± 4.0
SNB	77.1	75.5*	80.1 ± 3.9
ANB	4.3	2.5	2.7 ± 2.0
Wits（mm）	— 1.0	— 2.0	— 1.3 ± 2.9
U1-PP	138.0**	123.0*	114.1 ± 3.9
L1-MP	103.0*	94.0	92.6 ± 7.0
U1-L1	101.0*	125.0	125.4 ± 7.9
SN-MP	33.0	35.2	34.4 ± 5.0
FH-MP	26.6	24.5	27.2 ± 4.7
L1-APo（mm）	1.5*	0.5*	4.9 ± 2.1
Li-E（mm）	6.0*	0	1.4 ± 1.9

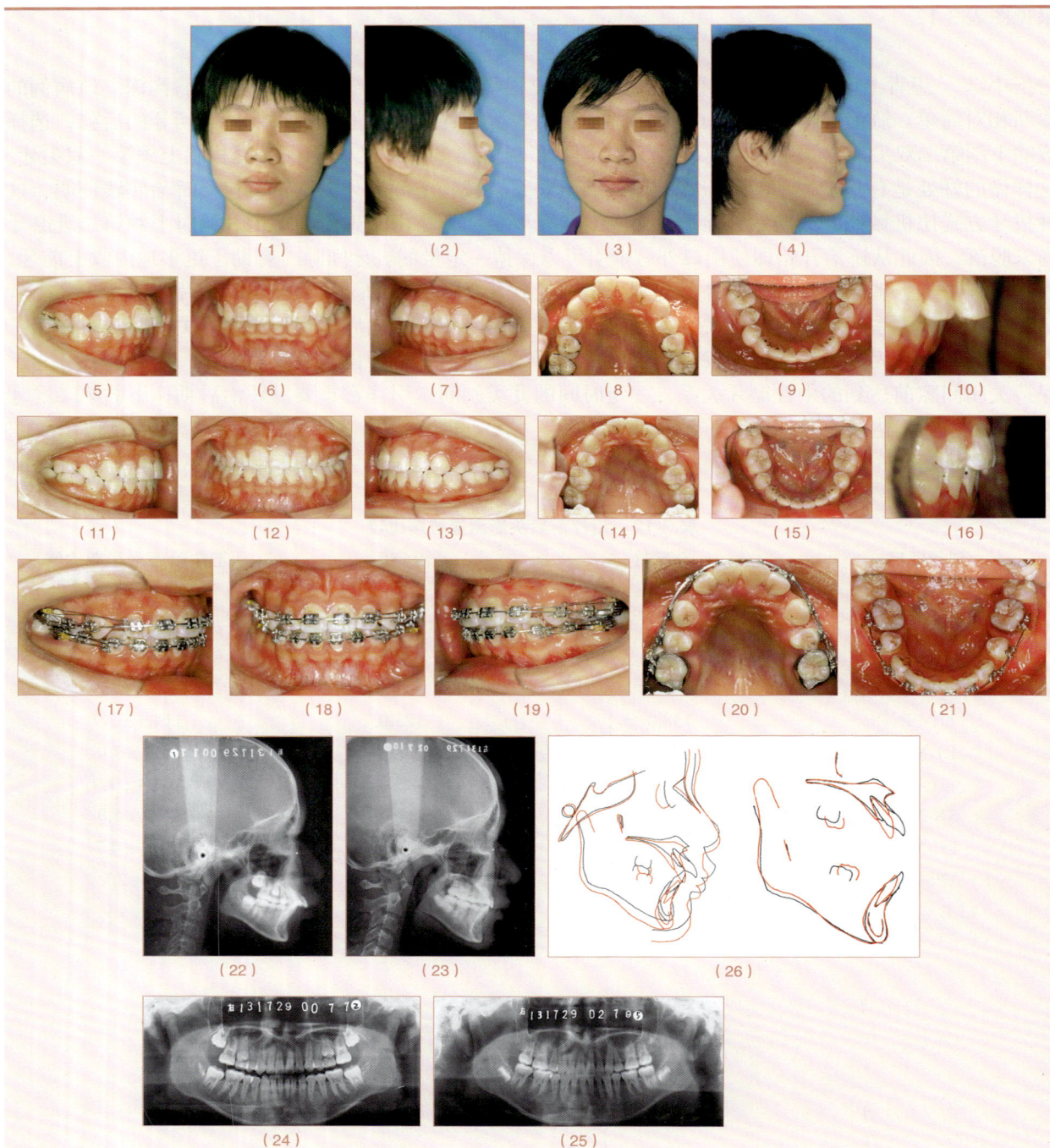

图 3-12　治疗前、中、后面殆像及 X 线片

（1）～（2）治疗前面像；（3）～（4）治疗后面像；（5）～（10）治疗前殆像；（11）～（16）治疗后殆像；（17）～（21）治疗中殆像；（22）～（26）治疗前后头颅侧位片、曲断全景片及重叠图

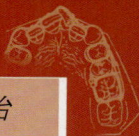

13　减数上颌第一双尖牙下颌第二双尖牙矫治深覆盖（二）

诊治医师：陈丹鹏

病 例 简 介

　　女，25 岁 8 个月，主诉上前牙前突。Ⅱ类颌骨畸形，下颌后缩；安氏Ⅱ类磨牙关系；正常下颌平面角；前牙深覆盖深覆𬌗，上下牙弓拥挤、左侧第二双尖牙正锁𬌗。减数上颌第一双尖牙、下颌第二双尖牙、4 个第三磨牙，固定矫治器矫治 2 年 6 个月。矫治后面形改善，咬合关系理想。追踪 2.5 年，结果稳定。

　　关键词：Ⅱ类 1 分类　固定矫治器　减数双尖牙

一般信息　女，25 岁 8 个月，主诉上前牙前突。

临床检查　恒牙𬌗，磨牙及尖牙关系远中尖对尖，下颌后缩。上下牙列拥挤Ⅱ°（上前牙拥挤 5 mm，下前牙拥挤 7 mm）。左侧上下第二双尖牙正锁𬌗。Spee 曲线 2 mm，前牙覆盖Ⅱ°（7 mm），覆𬌗Ⅲ°。开唇露齿，露龈笑，下颌后缩，颏肌紧张，颏唇沟不明显。牙龈红肿，牙石（＋）。开闭口运动无异常，且无弹响，双侧耳屏前无压痛。

病史及家族史　否认家族性遗传史。

X 线片检查　右下第三磨牙近中斜位阻生。头影测量表明：Ⅱ类骨型，下颌后缩；下中切牙唇倾；下切牙到 APo 及下唇到 E 线距离过大。测量值见表 3-13。

诊断
　　面型：凸面型
　　骨型：Ⅱ类
　　牙型：安氏Ⅱ类

患者存在问题
　　1. 侧貌突，开唇露齿，露龈笑，颏肌紧张。
　　2. Ⅱ类颌骨畸形。
　　3. 安氏Ⅱ类磨牙关系。
　　4. 上下牙列拥挤Ⅱ°。
　　5. 左侧上下第二双尖牙正锁𬌗。

治疗设计　拔除上第一双尖牙、下第二双尖牙及 4 个第三磨牙，直丝弓矫治技术，Nance 弓加强支抗。

矫治过程　拔牙固定矫治器治疗 2 年 6 个月；Hawley 保持器保持 1 年。结果见图表 3-13。

分析小结　本例为成人骨性Ⅱ类，磨牙安氏Ⅱ类的均角患者，侧貌为凸面型，颏部后缩，ANB 角 9°，主要为水平方向的问题。正畸治疗主要通过拔牙矫治，改变牙齿的位置，从而代偿、掩盖骨骼问题。由于下颌后缩明显，磨牙、尖牙均为远中关系，因此采用拔除上第一双尖牙、下第二双尖牙的设计。

本例的治疗要点是充分利用上颌拔牙间隙，尽可能内收上前牙，减小覆盖使侧貌改善。故上颌排齐时用 Nance 弓加强支抗，防止上磨牙前移。该病例覆𬌗深，内收上前牙过程中必须先打开咬合，用上前牙平面导板，促进下后牙的萌长，从而矫治深覆𬌗。并配合 II 类牵引，调整磨牙关系。最后用多曲方丝弓矫治技术作精细调整，使咬合更为紧密。

从治疗前、后头影测量数据来看，患者骨骼不调未发生改变，但是通过内收上前牙，唇倾了下前牙使侧貌得到了改善，掩饰了骨骼的不调。

表 3-13　治疗前后头影测量数据比较

测量项目	治疗前	治疗后	正常𬌗恒牙期均值
SNA	84.0	84.0	82.8 ± 4.0
SNB	75.0*	75.0*	80.1 ± 3.9
ANB	9.0**	9.0**	2.7 ± 2.0
Wits（mm）	7.0**	2.0*	− 1.5 ± 2.1
U1-PP	116.0	101.0*	114.1 ± 3.9
L1-MP	106.0*	105.0*	96.5 ± 7.1
U1-L1	112.0*	123.0	125.4 ± 7.9
SN-MP	36.0	38.0	34.4 ± 5.0
FH-MP	27.0	28.0	27.2 ± 4.7
L1-APo（mm）	8.0*	5.0	4.9 ± 2.1
Li-E（mm）	7.0**	3.0*	0.6 ± 1.9

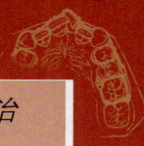

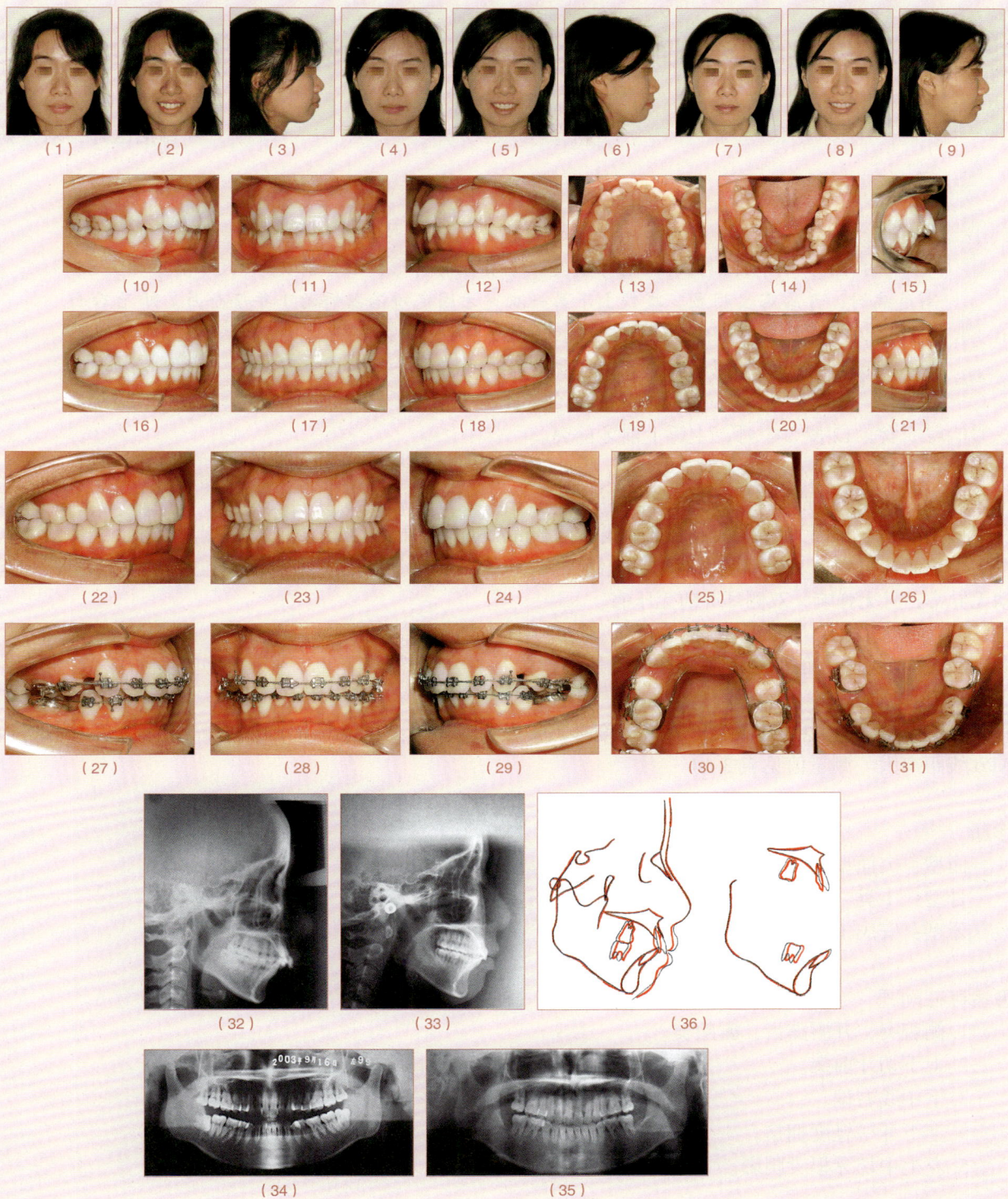

图3-13 治疗前、中、后面𬌗像及X线片

（1）～（3）治疗前面像；（4）～（6）治疗后面像；（7）～（9）2.5年随访面像；（10）～（15）治疗前𬌗像；（16）～（21）治疗后𬌗像；（22）～（26）2.5年随访𬌗像；（27）～（31）治疗中𬌗像；（32）～（36）治疗前后头颅侧位片、曲面断层片及重叠图

⑭ 减数上下颌第一双尖牙 J 钩改善龈笑矫治深覆盖随访 2.5 年

诊治医师：刘　妍

病例简介

女，12 岁 7 个月，主诉上前牙前突。Ⅰ类颌骨畸形，上颌前突；安氏Ⅰ类磨牙关系；高角病例；开唇露齿明显。减数上下第一双尖牙固定矫治器矫治 1 年 7 个月。矫治后面型改善，无开唇露齿，咬合关系理想。追踪 2.5 年，疗效较满意。

关键词： Ⅰ类上颌前突　直丝弓矫治器　减数第一双尖牙　露龈笑　J 钩

一般信息　女，12 岁 7 个月，主诉上前牙前突。

临床检查　磨牙中性关系，右侧尖牙远中关系，左侧尖牙中性关系，上牙弓前突，开唇露齿明显。上牙弓拥挤 1 mm，下牙弓拥挤 2 mm；下中线右偏 1 mm。Spee 曲线 4 mm，前牙覆盖Ⅰ°5 mm，覆𬌗Ⅱ°。左上中切牙牙冠变色。面部基本对称，上颌前突，下颌后缩，尤其颏部发育不良，开唇露齿。开闭口运动无异常，且无弹响，双侧耳屏前无压痛。

病史及家族史　3 年前两个上颌中切牙受外伤，右上中切牙牙本质折断，左上中切牙冠折露髓。

X 线片检查　左上中切牙根尖区有低密度影。头影测量表明：高角，上下中切牙交角大，下中切牙到 APo 线距离大。测量值见表 3-14。

诊断

面型：突面型
骨型：Ⅰ类
牙型：安氏Ⅰ类

患者存在问题

1. 侧貌突，开唇露齿，露龈笑。
2. 上下切牙前突。
3. 下中线右偏。
4. 上下牙弓轻度拥挤。
5. 左上中切牙根尖阴影。

治疗设计　左上中切牙完善根管治疗。拔除上下第一双尖牙，直丝弓固定矫治技术；口外弓增加支抗，J 钩垂直向控制上颌前部齿槽骨高度。

矫治过程　固定矫治器治疗 1 年 7 个月；Hawley 保持器。结果见图表 3-14。

分析小结　患者治疗前以牙齿前突作为主诉。头影测量显示上下颌骨间关系处于Ⅰ、Ⅱ类的临界边缘，

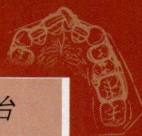

且垂直向高角，前部齿槽骨发育过度，颏部后缩，上牙前突。因此，该患者治疗重点应放在从矢状向改善突度，同时控制前后垂直向发育，使下颌骨产生相应逆时针旋转，改善上下颌骨间偏Ⅱ类的关系，改善露龈笑。

为改善前突问题，矫治采用拔除 4 个第一双尖牙，用直丝弓矫治器。由于患者正处于生长发育高峰期，应早期开始控制颌骨发育。在治疗开始 4 个月后戴用口外弓高位牵引，增强矢状向支抗的同时有利于控制垂直向发育，从而有利于下颌前旋转。关闭间隙采用镍钛拉簧，并在上颌中切牙与侧切牙之间焊牵引钩，使用 J 钩高位牵引，抑制前部齿槽骨发育。

对于外伤冠折的左上中切牙，由于治疗前存在根尖病变，必须完善根管治疗后并待根尖病变恢复、阴影消失后才能进行正畸加力，并且在整个矫治过程中均采用轻力，需密切观察是否出现牙根吸收。

矫治后患者面型改善明显，唇部突度基本正常，无开唇露齿。头影测量显示，不仅上下前牙内收明显，而且垂直向下颌平面角减小，ANB 减小至 2.39°，说明良好的垂直向控制不仅改善了露龈问题，还进一步加快了矢状向关系的矫正。

进入保持阶段后，患者戴用常规 Hawley 保持器，且戴用时间不足 2 年。治疗后 2.5 年复诊时，牙殆关系基本保持，但是软组织侧貌稍有变突，不及治疗刚结束时。分析头影测量结果，可以看出 ANB 增大，上下前牙唇倾回复。因此，对该患者而言，仍有少许生长潜力，在保持器选择上应特殊考虑，采用活动保持器配合口外弓，继续控制颌骨及前牙的倾斜度，使治疗效果更确保稳定。

表 3-14　治疗前、中、后及治疗后 2.5 年头影测量数据比较

测量项目	治疗前	治疗后	治疗后 2.5 年	正常殆恒牙早期均值
SNA	84.29	82.20	83.06	82.8 ± 4.0
SNB	79.62	79.81	79.42	80.1 ± 3.9
ANB	4.67	2.39	3.64	2.7 ± 2.0
Wits（mm）	0.43	− 2.34	0.35	− 1.3 ± 2.9
U1-PP	117.05	100.12[*]	105.30[*]	114.1 ± 3.9
L1-MP	93.42	84.29[**]	92.15	92.6 ± 7.0
U1-L1	111.19[*]	142.77[**]	128.07	125.4 ± 7.9
SN-MP	39.53[*]	38.40	38.54	34.4 ± 5.0
FH-MP	32.54[*]	30.86	30.99	27.2 ± 4.7
L1-APo（mm）	7.13[*]	1.81	4.69	4.9 ± 2.1

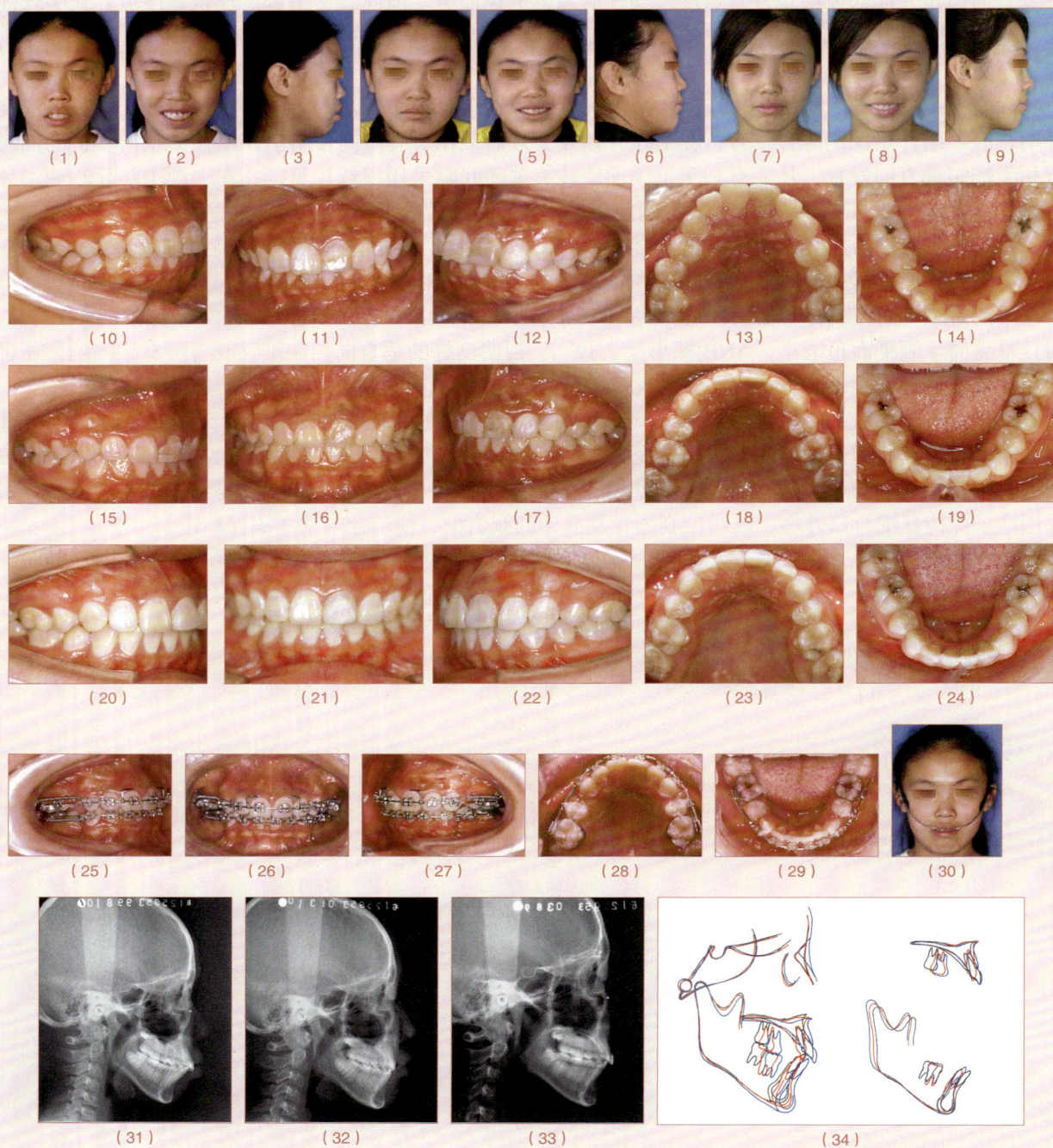

图 3-14　治疗前、中、后面𬌗像及 X 线片

（1）~（3）治疗前面像；（4）~（6）治疗后面像；（7）~（9）2.5年随访面像；（10）~（14）治疗前𬌗像；（15）~（19）治疗后𬌗像；（20）~（24）2.5年随访𬌗像；（25）~（29）治疗中𬌗像；（30）治疗中戴J钩情况；（31）~（34）治疗前后及2.5年随访的头颅侧位片及重叠图

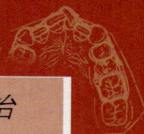

15 上颌非对称减数下颌减数第二双尖牙矫治深覆盖

诊治医师：刘月华

病 例 简 介

女，21 岁 2 个月，主诉上门牙突，门牙变色。Ⅱ类颌骨畸形，上颌前突；安氏Ⅱ类磨牙关系；高角。减数左侧上颌侧切牙、右侧上颌第一双尖牙、两侧下颌第二双尖牙、两侧上颌第三磨牙及右侧下颌第三磨牙。固定矫治器矫治 2 年 1 个月。矫治后侧面形改善，咬合关系理想。

关键词：Angle Ⅱ^1 类　拔牙矫治　前牙美观

一般信息　女，21 岁 2 个月，主诉上门牙前突。

临床检查　磨牙远中尖对尖关系，上牙弓前突，上颌左侧侧切牙牙体呈灰黑色。上牙弓拥挤 2.0 mm，下牙弓拥挤 2.5 mm。Spee 曲线 2.5 mm，前牙覆盖 Ⅱ°，覆𬌗 Ⅱ°。口腔卫生佳。开闭口运动无异常，无弹响，双侧耳屏前无压痛。

病史及家族史　曾有前牙外伤史，接受根管治疗，家族中无类似情况。

X 线片检查　左侧上颌侧切牙牙根吸收，右侧下颌第三磨牙近中低位水平阻生。头影测量表明：高角，上下中切牙唇倾，上下唇到 E 线距离过大，测量值见表 3-15。

诊断
面型：凸面型，均角
骨型：Ⅱ类
牙型：安氏Ⅱ类 1 分类

患者存在问题
1. 侧貌突，开唇露齿。
2. 骨型Ⅱ类，高角。
3. 安氏Ⅱ类磨牙关系。
4. 前牙深覆𬌗深覆盖。
5. 下切牙唇倾，上切牙轻度唇倾。
6. 上下牙弓轻度拥挤。
7. 上颌左侧侧切牙死髓牙。

治疗设计　拔除右侧上颌第一双尖牙、左上侧切牙、两侧下颌第一双尖牙及三颗第三磨牙。直丝弓固定矫治技术；患者不愿用种植钉，根据需要使用口外弓。

矫治过程　固定矫治器治疗 2 年 1 个月，改良式 Hawley 保持器保持 2 年。结果见图表 3-15。

分析小结　本例为成人上牙弓前突患者，拔除 4 颗双尖牙是最常见的方案。但是患者左上侧切牙为死髓牙且伴有牙根吸收，正畸治疗可能加重牙根吸收。同患者沟通后决定拔除右侧上颌第一双尖牙、左上侧切牙及两侧下颌第二双尖牙。矫治的要点是：①牙弓中线的维持。为维持上牙弓中线，关闭拔牙间隙时采用了关闭曲法，左侧曲的近中转折处紧靠左侧中切牙托槽的远中。②上颌强支抗的实现，此例采用了口外弓头帽，治疗中应用 II 类颌间牵引，患者配合良好，保证了治疗效果。③前牙内收时转矩的控制，选择适宜尺寸的弓丝，必要时通过关闭曲调整弓丝刚度，且上颌切牙区增加额外的冠唇向转矩。

　　治疗时应注意左上尖牙托槽的粘结，因为其替代了侧切牙，可以将托槽𬌗向倒转粘结，或者用右下尖牙的托槽。对于此类不对称拔牙病例，治疗中如出现左侧上颌尖牙和前磨牙同对颌牙的咬合干扰，或可适量压低该双尖牙，修复延长颊尖。

表 3-15　治疗前、中、后及治疗后 4 年头影测量数据比较

测量项目	治疗前	治疗后	正常𬌗恒牙期均值
SNA	83.0	82.5	82.8 ± 4.0
SNB	80.0	77.9	80.1 ± 3.9
ANB	3.0	3.5	2.7 ± 2.0
Wits（mm）	5.5*	− 1.2	− 1.2 ± 2.5
U1-PP	117.0*	109.0	114.1 ± 3.9
L1-MP	110.2**	96.0	92.6 ± 7.0
U1-L1	108.0**	117.0	125.4 ± 7.9
SN-MP	41.0*	40.0*	34.4 ± 5.0
FH-MP	34.0*	33.5*	27.2 ± 4.7
UL-E（mm）	1.5*	0.2	− 1.4 ± 1.9
LL-E（mm）	5.0*	− 0.5	0.6 ± 1.9

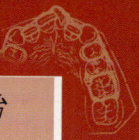

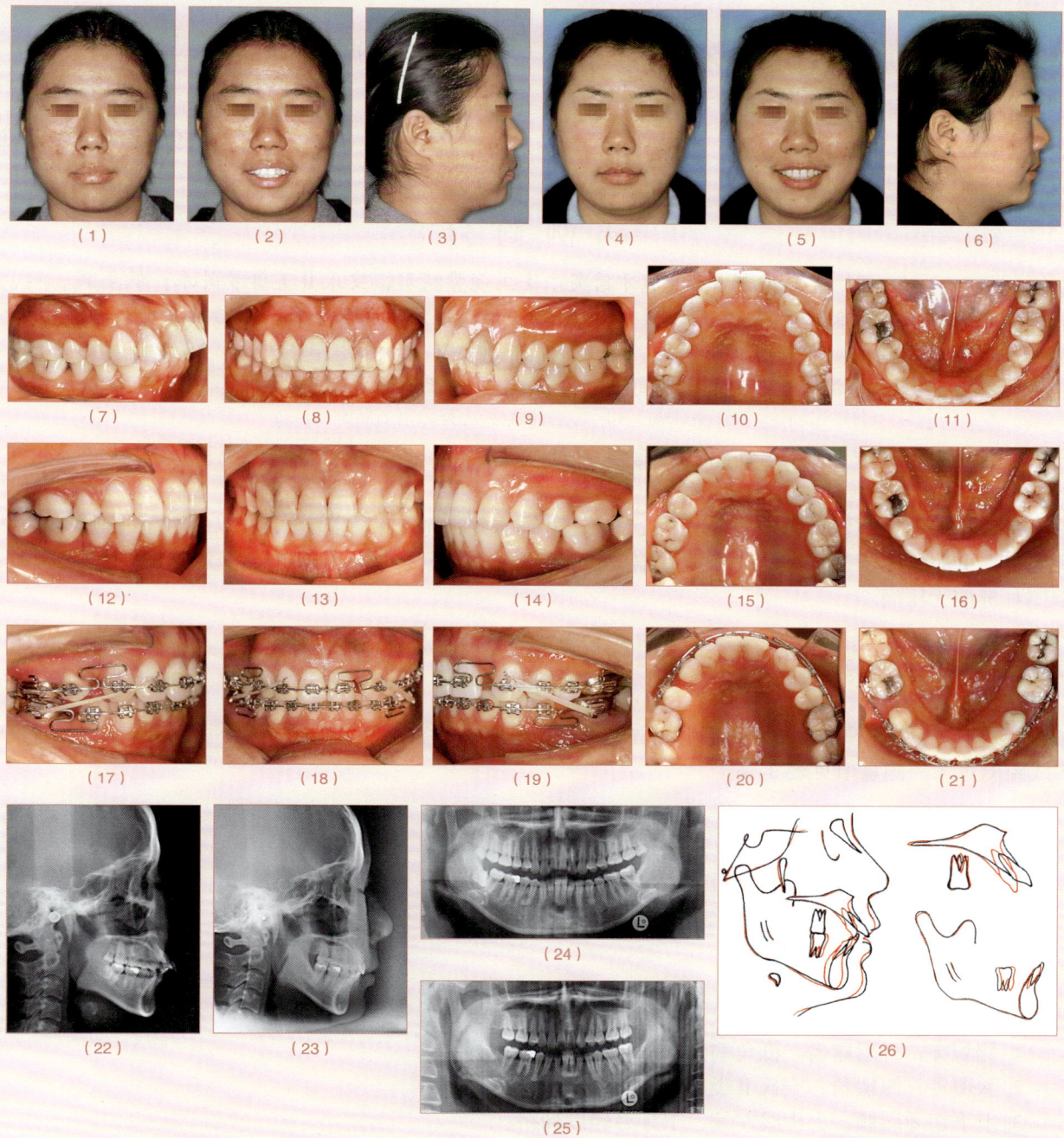

图 3-15 治疗前、中、后面𬌗像及 X 线片

（1）～（3）治疗前面像；（4）～（6）治疗后面像；（7）～（11）治疗前𬌗像；（12）～（16）治疗后𬌗像；（17）～（21）治疗中𬌗像；（22）～（26）治疗前后头颅侧位片、曲面断层片及重叠图

16 不规则减数矫治深覆盖

诊治医师：罗卫红

病 例 简 介

女，23 岁 2 个月，主诉前牙前突。Ⅰ类颌骨畸形，安氏Ⅱ类磨牙关系；低角病例；减数上颌侧切牙及一个下中切牙，固定矫治器矫治 1 年 8 个月。矫治后面型改善，咬合关系理想。

关键词：深覆盖　安氏Ⅱ[1]类　减数侧切牙　减数下切牙

一般信息　女，23 岁 2 个月，主诉前牙前突。

临床表现及检查　磨牙、切牙关系远中尖对尖，上颌前突，前牙深覆盖 7 mm，双侧切牙过小，右侧钙化不良；下前牙拥挤 3.5 mm，上中线左偏 2.0 mm，Spee 曲线 2.5 mm。开闭口运动无异常，且无弹响，双侧耳屏前无压痛。

病史及家族史　无特殊。

X 线片检查　双侧下颌近中埋藏阻生牙。头影测量表明：Ⅱ类骨型，低角，上下中切牙唇倾；下唇到 E 线距离过大。测量值见表 3-16。

诊断

面型：突面型

骨型：安氏Ⅱ类

牙型：安氏Ⅱ类 1 分类

患者存在问题

1. 侧貌突，开唇露齿。低角病例。
2. 深覆盖，深覆𬌗，安氏Ⅱ类磨牙关系。
3. 上下切牙唇倾；上中线左偏，下牙弓轻度拥挤。
4. 上颌侧切牙畸形。

治疗设计　减数上颌侧切牙及左下中切牙；择期减数上下第三磨牙，磨牙关系结束时为完全远中。直丝弓固定矫治技术。

矫治过程　减数固定矫治器治疗 1 年 8 个月：0.014 英寸、0.018 英寸镍钛圆丝，0.019 英寸 ×0.025 英寸镍钛方丝，0.019 英寸 ×0.025 英寸不锈钢方丝滑动法关间隙，减小覆盖及矫正咬合关系。上下颌 Hawley 保持器。结果见图表 3-16。

130

分析小结　本例主要为上颌稍突，覆盖Ⅰ°～Ⅱ°，上下中切牙唇倾、下颌轻度拥挤的低角牙性Ⅱ类畸形，因此常规应设计为拔除上颌两个第一双尖牙和下颌一个切牙，磨牙矫治后为完全远中的尖窝咬合关系。但是由于上颌侧切牙发育不良且过小畸形，而尖牙形态较方，因此建议患者拔除上颌两个"坏的"侧切牙，以尖牙改形代替侧切牙。矫治中上尖牙的转矩为冠唇向转矩。由于该病例为10年前病例，当年欠考虑，尖牙改形只是形似而神不似；结束时冠唇向转矩不够，倾斜度像尖牙过大。如果现在矫治则可将上尖牙托槽180°颠倒粘接，此时的转矩恰好是冠唇向转矩，而且粘接倾斜度同侧切牙，这样尖牙改形后则可做到像侧切牙一样转矩为正转矩，倾斜度也类似。

表3-16　治疗前后头影测量数据比较

测量项目	治疗前	治疗后	正常𬌗恒牙期均值
SNA	85.0	84.8	82.8 ± 4.0
SNB	81.7	81.7	80.1 ± 3.9
ANB	3.3	3.1	2.7 ± 2.0
Wits（mm）	3.0[*]	2.0	− 1.2 ± 2.5
U1-PP	125.2[**]	107.0[*]	114.1 ± 3.9
L1-MP	104.0[*]	102.2[*]	92.6 ± 7.0
U1-L1	104.0[**]	124.0	125.4 ± 7.9
SN-MP	27.0[*]	28.0[*]	34.4 ± 5.0
FH-MP	23.7	25.0	27.2 ± 4.7
L1-APo（mm）	7.0[*]	4.5	4.9 ± 2.1
Li-E（mm）	5.0[**]	1.6	0.6 ± 1.9

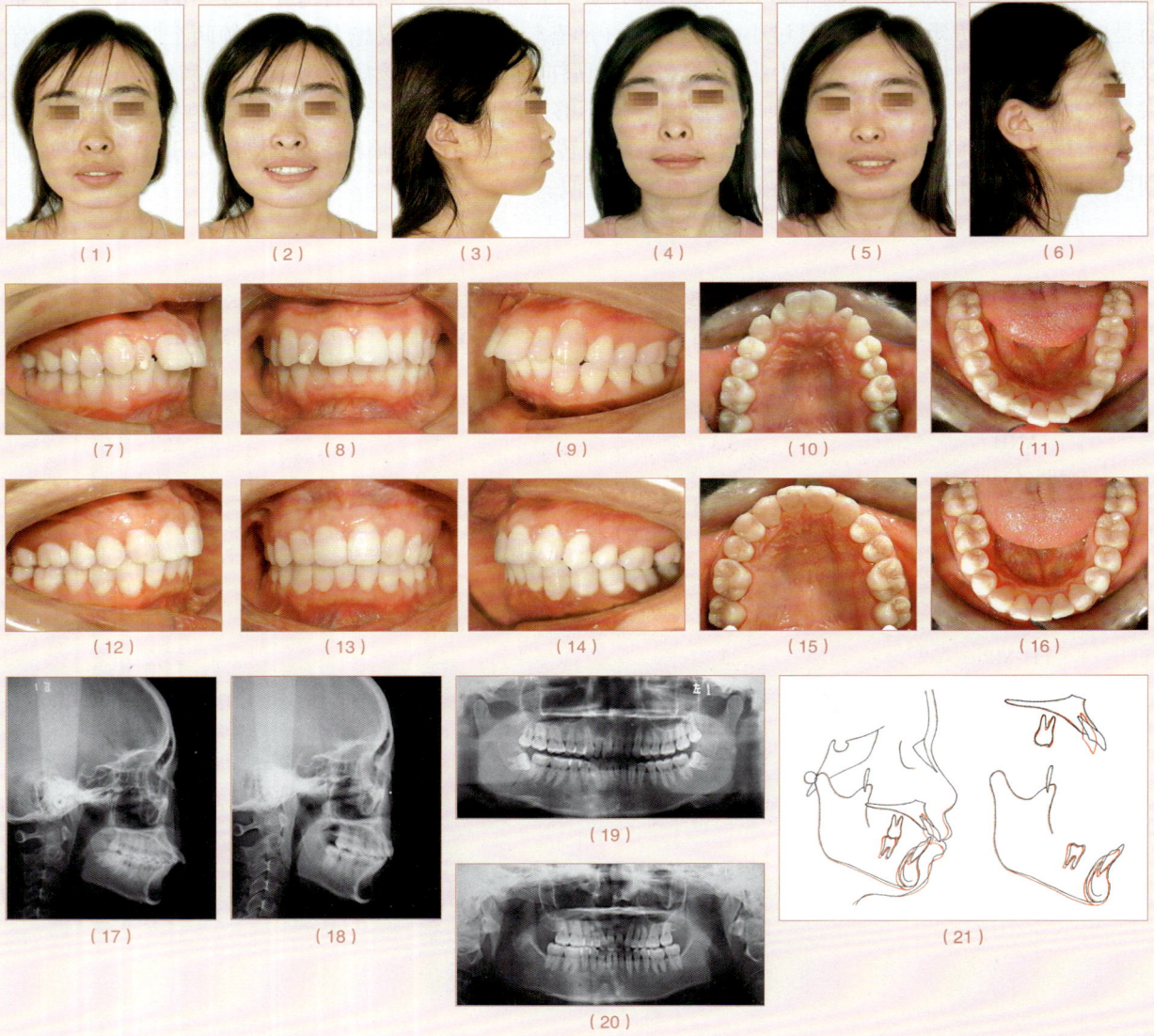

图 3-16　治疗前、中、后面𬌗像及 X 线片

（1）～（3）治疗前面像；（4）～（6）治疗后面像；（7）～（11）治疗前𬌗像；（12）～（16）治疗后𬌗像；（17）～（21）治疗前后头颅侧位片、曲面断层片及重叠图

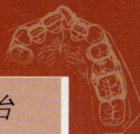

17 上颌单颌减数第一双尖牙矫治深覆盖

诊治医师：张　静　傅民魁

病 例 简 介

　　女，12 岁，主诉上牙前突。突面型，Ⅰ类颌骨畸形，垂直向骨型为低角。安氏Ⅱ类磨牙关系；前牙Ⅲ°深覆𬌗深覆盖，上下牙弓轻度拥挤。上前牙唇倾，减数上颌第一双尖牙，方丝弓技术矫治 25 个月。矫治后面型改善，磨牙成为完全远中关系，前牙覆𬌗覆盖正常。

　　关键词：安氏Ⅱ类　深覆𬌗　深覆盖　方丝弓技术　减数第一双尖牙

一般信息　　女，12 岁，主诉上牙前突。

临床检查　　磨牙关系远中，前牙Ⅲ°深覆𬌗，下切牙咬至上腭部，Ⅲ°深覆盖，14 mm，上下牙弓轻度拥挤。突面型，下颌后缩；面部基本对称，开唇露齿，覆盖下唇，面下 1/3 短。

病史及家族史　　无特殊疾病史。患者母亲有类似牙面畸形。

X 线片检查　　左上第三磨牙未见。拇指内收籽骨可见。头影测量表明：Ⅰ类骨型，低角，下切牙唇倾，Z 角大，软组织侧貌突。测量值见表 3-17。

诊断
　　面型：突面型
　　骨型：矢状向：Ⅰ类，垂直向：低角
　　牙性：安氏Ⅱ类 1 分类

患者存在的问题
　　1. 侧貌突，下颌后缩，面下 1/3 短。
　　2. 上切牙唇倾，Ⅲ°深覆盖。
　　3. Ⅲ°深覆𬌗，垂直向骨骼型为低角。
　　4. 有遗传倾向，生长潜力不大。

治疗设计　　减数上颌第一双尖牙，方丝弓固定矫治技术。平面导板辅助打开咬合。必要时使用低位口外牵引（口外弓＋颈带）。磨牙成为完全远中关系。

矫治过程　　固定矫治器及平面导板戴用 3 个月后，深覆𬌗及面型就得到明显改善。在 0.018 英寸不锈钢圆丝上拉尖牙向远中。13 个月后，上颌使用 0.019 英寸 × 0.025 英寸不锈钢方丝附 T 形关闭曲关闭剩余间隙。总疗程 25 个月，矫治后面型有明显改善，前牙覆𬌗覆盖正常，后牙完全远中关系，换用 Hawley 保持器保持。矫治结果见图 3-17。

分析小结　本例为严重的上前牙唇倾低角患者，但矢状向骨骼型为Ⅰ类。母亲有类似畸形，其拇指内收籽骨已出现，生长潜力不大，故拔除上颌第一双尖牙能肯定、有效地内收上前牙，解决深覆盖。备选的治疗方案有：推磨牙向后和功能矫治器，促进下颌向前生长或调位。但治疗的成功与否，很大程度依赖患者的配合或对治疗的反应。回顾患者的整个治疗过程，经常出现矫治附件脱落和未如约复诊的情况，原计划戴用口外弓并整体内收6个上前牙，但因患者不能按要求有效戴用口外弓而作罢，只能单独拉尖牙向后。这些都造成了疗程的延长。幸运的是，患者对平面导板的反应很好，咬合迅速、有效地打开，不仅解决了垂直向的问题，完全远中的磨牙关系也有所改善，减轻了对上颌支抗的要求。所以，平面导板的使用是治疗成功的关键。表3-17中数据可见矫治后上前牙唇倾度减小，侧貌改善。下前牙唇倾度增加，相对于对低角患者可以接受，有利于稳定。

表 3-17　Tweed 头颅侧位 X 线片测量分析

	治疗前	治疗后	保持 2 年后	正常𬌗均值
FMIA	46	65	63	54.9 ± 6.1
IMPA	105	86	88	93.9 ± 6.2
FMA	30	30	29	31.3 ± 5.0
SNA	83	82	83	82.8 ± 4.0
SNB	79	80	79	80.1 ± 3.9
ANB	4	3	4	2.7 ± 2.0
Wits（mm）	− 1	2	0	− 1.2 ± 2.5
OP-Frankfort	12	7	9	12.4 ± 4.4
Z	55	65	62	76.00 ± 1.50

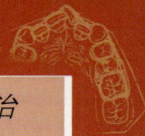

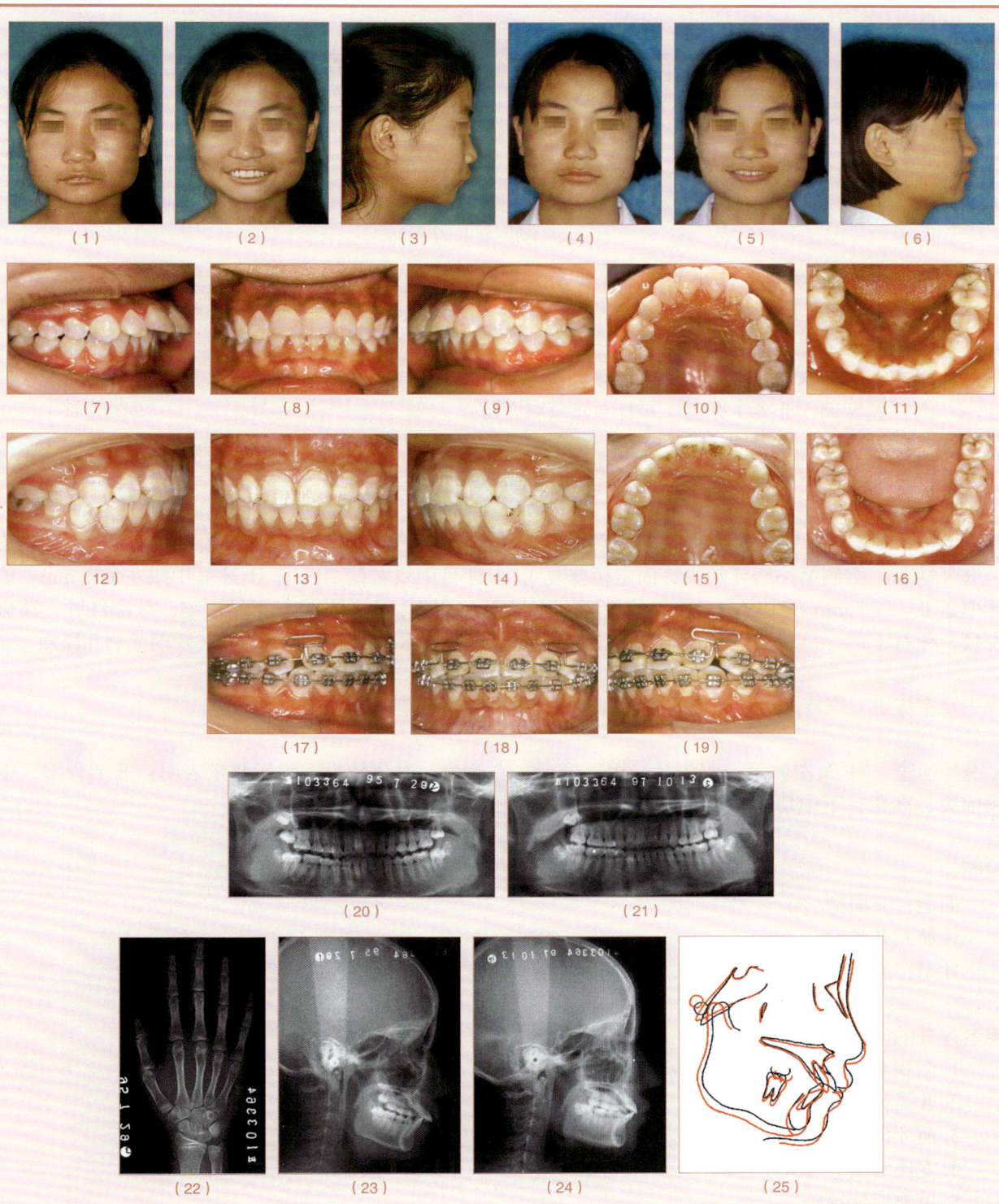

图3-17 治疗前、中、后的面𬌗像及X线片

（1）～（3）治疗前面像；（4）～（6）治疗后面像；（7）～（11）治疗前𬌗像；（12）～（16）治疗后𬌗像；（17）～（19）治疗中𬌗像；（20）～（25）治疗前的左手正位X线片，治疗前后的头颅侧位片、曲面断层片及重叠图

18 正颌－正畸联合治疗上颌前突高角骨性深覆盖

诊治医师：贾培增

病 例 简 介

女，34岁4个月，主诉要求提高右侧咀嚼能力，Ⅱ类颌骨畸形，上颌前突，下颌后缩；安氏Ⅱ类磨牙、尖牙关系；高角病例；前牙深覆𬌗深覆盖，上下牙弓拥挤。正畸—正颌联合治疗，减数上颌双侧第一双尖牙，下颌右侧第一双尖牙；上颌 Le Fort Ⅰ 型截骨术，下颌双侧升支矢状劈开截骨术，下颌前部根尖下截骨术，颏成形术。

关键词：Ⅱ类1分类 正畸—正颌联合治疗

一般信息 女，34岁4个月，主诉要求提高右侧咀嚼能力。

临床检查 双侧磨牙完全远中关系，上牙列拥挤7 mm，下牙列间隙14 mm（下颌左侧第一双尖牙、第一磨牙缺失，右侧第一磨牙缺失，固定桥修复），上牙弓中线右偏2 mm，下牙弓中线左偏1 mm。前牙覆盖Ⅱ°（7 mm），覆𬌗Ⅰ°，右侧后牙锁𬌗。开唇露齿，上颌前突，下颌后缩。牙龈红肿，菌斑少量，牙石（＋～＋＋）。开口型偏斜，双侧髁状突运动不对称，双侧颞下颌关节未发现弹响和压痛。

病史及家族史 家族无类似畸形。

X线片检查 下颌左侧第一双尖牙、第一磨牙，右侧第一磨牙缺失。头影测量表明：Ⅱ类骨型，上颌前突，高角；下中切牙唇倾。测量值见表3-18。

诊断
  面型：突面型
  骨骼：Ⅱ类
  牙型：安氏Ⅱ类1分类

患者存在的问题
  1. 侧貌突，下颌后缩，开唇露齿。
  2. Ⅱ类骨骼型，高角。
  3. 前牙深覆𬌗、深覆盖。
  4. 安氏Ⅱ类磨牙关系。
  5. 单侧后牙锁𬌗。
  6. 上下牙弓中线偏斜，上牙弓拥挤，下牙弓间隙。

治疗设计
  1. 牙周基础治疗。
  2. 正畸—正颌联合治疗。
  3. 术前正畸，减数上颌第一双尖牙，下颌右侧第一双尖牙，拆除固定桥，配合使用𬌗垫解除后牙反𬌗。

4. 正颌外科手术（上颌 Le Fort Ⅰ型截骨术，下颌双侧升支矢状劈开截骨术，下颌前部根尖下截骨术，颏成形术）。

5. 术后正畸，精细调整。

矫治过程 术前正畸 16 个月，术后正畸 12 个月，总疗程 30 个月。上下颌 Hawley 保持器保持。结果见图表 3-18。

分析小结 本例为骨性Ⅱ类错𬌗患者，以提高右侧咀嚼功能，改善侧貌为主诉。患者这种以改善口颌系统功能，而不以改善美观为主要目的的主诉并不多见，也为我们的矫治结果，达到完美形态和良好功能相统一提出了很高的要求。

骨性Ⅱ类错𬌗选择正畸—正颌联合治疗还是单纯正畸治疗进行代偿常常令医生和患者难以定夺，需要考虑的因素很多，主要是上下颌骨在矢状方向不调的严重程度，患者的主诉要求也在很大程度上影响治疗方案。本例患者希望改善侧貌，提高咀嚼效率，由于存在比较严重的颌骨畸形，单纯的正畸治疗难以达到目的。所以选择正畸—正颌联合治疗，希望通过建立协调的上下颌骨矢状关系，使得上下颌牙齿的排列、角度都能达到正常。否则，单纯正畸治疗不可能改变前突的上颌，下前牙势必代偿性过度唇倾，为维护牙周组织远期健康带来挑战。

因为患者合并有牙龈炎、牙列缺损和不良修复体，所以正畸治疗前需要完善的前期准备，改善牙周健康状况，去除不良修复体。正颌术前正畸是排齐上下牙列，去除牙齿代偿，整平 Spee 曲线，协调牙弓间宽度（特别是尖牙间宽度），去除𬌗干扰，主要是为正颌外科手术创造条件，因此，不用非常苛求牙齿排列等细节，而且，在存在颌骨畸形的时候强调咬合的细节只能是事倍功半，只要正颌外科手术能够按照手术设计顺利进行就完成了术前正畸，牙齿咬合等精细调整则放到术后正畸中去完成。

因为骨性Ⅱ类错𬌗存在下前牙唇倾等牙齿代偿现象，所以前牙覆盖并不大。术前正畸通过竖直下前牙，会出现前牙覆盖增大，Ⅱ类骨面型更加严重的现象，需要治疗前详细告之患者。增大的前牙覆盖为后移上颌、前移下颌创造了空间。本病例治疗中，为保护下后牙支抗，保证较大的前牙覆盖，使用了Ⅲ类颌间牵引。这种方向的颌间牵引在正畸—正颌联合治疗Ⅱ类骨性错𬌗的术前正畸中非常常见，但在单纯正畸代偿治疗中却不会见到。

治疗结束后的头影测量显示，牙齿和骨骼的各项测量几乎全部达到了正常范围，ANB 更是减小了 3°，这是单纯正畸代偿治疗不能达到的。因此，要承认正畸治疗的局限性，对于比较严重的骨骼畸形，应将正颌手术治疗告之患者，由患者决定，而不要将正畸治疗的范围任意扩大。

表 3-18 治疗前后头影测量数据比较

测量项目	治疗前	治疗后	正常𬌗值均值 ± 标准差
SNA	87.25*	84.79	82 ± 84.0
SNB	79.56	80.15	80.1 ± 3.9
ANB	7.70**	4.64	2.7 ± 2.0
U1-NA（mm）	7.75	2.89	3.5 ± 6.5
U1-NA	23.96	17.09*	22.8 ± 5.7
L1-NB（mm）	15.49	8.75	6.7 ± 2.1
L1-NB	40.93*	31.02	30.5 ± 5.8
U1-L1	107.51**	126.9	124.2 ± 8.2
UI-SN	111.21	101.82	105.7 ± 6.3
MP-SN	48.66**	48.28**	32.5 ± 5.2
MP-FH	40.62**	40.81**	31.1 ± 5.6
L1-MP	92.62	82.99*	93.9 ± 6.2

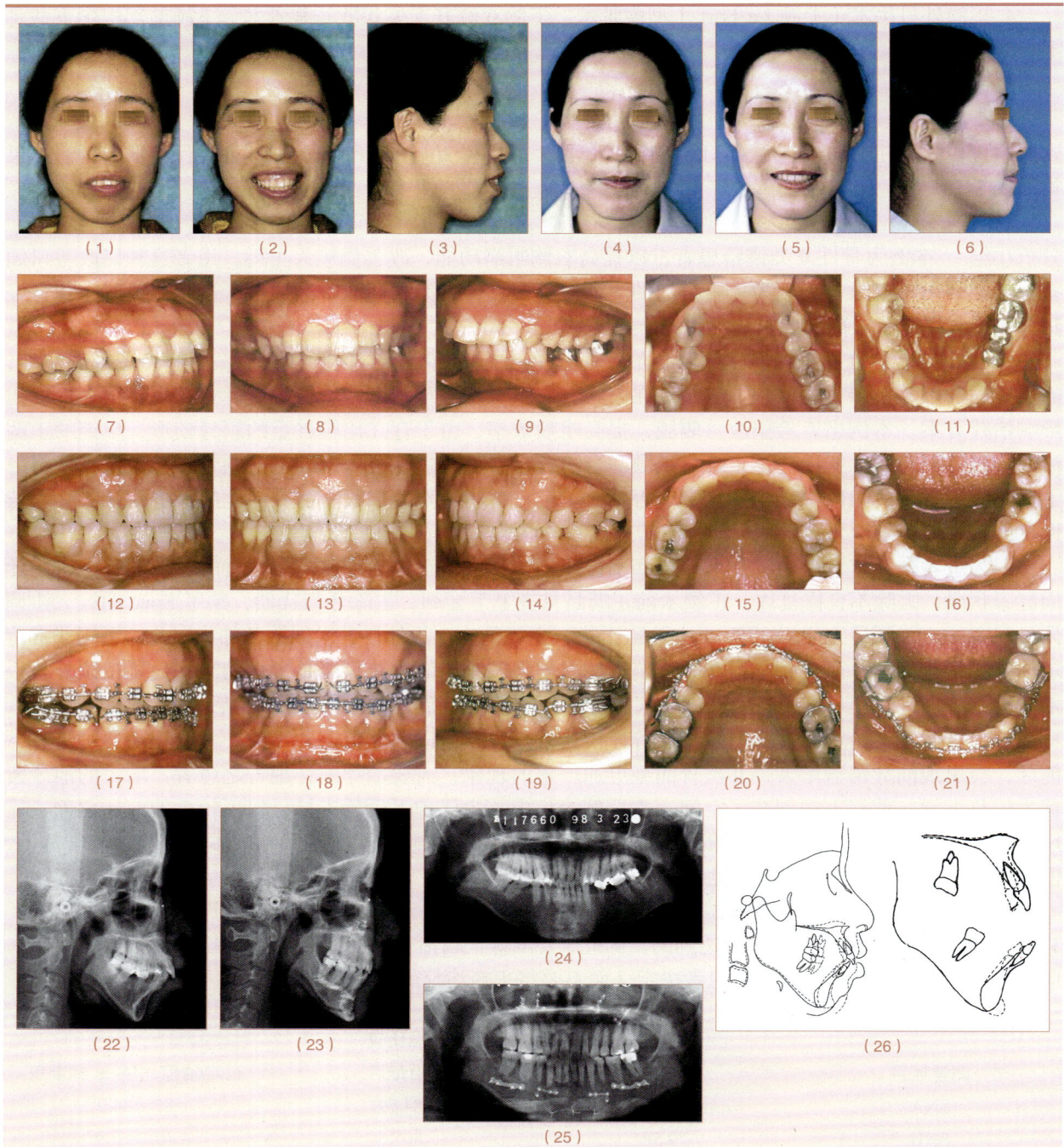

图 3-18　正颌-正畸联合治疗前、中、后面𬌗像及 X 线片

（1）～（3）治疗前面像；（4）～（6）治疗后面像；（7）～（11）治疗前𬌗像；（12）～（16）治疗后𬌗像；（17）～（21）治疗中术后𬌗像；（22）～（26）治疗前后头颅侧位片、曲面断层片及重叠图

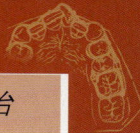

点　评

傅民魁

　　本章中有三例使用头帽口外力—肌激动器非减数矫治前牙深覆盖。其共同特点是下颌后缩，上颌或上牙弓前突。矫治器使用开始时间分别是 10 岁，11 岁 6 个月和 12 岁 6 个月。头帽口外力—肌激动器的矫治机制是戴用矫治器时使后缩的下颌前移位，矫治器前部与上前牙切缘密贴，利用头帽矫形力牵引上颌往后，同时下颌位置前移稳定。使用头帽—肌激动器矫治必须在儿童生长发育期才能取得有效成果。同时绝大多数病例需要作二期固定矫治器治疗。

第4章

反殆的矫治

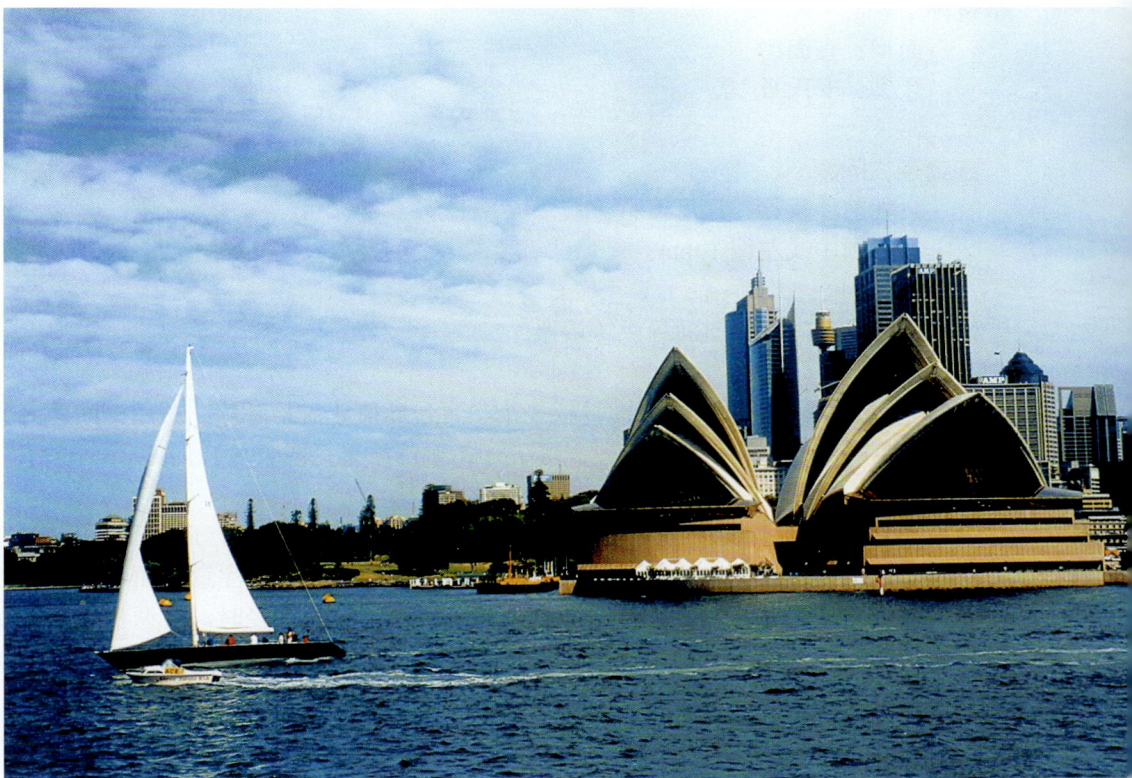

傅民魁 摄

① 下颌联冠斜面导板矫治乳前牙反殆

诊治医师：傅民魁　陈淑玲

病 例 简 介

　　女，5 岁，主诉前牙反殆，下颌前突及面中部凹陷。下前牙联冠斜面导板矫治，3个半月矫治完成，反殆解除。

　　关键词：乳前牙反殆　联冠斜面导板

一般信息　女，5 岁，乳前牙反殆。

临床检查　多数乳前牙反殆，右侧第二乳磨牙为近中关系，左侧为中性关系，反覆殆深。下颌中线左偏 1 mm。面部为直面型，畸形不明显。下颌乳尖牙磨耗不足。

病史及家族史　家族无类似畸形。

诊断

　　面型：直面型

　　牙型：安氏 III^s 类

患者存在问题

　　1. 乳前牙反殆，深反覆殆。

　　2. 下颌中线左偏 1 mm。

治疗设计　下颌联冠斜面导板矫治器。

矫治过程　戴用下颌联冠斜面导板 3 个半月，乳前牙反殆解除。戴用期间随着乳前牙唇倾，调磨斜面导板斜度。导板去除后，调磨过高乳尖牙。矫治结果见图表 4-1。

分析小结　下颌联冠斜面导板是矫正前牙反殆的一种矫治器，适用于骨面型畸形不严重，反覆殆深，反覆盖浅的前牙反殆。本例乳牙反殆是其适应证。矫治中要注意斜面导板斜度，斜度过大使反殆牙受力过大；太平则使反殆牙压低。随着乳切牙唇移，反殆减轻时，要调整导板斜度。粘着斜面导板矫治器常使用氧化锌粘接剂，而慎用水门汀粘接剂，因需考虑取下导板时用力过大会损伤牙齿和牙龈。为防止矫治器脱落对儿童造成危害，可在导板角上钻一小孔，用线穿出后连在儿童衣服纽扣上。

表 4-1　治疗前后软组织侧貌比较

测量项目	治疗前	治疗后	正常殆均值
Ns-Sn-Pos	175.7	170.4	164.6 ± 4.2
Cm-Sn-UL	105.5	103.4	97.1 ± 10.7

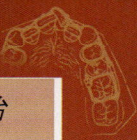

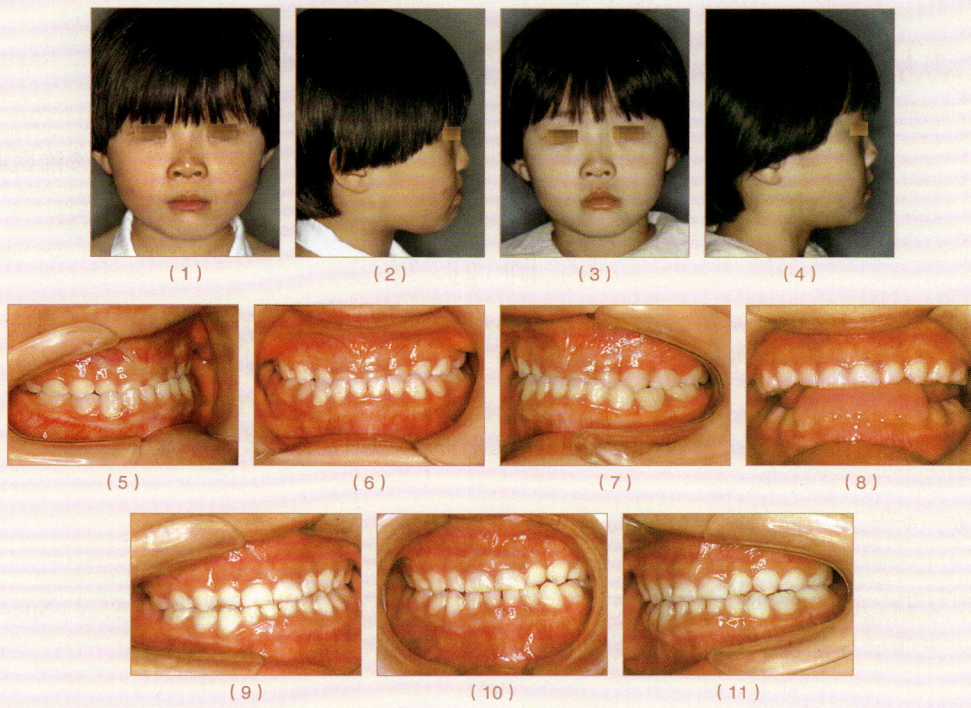

图 4-1 治疗前后面𬌗像

（1）～（2）治疗前面像；（3）～（4）治疗后面像；（5）～（7）治疗前𬌗像；（8）戴用矫治器𬌗像；（9）～（11）治疗后𬌗像

② 活动基托式前方牵引器矫治乳牙期前牙反𬌗

诊治医师：贾绮林

病 例 简 介

女，5 岁，主诉前牙反𬌗。患者Ⅲ类骨骼型，下颌前突，上颌后缩不明显，Ⅲ类骨面型。非拔牙活动矫治器配合前方牵引治疗。疗程 8 个月。矫治后面型改善，乳磨牙中性关系，前牙覆𬌗、覆盖正常。

关键词： 乳牙期　骨性Ⅲ类错𬌗　非拔牙矫治　活动矫治器前方牵引

一般信息　女，5 岁，主诉前牙反𬌗，要求矫正。

临床检查　乳牙𬌗，安氏Ⅲ类错𬌗，前牙反𬌗，反覆盖 2 mm。下颌前突，上颌后缩不明显。Spee 曲线正常。开闭口运动未见明显异常及弹响，双侧关节区无压痛。

病史及家族史　否认类似病史。

X 线片检查　未见埋伏阻生牙，牙胚发育正常，无缺失，头影测量表明：Ⅲ类骨型，高角，上下中切牙舌倾。测量数值见表 4-2。

诊断
　　面型：下颌前突
　　骨型：Ⅲ类
　　牙型：安氏Ⅲ类

患者存在问题
　　1. 前牙反𬌗。
　　2. 下颌前突不能后退。

治疗设计　非拔牙矫治，活动矫治器配合前方牵引，观察替牙。

矫治过程　非拔牙，设计上颌活动矫治器配合前方牵引，解除前牙反𬌗，观察替牙情况以后进一步治疗。矫治结果见图 4-2。

分析小结　患者为乳牙期骨性Ⅲ类错𬌗，侧貌显示以下颌前突为主，Ⅲ类骨面型。患者主诉为矫正前牙反𬌗。此类患者如果使用传统的𬌗垫舌簧矫治器治疗，常常会出现前牙反𬌗解除后，后牙无法建𬌗，而前牙创伤。前方牵引通常应用于替牙期患者，而在乳牙期进行前方牵引的难点在于口内矫治器固位困难，该患者使用了一种设计独特的上颌可摘基托式活动矫治器，矫治器不设计卡环，基托覆盖上颌全部牙齿及牙槽骨，利用牙齿的倒凹固位；在上颌乳尖牙的唇侧基托位置设计牵引钩。复诊时检查口内矫治器口内固位情况，必要时重衬，重衬应注意不要等自凝塑料完全凝固以后再将矫治器取出，

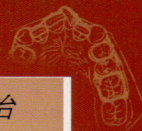

否则对于有些牙齿倒凹较大的患者，会造成矫治器取出困难。口外的前方牵引器与殆平面成大约 30°角，每侧牵引力为 250～300g，每天戴用 12～14 小时。此装置解决了乳牙期骨性Ⅲ类患者进行前方牵引的难题，患者治疗后效果良好，ANB 值增大，在正常范围，Ⅲ类骨型得到改善，前牙覆殆覆盖正常，后牙建殆，疗效好。

表 4-2　治疗前后头影测量分析

测量项目	治疗前	治疗后	正常值（替牙期）
SNA	82.4	84.5	82.3 ± 3.5
SNB	79.2	79.1	77.6 ± 2.9
ANB	3.2[*]	5.4	4.7 ± 1.4
MP-SN	42.4[*]	43.9[*]	35.8 ± 3.6
U1-SN	90.1[**]	101.9	104.8 ± 5.3
L1-MP	83.5[**]	82.3[**]	94.7 ± 5.2
U1-L1	149.0[**]	138.4[*]	122.0 ± 6.0

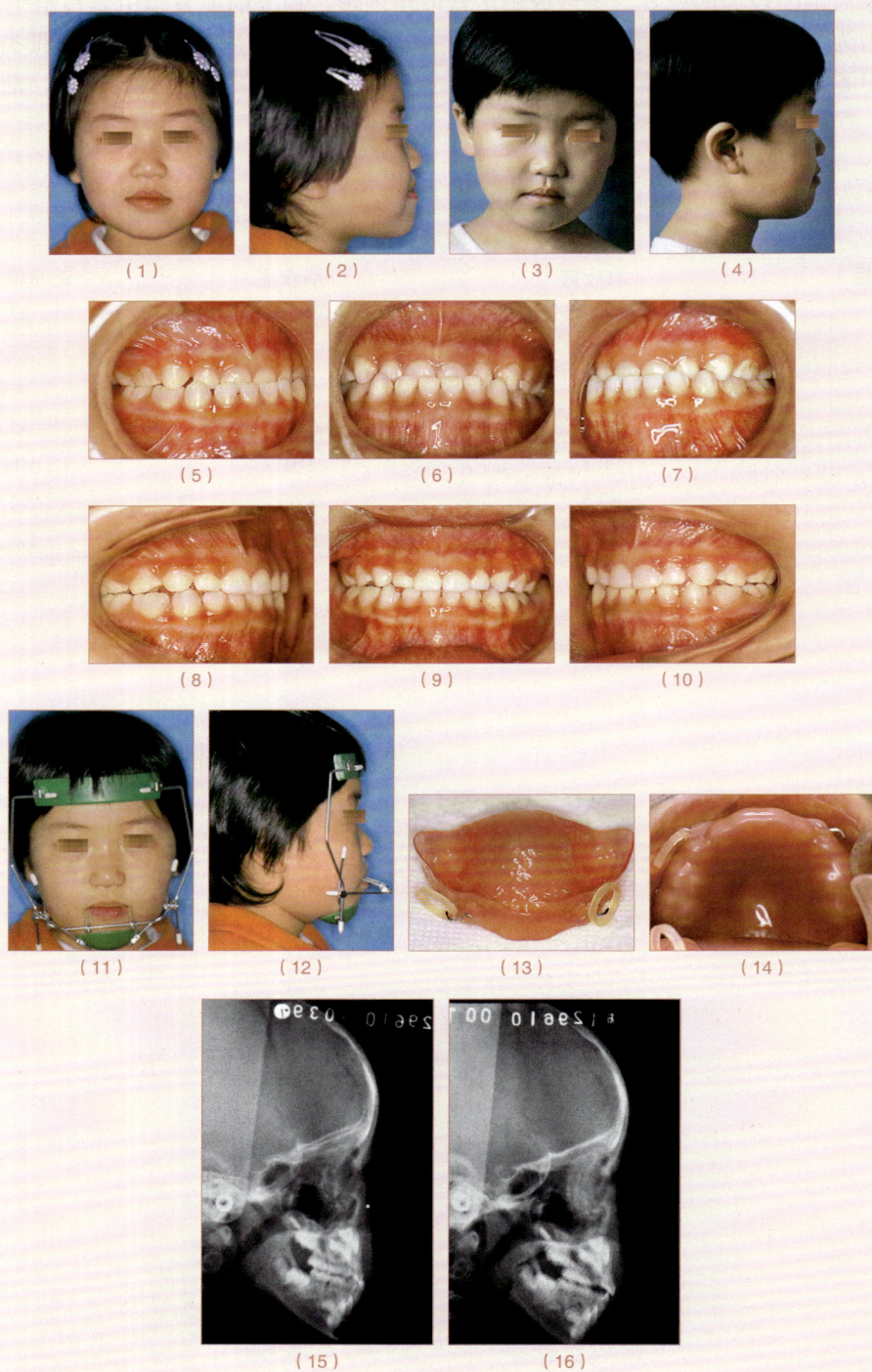

（1）　　　　　　（2）　　　　　　（3）　　　　　　（4）

（5）　　　　　　　（6）　　　　　　　（7）

（8）　　　　　　　（9）　　　　　　　（10）

（11）　　　　　（12）　　　　　（13）　　　　　（14）

（15）　　　　　　（16）

图4-2　治疗前后面𬌗像

（1）～（2）治疗前面像；（3）～（4）治疗后面像；（5）～（7）治疗前𬌗像；（8）～（10）治疗后𬌗像；（11）～（14）治疗中面像及矫治器；（15）～（16）治疗前后头颅侧位片

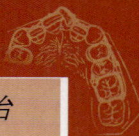

③ 上颌快速扩弓前方牵引矫治乳牙骨性反殆

诊治医师：谷 岩

病 例 简 介

女，6岁5个月，主诉门牙"地包天"。Ⅰ类颌骨畸形；安氏Ⅲ类磨牙关系；高角病例。前方牵引器矫治10个月。矫治后面型有改善，前牙覆殆覆盖正常。

关键词：安氏Ⅲ类 早期矫治

一般信息 女，6岁5个月，主诉门牙"地包天"。

临床检查 磨牙近中尖对尖关系，乳切牙反殆。上下牙弓散隙，上下中线正。前牙反覆盖Ⅰ°，反覆殆Ⅲ°。开闭口运动无异常，且无弹响，双侧耳屏前无压痛。

病史及家族史 父亲有类似畸形。

X线片检查 替牙列，未见多生牙，头影测量表明：Ⅰ类骨型，高角，上下中切牙舌倾。测量值见表4-3。

诊断
面型：轻度凹面型
骨型：Ⅰ类
牙型：安氏Ⅲ类

患者存在问题
1. 轻度凹面型，Ⅰ类骨型。
2. 高角病例。
3. 前牙反殆。
4. 上下切牙舌倾。
5. 安氏Ⅲ类磨牙关系。

治疗设计 采用前方牵引器矫治乳牙反殆，观察生长发育，替牙完成后综合正畸治疗。

矫治过程 上颌快速扩弓2周后改用前方牵引器治疗10个月。结果见图表4-3。

分析小结 本例为乳牙列前牙反殆病例，患者呈凹面型，Ⅰ类骨型，高角，上下中切牙舌倾。主要希望通过早期矫治改变面型，增加自信心。矫治的重点解除反殆，改善面型；表中数据可见矫治后上前牙唇倾度增加，侧貌改善明显；下颌平面角没有增加，垂直向控制良好。

表 4-3 治疗前后头影测量数据比较

测量项目	治疗前	治疗后	正常骀替牙期均值
SNA	81.2	82.8	82.3 ± 3.5
SNB	78.4	77.0	77.6 ± 2.9
ANB	2.8*	5.8	4.7 ± 1.4
Wits（mm）	− 4.1*	− 2.2	− 1.4 ± 2.6
U1-PP	96.9**	101.4**	115.8 ± 5.7
L1-MP	76.0**	76.6**	96.3 ± 5.1
U1-L1	156.7**	147.0**	122.0 ± 6.0
SN-MP	38.4	41.2*	35.8 ± 3.6
FH-MP	32.1*	33.2*	27.2 ± 4.4
L1-APo（mm）	1.4*	0.7*	3.9 ± 1.5
Li-E（mm）	3.8	1.5*	3.0 ± 1.8

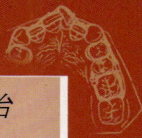

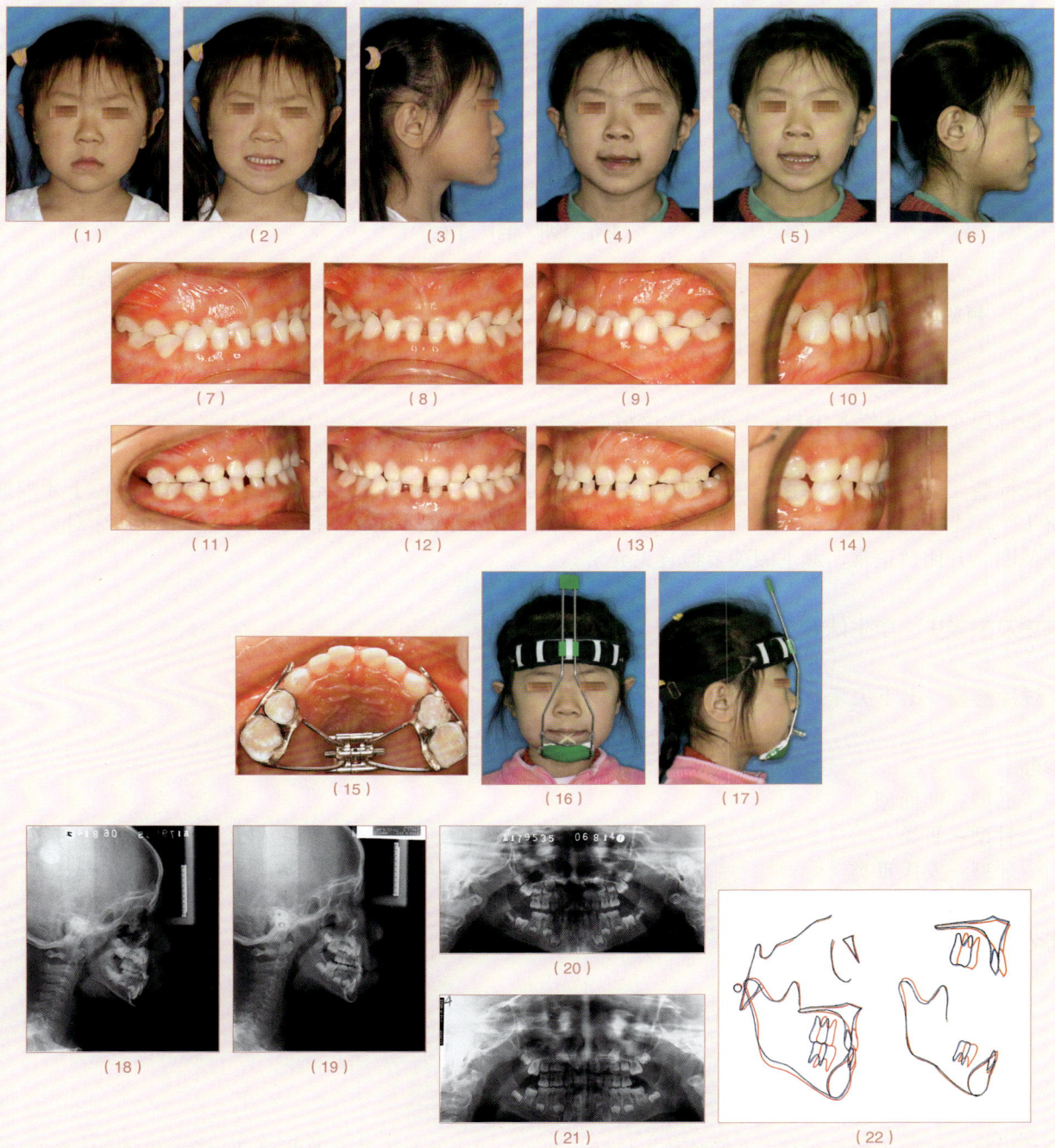

图 4-3 治疗前、中、后面骀像及 X 线片

（1）～（3）治疗前面像；（4）～（6）治疗后面像；（7）～（10）治疗前骀像；（11）～（14）治疗后骀像；（15）～（17）治疗中骀像及戴前方牵引器面像；（18）～（22）治疗前后头颅侧位片、曲面断层片及重叠图

4 粭垫可摘矫治器矫治前牙反粭

诊治医师：傅民魁　管国强

病 例 简 介

女，替牙粭，8岁8个月，主诉前牙反粭及拥挤。上下切牙及下颌乳尖牙反粭。上颌粭垫可摘矫治器矫治，4个半月矫治完成。

关键词：粭垫可摘矫治器　前牙反粭

一般信息　女，8岁8个月，主诉前牙反粭。

临床检查　替牙期，两侧第一磨牙偏近中，上下切牙及下颌乳尖牙反粭，上牙列拥挤Ⅱ°，下牙列拥挤Ⅰ°，上中线右偏0.5 mm，下中线左偏1.5 mm，下颌左偏1 mm。下颌能后退至上下切牙对刃，面型偏凹。开闭口正常，颞下颌关节检查无异常。

病史及家族史　孪生妹妹为相似畸形。

X线片检查　上下尖牙及双尖牙恒牙胚发育正常。

诊断
面型：凹面型
骨型：Ⅲ类
牙型：安氏Ⅲ类

患者存在问题
1.上下切牙及乳尖牙反粭。
2.上切牙拥挤。
3.中线不正。
4.轻度Ⅲ类骨面型。

治疗设计　拔除上颌乳尖牙，上颌粭垫可摘矫治器，上切牙双曲舌簧及双曲唇弓，矫正反粭，排齐前牙。

矫治过程　4个半月后矫治完成。每2周复诊一次，双曲舌簧加力。随着反粭减小，磨低粭垫。当前牙反粭解除后，磨除粭垫。矫治结果见图表4-4。

分析小结　上颌粭垫双曲舌簧可摘矫治器在固定矫治器广泛应用前，一直是临床常用矫正前牙反粭的一类矫治器。本例在戴用矫治器前是拔除上颌乳尖牙，使拥挤的切牙易于唇移排齐，解除反粭。双曲舌簧与唇侧双曲唇弓配合排齐前牙。随着儿童反粭解除，前颌骨生长发育得到"解放"，患者面型会获得改善。粭垫矫治器需在所有萌出的牙上制作粭垫，抬高咬合，以便反粭前牙受双曲舌簧的力唇移。粭垫高度以解除前牙反粭为度。矫治器需全天戴用，进食时亦需戴用。在下颌有功能性前伸并能后退时，则𬌗垫应在下颌后退位制作。在取工作模时，需同时取后退位𬌗蜡，上𬌗架。这样戴用矫治器时就可使下颌后退，减小反覆盖程度，缩短疗程。

表 4-4 治疗前后软组织侧貌比较

测量项目	治疗前	治疗后	正常𬌗均值
Ns-Sn-Pos	173.6	170.5	164.6 ± 4.2
Cm-Sn-UL	101.9	99.6	97.1 ± 10.7

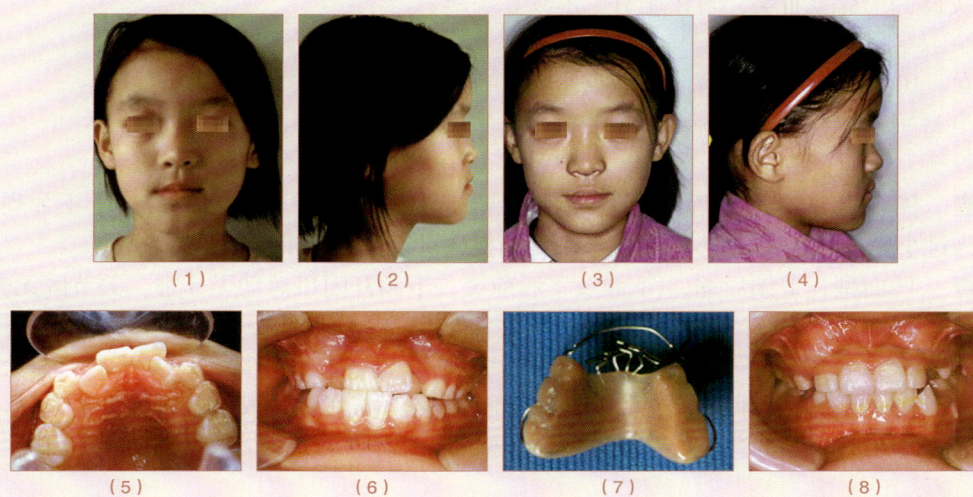

图 4-4 治疗前后面𬌗像
（1）～（2）治疗前面像；（3）～（4）治疗后面像；（5）～（6）治疗前𬌗像；（7）矫治器；（8）治疗后𬌗像

5 上颌全牙弓𬌗垫可摘矫治器前方牵引矫治前牙反𬌗

诊治医师：卢海平

病 例 简 介

  女，10 岁，要求解除反𬌗。Ⅲ类颌骨畸形，上颌后缩，下颌前突；安氏Ⅲ类磨牙关系；前牙反𬌗。吐舌习惯。全牙弓𬌗垫＋前方牵引半年，观察替牙一年期间用 FR Ⅲ 保持，替牙完成后戴用固定矫治器矫治 1 年 5 个月。矫治后面形改善明显，咬合关系理想。

  关键词： 骨型Ⅲ类 前方牵引 不拔牙矫治

一般信息 女，10 岁，主诉要求解除前牙反𬌗。

临床检查

  口内检查 替牙期，磨牙完全近中关系。前牙反𬌗，反覆盖 3 mm，反覆𬌗 1 mm。上下牙列散在间隙，上颌侧切牙为过小牙。舌体较大，有吐舌习惯。扁桃体肿大Ⅰ°～Ⅱ°。

  口外检查 凹面型，上颌后缩，下颌及下唇前突。下颌开闭口运动无异常，关节区无弹响，双侧耳屏前无压痛。

X 线片检查 全景片显示为替牙中期，4 个第三磨牙牙胚存在。头影测量表明患者为Ⅲ类骨型，上颌后缩，下颌前突，高角。上下前牙均唇倾。测量值见表 4-5。

病史及家族史 无特殊。

诊断

  面型：凹面型

  骨型：Ⅲ类

  牙型：安氏Ⅲ类

患者存在问题

  1. 上颌后缩，下颌前突，高角。

  2. 前牙反𬌗。

  3. 上下牙列散在间隙。

  4. 舌体较大，吐舌习惯。

  5. 扁桃体Ⅰ°～Ⅱ°肿大。

治疗设计

  1. 全牙弓𬌗垫＋舌挡＋前方牵引促进上颌发育，矫正吐舌习惯。

  2. 观察替牙，FR Ⅲ矫治器保持。

  3. 固定矫治器关闭牙列间隙。

  4. 舌肌训练。

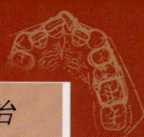

矫治过程 全牙弓殆垫＋舌挡＋前方牵引一年，促进上颌发育，破除吐舌习惯，使前牙建立浅覆盖关系。观察替牙期间使用 FR Ⅲ 作为保持。一年后替牙完成使用固定矫治器关闭牙列间隙，调整颌间及咬合关系，历时 17 个月。上下颌 Hawley 保持器保持。结果见图表 4-5。

分析小结 本病例为伴吐舌习惯的骨性Ⅲ类高角患者。X 线片显示颈椎发育处于 CS Ⅱ期，使用上颌殆垫＋舌挡进行前方牵引一年后面形改善，前牙建立浅覆盖关系。观察替牙期间为了防止不良舌习惯造成畸形的复发，换用 FR Ⅲ 作为保持。替牙完成后戴用固定矫正器进行散隙的关闭及咬合关系调整。矫正前后 X 线片对比显示 SNA 增加了 6°，由于下颌继续生长 SNB 增加了 2°，ANB 实际增加了 4°，使矫正后面形改善明显，达到了较理想的咬合关系。舌习惯的矫正和舌肌训练需贯穿该病例治疗的始终。

表 4-5　治疗前、中、后头影测量数据比较

测量项目	治疗前	治疗中	治疗后	正常殆替牙期均值
SNA	76.0*	81.4	82.9	82.3 ± 3.5
SNB	76.7	77.3	78.4	77.6 ± 2.9
ANB	− 0.7**	4.1	4.4	4.7 ± 1.4
Wits（mm）	− 6.2*	− 3.7	− 1.7	− 1.4 ± 2.6
U1-PP	115.6	112.2	113.9	115.8 ± 5.7
L1-MP	100.8	96.9	88.4*	96.3 ± 5.1
U1-L1	114.0*	124.0	133*	122.0 ± 6.0
SN-MP	41.5*	42.4*	40.2*	35.8 ± 3.6
FH-MP	34.6*	35.9*	34.9*	27.2 ± 4.4
L1-APo（mm）	10.2**	7.9**	3.3	3.9 ± 1.5
L1-E（mm）	− 7.5**	− 5.5**	3.0	3.0 ± 1.8

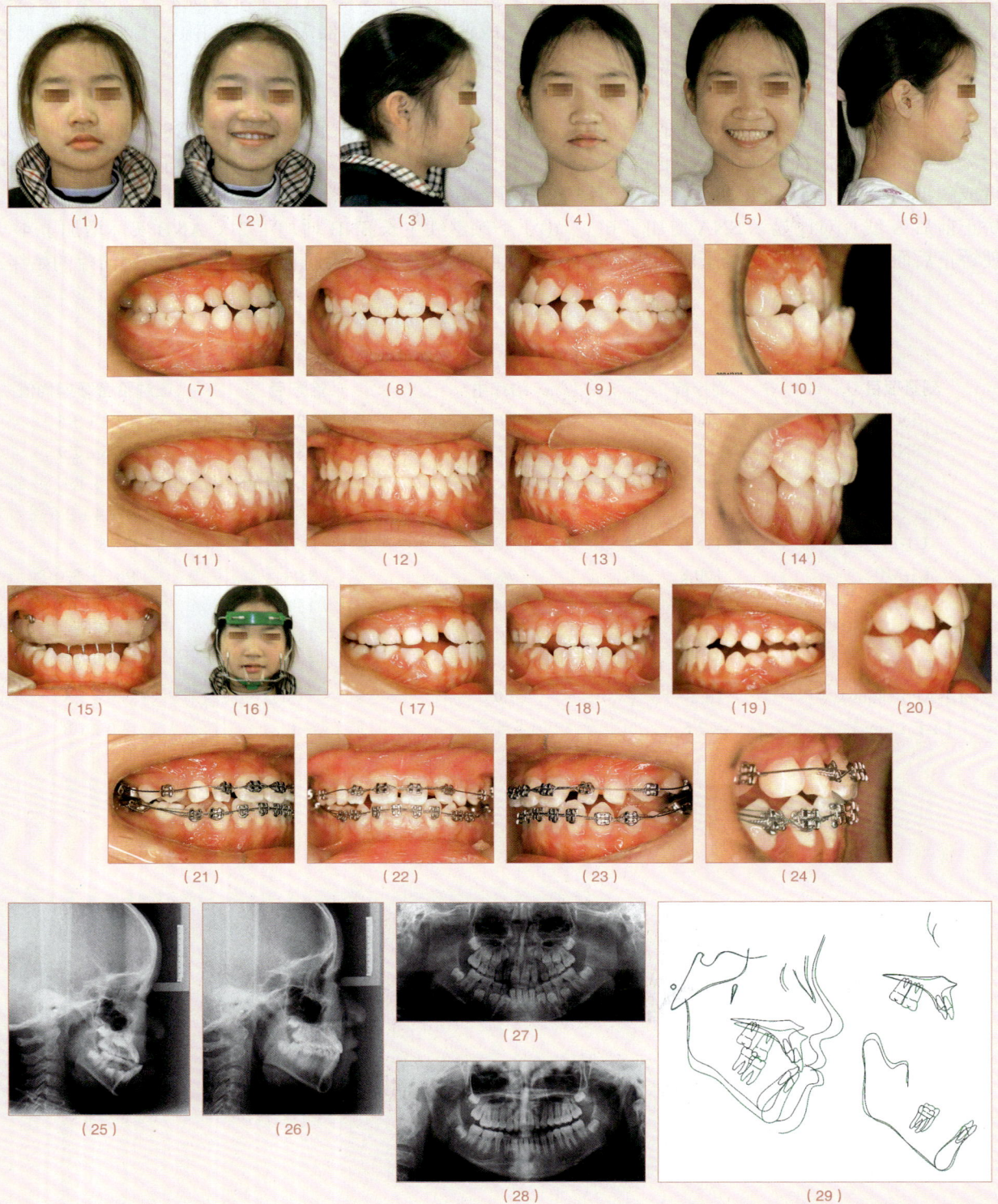

图4-5 治疗前、中、后面𬌗像及X线片

（1）～（3）治疗前面像；（4）～（6）治疗后面像；（7）～（10）治疗前𬌗像；（11）～（14）治疗后𬌗像；（15）～（16）全牙弓𬌗垫+舌挡+前方牵引促进上颌发育，矫正吐舌习惯；（17）～（20）前方牵引一年后前牙建立浅覆盖关系；（21）～（24）观察一年后戴用固定矫治器关闭散在间隙，调整咬合关系；（25）～（29）治疗前后头颅侧位片、曲面断层片及重叠图

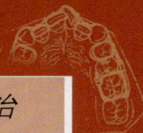

⑥ Frank Ⅲ功能矫治器非减数双期矫治前牙反𬌗随访 6.5 年

诊治医师：刘　妍

病 例 简 介

　　女，10 岁，主诉前牙反咬合。Ⅲ类颌骨畸形，下颌前突，上颌后缩；替牙期，磨牙、尖牙近中关系；正常下颌平面角；前牙反覆𬌗，反覆盖。患者生长发育处于生长发育高峰期前期。双期治疗：第一期功能矫治器 FR Ⅲ促进上颌骨发育，矫正颌间关系，解除前牙反𬌗；第二期非拔牙固定矫治器矫治。病人对治疗比较配合，按时戴用功能矫治器。功能矫治 15 个月后，非拔牙固定矫治器矫治 9 个月。矫治后面型改善，咬合关系理想。6 年半追踪，疗效较稳定。

　　关键词：Ⅲ类　双期矫治　功能矫治器　Frank Ⅲ　非拔牙矫治

一般信息　女，10 岁，主诉前牙反𬌗。

临床检查　替牙𬌗，磨牙关系近中尖对尖，前牙反覆𬌗Ⅱ°，反覆盖，下颌可后退。上中线左偏 1 mm，下中线右偏 0.5 mm。面部稍不对称，颏部右偏 1 mm。面中部稍凹陷，面下部稍前突，Ⅲ类面型。面下部垂直向基本正常。开闭口运动异常，双侧髁突运动不一致，左侧关节偶有弹响，开口度 25 mm，双侧耳屏前无压痛。

病史及家族史　无家族反𬌗遗传史。

X 线片检查　上颌第二乳磨牙，下颌第一、二乳磨牙尚未替换，后继恒牙萌出中，4 个第二磨牙亦处于发育中。左侧的髁突颈部较右侧更长。头影测量表明：Ⅲ类骨型，下颌前突，上下中切牙舌倾。测量值见表 4-6。

诊断
　　面型：凹面型
　　骨型：Ⅲ类
　　牙型：安氏Ⅲ类

患者存在问题
　　1. 侧貌凹陷，上颌发育不足，下颌前突，颏唇沟无。
　　2. Ⅲ类颌骨畸形，下颌可后退。
　　3. 前牙反𬌗，上下前牙均舌倾。
　　4. 安氏Ⅲ类磨牙关系，尖牙关系近中。
　　5. 面部不对称，颏部右偏。

治疗设计　双期矫治。
　　第一期：功能矫治器矫治：FR Ⅲ促进上颌及上牙弓发育，抑制下颌及下牙弓矢状向发育，解除前牙反𬌗，改善颌间关系。

第二期：直丝弓固定矫治技术，非拔牙矫治。

矫治过程　功能矫治器治疗 15 个月；非拔牙固定矫治器治疗 9 个月；Hawley 保持器保持 2 年。矫治结果见图 4-6。

分析小结　前牙反𬌗患者的治疗时机不同于常规病例，需早期采取干预，解除前牙反𬌗，改善颌间关系，以阻断错𬌗畸形对颌面部发育的不利影响。该患者初诊年龄及骨龄（颈椎）处于生长发育高峰期前期，适于早期矫治。此外，患者虽前牙反𬌗，但上前牙较为直立，反覆𬌗较深，且下颌可后退，说明有一定的功能性因素；同时患者也表现出一定的 Ⅲ 类骨型及下前牙舌倾这些骨性反𬌗的特征。因此，该患者仍属于轻度骨性 Ⅲ 类。

双期治疗是前牙反𬌗常用的矫治策略。第一期，患者正处于替牙期，则使用 FR Ⅲ 功能矫治器，解除前牙反𬌗的同时利用颊屏、唇挡的作用刺激上颌骨骨膜张力成骨，以促进上颌发育，改善颌间关系。有的病例在早期治疗时采用𬌗垫舌簧矫治器，虽能解除前牙反𬌗，但对颌骨无任何作用。在戴用 FR Ⅲ 功能矫治器期间，患者早期配合不佳，配戴时间不足或矫治器损坏，后期依从性逐渐改善，故致使此期的矫治时间较预期更长（15 个月）。但仍获得了磨牙基本中性关系、前牙反𬌗解除的效果，此时患者面部偏斜略有加重，右偏 2 mm。

第二期采用固定矫治器排齐，由于无明显拥挤，颌间关系在第一期结束时接近正常，因此第二期治疗时间较短。矫治后头影测量可见，Ⅲ 类骨关系依然存在，但是较治疗前有所减轻。下颌平面角有少量增加，说明 Ⅲ 类关系的矫治部分由于改变了下颌骨生长方向，在垂直向生长多于矢状向生长。上下前牙倾斜代偿骨畸形更加明显。

保持期采用的 Hawley 保持器，由于仍存在一定的生长发育，从患者治疗后 6 年的重叠图来看，下颌骨仍有较大生长量，但垂直向生长较矢状向更为明显，因而覆𬌗覆盖得以维持，但患者治疗后 6 年的侧貌略逊于治疗结束时的侧貌。这个病例提示在治疗结束时应预测保持期患者的剩余生长量，并给予个体化的保持措施。

表 4-6　治疗前、中、后及治疗后 6 年头影测量数据比较

测量项目	治疗前	治疗后	治后 6 年	正常𬌗替牙期均值	正常𬌗恒牙早期均值
SNA	79.38	79.79	81.90	82.3 ± 3.5	82.8 ± 4.0
SNB	82.83**	81.89	84.01*	77.6 ± 2.9	80.1 ± 3.9
ANB	− 3.45**	− 2.10**	− 2.11**	4.7 ± 1.4	2.7 ± 2.0
Wits（mm）	− 8.98**	− 7.01*	− 6.45*	− 1.4 ± 2.6	− 1.3 ± 2.9
U1-PP	107.77*	113.54	120.62*	115.8 ± 5.7	114.1 ± 3.9
L1-MP	75.49**	72.26**	77.09*	96.3 ± 5.1	92.6 ± 7.0
U1-L1	148.61**	142.72*	133.08	122.0 ± 6.0	125.4 ± 7.9
SN-MP	35.68	37.34	33.51	35.8 ± 3.6	34.4 ± 5.0
FH-MP	34.42*	30.26	27.83	27.2 ± 4.4	27.2 ± 4.7
L1-APo（mm）	6.34	3.79	5.25	3.9 ± 1.5	4.9 ± 2.1

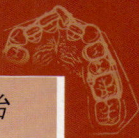

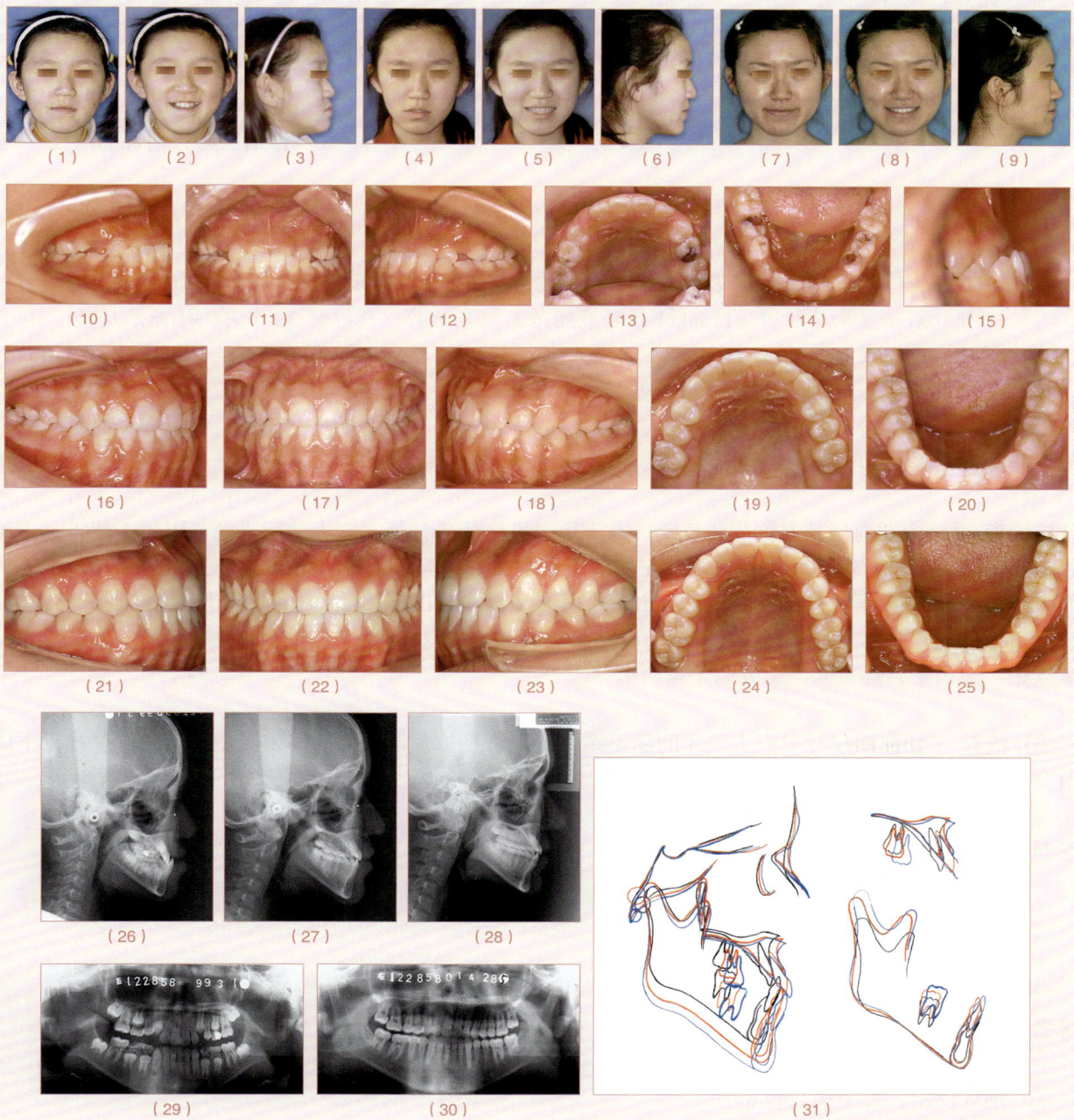

图 4-6　治疗前、中、后面𬌗像及 X 线片

（1）～（3）治疗前面像；（4）～（6）治疗后面像；（7）～（9）治疗后6年面像；（10）～（15）治疗前𬌗像；（16）～（20）治疗后𬌗像；（21）～（25）治疗后6年𬌗像；（26）～（28）治疗前、后和治疗后6年头颅侧位片；（29）～（30）治疗前后全景片；（31）治疗前、后和治疗后6年重叠图

⑦ Frankel Ⅲ功能矫治器非减数双期矫治前牙反𬌗

诊治医师：傅民魁　王　争

病例简介

　　女，8岁，替牙期前牙反𬌗，面中部凹陷，下颌前突，磨牙关系中性，尖牙近中关系，下颌能后退至切牙对刃。Frankel Ⅲ功能矫治器双期治疗，总疗程30个月，矫治后反𬌗解除，面型改善。

　　关键词：Frankel Ⅲ功能矫治器　双期治疗

一般信息　女，8岁，替牙期，前牙反𬌗。

临床检查　替牙期前牙及右侧后牙反𬌗，右下第二乳磨牙未替换，右上尖牙未萌，阻生于龈下，下颌可退至前牙对刃，双侧后牙中性关系，左侧尖牙近中关系，前牙反覆𬌗7 mm，反覆盖6 mm，上牙弓间隙不足6 mm，上下牙弓中线右偏2 mm，下颌前突，面中部凹陷，面部对称，颞下颌关节无异常发现。

家族史　父亲下颌骨显大，无类似牙齿畸形。

X线片检查　曲面断层片见右上尖牙间隙不足阻生。许勒位片示关节前间隙减小。头颅侧位片见下颌前突，上切牙唇倾，下切牙舌倾，测量结果见表4-7。

诊断
　　面型：凹面型
　　骨型：Ⅲ类
　　牙型：安氏Ⅰ类

患者存在问题
　　1. 下颌前突，面中1/3凹陷。
　　2. 前牙反𬌗，反覆盖反覆𬌗。
　　3. 右上尖牙阻生。
　　4. 尖牙近中关系。

治疗设计　Frankel Ⅲ功能矫治器双期治疗。第一期功能矫治器矫治上下颌关系，矫治反𬌗，改善面部侧貌。第二期方丝弓固定矫治器开展右上尖牙间隙，排齐牙列，矫正磨牙关系。

矫治过程　第一期治疗戴用Frankel Ⅲ功能矫治器12个月，上下颌关系明显改善，面部侧貌为直面型，前牙反𬌗基本解除。第二期矫治使用方丝弓矫治器排齐牙列，右上侧切牙与第一前磨牙间放置螺簧开拓间隙，使右上尖牙萌出排入牙列。此期矫治过程中使用Ⅲ类颌间牵引，保持一期疗效。双期治疗共30个月，前牙反𬌗解除，侧貌改善，上下牙列排齐，磨牙尖牙关系中性，前牙覆𬌗覆盖关系正常，关节无不适。矫治结果见图4-7。

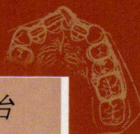

分析小结　患者初诊 8 岁，替牙期，具有良好生长发育潜力，前牙反验面形凹，下颌前突，可后退至对刃验，是使用 Frankel Ⅲ 功能矫治器的适应证。戴用矫治器时下颌可后退，通过唇挡、颊屏阻断唇颊肌对牙弓的压力，使上颌骨能不受限制地发育，同时在口颌肌的肌力作用下，下颌在后退位稳定，反验症状改善。在第二期治疗中是首先开展右上尖牙间隙，在右上侧切牙与第一前磨牙间置螺旋弹簧（使用轻力），可使上颌右偏 2 mm 的中线得到矫正。虽然右上阻生尖牙处几乎没有间隙，但考虑到患者处于生长发育高速期，在开拓间隙后，阻生的尖牙即自行顺利萌出，因为 X 线片显示右上尖牙是因间隙不足而致萌出受阻。矫治结果显示下切牙仍舌倾，这是牙齿代偿骨面型的一种表现。

表 4-7　治疗前后头影测量结果

测量项目	治疗前	治疗后	正常验替牙期均值
SNA	80.52	85.73	82.8 ± 4.0
SNB	86.74*	86.48*	80.1 ± 3.9
ANB	− 6.22**	− 0.75*	2.7 ± 2.0
FH-NP	90.62*	89.73*	85.40 ± 3.70
NA-PA	− 14.81**	− 3.58**	6.00 ± 4.40
U1-NA	30.99*	31.7*	22.8 ± 5.7
L1-NB	22.62*	21.52*	30.5 ± 5.8
U1-L1	132.61*	127.52	124.2 ± 8.2
UI-SN	111.51	117.43*	105.7 ± 6.3
MP-SN	28.97	28.7	32.5 ± 5.2
MP-FH	25.29*	26.36	31.1 ± 5.6
L1-MP	86.91*	86.35*	93.9 ± 6.2

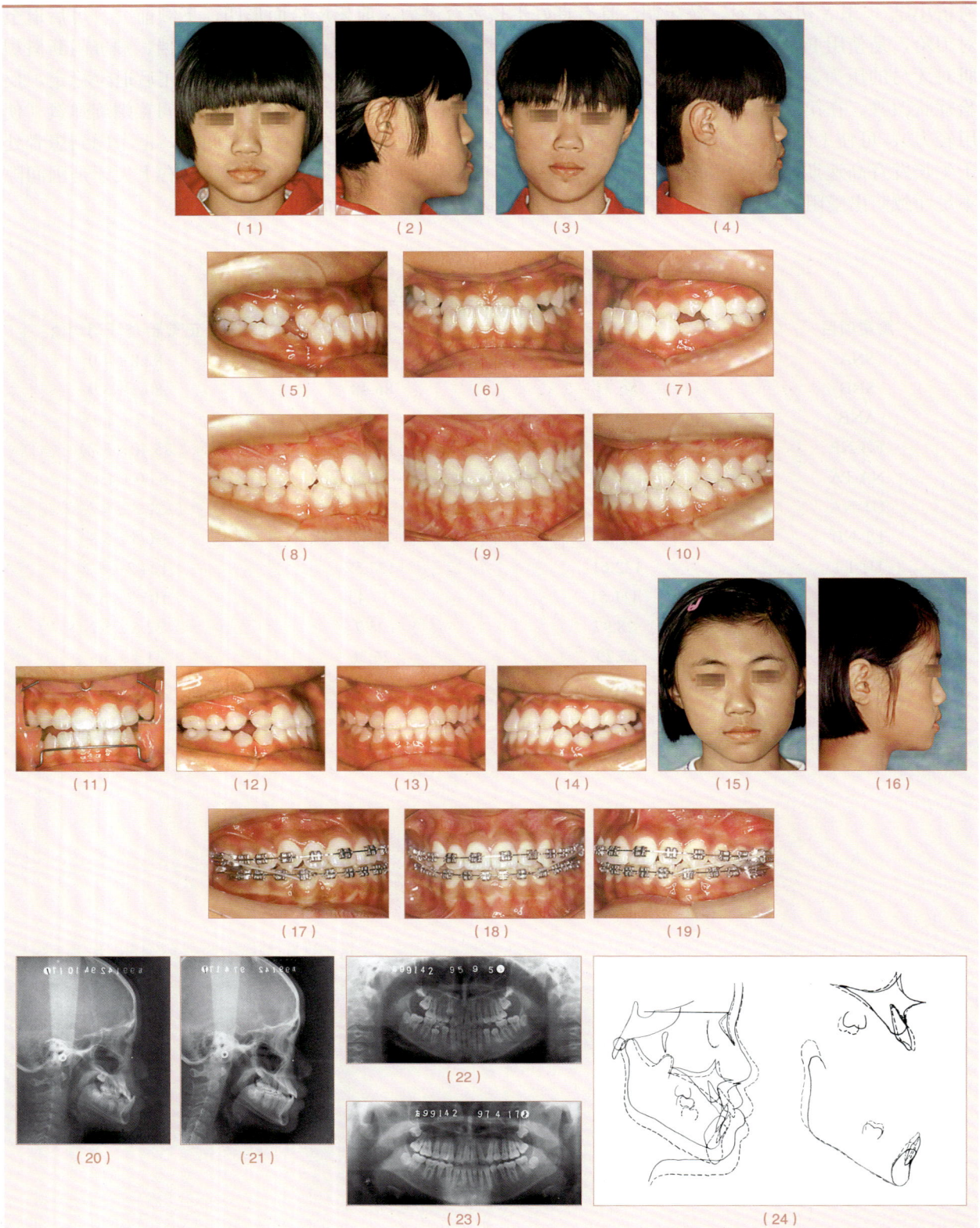

图 4-7　治疗前、中、后面貌像

（1）～（2）治疗前面像；（3）～（4）治疗后面像；（5）～（7）治疗前验像；（8）～（10）治疗后验像；（11）戴用功能矫治器；（12）～（16）第一期完成时面貌像；（17）～（19）第二期治疗中验像；（20）～（24）治疗前后头颅侧位片、曲面断层片及重叠图

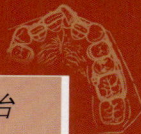

8 非减数矫治骨性Ⅲ类前牙反殆

诊治医师：贾绮林

病例简介

男，13岁，主诉前牙反殆，牙齿不齐。Ⅲ类骨型，下颌前突，安氏Ⅲ类磨牙关系，高角病例。非拔牙固定矫治器治疗。疗程3年。矫治后面型改善，尖窝关系良好。

关键词： 骨性Ⅲ类错殆　非拔牙矫治　恒牙早期

一般信息　男，13岁，主诉前牙反殆，牙齿不齐。

临床检查　磨牙、尖牙近中关系，下颌发育过度，上下牙弓轻度拥挤，下中线左偏1.5 mm。Spee曲线2 mm，前牙反覆盖，反覆殆浅。开闭口运动未见明显异常及弹响，双侧关节区无压痛。

病史及家族史　父亲有类似畸形。

X线片检查　未见埋伏阻生牙，牙槽骨未见吸收，头影测量表明：Ⅲ类骨型，下颌前突，下中切牙舌倾。测量数值见表4-8。

诊断
　　面型：下颌前突
　　骨型：Ⅲ类
　　牙型：安氏Ⅲ类

患者存在问题
　　1. 前牙反殆。
　　2. 下颌前突。
　　3. 高角。
　　4. 安氏Ⅲ类磨牙关系。
　　5. 上下牙弓轻度拥挤。

治疗设计　非拔牙矫治，直丝弓固定矫治器治疗。

矫治过程　非拔牙固定矫治器治疗，开展上牙弓，配合颌间牵引。矫治结果见图4-8。

分析小结　患者为生长发育期的骨性Ⅲ类错殆，接近全牙弓反殆。患者主诉为解除前牙反殆及矫治上下牙齿不齐，但是不希望作正颌手术。根据患者的主诉，首先考虑解除前牙反殆并尽可能改善面型。由于患者上牙弓相对狭窄，因此应该开展上牙弓，矫治设计为非拔牙，使用固定矫治器，矫治中注意开展上牙弓的宽度，并且配合Ⅲ类牵引，调整磨牙关系及尖窝关系。由于此类患者的治疗时间较长，需要患者的良好配合，以达到理想的矫治效果。

表 4-8　治疗前后头影测量分析

测量项目	治疗前	治疗后	正常值及标准差
SNA	81.0	83.0	82.8 ± 4.0
SNB	85.0[*]	85.0[*]	80.1 ± 3.9
ANB	− 4.0[**]	− 2.0[**]	2.7 ± 2.0
MP-SN	44.4[**]	45.0[**]	32.5 ± 5.2
U1-SN	107.1	118.0	105.7 ± 6.3
L1-MP	72.0[**]	70.0[**]	92.6 ± 7.0
U1-L1	136.0[*]	110.0[*]	125.4 ± 7.9

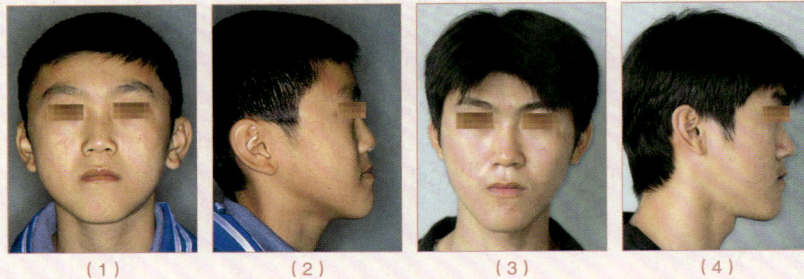

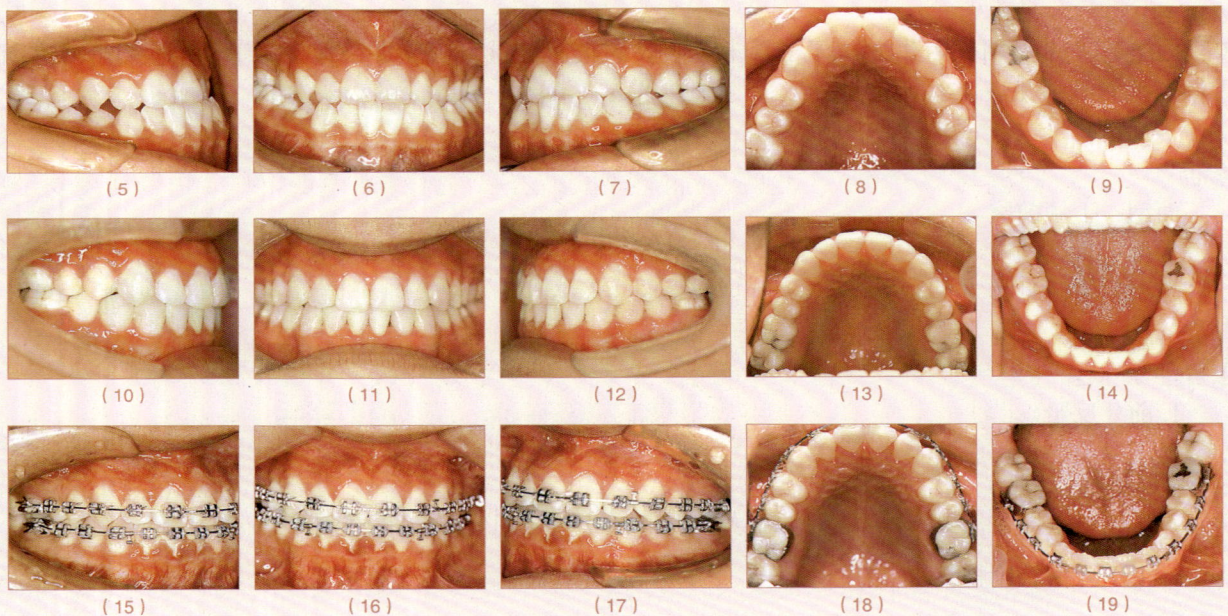

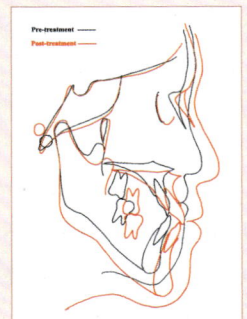

图 4-8　治疗前、中、后面𬌗像

（1）～（2）治疗前面像；（3）～（4）治疗后面像；（5）～（9）治疗前𬌗像；（10）～（14）治疗后𬌗像；（15）～（19）治疗中𬌗像；（20）治疗前中后侧位片重叠图

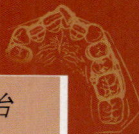

9 减数上下颌第一双尖牙矫治前牙反骀随访 3.5 年

诊治医师：杨雁琪

病 例 简 介

女，14 岁 5 个月，主诉兜齿。直面型，高角；安氏Ⅲ^s类磨牙关系；前牙反骀，下颌可后退到切牙接近对刃位；上牙列重度拥挤，下牙列中度拥挤。2×4 技术解除前牙反骀后，减数 4 个第一双尖牙，固定矫治器矫治 2 年 4 个月。矫治后面型好，咬合关系理想。随访 3.5 年，治疗效果稳定。

关键词：安氏Ⅲ^s类 拥挤 减数第一双尖牙 Roth 直丝矫治器

一般信息 女，14 岁 5 个月，主诉兜齿。

病史及家族史 无特殊，无类似畸形家族史。已月经初潮。

临床检查 侧貌直面型，鼻旁区略凹陷；高角。安氏Ⅲ^s类磨牙关系（左侧磨牙关系近中尖对尖，右侧磨牙关系中性）；前牙反骀，下颌可后退到切牙接近对刃位，下颌后退位侧貌有改善。上牙列重度拥挤，右上尖牙完全唇向于牙列之外；下牙列中度拥挤。开闭口运动无异常，未及弹响，双侧耳屏前无压痛。

X 线片检查 曲面断层片可见 4 个第三磨牙牙胚。头影测量表明：Ⅰ类骨型，高角，上下中切牙稍舌倾，测量值见表 4-9。

诊断
面型：直面型
骨型：Ⅰ类（假性Ⅲ类），高角
牙型：安氏Ⅲ^s类

患者存在问题
1. 侧貌直，鼻旁区略凹陷。
2. 安氏Ⅲ^s类磨牙关系，左侧磨牙关系近中尖对尖。
3. 前牙反骀，下颌可后退到接近切牙对刃位。
4. 上下前牙舌倾上中线右偏 1 mm。
5. 上牙列重度拥挤，下牙列中度拥挤。

治疗设计 直丝弓固定矫治技术。
第一步：2×4 技术唇倾上切牙，解除前牙反骀；
第二步：解除前牙反骀后评价面型和牙列拥挤度，决定是否减数。
2×4 技术解除前牙反骀后面型略突，且拥挤仍明显，决定减数 4 个第一双尖牙，上下颌中度支抗，下颌稍强。

矫治过程　固定矫治器疗程 2 年 4 个月。2×4 技术 4 个月，减数 4 个第一双尖牙后全口固定矫治器治疗 2 年。主动矫治后上下 Hawley 保持器保持 2 年。随访 3.5 年，疗效稳定。治疗结果见图表 4-9。

分析小结　该病例的诊断要点是对Ⅲ类错𬌗的鉴别诊断。本病例一侧磨牙关系近中，一侧磨牙关系中性，但磨牙中性侧的上颌尖牙完全唇向错位而牙列内无间隙，说明该侧是由于替牙过程中上磨牙前移而造成的Ⅰ类磨牙关系的假象。Ⅲ类错𬌗通常由骨性、功能性或牙性因素造成。就本病例而言，患者虽鼻旁区略凹陷，但侧貌基本是直面型；下颌可以后退至接近切牙对刃位，下颌后退位侧貌有改善，且头影测量分析（表 4-9）显示下颌后退位时 ANB 基本正常，所以可诊断该病例有明显的功能性因素；同时患者上前牙舌倾，即有牙性的因素；因此可以诊断为假性Ⅲ类，Ⅰ类骨型。

患者上下前牙均舌倾，故虽然上下牙列拥挤明显，但治疗的首要步骤并不是减数，而是通过 2×4 技术唇倾上前牙、解除前牙反𬌗后重新评价面型和拥挤度再决定是否减数。

前牙反𬌗解除后，发现患者面型略突，且上牙列仍有明显拥挤，加之下颌平面角偏高，故决定减数。因为此时面形略突，且拥挤明显，故决定减数 4 个第一双尖牙。上颌采用中度支抗，主要利用拔牙间隙解除上牙列拥挤，并矫正上中线，少量回收上切牙同时注意转矩控制。下颌应用中度支抗，较上颌稍强，以纠正Ⅲ类磨牙关系；同时对于下颌至关重要的是下前牙的转矩控制，避免过度舌倾。

减数 4 个第一双尖牙后，将上后牙和下后牙粘接固定矫治器，而暂不粘接下前牙，目的是为防止排齐前牙过程中下前牙唇向移动导致反𬌗复发，因此待下尖牙远中移动为下前牙排齐提供足够的间隙后再粘接下前牙矫治器。

虽然对于Ⅲ类错𬌗，下颌顺时针旋转有利于错𬌗的矫治；但对于高角病例，要尽量避免下颌顺时针旋转。所以本病例前牙反𬌗的矫治是通过上前牙的唇倾和下前牙的回收实现的。表 4-9 显示治疗后患者的下颌平面角没有进一步增大。

从头影测量重叠图可以看出，在主动治疗的 2 年 4 个月中，上下颌骨没有表现明显的生长；患者主动治疗结束时 16 岁 9 个月，生长发育接近结束。主动治疗结束后 3.5 年，患者 20 岁 5 个月，生长发育完全结束，治疗效果稳定，证实患者没有表现不良的骨生长型。

表 4-9　治疗前后头影测量数据比较

测量项目	治疗前	治疗后	正常𬌗恒牙期均值
SNA	77.1*	77.9*	82.8 ± 4.0
SNB	76.6（CR：74.5*）	76.9	80.1 ± 3.9
ANB	0.5*（CR：2.6）	1.0	2.7 ± 2.0
Wits（mm）	− 4.0*（CR：− 2.5）	− 3.8*	− 1.5 ± 2.1
U1-PP	109.2*	111.2	114.1 ± 3.9
L1-MP	80.9**	78.1**	96.5 ± 7.1
U1-L1	143.6**	145.1**	125.4 ± 7.9
SN-MP	41.3*	39.1	34.4 ± 5.0
FH-MP	32.4*	30.6	27.2 ± 4.7
L1-APo（mm）	5.1	1.5*	4.9 ± 2.1
Li-E（mm）	3.6*	2.4	0.6 ± 1.9

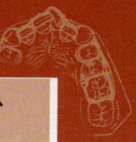

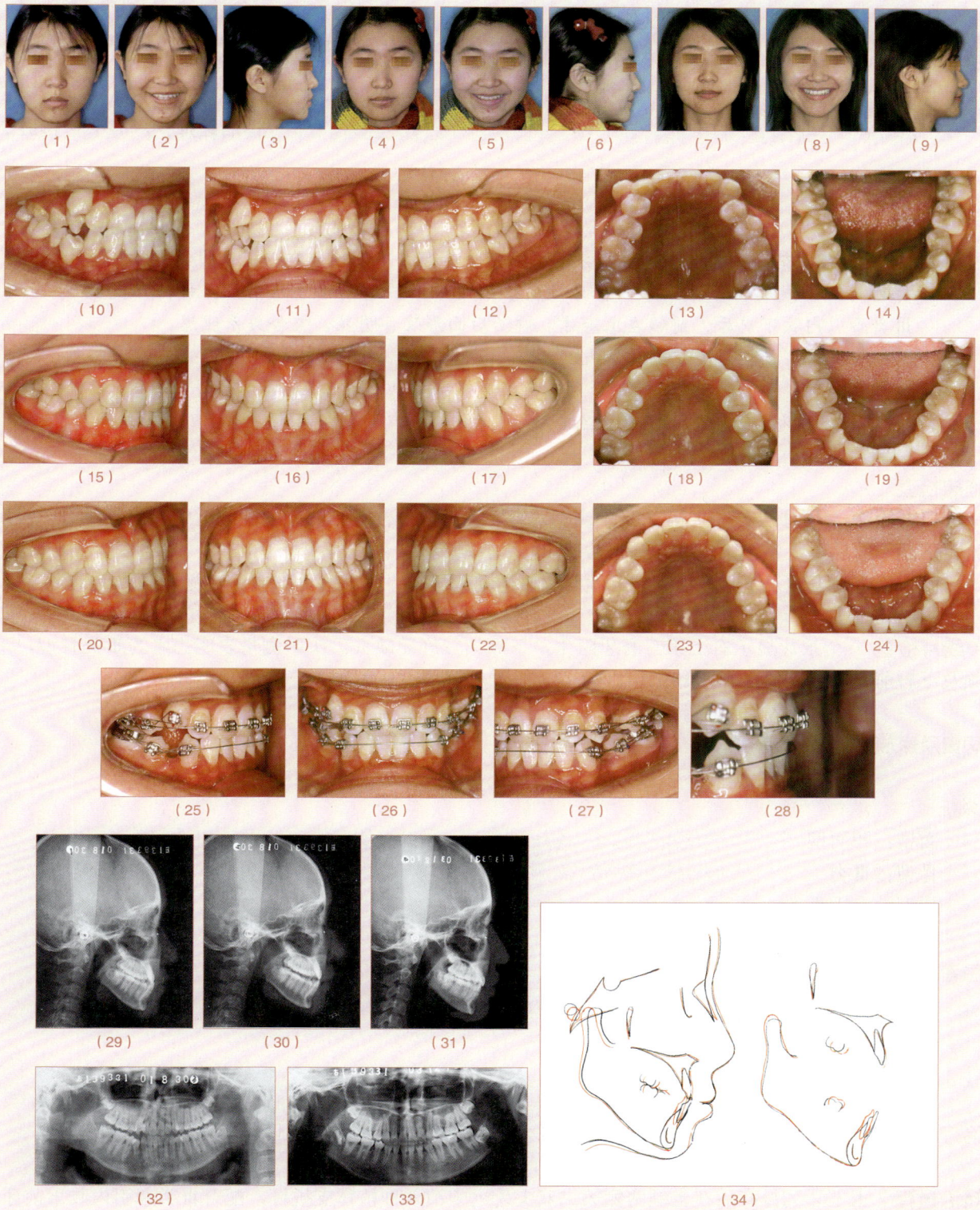

图4-9 治疗前、中、后面骀像及X线片，以及治疗后3.5年面骀像

（1）～（3）治疗前面像；（4）～（6）治疗后面像；（7）～（9）治疗后3.5年面像；（10）～（14）治疗前骀像；（15）～（19）治疗后骀像；（20）～（24）治疗后3.5年骀像；（25）～（28）治疗中骀像，前牙反骀解除后减数4个第一双尖牙，下前牙暂不粘接矫治器；（29）～（30）治疗前头颅侧位片（正中骀位及下颌后退位）；（31）治疗后头颅侧位片；（32）～（34）治疗前后曲面断层片及头颅侧位片重叠图

❿ 上颌单侧磨牙缺失种植体支抗关闭磨牙间隙Ⅲ类牵引矫治反𬤦

诊治医师：卢海平　柳胜杰

病 例 简 介

　　女，30岁，要求改善下唇前突。Ⅲ类颌骨畸形，下颌稍前突；安氏Ⅲ类尖牙关系；前牙对刃、浅反𬤦；左上第一磨牙缺失。固定矫治器矫治1年9个月，种植体支抗＋Ⅲ类牵引内收下前牙，前移左上磨牙。矫治后面形改善明显，咬合关系理想。

　　关键词：骨型Ⅲ类　磨牙缺失

一般信息　女，30岁，主诉要求改善下唇前突。

临床检查
　　口内检查　恒牙𬤦，左上第一磨牙缺失，尖牙关系近中，右侧磨牙中性偏近中。前牙对刃、浅反𬤦，下颌不能后退。左上第三磨牙已正常萌出。
　　口外检查　下颌及下唇显前突。下颌开闭口运动无异常，关节区无弹响，双侧耳屏前无压痛。

X线片检查　全景片显示右上第三磨牙阻生，下颌第三磨牙缺失。头影测量表明患者为Ⅲ类骨型，下颌及下唇前突。测量值见表4-10。

病史及家族史　无特殊。

诊断
　　面型：凹面型
　　骨型：Ⅲ类
　　牙型：安氏Ⅲ类

患者存在问题
　　1.前牙对刃浅反𬤦。
　　2.下颌及下唇前突。
　　3.左上第一磨牙缺失。

治疗设计　种植体支抗＋Ⅲ类牵引后移下牙列，调整咬合关系。前移左上第二、三磨牙关闭间隙。

矫治过程　上下牙列排齐后在上颌两侧第二双尖牙远中植入种植体支抗钉，配合Ⅲ类牵引内收下前牙。同时前移左上第二、三磨牙关闭间隙。疗程18月。上颌Hawley保持器，下颌固定保持器。结果见图表4-10（治疗结束时患者因怀孕未拍X线片）。

分析小结　患者对上下唇形态非常在意，强烈希望在改善下唇形态同时保持上唇现状。故考虑使用种植体支抗作为稳定装置，在内收下前牙，关闭左上第一磨牙间隙的同时保持了上前牙位置。治疗结果

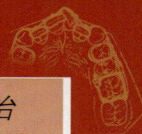

达到了预期目的。

表 4-10 治疗前后头影测量数据比较

测量项目	治疗前	正常𬌗恒牙期均值
SNA	87.6*	82.8 ± 4.0
SNB	84.6*	80.1 ± 3.9
ANB	3.1	2.7 ± 2.0
Wits（mm）	− 7.6**	− 1.2 ± 2.5
U1-PP	114.5	114.1 ± 3.9
L1-MP	86.8	92.6 ± 7.0
U1-L1	133.0	125.4 ± 7.9
SN-MP	35.4	34.4 ± 5.0
FH-MP	30.8	27.2 ± 4.7
L1-APo（mm）	10.9**	4.9 ± 2.1
Li-E（mm）	− 3.5	0.6 ± 1.9

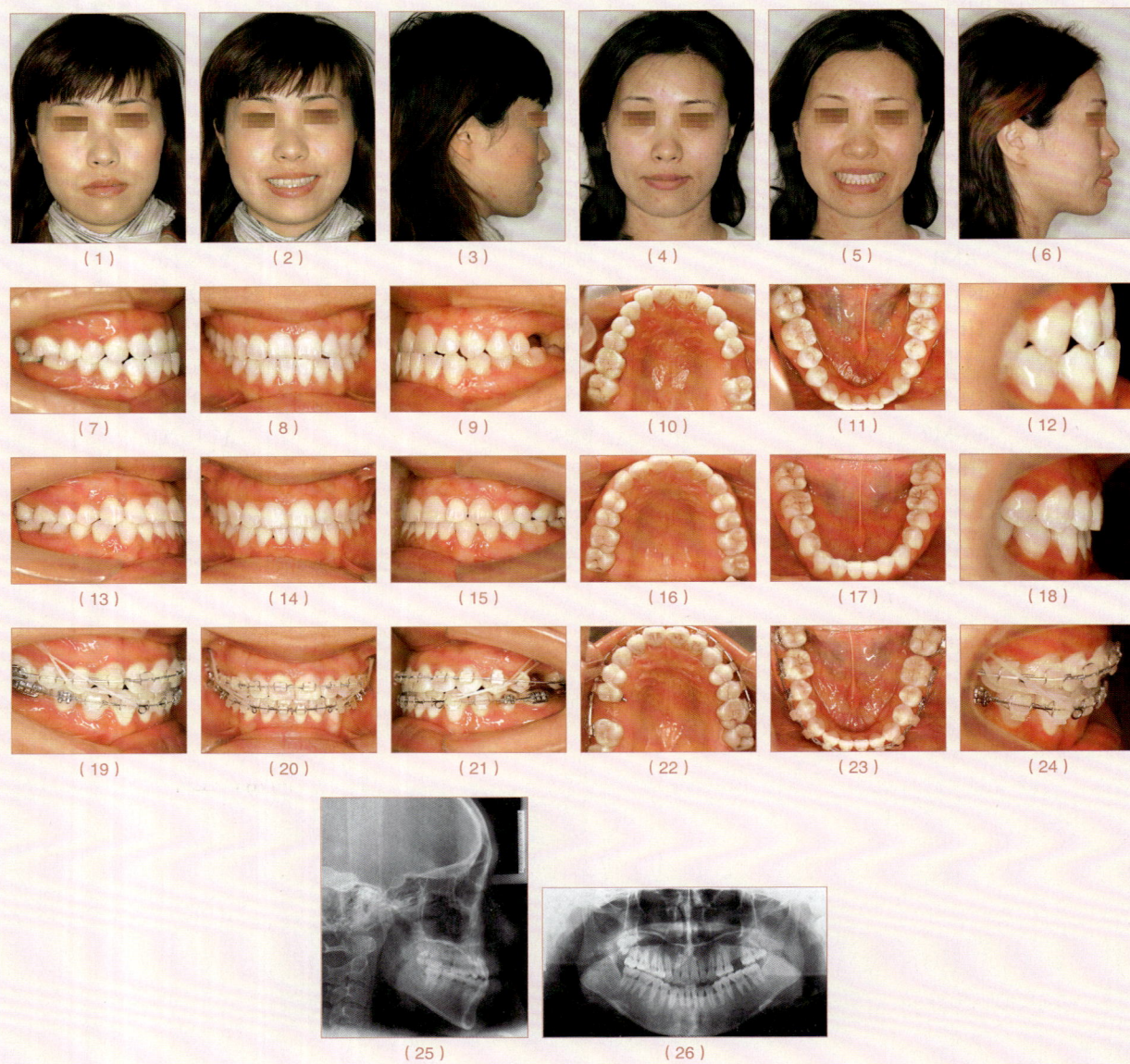

图 4-10　治疗前、中、后面殆像及 X 线片

（1）～（3）治疗前面像；（4）～（6）治疗后面像；（7）～（12）治疗前殆像；（13）～（18）治疗后殆像；（19）～（24）利用种植体支抗作Ⅲ类牵引内收下牙列，同时迁移左上第二、三磨牙；（25）～（26）治疗前头颅侧位片及曲面断层片

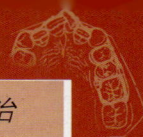

11 减数上颌第二双尖牙下颌第一双尖牙矫治骨性Ⅲ类高角畸形

诊治医师：寻春雷

病 例 简 介

女，20岁7个月，主诉牙齿前突不齐。Ⅲ类颌骨畸形；安氏Ⅲ类磨牙关系；高角病例；牙列前突。减数上颌第二双尖牙下颌第一双尖牙，固定矫治器矫治24个月。矫治后侧貌及咬合关系理想。

关键词： 安氏Ⅲ类 减数双尖牙 掩饰性矫治 恒牙期

一般信息 女，20岁7个月，主诉牙齿前突不齐。

临床检查 磨牙、尖牙为近中关系。前牙覆殆覆盖浅。上前牙唇倾过大，下前牙舌倾。上颌牙列拥挤Ⅰ°。上牙列中线右偏2 mm。右上侧切牙腭向错位。侧貌面中部发育不足，凹面型，颏唇沟浅。下颌平面倾斜过大，高角长面型。开闭口运动无异常，无弹响，双侧耳屏前无压痛。

病史及家族史 家族无类似畸形。

X线片检查 4个第三磨牙阻生。头影测量表明：Ⅲ类骨型，上颌后缩，高角；上中切牙唇倾，下中切牙舌倾。测量值见表4-11。

诊断
　　面型：凹面型
　　骨型：Ⅲ类
　　牙型：安氏Ⅲ类

患者存在问题
　　1. Ⅲ类骨性畸形，上颌发育不足。
　　2. 高角病例。
　　3. 上颌切牙唇倾过大，下颌前牙舌倾。
　　4. 牙列前突伴轻度拥挤。
　　5. 上颌中线右侧偏斜。
　　6. 侧貌较差，碟形面型。

治疗设计 拔除上颌第二双尖牙和下颌第一双尖牙，直丝弓固定矫治技术；上颌弱支抗，下颌中度支抗。

矫治过程 减数拔牙固定矫治24个月。结果见图表4-11。

分析小结 本病例为骨性Ⅲ类畸形，上颌发育不足，高角病例。虽然由于代偿关系，前牙没有表现为反殆畸形，但患者后牙殆关系为明显近中关系，且面型较差，碟形面型明显，因此建议患者首选正畸一正颌联合治疗。由于患者不能接受外科正畸方案，故进行掩饰性矫治设计。

患者上下颌牙弓较突，且伴有轻度拥挤及上牙列中线不调，作者设计减数拔牙矫治。考虑Ⅲ类错
𬌗的代偿关系，上颌牙列不宜内收过多，同时为方便磨牙关系的调整，本病例设计减数上颌第二双尖
牙和下颌第一双尖牙。关闭间隙治疗中为了建立正常的覆𬌗覆盖和中性磨牙关系，适时应用Ⅲ类颌间
牵引进行牙弓关系的调整。

通过减数双尖牙矫治，前牙突度得到改善，后牙关系调整为中性关系。唇部突度改善后，侧貌也
得到改善，由凹面型改为较为满意的直面型。

表 4-11　治疗前后头影测量数据比较

测量项目	治疗前	治疗后	正常𬌗恒牙期均值
SNA	74.5**	75.0*	82.8 ± 4.0
SNB	76.0**	74.5*	80.1 ± 3.9
ANB	− 1.5**	0.5*	2.7 ± 2.0
Wits（mm）	− 7.0**	− 5.0*	− 1.5 ± 2.1
U1-PP	125.5*	118.0	114.1 ± 3.9
L1-MP	87.0*	85.0*	96.5 ± 7.1
U1-L1	118.0	127.5	125.4 ± 7.9
SN-MP	43.0*	45.5**	34.4 ± 5.0
FH-MP	31.5	34.5*	27.2 ± 4.7
L1-APo（mm）	5.0	3.0	4.9 ± 2.1
Li-E（mm）	4.0*	1.0	0.6 ± 1.9

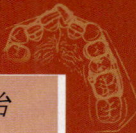

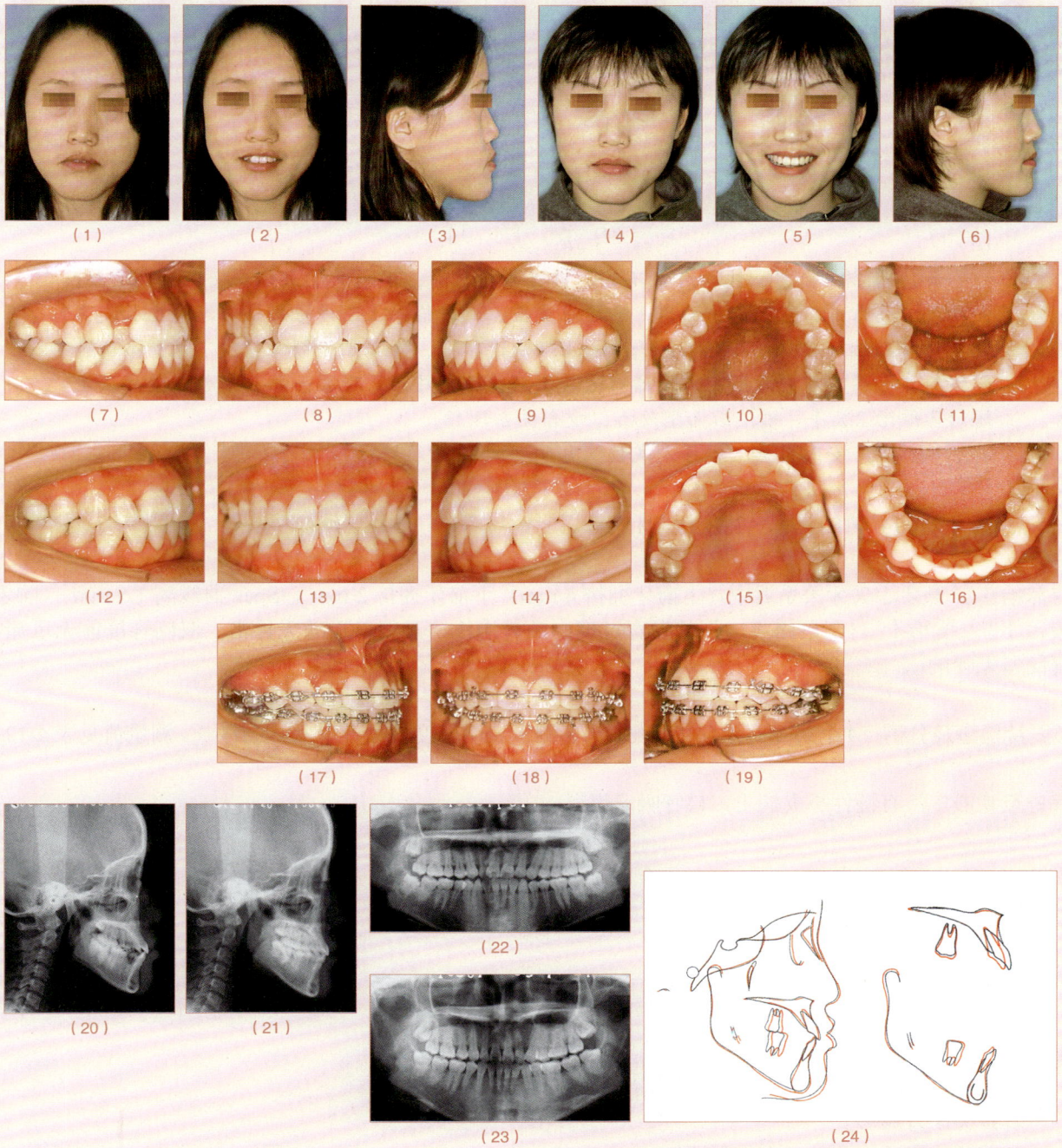

图4-11 治疗前、中、后面𬌗像及X线片

（1）～（3）治疗前面像；（4）～（6）治疗后面像；（7）～（11）治疗前𬌗像；（12）～（16）治疗后𬌗像；（17）～（19）治疗中𬌗像；（20）～（24）治疗前后头颅侧位片、曲面断层片及重叠图

12 上颌快速扩弓减数上下第二双尖牙矫治轻度Ⅲ类骨型

诊治医师：钱玉芬

病 例 简 介

女，14岁8个月，主诉牙齿不齐。Ⅲ类颌骨畸形，下颌宽于上颌；安氏Ⅲ类磨牙，尖牙近中关系；正常下颌平面角；前牙浅覆盖、浅覆𬌗，上下牙弓拥挤。患者生长发育进入高峰期后期。双期治疗：第一阶段上颌快速扩弓，矫正上下颌骨宽度不调；第二阶段拔除4个第二双尖牙固定矫治器矫治。上颌快速扩弓后，观察一年，减数双尖牙固定矫治器矫治2.5年。矫治后面型改善，咬合关系理想。

关键词：安氏Ⅲ类　扩弓　减数双尖牙　方丝弓

一般信息　女，14岁8个月，主诉上前牙不齐。

临床检查　磨牙、尖牙关系近中，上前牙拥挤4 mm，下前牙拥挤2 mm，Spee曲线高1.5 mm。前牙覆盖Ⅰ°、覆𬌗Ⅰ°。开唇露齿，下颌发育过度，颏唇沟浅。开闭口运动无异常，双侧耳屏前无压痛，开闭口无弹响。

X线片检查及分析　4个第三磨牙埋伏阻生。头影测量表明轻度Ⅲ类骨型，面下1/3长。测量值见表4-12。

病史及家族史　有慢性鼻炎病史，口呼吸习惯。

诊断
　　面型：凹面型
　　骨型：Ⅲ类
　　牙型：安氏Ⅲ类

患者存在问题
　　1. 侧貌下颌前突，面中部发育不足。
　　2. Ⅲ类颌骨畸形。
　　3. 前牙浅覆𬌗浅覆盖，上切牙唇倾。
　　4. 安氏Ⅲ类磨牙关系。
　　5. 下牙弓轻度拥挤，上牙弓重度拥挤。

治疗设计　双期矫治。
　　第一阶段：采用Hyrax矫治器进行上颌快速扩弓，矫治上下颌骨横向不调；
　　第二阶段：方丝弓固定矫治技术，拔除上下颌第二双尖牙，解除上颌拥挤，内收下前牙，矫治磨牙关系。

矫治过程　上颌扩弓一个月，保持半年；随访一年，观察下颌生长情况；减数4个第二双尖牙，固定

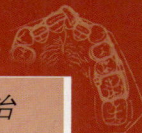

矫治器治疗 2.5 年；Hawley 保持器保持 1 年。矫治结果见图 4-12。

分析小结 患者就诊时年龄为 14 岁 8 个月，女性，患者 ANB 为－1°、Wits 为－8 mm、IMPA 为 92°、APDI 为 91°，诊断为Ⅲ类骨性错𬌗伴上下牙列拥挤，磨牙为近中关系。软组织面中部发育不足。患者上下牙弓大小不匹配，表现为上牙弓狭窄，基骨发育显不足，由于患者下牙列拥挤，某种程度上提示患者虽存在下颌矢状发育过度，但如上颌骨通过扩弓还是能达到一定代偿的上下牙弓协调，有通过正畸治疗的可能，因此先采用上颌扩弓治疗，然后观察下颌骨有无进一步生长情况，在确认生长发育趋于稳定时，通过诊断分析，决定减数上下第二双尖牙，解除上牙列拥挤同时还能适当前移磨牙。由于第一阶段矫治时上颌通过快扩，使拥挤度得到改善。上下颌同时拔第二双尖牙变得可能。拔第二双尖牙有利于Ⅰ类磨牙关系的建立。由于采用上颌扩弓，拥挤度减小，拔上颌第二双尖牙将不会导致上前牙由于间隙不足产生唇向倾斜，而拔下颌第二双尖牙，也有利于减小下前牙的舌向倾斜代偿。整个治疗过程中可通过 J 钩等方法使下颌骨整体后退，从而达到减少上前牙的唇倾代偿的目的。患者治疗前 U1-PP 为 115°，治疗后为 107°，治疗前 L1-MP 为 92°，治疗后为 89°。

扩弓后的观察阶段是一个Ⅲ类骨性病例等待最后决定能否进行单纯非手术正畸治疗的过程。一旦决定正畸治疗，意味着正畸医生必须能预测在一定时间内完成正畸治疗，因为单纯正畸治疗设计与手术前正畸设计是不同的。前者是一种代偿性治疗，后者是去代偿治疗。早期应尽可能矫治骨骼不调，正畸治疗时尽可能通过矢状控制减少代偿是骨性反𬌗治疗的宗旨。

表 4-12　治疗前后头影测量数据比较

测量项目	治疗前	治疗后	正常𬌗恒牙期均值
SNA	78[*]	79	82.8 ± 4.0
SNB	79	76[*]	80.1 ± 3.9
ANB	－1[*]	3	2.7 ± 2.0
Wits（mm）	－8[**]	－3[*]	－1.5 ± 2.1
U1-PP	115	107	114.1 ± 3.9
L1-MP	92	89	96.5 ± 7.1
U1-L1	123	141	125.4 ± 7.9
PP-MP	30	30	27.6 ± 4.6
N-ANS（mm）	55.5	60[*]	53.8 ± 2.8
ANS-Me（mm）	78[**]	78[**]	65.8 ± 4.1
ANS-Me／N-Me（%）	59[*]	59[*]	55.0 ± 2.5

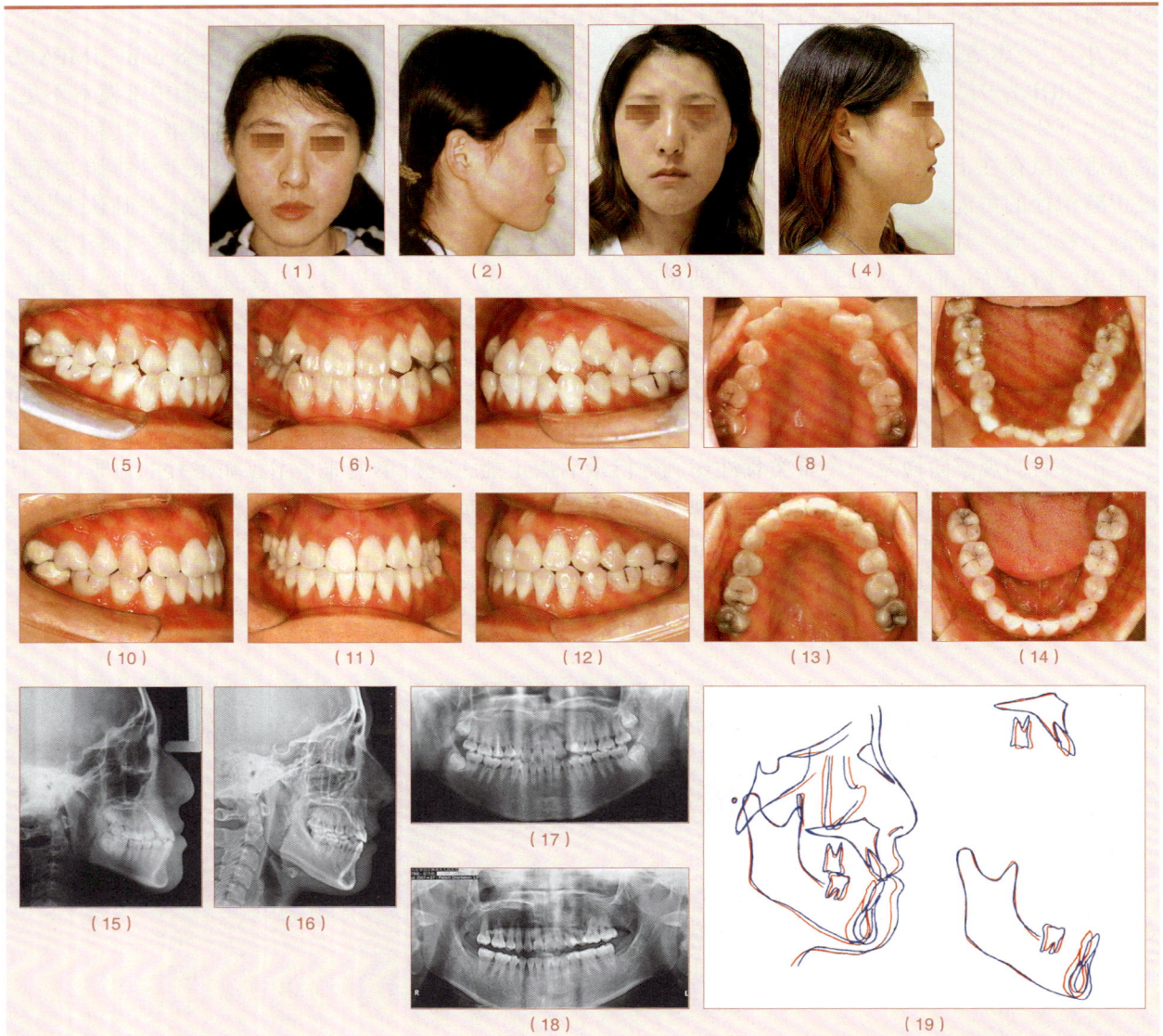

图 4-12　治疗前、中、后面𬌗像及 X 线片

（1）～（2）治疗前面像；（3）～（4）治疗后面像；（5）～（9）治疗前𬌗像；（10）～（14）治疗后𬌗像；（15）～（19）治疗前后头颅侧位片、全景片及重叠图

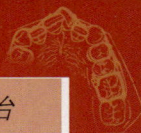

13 2×4 技术前方牵引非减数双期矫治前牙反殆

诊治医师：魏 松

病 例 简 介

女，8 岁 5 个月，替牙殆。主诉前牙反咬合，牙列不齐。Ⅲ类颌骨畸形，上颌后缩，下颌前突；安氏Ⅲ类磨牙关系；下颌平面角为高角；前牙反覆盖 3.2 mm、反覆殆 0.5 mm，下颌不能后退；上牙弓拥挤 1 mm，下牙弓拥挤 1.5 mm。早期矫治和恒牙早期矫治，采用上颌前方牵引、方丝弓矫治器和多曲方丝弓技术，矫治疗程 48 个月。1 年后随访。

关键词：安氏Ⅲ类 早期矫治 前方牵引 非减数矫治 方丝弓矫治器 MEAW 技术

一般信息 女，8 岁 5 个月，主诉前牙反咬合，牙列不齐。

临床检查 替牙殆，磨牙、尖牙关系完全近中，上牙弓拥挤 1 mm，下牙弓拥挤 1.5 mm，拥挤在前牙区。前牙反覆盖 3.2 mm、反覆殆 0.5 mm，下颌不能后退。上、下牙弓中线正。面下 1/3 长。凹面型。开闭口运动无异常，双侧耳屏前无压痛，开闭口无弹响。

病史及家族史 父亲有类似畸形。

X 线片检查 曲面体层片显示无缺失牙及其他异常情况。头影测量表明：Ⅲ类骨型，下颌前突，高角，上中切牙唇倾。测量值见表 4-13。

诊断

面型：凹面型
骨型：Ⅲ类
牙型：安氏Ⅲ类

患者存在问题

1. Ⅲ类颌骨畸形。
2. 面下 1/3 长。
3. 前牙反殆，反覆殆很浅。
4. 严重的安氏Ⅲ类磨牙关系，尖牙关系完全近中。
5. 下前牙唇倾。
6. 上下牙弓轻度拥挤。

治疗设计 双期矫治。替牙早期采用 2×4 弓矫治器结合上颌前方牵引，目的是内收下前牙减轻前牙反殆的程度，并能促进上颌向前发育，解除前牙反殆。恒牙早期使用方丝弓矫治器，继续调整殆关系，矫治前牙反殆。但是如果该患者的下颌发育严重过度，不排除成年后正颌手术的可能性，目的是更理想地解决上下颌骨矢状向及垂直向的发育不协调，进一步改善软组织侧貌。

矫治过程　上下颌 2×4 弓矫治器，托槽为 0.022 英寸槽沟的方丝弓托槽。常规排齐上下前牙，使用Ⅲ类牵引 5 个月，前牙覆𬌗、覆盖达到 0.5 mm，但是后牙无接触。停止Ⅲ类牵引，上颌换为 0.019 英寸×0.025 英寸的不锈钢方丝，使用上颌前方牵引约 12 个月，下牙弓维持乳磨牙替换过程中的 Leeway Space，防止下颌第一磨牙近中移动，并定期观察下颌骨的发育状况。从恒牙早期开始第二阶段矫治。常规排齐、整平上下牙弓后，上颌使用 0.019 英寸 ×0.025 英寸的不锈钢方丝，下颌使用 0.018 英寸 ×0.025 英寸的多曲方丝弓结合短距离的Ⅲ类牵引 5 个月，达到矫治前牙反𬌗、调整后牙𬌗关系的目的。主动矫治总时间约 48 个月，采用 Hawley 保持器保持。结果见图 4-13。

分析小结　该患者为替牙期骨性Ⅲ类，上颌发育不足，下颌发育过度，分析头影测量结果发现：患者为高角病例，下前牙相对于高角唇倾，这说明下前牙有很大的代偿空间（舌向移动）来弥补下颌发育过度所致的颌骨前后向和垂直向不调。替牙期矫治方案即促进上颌发育，内收下切牙，解除前牙反𬌗，舌上抬等肌功能训练。

　　患者反覆盖较大，下颌又不能后退，反𬌗的矫治有一定的难度，但下前牙唇倾是一个可以利用的矫治条件。因此上下颌先粘接标准方丝弓矫治器，利用Ⅲ类牵引，内收下切牙，减小反覆盖的程度。在前牙反𬌗有所减小的前提下，上颌开始前方牵引，目的是促进上颌发育，向前移动上牙弓。上牙弓使用 0.019 英寸 ×0.025 英寸的不锈钢方丝，在上切牙段弯制冠舌向转矩，并将该弓丝位于上颌磨牙近中的 Ω 曲与上颌磨牙带环的颊面管紧密结扎，使上牙弓固定为一个整体。在完成这一关键步骤后，开始进行上颌前方牵引，这就可以尽量防止前牵引过程中上前牙唇向倾斜。头影测量的重叠图显示，在上颌前方牵引过程中，前牙反𬌗得以解除，但上前牙并没有明显的唇倾。替牙期矫治是该病例最终矫治成功的关键一步。

　　恒牙期矫治采用了多曲方丝弓技术，利用了多曲同时远中竖直磨牙、前磨牙的能力，在短距离Ⅲ类牵引的配合下，进一步调整𬌗关系。

　　保持一年后回访时发现，前牙覆𬌗、覆盖有所减小，尖牙关系仍保持中性，复发与患者仍处于生长发育期有关。有利于稳定性的措施有：继续戴用保持器，尽早拔除下颌第三磨牙，长期进行肌功能训练，如舌上抬训练和咬下唇训练等。长期的稳定性仍需观察。

表 4-13　治疗前后头影测量数据比较

测量项目	治疗前	治疗后	正常𬌗替牙期均值	正常𬌗恒牙早期均值
SNA	81.52	84.91	82.3 ± 3.5	82.8 ± 4.0
SNB	84.27**	82.93	77.6 ± 2.9	80.1 ± 3.9
ANB	− 2.75**	1.98	4.7 ± 1.4	2.7 ± 2.0
Wits（mm）	− 9.95**	− 5.40*	− 1.4 ± 2.6	− 1.3 ± 2.9
U1-PP	126.46*	126.00**	115.8 ± 5.7	114.1 ± 3.9
L1-MP	94.43	85.15*	96.3 ± 5.1	92.6 ± 7.0
U1-L1	111.51	118.38	122.0 ± 6.0	125.4 ± 7.9
SN-MP	38.32	38.13	35.8 ± 3.6	34.4 ± 5.0
FH-MP	31.94*	32.91*	27.2 ± 4.4	27.2 ± 4.7
L1-APo（mm）	8.79	6.87	3.9 ± 1.5	4.9 ± 2.1
APDI	92.77**	95.99**	81.10 ± 4.00	81.10 ± 4.00
ODI	67.18*	72.20	72.80 ± 5.20	72.80 ± 5.20

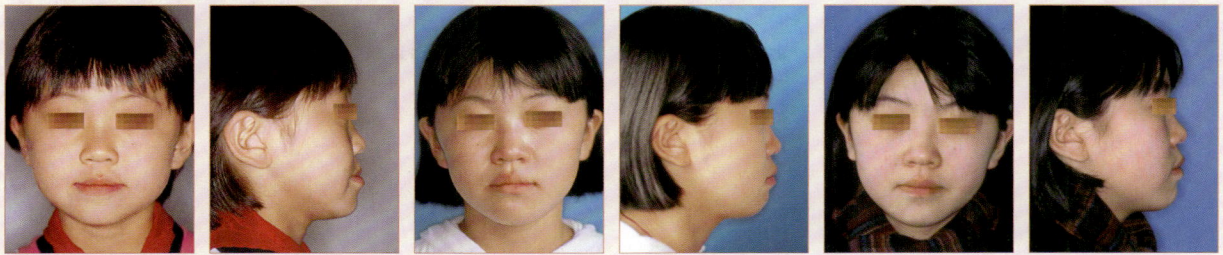

（1）　　　　（2）　　　　（3）　　　　（4）　　　　（5）　　　　（6）

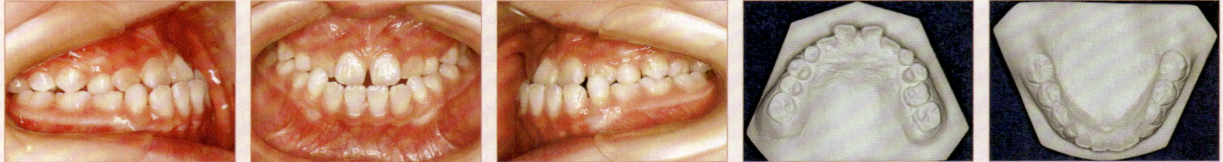

（7）　　　　（8）　　　　（9）　　　　（10）　　　　（11）

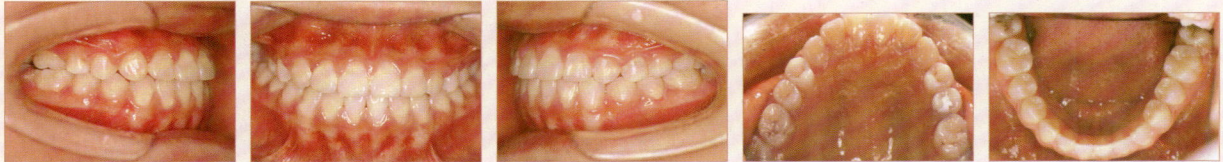

（12）　　　　（13）　　　　（14）　　　　（15）　　　　（16）

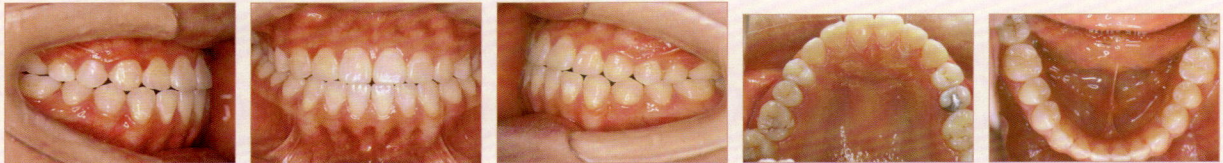

（17）　　　　（18）　　　　（19）　　　　（20）　　　　（21）

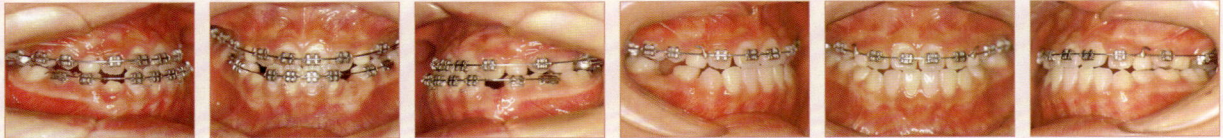

（22）　　　　（23）　　　　（24）　　　　（25）　　　　（26）　　　　（27）

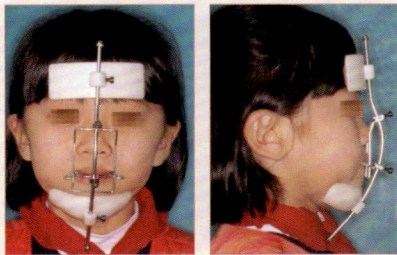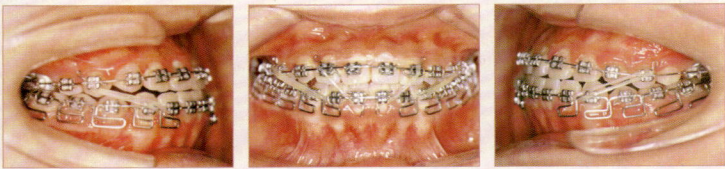

（28）　　　　（29）　　　　（30）　　　　（31）　　　　（32）

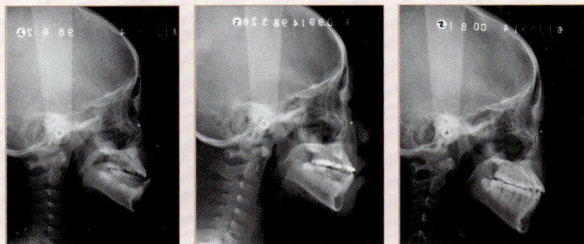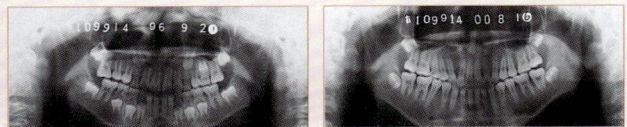

（33）　　　　（34）　　　　（35）　　　　（36）　　　　（37）

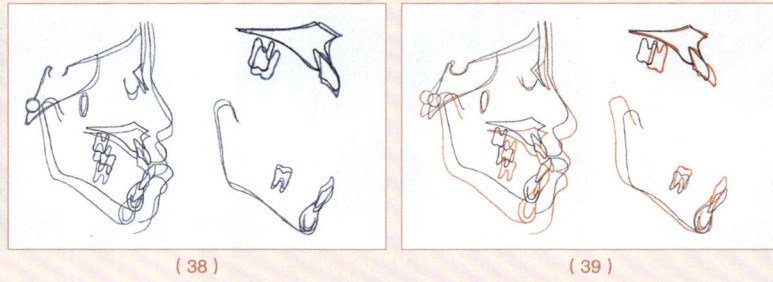

（38）　　　　　　　　　　　　　　　　（39）

图 4-13　治疗前、中、后面𬌗像及 X 线片

（1）～（2）治疗前面像；（3）～（4）治疗后面像；（5）～（6）保持1年后面像；（7）～（11）治疗前𬌗像；（12）～（16）治疗后𬌗像；（17）～（21）保持1年后𬌗像；（22）～（24）治疗中𬌗像，替牙期上下颌标准方丝弓矫治器；（25）～（29）治疗中上颌0.019英寸×0.025英寸的不锈钢丝和上颌前方牵引；（30）～（32）治疗中𬌗像，恒牙期下颌0.018英寸×0.025英寸的多曲方丝弓结合短Ⅲ类牵引；（33）～（35）治疗前、上颌前方牵引后及治疗后的头颅侧位片；（36）～（37）治疗前后的全颌曲面断层片；（38）治疗前和上颌前方牵引后头颅侧位片重叠图；（39）治疗前、后头颅侧位片重叠图

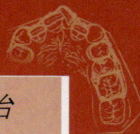

14 上颌快速扩弓多曲方丝弓（MEAW）技术矫治骨性反殆开殆

诊治医师：刘月华

病 例 简 介

女，24 岁 7 个月，主诉上下前牙无法咬合。Ⅲ类颌骨畸形，凹面型；安氏Ⅲ类磨牙关系；均角病例。治疗：上颌采用快速螺旋扩弓器扩弓，解决上颌牙弓宽度不足；然后固定矫治器矫治，采用多曲方丝弓（MEAW）技术，解决前牙开殆及磨牙尖牙关系。上颌扩弓治疗 8 个月后，固定矫治器矫治 1 年 2 个月，矫治后面形改善，咬合关系理想。

关键词： Ⅲ类错殆　开殆　MEAW 技术

一般信息　女，24 岁 7 个月，主诉上下前牙无法咬合。

临床检查　恒牙殆，上牙弓拥挤 5.5 mm，下牙弓有 2.0 mm 间隙。磨牙关系右侧中性、左侧近中，磨牙对刃；前牙开殆 3 mm，上下中线正，Spee 曲线曲度 1.5 mm，Bolton 指数：前牙比 83.3%，全牙比 95.2%，开口末闭口初颞下颌关节有弹响。凹面型，均角。

病史及家族史　父亲有类似畸形。

X 线片检查　上颌第三磨牙牙胚存在，下颌无第三磨牙。头影测量表明：Ⅲ类骨型，上颌后缩，下中切牙舌倾。测量值见表 4-14。

诊断
面型：凹面型
骨型：Ⅲ类，均角
牙型：安氏Ⅲ类

患者存在问题
1. 侧貌凹。
2. 骨性Ⅲ类，均角。
3. 安氏Ⅲ类磨牙关系。
4. 前牙反殆。
5. 开殆。
6. 上牙弓中度拥挤，下牙弓散在间隙。
7. 左上第一前磨牙严重扭转，左上第二前磨牙腭向错位。

治疗设计　不拔牙矫治，上颌快速螺旋扩弓器及四角簧扩弓，然后多曲方丝弓（MEAW）固定矫治技术。

矫治过程　扩弓矫治 8 个月；固定矫治器治疗 1 年 2 个月；Hawley 保持器保持 2 年。结果见图表 4-14。

分析小结 本例为成人全牙弓反𬌗、开𬌗，治疗的主要目的是通过正畸治疗改变咬合，改善侧貌及颞下颌关节症状。治疗分两步进行。先戴用快速螺旋扩大矫治器，扩弓速度为每天 2 次（每次 1/4 圈），戴用 1 个月后上颌牙弓扩大，停止旋转扩弓，保持 2 个月后换用四角簧扩弓器，8 个月时结束第一期。然后采用直丝弓矫治技术，排齐整平上下牙弓。其后采用多曲方丝弓技术，配合使用大小不同的Ⅲ类颌间牵引达到磨牙、尖牙中性关系，前牙覆𬌗、覆盖正常。精细调整，换用细的不锈钢圆丝配合适当的三角牵引调整上下颌关系，稳定前牙覆𬌗、覆盖关系。保持期戴用 Hawley 保持器 2 年以上。

治疗要点：①首先要扩展上牙弓，协调上下牙弓宽度。一般来说，处于生长发育阶段的少年儿童扩弓效果显著，多伴有腭中缝的扩开，成人扩弓多呈现牙齿颊向移动。此例患者通过扩弓协调了上下牙弓形态，为解决上牙列拥挤提供了间隙。②戴用多曲方丝后要求患者一定要配合使用颌间牵引，此例患者主要使用了Ⅲ类颌间牵引，通过改变𬌗平面倾斜度矫正开𬌗。③虽然上下牙弓咬合关系明显改善，但开𬌗、反𬌗矫治仍以牙齿代偿移动为主，颌骨牙弓及侧貌并无明显改善，做好病人的知情同意很重要。

表 4-14 治疗前、中、后及治疗后 4 年头影测量数据比较

测量项目	治疗前	治疗后	正常𬌗替牙期均值
SNA	78.0° *	79.0°	82.8° ± 4.0°
SNB	81.5°	80.0°	80.1° ± 3.9°
ANB	− 3.5° **	− 1.0° *	2.7° ± 2.0°
Wits（mm）	− 5.0 *	− 1.0	− 1.5 ± 2.1
U1-PP	113.0°	123.0° *	114.1° ± 3.9°
L1-MP	77.0° *	80.0° *	96.5° ± 7.1°
U1-L1	144.0° *	126.0°	125.4° ± 7.9°
SN-MP	35.0°	36.0°	34.4° ± 5.0°
FH-MP	26.0°	27.0°	27.2° ± 4.7°
UL-E（mm）	− 4.0	− 3.0	− 1.2 ± 1.6
LL-E（mm）	− 3.0	− 2.0	0.6 ± 1.9

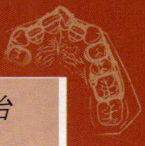

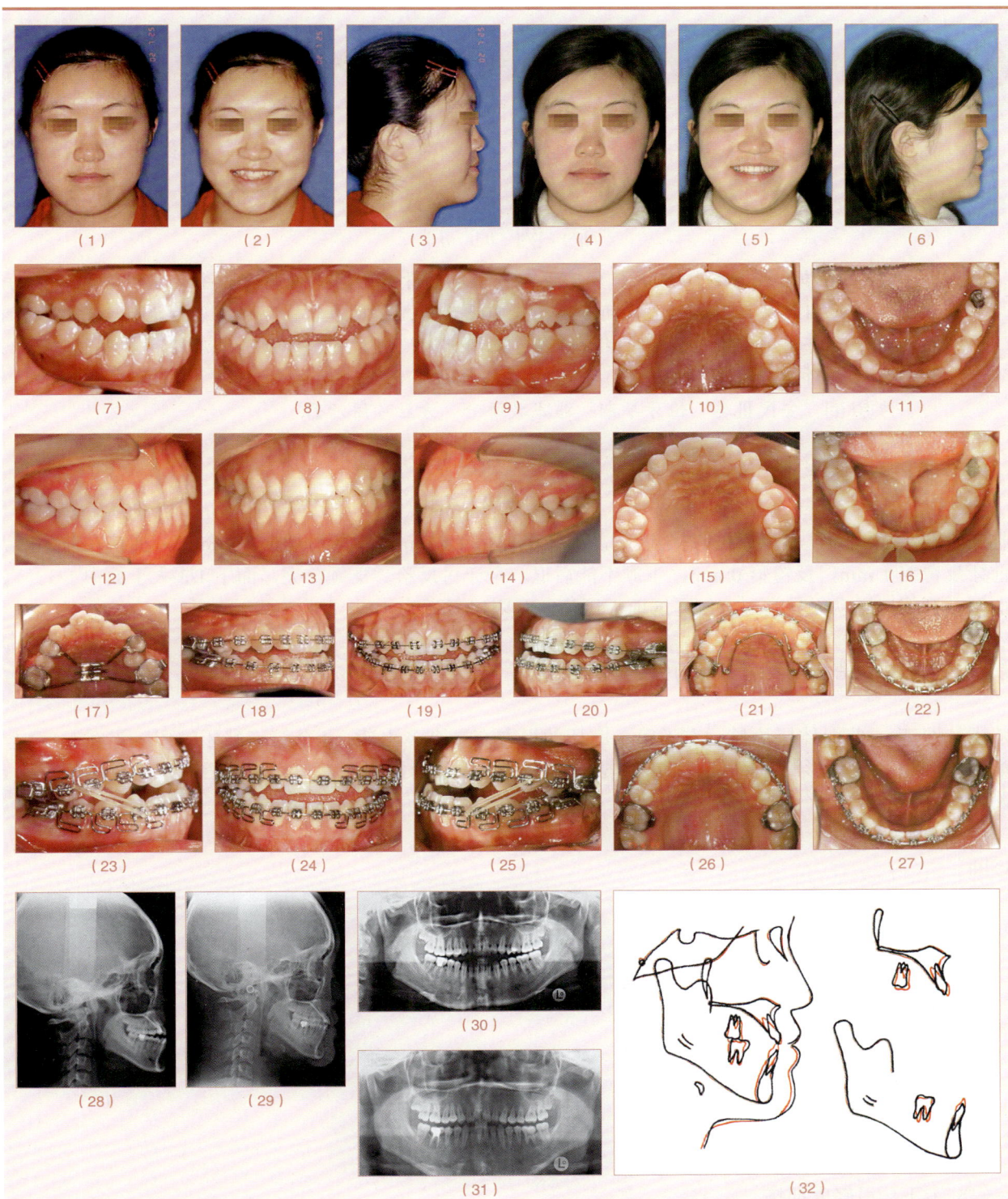

图 4-14　治疗前、中、后面𬌗像及 X 线片

（1）～（3）治疗前面像；（4）～（6）治疗后面像；（7）～（11）治疗前𬌗像；（12）～（16）治疗后𬌗像；（17）～（22）治疗中𬌗像，螺旋扩大器扩弓；四角圈簧继续维持；（23）～（27）治疗中应用MEAW矫治技术；（28）～（32）治疗前后头颅侧位片、曲面断层片及重叠图

⑮ 上颌扩弓多曲方丝弓（MEAW）技术矫治骨性Ⅲ类全牙弓反𬌗

诊治医师：魏 松

病 例 简 介

　　男，16岁，恒牙𬌗。主诉前牙反咬合。Ⅲ类颌骨畸形，下颌前突；安氏Ⅲ类磨牙关系、尖牙Ⅲ类关系；下颌平面角为高角；前牙反覆盖、反覆𬌗，下颌不能后退，全牙弓反𬌗；上下牙弓拥挤Ⅰ°。非减数矫治，采用上颌快速扩弓、方丝弓矫治器和多曲方丝弓技术，矫治疗程18个月。

　　关键词： 安氏Ⅲ类　恒牙早期　非减数矫治　方丝弓矫治器

一般信息　男，16岁，主诉前牙反咬合。

临床检查　恒牙𬌗，磨牙关系完全近中，上牙弓拥挤1.5 mm，下牙弓拥挤3.1 mm，拥挤在前牙区。前牙反覆盖1 mm，反覆𬌗0 mm，下颌不能后退，全牙弓反𬌗。下颌前突，面下1/3大于面中1/3。直面型。开闭口运动无异常，双侧耳屏前无压痛，开闭口无弹响。

病史及家族史　患者的舅舅下颌前突、前牙反𬌗。

X线片检查　曲面体层片显示右下第一磨牙的根方有一个多生牙；4个第三磨牙的牙冠正在发育中，萌出间隙不足。头影测量表明：Ⅲ类骨型，高角，骨性开𬌗倾向；上中切牙稍唇倾，下中切牙舌倾。测量值见表4-15。

诊断

　　面型：直面型

　　骨型：Ⅲ类

　　牙型：安氏Ⅲ类

患者存在问题

　　1. 面下1/3长。

　　2. Ⅲ类颌骨畸形、高角。

　　3. 全牙弓反𬌗，而且前牙无覆𬌗。

　　4. 严重的安氏Ⅲ类磨牙、尖牙关系，下前牙舌倾。

　　5. 上下牙弓轻度拥挤。

治疗设计　非手术矫治；非减数矫治；扩大上颌牙弓宽度（采用快速扩弓），解除后牙反𬌗；使用方丝弓矫治器，通过多曲方丝弓矫治技术，调整𬌗关系；择期拔除右下第一磨牙根方的多生牙；择期拔除4个第三磨牙。

矫治过程　上颌采用固定式螺旋扩大器快速扩弓4周后，原力保持一个月，然后使用全牙列方丝弓矫

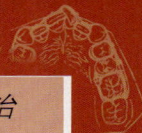

治器16个月。主动矫治总时间18个月,采用Hawley保持器保持。矫治前、后的X线片及面𬌗像见图4-15。

分析小结 该患者表现出明显的骨性Ⅲ类特征,下颌骨发育过度,但由于他的垂直向生长明显大于前后向生长,因此患者并没有表现出明显的下颌前突,而是直面型的侧貌,其中ANB3.18°说明患者上下颌骨的前后向不调程度并非十分严重,这也是患者并没有要求进一步改善侧貌的主要原因,其主诉就是"矫治前牙的反咬合以及排齐牙齿",但不考虑颌骨手术。

仅通过上下牙弓的代偿性移动来调整𬌗关系有很大难度,这表现在:①矫治前的下前牙已经明显舌倾,触诊检查下颌中切牙唇侧的齿槽骨时,可以明显触及牙根,这表明两个下颌中切牙的唇侧齿槽骨非常薄,不恰当的舌向移动可能造成下中切牙牙龈萎缩、甚至牙根突破唇侧齿槽骨板。显然通过下牙弓的舌向代偿移动很有限。②患者垂直向发育过度,全牙弓反𬌗,有明显的开𬌗倾向,任何升高后牙的矫治手段,都可能造成前牙开𬌗。③通过颈椎预测生长发育发现该患者的生长发育高峰期已过,颌骨继续生长的潜力不大。即便如此,任何微小的下颌发育,都将继续加重非手术矫治的难度。当然,也有一些有利的因素,即:①上前牙仍然具备一些唇向倾斜移动的能力;②患者以垂直向生长为主,向前生长量很有限,通过问诊了解到患者的前牙反𬌗程度在近5年中没有明显加重。

该患者的矫治方案为:有控制地向后移动下牙弓、内收下前牙;尽最大可能前移上牙弓、唇倾上前牙;避免矫治力过大,防止磨牙升高。择期拔除下颌第三磨牙的原因是希望下颌第三磨牙在矫治中占用一定空间,这可以更好地控制下牙弓的向后移动量,以免因下前牙舌向倾斜过多造成牙龈萎缩和牙根暴露等风险。考虑到多生牙与下颌右侧第一磨牙牙根密切的邻接关系以及拔除术中可能损伤磨牙牙根的风险,决定择期拔除该多生牙。

矫治中的重点有两个:其一,首先解决后牙反𬌗,这可以保障后牙段在以后的矫治中上下牙弓的宽度得以匹配,因此在进行整平、排齐之前,上颌通过快速扩弓的方法扩大了上牙弓宽度。这表现在:后牙反𬌗解除,上中切牙之间出现间隙;其二,在排齐整平后,上下颌用多曲方丝结合短距离的Ⅲ类牵引,其中下颌弓丝弯制了后倾弯、在Ⅲ类牵引的配合下可以远中直立下颌磨牙和前磨牙,为下前牙内收提供间隙,并压低下磨牙。上颌是平直的多曲弓丝,它可以减弱Ⅲ类牵引伸长上磨牙的副作用。多曲方丝弓技术在该病例显示出其独特的优势,即同时向远中竖直下颌磨牙和前磨牙、并控制下磨牙的高度,在相对短的时间内建立了正常𬌗关系。

矫治后建议患者拔除下颌第三磨牙,这将有利于稳定。同时建议拔除下颌右侧磨牙根方的多生牙。曲面体层X线片显示矫治后下颌第二磨牙明显远中倾斜,这将有利于矫治后的稳定。在用常规的保持器保持之外,肌的训练也很重要,这包括:舌上抬训练和咬下唇训练。

表 4-15 治疗前后头影测量数据比较

测量项目	治疗前	治疗后	正常𬌗恒牙期均值
SNA	81.38	81.76	82.8 ± 4.0
SNB	84.56	83.52	80.1 ± 3.9
ANB	− 3.18**	− 1.76*	2.7 ± 2.0
Wits(mm)	− 12.45**	− 8.99**	− 1.5 ± 2.1
U1-PP	118.85*	129.69**	114.1 ± 3.9
L1-MP	70.67**	66.34**	96.5 ± 7.1
U1-L1	151.17**	145.66**	125.4 ± 7.9
SN-MP	40.56*	40.08*	34.4 ± 5.0
FH-MP	30.05	29.52	27.2 ± 4.7
L1-APo(mm)	0.79*	0.77*	4.9 ± 2.1
APDI	107.73**	103.02	81.10 ± 4.00
ODI	63.69*	68.21	72.80 ± 5.20

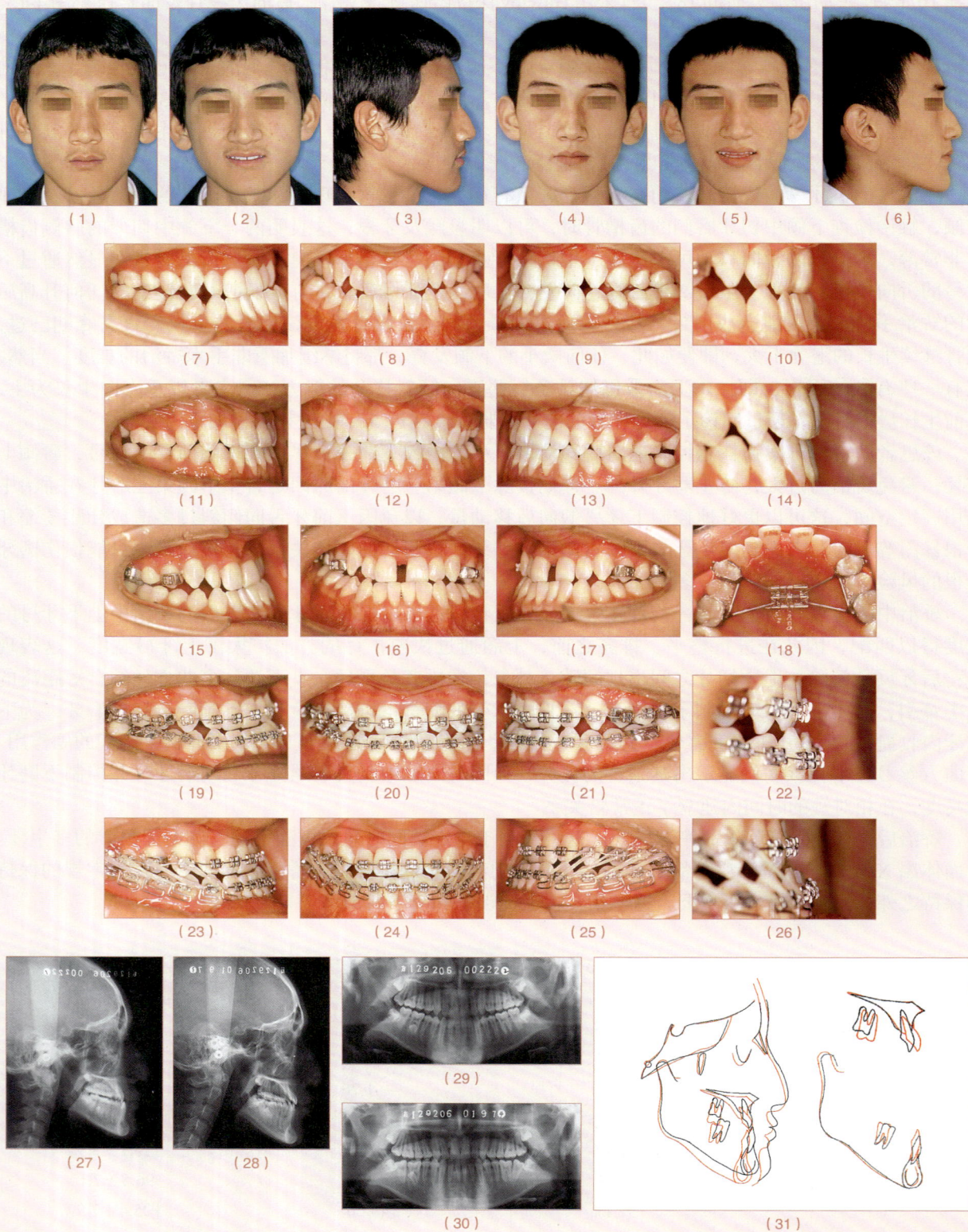

图 4-15　治疗前、中、后面殆像及 X 线片

（1）～（3）治疗前面像；（4）～（6）治疗后面像；（7）～（10）治疗前殆像；（11）～（14）治疗后殆像；（15）～（18）上颌先使用快速扩弓器扩大上牙弓宽度，解除后牙反殆；（19）～（22）治疗中殆像；（23）～（26）排齐后，上颌使用多曲弓丝；（27）～（31）治疗前后的头颅侧位片、曲面断层片及重叠图

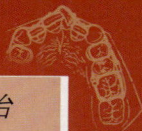

16 上颌快速扩弓前方牵引多曲方丝弓（MEAW）技术非减数矫治骨性反𬌗及前牙严重拥挤

诊治医师：寻春雷

病 例 简 介

女，12 岁 9 个月，主诉上牙不齐，前牙反咬合。Ⅲ类颌骨畸形；安氏Ⅲ类磨牙关系；上牙弓狭窄伴Ⅲ度拥挤，全牙列反𬌗。非拔牙矫治，上颌快速扩弓同时前方牵引治疗，方丝弓固定矫治器矫治23 个月。矫治后侧貌及咬合关系良好。

关键词： 安氏Ⅲ类　非拔牙矫治　上颌前方牵引　上颌快速扩弓　恒牙早期

一般信息　女，12 岁 9 个月，主诉上牙不齐，前牙反咬合。

临床检查　恒牙𬌗，磨牙关系近中尖对关系。前牙反覆𬌗Ⅱ°，反覆盖Ⅰ°。上牙弓狭窄，全牙列反𬌗。上牙列拥挤Ⅲ°，双侧尖牙完全唇向低位错位；下牙列轻度拥挤。侧貌面中部轻度发育不足，下颌平面倾斜度适中。开闭口运动无异常，无弹响，双侧耳屏前无压痛。

病史及家族史　家族无类似畸形。

X 线片检查　4 个第三磨牙牙胚可见。生长发育状态在快速生长发育期后。头影测量表明：Ⅲ类骨型，上颌后缩。测量值见表 4-1。

诊断
　　面型：面中部轻度发育不足
　　骨型：Ⅲ类，下颌平面角适中
　　牙型：安氏Ⅲ类

患者存在问题
　　1.Ⅲ类骨性畸形，上颌发育不足。
　　2.上牙弓严重狭窄，全牙列反𬌗。
　　3.上牙列严重拥挤。

治疗设计　非拔牙矫治，上颌快速扩弓联合上颌前方牵引；方丝弓固定矫治技术。

矫治过程　上颌快速扩弓 3 个月。方丝弓固定矫治 23 个月。矫治结果见图 4-16。

分析小结　本病例为骨性Ⅲ类畸形，上颌严重狭窄，导致全牙列反𬌗。手腕骨片显示患者已在生长快速发育期之后，矫形治疗的最佳时机已过，建议患者成年后进行正畸－正颌联合治疗。患者及家属拒绝正颌外科手术。考虑到患者没有Ⅲ类错𬌗家族史，软组织代偿良好，面型没有表现为非常差的碟形凹面型，下颌平面角度适中，且仍处于生长发育期，具有一定生长潜力，决定试进行颌骨矫形治疗，采用上颌快速扩弓联合前方牵引治疗，以期解除全牙列反𬌗和上牙列严重拥挤。

　　临床结果显示患者对颌骨矫形治疗反应良好，上颌快速扩弓治疗 2 个月后，后牙覆盖正常，前牙呈对刃关系，上颌前牙间隙 3.5 mm。此时扩弓螺旋已全部用完，考虑到过矫治原则，上颌更换螺旋扩弓器继续快速扩弓，至后牙覆盖偏大时停止扩弓。为了使扩弓效果更加稳定，扩大牙弓后保持 3 个月，此阶段继续进行上颌前方牵引解除前牙反𬌗，并应用上颌第一前磨牙之间的片段弓排齐前牙，解除拥挤问题。此后去除扩弓器和前方牵引器，开始全牙列方丝弓固定矫治。

　　对于年轻恒牙列的骨性畸形，应综合分析患者各方面临床情况，尽量利用患者的生长潜力进行生长改良，以获得较为满意的治疗效果。

表 4-16　治疗前后头影测量数据比较

测量项目	治疗前	治疗后	正常𬌗恒牙早期均值
SNA	77.0*	77.0*	82.8 ± 4.0
SNB	82.0	79.0	80.1 ± 3.9
ANB	− 5.0**	− 2.0**	2.7 ± 2.0
Wits（mm）	− 11.5**	− 7.0**	− 1.5 ± 2.1
U1-PP	116.0	131.0**	114.1 ± 3.9
L1-MP	88.0	103.0*	96.5 ± 7.1
U1-L1	140.5*	110.0	125.4 ± 7.9
SN-MP	29.0*	32.0	34.4 ± 5.0
FH-MP	17.5**	21.5*	27.2 ± 4.7
L1-APo（mm）	5.5	5.5	4.9 ± 2.1
Li-E（mm）	− 2.5**	− 2.0*	0.6 ± 1.9

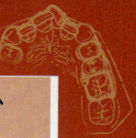

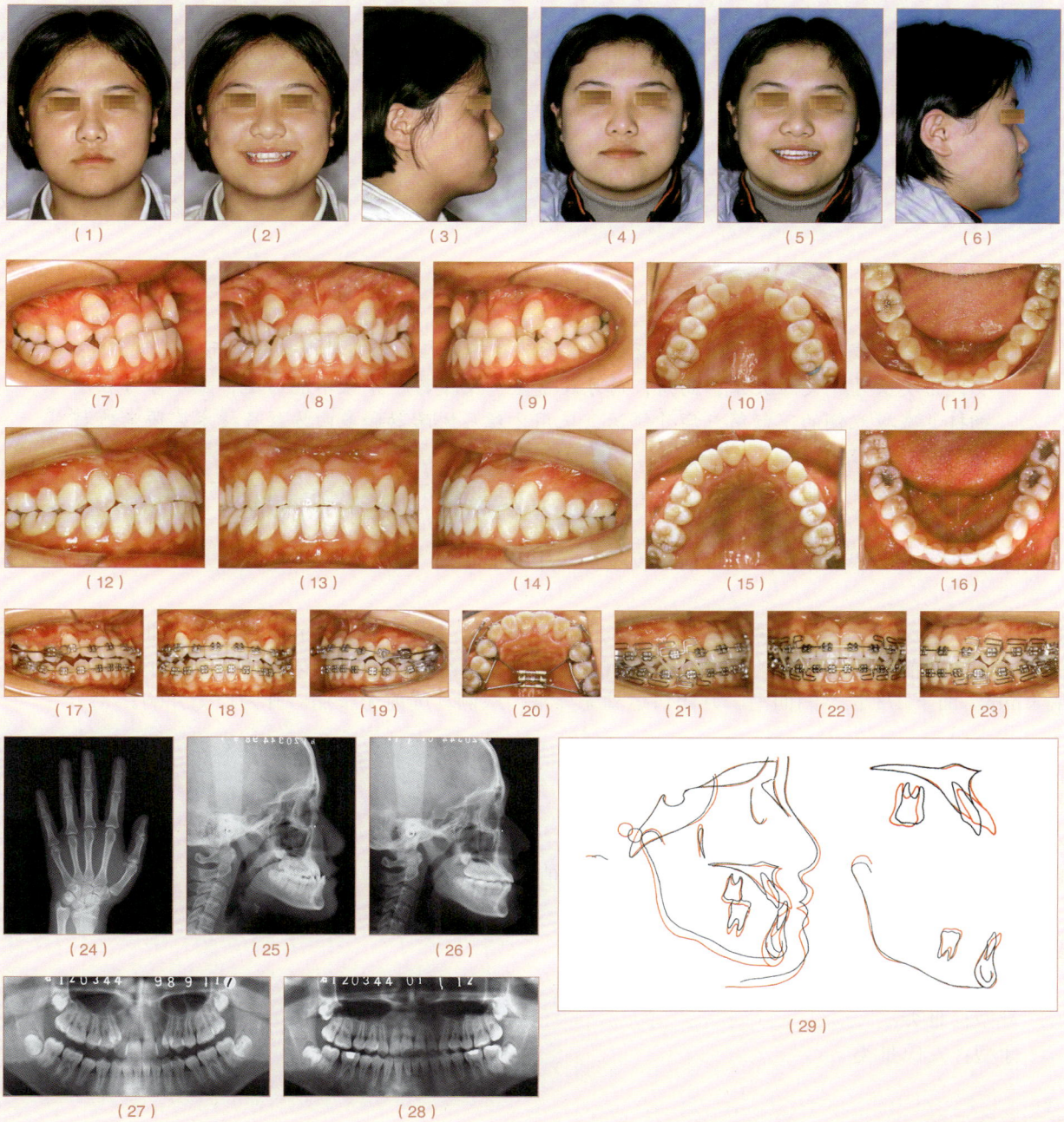

图 4-16 治疗前、中、后面𬌗像及 X 线片

（1）～（3）治疗前面像；（4）～（6）治疗后面像；（7）～（11）治疗前𬌗像；（12）～（16）治疗后𬌗像；（17）～（20）治疗中𬌗像，上颌快速扩弓同时前方牵引；（21）～（23）治疗中应用MEAW矫治技术短Ⅲ类牵引；（24）～（29）治疗前手腕骨片、治疗前后头颅侧位片、曲面断层片及重叠图

17 减数下颌第三磨牙多曲方丝弓（MEAW）技术矫治骨性Ⅲ类反𬌗随访3年

诊治医师：魏 松

病例简介

　　女，12岁5个月。主诉前牙反咬合，牙列不齐。恒牙𬌗，Ⅲ类颌骨畸形，下颌前突；安氏Ⅲ类磨牙、尖牙关系；高角；前牙反覆盖、反覆𬌗，下颌不能后退；上下牙弓轻度拥挤。减数双侧的下颌第三磨牙矫治，采用方丝弓矫治器和多曲方丝弓技术，矫治疗程16个月。追踪3年。

　　关键词：多曲方丝弓 MEAW 安氏Ⅲ类 恒牙早期 减数矫治 方丝弓矫治器

一般信息　　女，12岁5个月，主诉前牙反咬合，牙列不齐。

临床检查　　恒牙𬌗，磨牙关系和尖牙关系均为完全近中，上牙弓拥挤1 mm，下牙弓拥挤2.5 mm，拥挤在前牙区。前牙反覆盖0.5 mm、反覆𬌗0.5 mm，下颌不能后退。上牙弓中线正，但下牙弓中线左偏1 mm。面下1/3长。凹面型。开闭口运动无异常，双侧耳屏前无压痛，开闭口无弹响。

病史及家族史　　家族无类似畸形。

X线片检查　　曲面体层片显示无缺失牙，4个第三磨牙的牙冠正在发育中。头影测量表明：Ⅲ类骨型，高角，上中切牙轻度唇倾，下中切牙舌倾。测量值见表4-17。

诊断

　　面型：凹面型
　　骨型：Ⅲ类
　　牙型：安氏Ⅲ类

患者存在问题

　　1. 面下1/3长。
　　2. Ⅲ类颌骨畸形、高角。
　　3. 前牙反𬌗，反覆𬌗浅。
　　4. 严重的安氏Ⅲ类磨牙、尖牙关系，下前牙舌倾。
　　5. 上下牙弓轻度拥挤。

治疗设计　　最佳矫治方案是牙齿正畸＋正颌手术联合治疗，以更全面地改善患者的侧貌及𬌗关系。在患者父母拒绝手术并理解非手术矫治的局限性的前提下，采取非手术矫治，减数下颌第三磨牙，使用方丝弓矫治器，通过多曲方丝弓矫治技术，调整𬌗关系，解除前牙反𬌗。

矫治过程　方丝弓矫治器为 0.022 英寸槽沟的托槽。用 0.014 英寸和 0.018 英寸镍钛丝排齐、整平上下牙弓 2 个月，然后上下颌均使用 0.018 英寸 ×0.025 英寸的不锈钢丝，弯制多曲，结合短距离Ⅲ类牵引 11 个月，矫治前牙反殆，调整后牙殆关系。最后使用 0.018 英寸的澳丝及颌间牵引进一步协调殆关系。主动矫治总时间 16 个月，采用 Hawley 保持器保持并在保持后的第 3 年进行了随访。矫治结果见图 4-17。

分析小结

1. 关于矫治方案的制定　在患者 12 岁 5 个月即开始矫治的理由是：①从生长发育的指征，如女性、已有初次月经、身高近 1 年内无明显变化、腕骨片显示籽骨出现、第三指的近远中和中节指骨基本融合考虑，该患者的生长发育处于减速期 。X 线片示双侧髁突发育对称。此外，患者下颌骨的生长方向以下方为主，前牙覆殆很浅，因此下颌向前生长影响正畸治疗的可能性不大。②家长拒绝成年后手术矫治。

骨性Ⅲ类错殆正畸治疗的目的是通过牙齿及牙弓的代偿性移动减小颌骨发育不调的影响。根据上下前牙的唇倾度、拥挤度及前牙反覆盖程度，确定矫治方案：拔除 2 个下颌第三磨牙，内收下前牙，同时轻度唇倾上切牙，解除前牙反殆。

2. 多曲弓丝在矫治中的作用　因患者及家长惧怕手术剜出下颌智齿，矫治在下颌第三磨牙存在的情况下进行。由于下牙弓无间隙，因此提高下前牙对骨性前牙反殆的代偿能力是矫治成功的关键。Ⅲ类牵引是矫治前牙反殆的重要手段，但在平直弓丝上进行Ⅲ类牵引，主要是舌倾下切牙，而后牙远中移动的程度远不如下切牙舌倾大。尽管前牙反殆可以矫治，但在牵引撤除后，反殆常复发。原因是下牙弓无充足的间隙供下牙后移。

患者矫治前下后牙牙轴与殆平面呈近中倾斜关系，故有可能通过竖直下后牙，为下牙后移提供间隙，于是矫治的关键转为如何远中竖直下后牙。多曲弓丝增加了托槽间的弓丝长度，弓丝性能相对柔软，牙齿间相互影响较小。在Ⅲ类牵引作用下，每个下磨牙、下前磨牙的后倾弯可同时竖直磨牙和前磨牙，为下尖牙、下切牙的后移提供间隙，从而达到内收下切牙、建立正常覆盖的目的。

上磨牙升高不利于建立正常覆殆。为防止Ⅲ类牵引造成上磨牙升高，采用短距离Ⅲ类牵引，牵引力不直接作用于上磨牙；同时上颌也用多曲方丝，托槽间弓丝长度增加，Ⅲ类牵引对上磨牙高度的影响可减小些。

3. 下颌第三磨牙拔除的时机　磨牙未建立完全的中性关系与矫治前没能及时拔除下颌第三磨牙有关，原因是下颌第三磨牙的存在阻碍了下颌第二磨牙的远中移动，说明Ⅲ类病例矫治设计如需拔除下颌第三磨牙，则应及时拔除。此外，在使用多曲弓丝前，若用水平力（如推簧）直接向远中推下颌第二磨牙，会比后倾弯竖直磨牙获得更多的远中移动量，更利于建立中性磨牙关系。

4. 矫治后的稳定性　矫治后 3 年回访时，覆殆虽略有减小，但尖牙、磨牙的殆关系无明显变化，表明稳定性较好。主要原因在于下颌向前生长不明显。说明选择矫治时机、明确下颌骨生长方向，对骨性前牙反殆正畸治疗具有重要性。此外，矫治后尽快拔除了下颌第三磨牙，缓解了下后牙的拥挤；下颌磨牙过矫治呈略远中倾斜的位置，下磨牙长轴与殆平面接近垂直，缓解了殆力的近中向分力对下前牙的影响。但本例观察期仅 3 年，效果的长期稳定性尚待进一步观察。

表 4-17　治疗前后及保持 3 年后头影测量数据比较

测量项目	治疗前	治疗后	保持 3 年后	正常𬌗恒牙早期均值	正常𬌗恒牙期均值
SNA	86.77*	87.14*	87.80	82.8 ± 4.0	82.8 ± 4.0
SNB	88.17*	86.10*	88.50	80.1 ± 3.9	80.1 ± 3.9
ANB	− 1.40**	1.04	− 0.70*	2.7 ± 2.0	2.7 ± 2.0
Wits（mm）	− 14.38**	− 9.63**	− 10.82***	− 1.5 ± 2.1	− 1.5 ± 2.1
U1-PP	118.41*	122.48**	120.41**	114.1 ± 3.9	114.1 ± 3.9
L1-MP	73.66**	67.40**	67.28***	96.5 ± 7.1	92.6 ± 7.0
U1-L1	139.64*	139.81*	141.09*	125.4 ± 7.9	125.4 ± 7.9
SN-MP	37.63	38.72	37.71	34.4 ± 5.0	32.5 ± 5.2
FH-MP	34.02*	33.77	32.06	27.2 ± 4.7	31.1 ± 5.6
L1-APo（mm）	2.79*	1.46	1.71	4.9 ± 2.1	4.9 ± 2.1
APDI	97.69	95.84	93.44	81.10 ± 4.00	81.10 ± 4.00
ODI	63.02	60.83	60.00	72.80 ± 5.20	72.80 ± 5.20

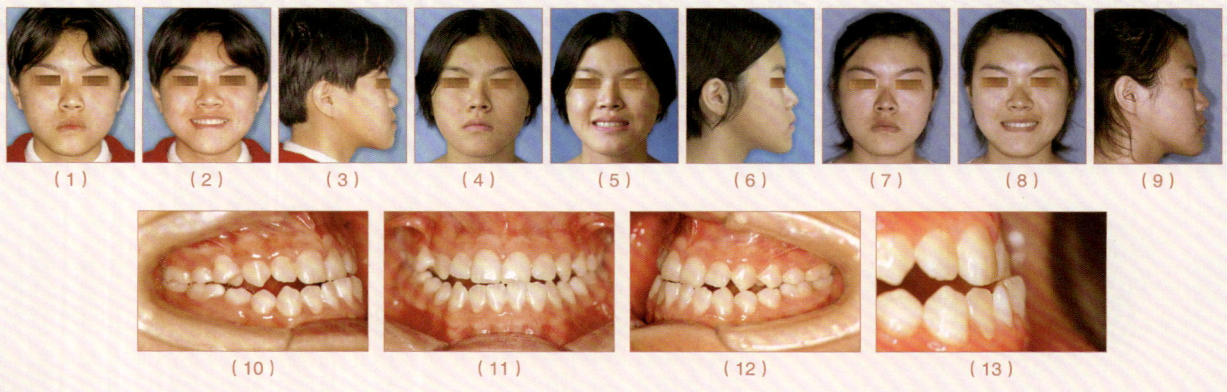

（1）　（2）　（3）　（4）　（5）　（6）　（7）　（8）　（9）

（10）　（11）　（12）　（13）

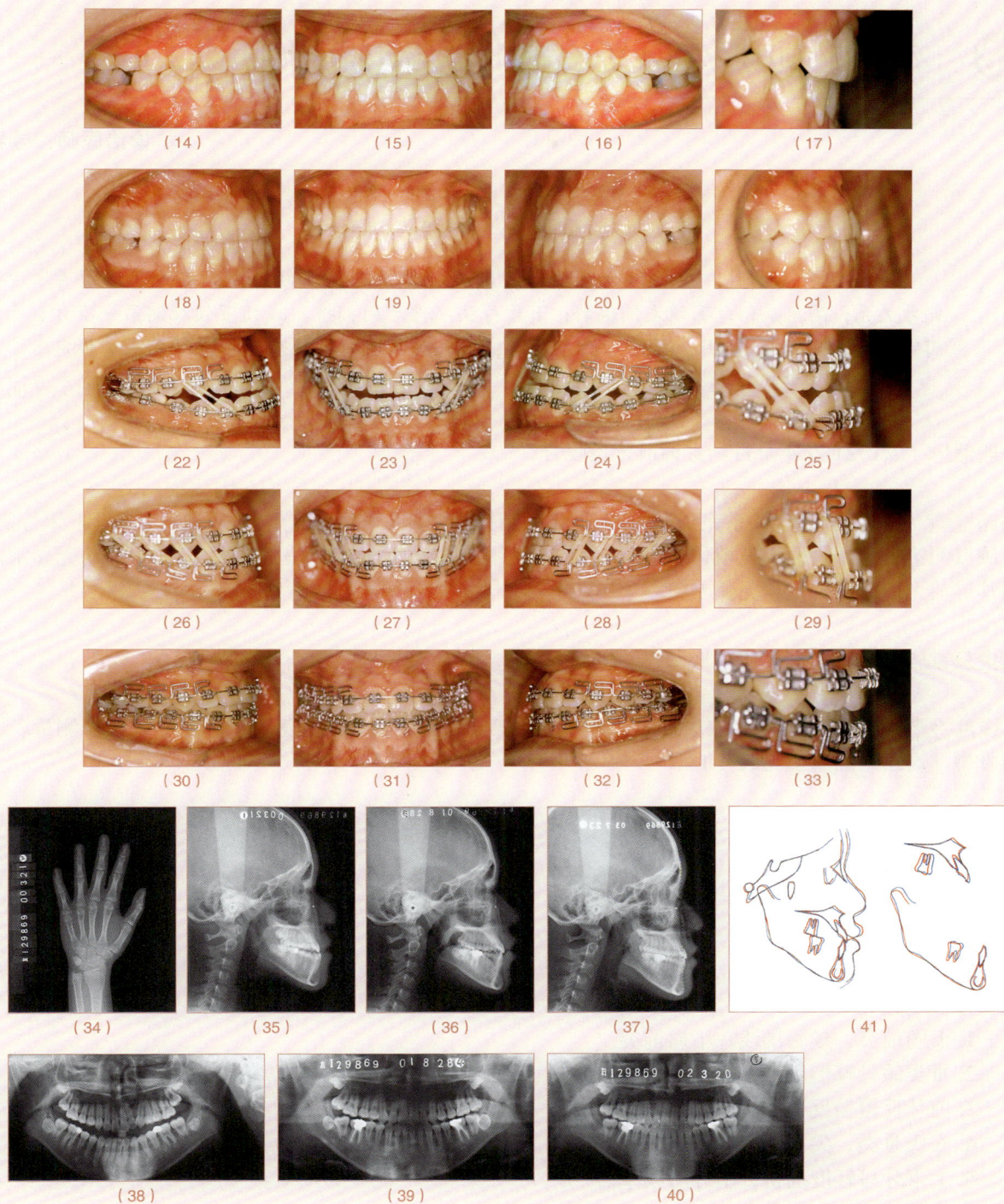

图 4-17 治疗前、中、后面殆像及 X 线片

（1）～（3）治疗前面像；（4）～（6）治疗后面像；（7）～（9）保持3年后面像；（10）～（13）治疗前殆像；（14）～（17）治疗后殆像；（18）～（21）保持3年后殆像；（22）～（25）治疗中殆像，上颌使用0.018英寸×0.025英寸的多曲不锈钢丝和短Ⅲ类牵引，防止下前牙唇倾以及前牙反覆盖加大；（26）～（29）治疗中殆像，上下颌均使用0.018英寸×0.025英寸多曲不锈钢丝和组合型的短Ⅲ类牵引；（30）～（33）治疗中殆像，在矫治的第9个月，前牙建立正常覆殆覆盖，尖牙建立中性关系；（34）治疗前左手腕骨片；（35）～（37）治疗前、后和保持3年后的头颅侧位片；（38）～（40）治疗前、后及下颌第三磨牙被拔除后的全颌曲面断层片；（41）治疗前、后和保持3年后重叠图

18 减数下颌第一磨牙矫治骨性Ⅲ类前牙反殆随访2年

诊治医师：寻春雷

病 例 简 介

女，21岁4个月，主诉前牙反咬合。Ⅲ类颌骨畸形，下颌前突；安氏Ⅲ类磨牙、尖牙关系；高角病例；下颌左侧偏斜；下牙弓狭窄伴牙列拥挤。减数下颌双侧第一磨牙，固定矫治器矫治26个月。矫治后面型改善，咬合关系理想。追踪2年，结果基本稳定。

关键词：安氏Ⅲ类　减数第一磨牙

一般信息　女，21岁4个月，主诉前牙反咬合。

临床检查　恒牙殆，磨牙关系完全近中，上下牙列拥挤Ⅰ°。前牙反覆盖Ⅰ°、反覆殆Ⅱ°。下牙弓狭窄。下颌双侧第一磨牙大面积充填体。下颌前突，颏唇沟浅。下颌颏部左偏2mm。开闭口运动无异常，双侧耳屏前无压痛，开闭口无弹响。

病史及家族史　家族无类似畸形。

X线片检查　上颌第一磨牙缺失，第二磨牙萌至第一磨牙位置，上颌第三磨牙阻生。头影测量表明Ⅲ类骨型，高角。测量值见表4-18。

诊断
面型：下颌前突面型
骨型：Ⅲ类，高角
牙型：安氏Ⅲ类

患者存在问题
1. 下颌前突，颏唇沟浅，下唇前突。
2. Ⅲ类颌骨畸形。
3. 前牙反覆盖反覆殆，下切牙舌倾。
4. 安氏Ⅲ类，尖牙近中关系。
5. 上下牙弓轻度拥挤，下牙弓狭窄。
6. 下颌双侧第一磨牙大面积银汞充填体。

治疗设计　拔除下颌双侧第一磨牙矫治，直丝弓固定矫治技术。下颌使用固定舌弓加强支抗。

矫治过程　固定矫治器治疗26个月，Hawley保持器保持1.5年。结果见图表4-18。

分析小结　本例患者为成人骨性Ⅲ类高角、下颌前突伴左侧偏斜畸形。从解除颌骨畸形，改善面形的角度来看，第一选择治疗方案应该建议患者正颌－正畸联合治疗。患者坚决不能接受正颌外科手术方

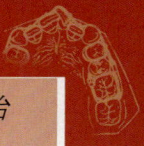

案，要求单纯正畸治疗改善咬合关系。经过仔细分析患者各方面临床情况，作者认为该患者成功地进行掩饰性矫治的可能性还是比较大的：患者没有Ⅲ类错𬌗的家族史；下颌表现为后旋转生长型，减轻了矢状向Ⅲ类骨型畸形的程度；虽有下颌前突，但面型总体来看没有表现非常差的碟形凹面型；虽为高角长面型，但面高的比例还算协调；上颌前牙没有严重的代偿性唇倾。

该病例前牙反𬌗的解除需要下牙列的内收和上前牙代偿性唇倾共同实现。上牙列不存在前突和明显拥挤问题，上颌拔牙矫治的必要性不大。而下颌考虑到解决牙列前突和拥挤问题，拔牙矫治是必要的。从支抗角度考虑，最方便的设计是拔除下颌第一前磨牙，但下颌双侧第一磨牙大面积银汞充填，预后不良，所以下颌最终决定拔除第一磨牙矫治。由于治疗前上颌磨牙已经和下颌第二磨牙基本建立中性关系，因此本病例减数下颌第一磨牙矫治能否成功的关键，是如何控制好下颌第二磨牙支抗，让第一磨牙拔牙间隙尽可能为前方牙段所用。

本病例在治疗开始即使用下颌磨牙固定舌弓，治疗中关闭间隙阶段使用前磨牙和前牙分步远中移动和Ⅲ类颌间牵引等方法，所有这些措施都是为了尽可能加强下颌第二磨牙支抗。当前在正畸临床种植体支抗技术日趋成熟，因此本病例也可以考虑使用微钛钉加强下颌磨牙支抗，使治疗过程更加简单、治疗效果更容易控制。本病例治疗的最后阶段使用多曲弓丝解决残留的近中关系和下牙列左偏问题，最终获得一个满意的𬌗关系和侧貌。固定矫治疗程26个月，并未显著延长。治疗后2年的随访显示治疗结果基本稳定。

表 4-18　治疗前后头影测量数据比较

测量项目	治疗前	治疗后	正常𬌗恒牙期均值（√）
SNA	79.0	82.0	82.8 ± 4.0
SNB	81.0	80.0	80.1 ± 3.9
ANB	− 2.0**	2.0	2.7 ± 2.0
Wits（mm）	− 14.5**	− 7.0**	− 1.5 ± 2.1
U1-PP	114.0	121.0	114.1 ± 3.9
L1-MP	83.0*	79.0*	96.5 ± 7.1
U1-L1	125.0	121.0	125.4 ± 7.9
SN-MP	47.0**	49.0**	34.4 ± 5.0
FH-MP	42.0**	44.5**	27.2 ± 4.7
L1-APo（mm）	10.5**	7.5*	4.9 ± 2.1
Li-E（mm）	6.0**	4.0*	0.6 ± 1.9

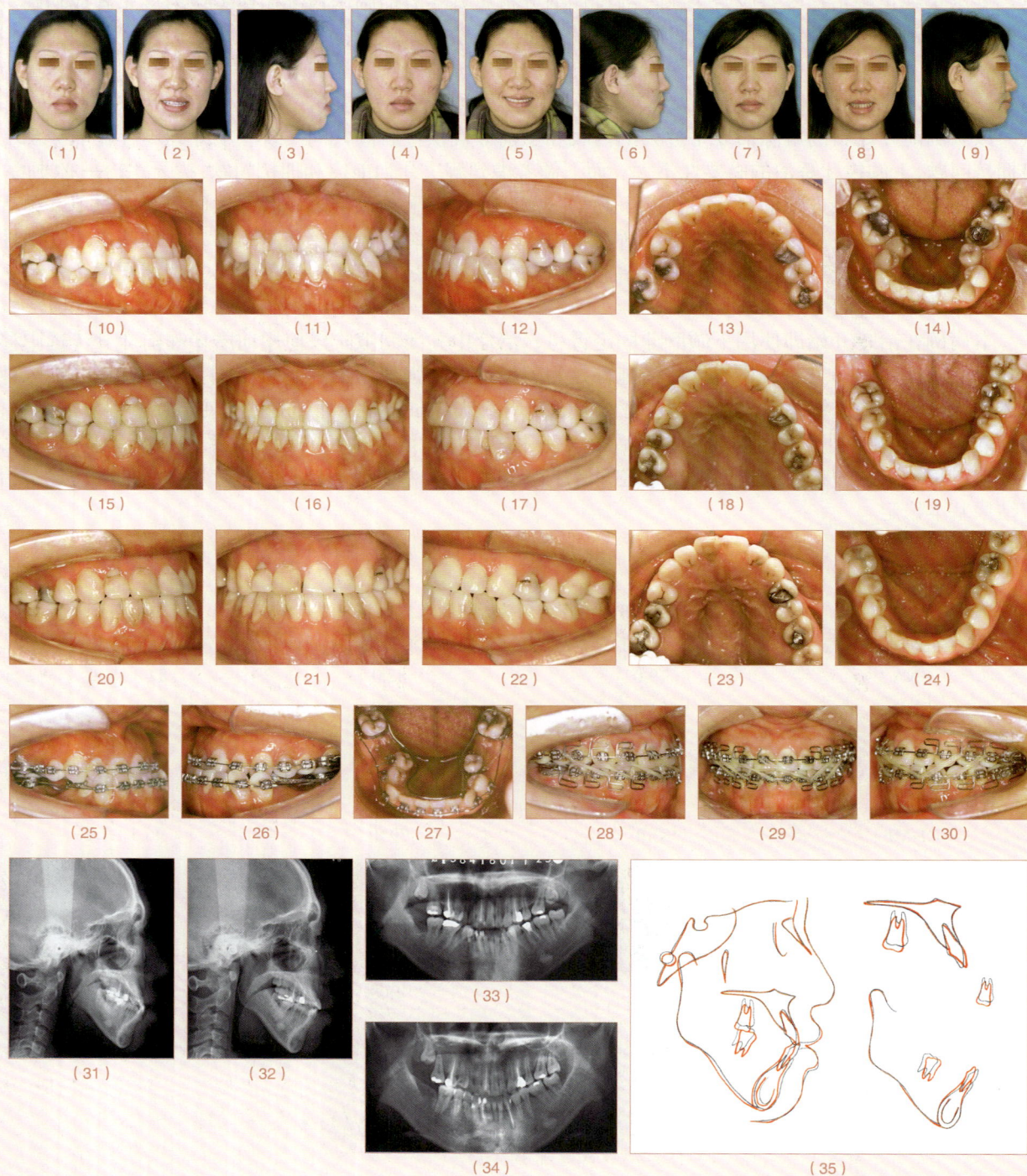

图4-18 治疗前、中、后面𬌗像及X线片

（1）~（3）治疗前面像；（4）~（6）治疗后面像；（7）~（9）治疗后2年面像；（10）~（14）治疗前𬌗像；（15）~（19）治疗后𬌗像；（20）~（24）治疗后2年𬌗像；（25）~（30）治疗中𬌗像；（31）~（35）治疗前后头颅侧位片、全景片及重叠图

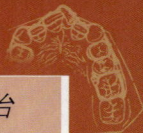

19 上颌快速扩弓前方牵引减数双尖牙矫治骨性Ⅲ类畸形

诊治医师：卢海平　卢晓帆

病 例 简 介

女，11岁8个月，主诉要求矫正"地包天"。Ⅲ类骨性畸形，前牙及牙弓中段开殆反殆。上颌第二双尖牙埋伏阻生，吐舌习惯，舌体较大。上颌四眼簧扩弓＋前方牵引，拔除上颌第一双尖牙及下颌第二双尖牙。固定矫治器矫治3.5年。矫治后面形改善，咬合关系理想。

关键词：骨性Ⅲ类　高角　前方牵引　减数双尖牙

一般信息 女，11岁8个月，主诉要求矫正"地包天"。

临床检查

口内检查 替牙殆，磨牙关系一侧近中另一侧中性，前牙开殆1.5 mm、牙弓中段开殆3～5 mm，前牙反覆盖2 mm。上颌拥挤14～16 mm下牙弓中线左偏1.5 mm。上颌第二双尖牙未萌完全无间隙，舌体较大，有吐舌习惯。

口外检查 凹面型，上颌后缩，下颌及下唇前突。下颌开闭口运动无异常，关节区无弹响，双侧耳屏前无压痛。

X线片检查

全景片显示上颌第二双尖牙埋伏阻生，完全无间隙。下颌第一磨牙为不完善根管治疗，有根尖阴影。下颌第三磨牙牙胚存在。头影测量表明患者为Ⅲ类骨型，上颌后缩，下颌前突，高角。上前牙唇倾，下切牙较直立。测量值见表4-19。

病史及家族史 无特殊。

诊断

面型：凹面型

骨型：Ⅲ类

牙型：安氏Ⅲ类亚类

患者存在问题

1. 前牙及牙弓中段开殆、反殆。
2. 骨性上颌后缩，下颌前突，高角。
3. 上牙弓重度拥挤，上颌第二双尖牙萌出完全无间隙。
4. 舌体较大，吐舌习惯。

治疗设计

1. 拔除2个上颌第一双尖牙；
2. 上颌扩弓＋前方牵引；

3. 拔除 2 个下颌第二双尖牙内收下前牙；

4. 舌肌训练。

矫治过程　拔除上颌第一双尖牙后上颌四眼簧扩弓，逐步排齐上牙列，4 个月后换至 0.019 英寸 ×0.025 英寸不锈钢方丝，再开始用前方牵引。上颌开始正畸治疗 6 个月后拔除下颌第二双尖牙，排齐整平下牙列换至 0.018 英寸不锈钢圆丝后开始Ⅲ类牵引。同时嘱其进行舌肌训练。下颌第二磨牙萌出时扭转，建议拔除下颌第三磨牙后扭转下颌第二磨牙，但患者家长不同意再拔牙。在下颌第二磨牙扭正期间，前牙反𬌗、开𬌗有反复。疗程较长，历时共 3.5 年。采用改良 Hawley 保持器保持。矫治结果见图 4-19。

分析小结　该患者为上颌后缩、下颌前突的骨性Ⅲ类牙弓前中段反𬌗、开𬌗伴吐舌习惯的患者，正处于生长发育阶段（颈椎所处的阶段为加速阶段）。故戴用前方牵引器促进上颌骨发育，治疗后 A 点的位置前移，但下颌骨仍继续往前往下生长，使前牙反𬌗的治疗难度增大，治疗后虽然侧面形有所改善，但面下 1/3 高度却明显增加。上颌第一双尖牙的拔除为上颌第二双尖牙的萌出提供了间隙，而下颌第二双尖牙拔除结合Ⅲ类牵引则使下前牙舌侧倾斜代偿移动，也是该患者前牙反𬌗得以矫治的重要机制之一。

由于患者家长不同意拔除下颌第三磨牙，在扭正第二磨牙期间，前牙反𬌗开𬌗有反复；增加了治疗难度，尽管矫治后咬合理想，但为以后的稳定性增加了不确定因素。

表 4-19　治疗前后头影测量数据比较

测量项目	治疗前	治疗后	正常𬌗替牙期均值
SNA	78.0*	77.0*	82.3 ± 3.5
SNB	77.3	78.8	77.6 ± 2.9
ANB	0.7**	− 1.8**	4.7 ± 1.4
Wits（mm）	− 8.3**	− 9.4**	− 1.4 ± 2.6
U1-PP	123.1*	117.5	115.8 ± 5.7
L1-MP	88.6*	73.7**	96.3 ± 5.1
U1-L1	120.0	141.0**	122.0 ± 6.0
SN-MP	45.5**	43.8**	35.8 ± 3.6
FH-MP	33.1*	31.2	27.2 ± 4.4
L1-APo（mm）	7.7**	4.0	3.9 ± 1.5
Li-E（mm）	− 3.2**	1.0*	3.0 ± 1.8

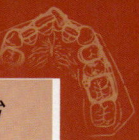

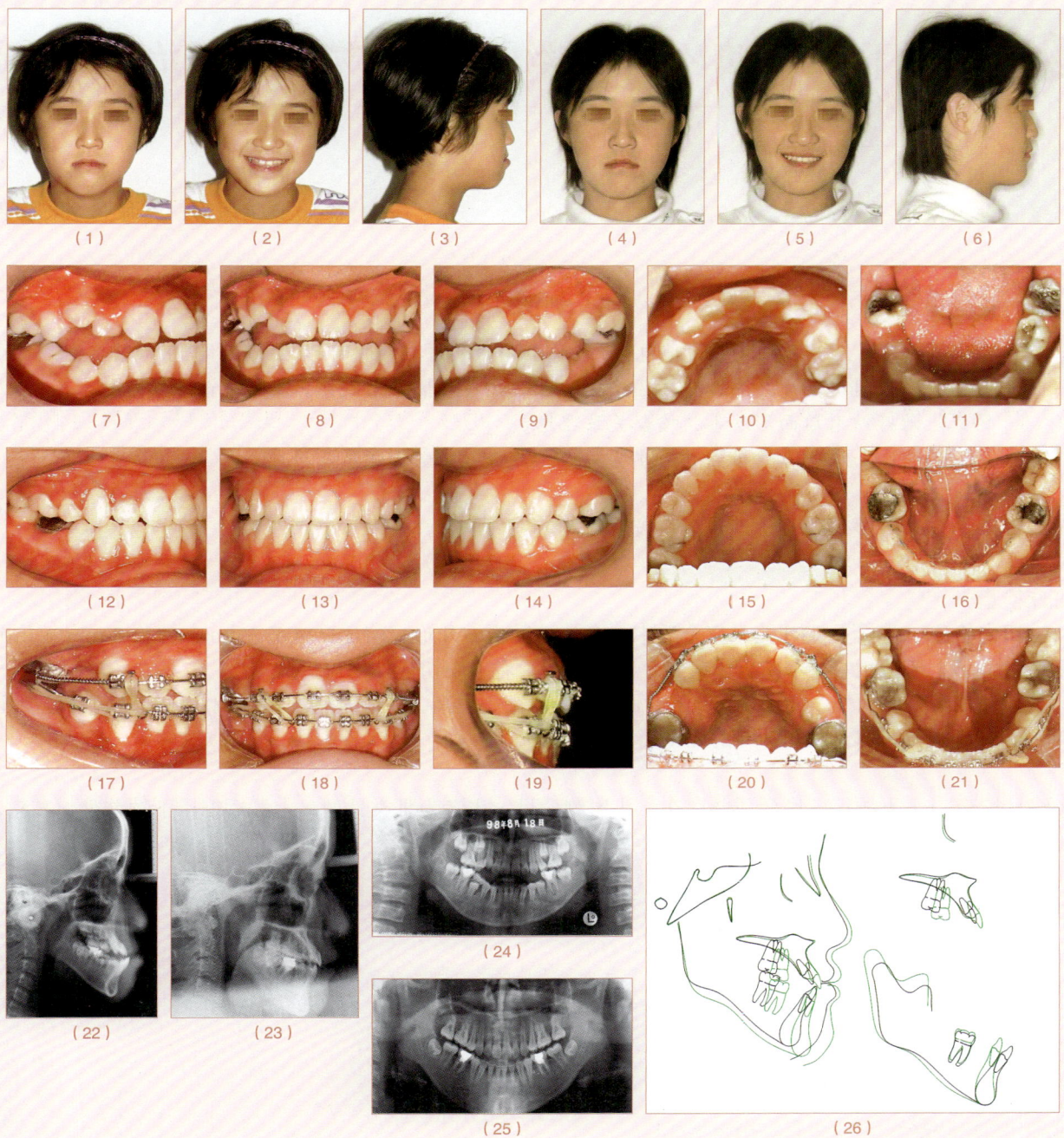

图 4-19 治疗前、中、后面𬌗像及 X 线片

（1）～（3）治疗前面像；（4）～（6）治疗后面像；（7）～（11）治疗前𬌗像；（12）～（16）治疗后𬌗像；（17）～（21）拔除下颌第二双尖牙，排齐整平下牙列换至0.018英寸不锈钢圆丝后开始Ⅲ类牵引；（22）～（26）治疗前后头颅侧位片、曲面断层片及重叠图

20 减数下颌第三磨牙多曲方丝弓（MEAM）技术矫治骨性全牙弓反𬌗开𬌗

诊治医师：卢海平　朱国平

病 例 简 介

　　女，18 岁，主诉要求矫正"地包天"及咬合不好。Ⅲ类颌骨畸形，上颌后缩，下颌前突，高角；安氏Ⅲ类磨牙关系；全牙弓反𬌗。上颌扩弓后拔除下颌第三磨牙多曲方丝弓技术矫正。治疗结束后面形改善，咬合关系理想。

　　关键词：成年骨性Ⅲ类　全牙弓反𬌗　开𬌗　减数下颌第三磨牙

一般信息　　女，18 岁，主诉"地包天"咬合不好。

临床检查

　　口内检查　　磨牙、尖牙关系完全近中，全牙弓反𬌗、开𬌗，前牙反覆盖 3 mm，开𬌗 2 mm。下颌牙弓过宽，上牙弓相对狭窄。舌体较大，舌位置低。右上中切牙外伤冠折。

　　口外检查　　凹面型。面中 1/3 凹陷，面下 1/3 前突、过高，下颌及颏部稍右偏。下颌开闭口运动无异常，关节区无弹响，双侧耳屏前无压痛。

X 线片检查　　上下颌第三磨牙牙胚存在。头影测量显示患者为Ⅲ类骨型，上颌后缩，下颌前突，高角，上前牙唇倾，下前牙舌倾。测量值见表 4-20。

病史及家族史　　其家族无类似畸形。

诊断

　　面型：凹面型
　　骨型：Ⅲ类
　　牙型：安氏Ⅲ类

患者存在问题

　　1. 全牙弓反𬌗、开𬌗。
　　2. 上颌后缩，下颌前突。
　　3. 舌体较大，舌位置低。
　　4. 右上中切牙外伤冠折。

治疗设计　　上颌四眼簧扩弓；拔除下颌第三磨牙，多曲方丝弓技术内收下前牙；舌肌训练。

矫治过程　　上颌四眼簧扩弓 8 个月，维持 4 个月。同时拔除下颌第三磨牙，上下颌牙列经过 6 个月逐步排齐，上颌换用 0.019 英寸 ×0.025 英寸不锈钢方丝，下颌换用缩窄的多曲唇弓，Ⅲ类牵引结合前牙

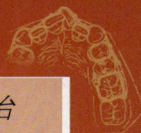

垂直牵引调整颌间关系。由于患者舌体较大，舌位置低，前后牙反𬌗的矫治难度较大，治疗期间经常反复，故嘱患者加强舌肌训练。矫治过程历时 3 年。上颌戴用 Hawley 保持器，下颌舌侧固定保持器。矫治结果见图 4-20。

分析小结　本例为严重的成年骨性Ⅲ类全牙弓反𬌗伴开𬌗高角患者。患者不愿接受外科手术，希望仅通过正畸治疗改善咬合关系。治疗目标是拔除下颌第三磨牙后用多曲方丝弓技术内收下牙列，建立前牙正常的覆𬌗覆盖关系，通过上牙列扩弓和下颌牙弓缩窄改变上下牙列的宽度不调，建立后牙的正常覆𬌗覆盖关系。但患者较大的舌体和舌体较低的位置增大了治疗难度，所以舌肌训练是该患者治疗成功的关键。

下前牙舌倾、上前牙唇倾代偿，下切牙升高是该病例得以成功矫正的重要机制，同时下颌骨的顺时针旋转也是面型改善、反𬌗矫正的重要补偿机制。

表 4-20　治疗前后头影测量数据比较

测量项目	治疗前	治疗后	正常𬌗恒牙期均值
SNA	81.7	82.9	82.8 ± 4.0
SNB	86.2*	84.0	80.1 ± 3.9
ANB	− 4.5**	− 1.1*	2.7 ± 2.0
Wits（mm）	− 9.9**	− 2.8	− 1.2 ± 2.5
U1-PP	116.0	123.5**	114.1 ± 3.9
L1-MP	81.3*	75.7**	92.6 ± 7.0
U1-L1	140.0*	140.0*	125.4 ± 7.9
SN-MP	31.3	33.3	34.4 ± 5.0
FH-MP	22.5	24.6	27.2 ± 4.7
L1-APo（mm）	5.0	1.0*	4.9 ± 2.1
Li-E（mm）	0.0	1.5	0.6 ± 1.9

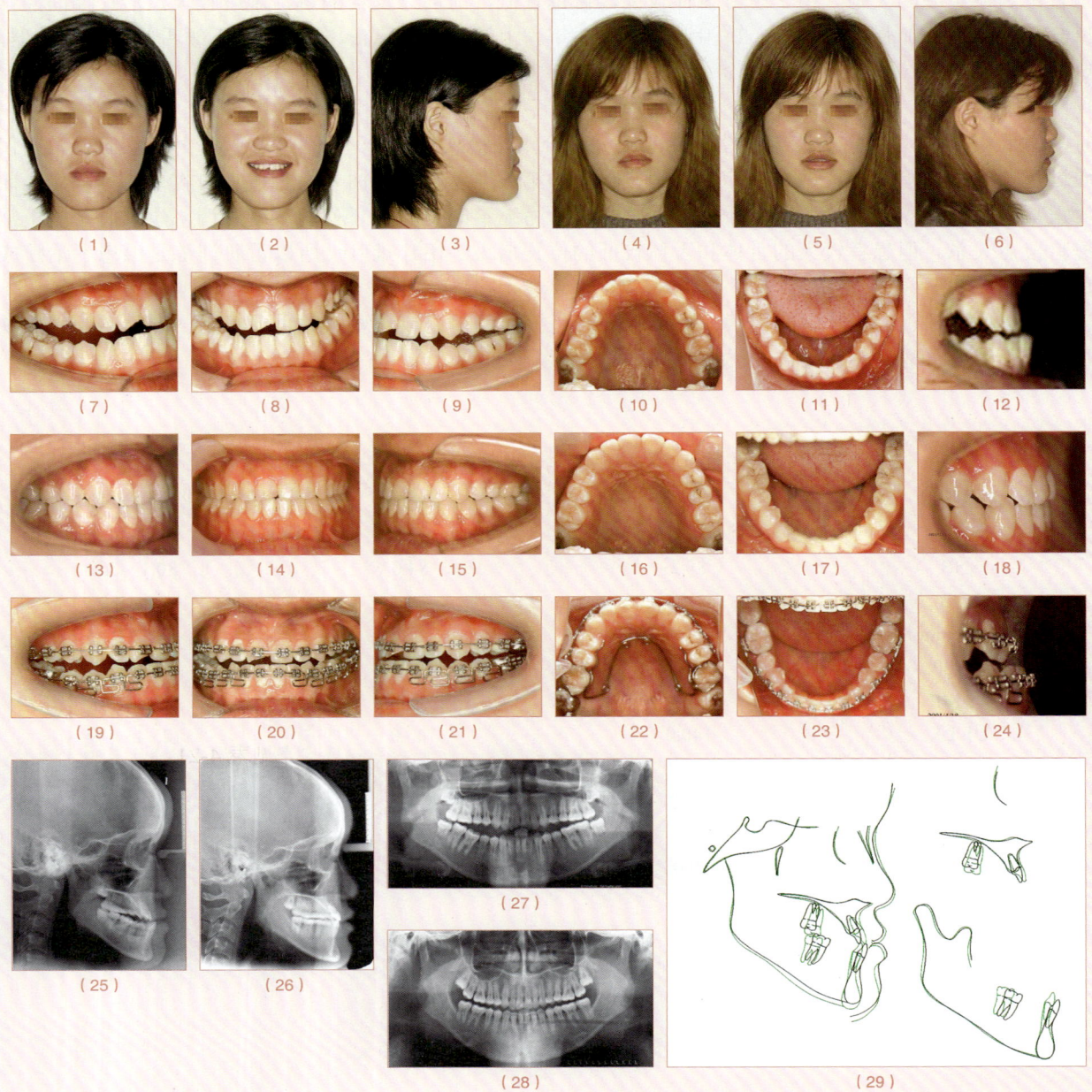

图 4-20　治疗前、中、后面𬌗像及 X 线片

（1）～（3）治疗前面像；（4）～（6）治疗后面像；（7）～（12）治疗前𬌗像；（13）～（18）治疗后𬌗像；（19）～（24）上颌四眼簧扩弓，下颌多曲唇弓Ⅲ类牵引后移上牙列；（25）～（29）治疗前后头颅侧位片、曲面断层片及重叠图

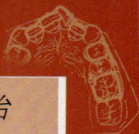

㉑ 减数磨牙矫治前牙反𬌗

诊治医师：卢海平　钟　冲

病 例 简 介

　　女，17岁5个月，要求解除前牙反𬌗。Ⅲ类颌骨畸形，下颌前突；安氏Ⅲ类磨牙关系；前牙反𬌗。减数右上第一磨牙，左上第二磨牙，2个下颌第二磨牙后固定矫治器矫治1年9个月。矫治后面形改善明显，咬合关系理想。

　　关键词：骨型Ⅲ类　减数磨牙

一般信息　女，17岁5个月，主诉解除反𬌗。

临床检查

　　口内检查　恒牙𬌗，磨牙及尖牙关系近中，前牙反𬌗，反覆盖2 mm、反覆𬌗3 mm，下颌不能后退。上牙列拥挤2～3 mm。右上第一磨牙残根，左下第二磨牙深龋。4个第三磨牙已萌出，形状大小正常。

　　口外检查　凹面型，下颌及下唇显前突。下颌开闭口运动无异常，关节区无弹响，双侧耳屏前无压痛。

X 线片检查　全景片显示右上第一磨牙残根，左下第二磨牙深龋及髓，左下第一磨牙根管治疗完善。头影测量表明患者为Ⅲ类骨型，上颌后缩，下颌前突，上前牙唇倾。测量值见表4-21。

病史及家族史　无特殊。

诊断

　　面型：凹面型

　　骨型：Ⅲ类

　　牙型：安氏Ⅲ类

患者存在问题

　　1.前牙反𬌗。

　　2.上颌后缩，下颌前突。

　　3.右上第一磨牙残根，左下第二磨牙深龋及髓，左下第一磨牙完善根管治疗。

治疗设计　减数右上第一磨牙、左上第二磨牙和2个下颌第二磨牙；直丝弓矫治技术；Ⅲ类牵引调整颌间关系。

矫治过程：减数右上第一磨牙、左上第二磨牙和2个下颌第二磨牙后逐步排齐上下牙列，关闭拔牙间隙，同时配合Ⅲ类牵引调整颌间关系。疗程1年9个月。上颌 Hawley 保持器，下颌固定保持器保持。矫治结果见图4-21。

分析小结　本例为骨性反𬌗患者，由于右上第一磨牙残根、左下第二磨牙深龋及髓，第三磨牙大小、形态、位置均正常，故拔除右上第一磨牙、左上第二磨牙和2个下颌第二磨牙为下前牙代偿内收、上牙列排齐提供间隙，患牙拔除后第三磨牙前移至正常位置行使功能。矫正完成后面型改善较明显，咬合关系良好。

表 4-21　治疗前后头影测量数据比较

测量项目	治疗前	治疗后	正常𬌗恒牙期均值
SNA	79.0	78.5*	82.8 ± 4.0
SNB	81.6	79.0	80.1 ± 3.9
ANB	− 2.6**	− 0.5*	2.7 ± 2.0
Wits（mm）	− 5.8*	− 5.5*	− 1.2 ± 2.5
U1-PP	124.9**	122.6**	114.1 ± 3.9
L1-MP	90.3	74.5**	92.6 ± 7.0
U1-L1	106.8**	146.1**	125.4 ± 7.9
SN-MP	34.9	39.4	34.4 ± 5.0
FH-MP	26.8	29.9	27.2 ± 4.7
L1-APo（mm）	9.3**	2.9	4.9 ± 2.1
Li-E（mm）	− 5.2**	1.0*	0.6 ± 1.9

（1）　　　　　　（2）　　　　　　（3）　　　　　　（4）　　　　　　（5）　　　　　　（6）

（7）　　　　　　（8）　　　　　　（9）　　　　　　（10）　　　　　　（11）　　　　　　（12）

（13）　　　　　　（14）　　　　　　（15）　　　　　　（16）　　　　　　（17）　　　　　　（18）

（19）　　　　　　（20）　　　　　　（21）　　　　　　（22）　　　　　　（23）　　　　　　（24）

（25）　　　　　　（26）　　　　　　（27）　　　　　　（28）　　　　　　（29）

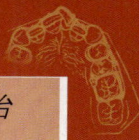

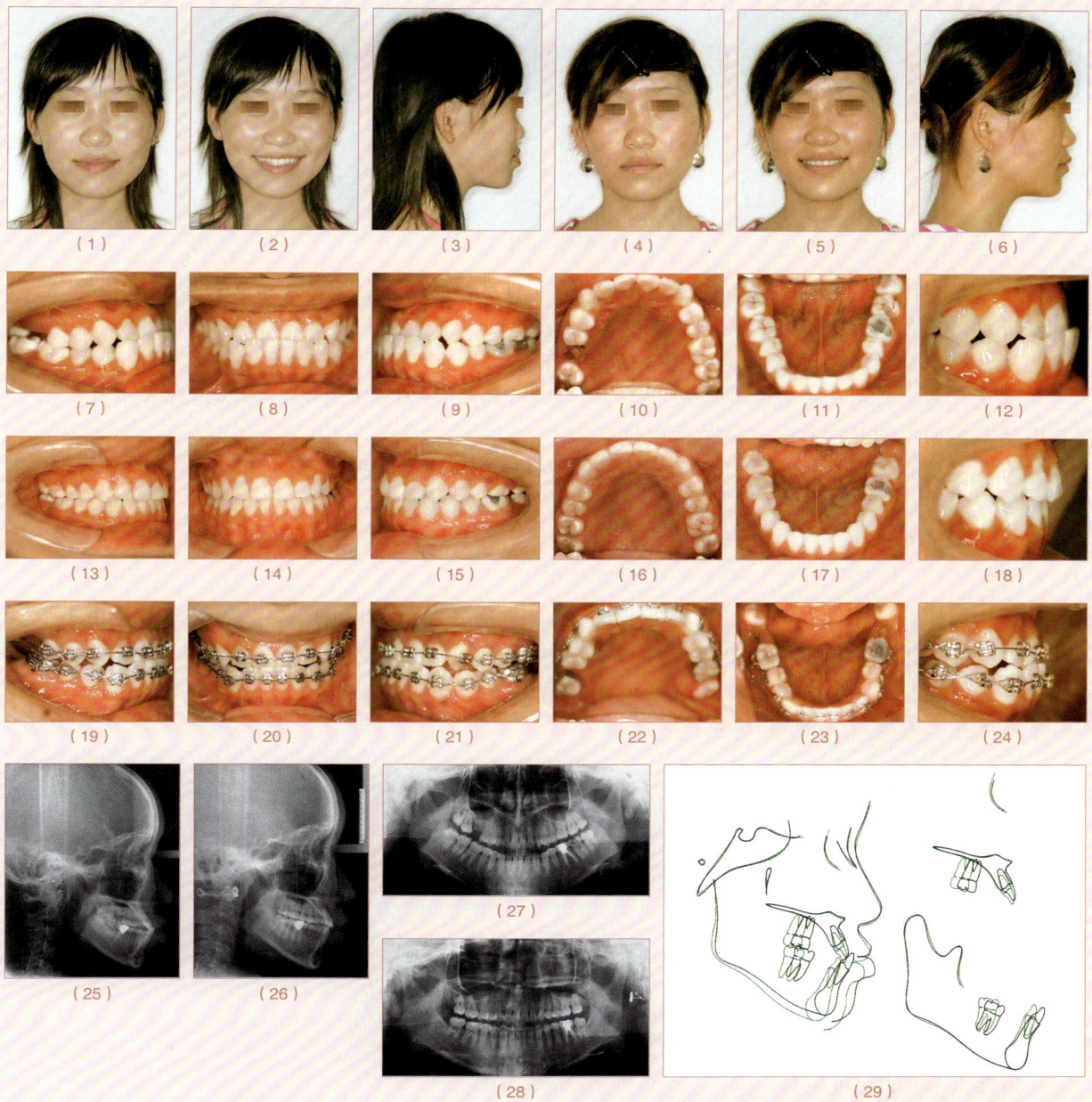

图 4-21　治疗前、中、后面𬌗像及 X 线片

（1）～（3）治疗前面像；（4）～（6）治疗后面像；（7）～（12）治疗前𬌗像；（13）～（18）治疗后𬌗像；（19）～（24）上下牙列细丝排齐；（25）～（29）治疗前后头颅侧位片、曲面断层片及重叠图

㉒ 正颌－正畸外科联合矫治骨性Ⅲ类下颌前突畸形

诊治医师：刘月华

病例简介

男，19岁7个月，主诉前牙"地包天"。Ⅲ类颌骨畸形，下颌发育过度；安氏Ⅱ类磨牙、尖牙关系；正常下颌平面角；前牙深覆盖、深覆𬌗，上下牙弓拥挤。正畸—正颌外科联合治疗；术前正畸治疗去除上、下颌切牙的代偿，协调上、下颌牙弓后牙段宽度；术后正畸治疗精细调整咬合关系。术前治疗1年后进行手术，术后治疗6个月。治疗后面型明显改善，咬合关系理想。

关键词：Ⅲ类错𬌗畸形　正畸—正颌外科联合治疗　去代偿

一般信息　男，19岁7个月，主诉前牙"地包天"。

临床检查　磨牙关系完全近中，上下牙列拥挤Ⅰ°，（上前牙拥挤1.0 mm，下前牙拥挤2.5 mm）。前牙反覆盖3.5 mm，中线正，下颌及下唇前突。开闭口运动无异常，双侧耳屏前无压痛，开闭口无弹响。

病史及家族史　家族中无类似情况。

X线片检查　右侧上颌第三磨牙即将萌出，头影测量值表明Ⅲ类骨型，下颌前突，高角。测量值见表4-22。

诊断
面型：凹面型
骨型：Ⅲ类，高角
牙型：安氏Ⅲ类

患者存在问题
1. 侧貌凹，下颌过度发育。
2. Ⅲ类颌骨畸形。
3. 上下切牙唇倾。
4. 安氏Ⅲ类磨牙、尖牙关系。
5. 上下牙弓轻度拥挤。

治疗设计　正畸－正颌外科联合治疗。
术前治疗：排齐整平上下颌牙列，去除上下切牙的代偿，协调上下颌牙弓后牙段宽度。
术后治疗：精细调整咬合关系，建立良好的咬合。

矫治过程　术前矫治1年；术后治疗6个月；Hawley保持器保持2年。矫治结果见图4-22。

分析小结　患者是严重的Ⅲ类骨型畸形（ANB为－3°），以下颌发育过度为主，上颌轻度发育不足，

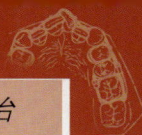

单纯的正畸掩饰性治疗无法改善患者的侧貌，治疗效果不佳。患者 19 岁，生长发育基本完成，因此可以进行正畸－正颌外科联合治疗，既可以解决患者咬合不良的问题，又解决了侧貌的问题。正畸医师和颌面外科医师通过临床检查、X 线头影测量 VTO 分析、模型外科、面部美学评估，确定治疗方案。术前正畸治疗的目标是排齐整平上下牙列，去除上下切牙的代偿，协调上下颌后牙段的宽度。术前要取模型，上𬌗架进行模型外科分析，确定具体的手术方案。术后正畸治疗的目标是精细调整咬合关系。治疗结束后患者咬合关系良好，侧貌得到明显改善。

从治疗后的 X 线片看：上颌两侧尖牙牙根偏远中，平行程度不够好，应予以注意。

表 4-22　治疗前、中、后及治疗后 4 年头影测量数据比较

测量项目	治疗前	手术前	治疗后	正常𬌗替牙期均值
SNA	81.0	81.0	83.5	82.8 ± 4.0
SNB	84.0[*]	84.0[*]	82.0	80.1 ± 3.9
ANB	－ 3.0[**]	－ 3.0[**]	3.0	2.7 ± 2.0
Wits（mm）	－ 13.0[**]	－ 13.0[**]	－ 2.5	－ 1.5 ± 2.1
U1-PP	117.0	119.0[*]	119.0	114.1 ± 3.9
L1-MP	87.5[*]	89.5	91.0	96.5 ± 7.1
U1-L1	124.0[*]	118.0	122.0	125.4 ± 7.9
SN-MP	38.5	38.5	32.5	34.4 ± 5.0
FH-MP	32.0[*]	32.0[*]	25.5	27.2 ± 4.7
UL-E（mm）	－ 5.0	－ 5.5	－ 1.0	－ 1.2 ± 1.6
LL-E（mm）	5.0	6.0	2.5	0.6 ± 1.9

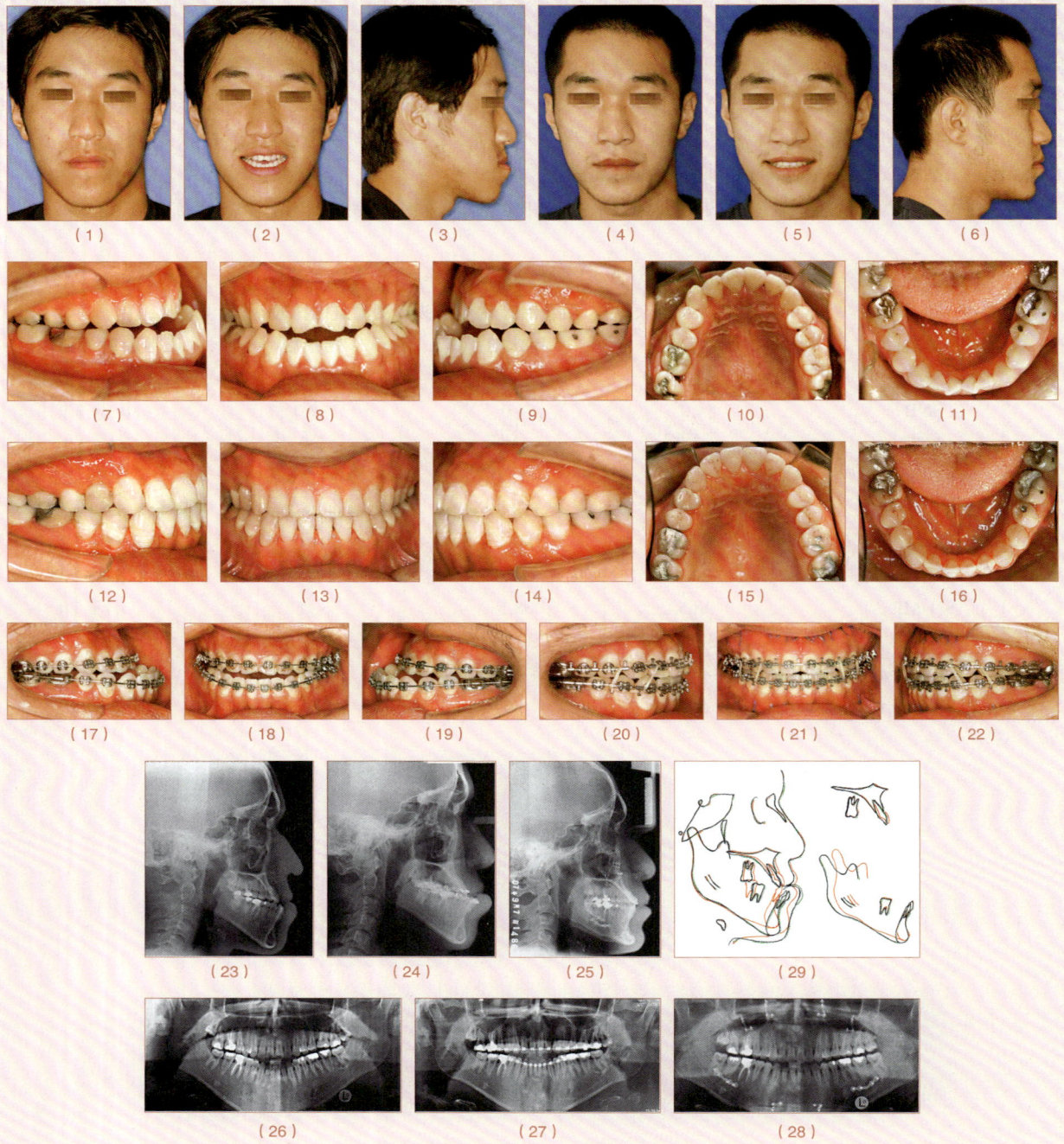

图 4-22 治疗前、中、后面𬌗像及 X 线片

（1）～（3）治疗前面像；（4）～（6）治疗后面像；（7）～（11）治疗前𬌗像；（12）～（16）治疗后𬌗像；（17）～（19）术前𬌗像；
（20）～（22）术后𬌗像；（23）～（29）治疗前、手术前和治疗后头颅侧位片、全景片及重叠图

23 正颌－正畸联合矫治骨性Ⅲ类下颌前突

诊治医师：王建国　傅民魁

病 例 简 介

　　女，19岁，严重骨性反殆，下颌前突，上颌后缩。拔除右上第二双尖牙和左上第一双尖牙后行正颌外科手术，术前术后正畸，治疗完成后面型及牙颌均得到矫正。

　　关键词： 正颌外科　骨性Ⅲ类反殆

一般信息　女，19岁，严重骨性反殆，正颌－正畸联合矫治。

临床检查　全牙弓反殆，两侧第一磨牙近中关系，反覆盖 10 mm，前牙开殆 2 mm，上牙列拥挤 12 mm，右上第二双尖牙腭向错位无间隙，左上尖牙唇向低位，下切牙拥挤 4 mm，颏部左偏 4 mm，面中 1/3 凹陷，下颌前突，颞下颌关节未见异常。

X 线片检查　头颅侧位片示Ⅲ类骨型，下颌前突，高角，上中切牙唇倾，下中切牙舌倾。测量结果见表 4-23。

诊断
　　面型：凹面型
　　骨型：Ⅲ类
　　牙型：安氏Ⅲ类

患者存在问题
　　1. 下颌前突，上颌后缩。
　　2. 全牙弓反殆，反覆盖 10 mm。
　　3. 开殆 2 mm，上下牙列拥挤。

治疗设计　正颌外科双颌手术，前移上颌，后移下颌。拔除右上第二双尖牙和左上第一双尖牙术前正畸。术后正畸。

矫治过程　拔除右上第二双尖牙和左上第一双尖牙后，方丝弓矫治器排齐上下牙列。保持上下牙弓两侧对称，下切牙唇倾去代偿。术前正畸 12 个月，之后行正颌外科手术，上颌前移（Le Fort Ⅱ术式），下颌升支纵劈（BSSRO 术式）。术后正畸 5 个月后戴用保持器。殆关系良好，面型改善明显。矫治结果见图 4-23。

分析小结　患者严重Ⅲ类骨骼畸形，特别是矢状骨面型畸形严重是正颌外科适应证。右上第二双尖牙腭侧错位无间隙，左上尖牙唇向低位，间隙亦不足。故拔除右上第二双尖牙和左上第一双尖牙后术前正畸，排齐上下牙列后两侧第一磨牙术后将成远中关系，但尖牙必须达中性关系，这样前牙才能达到覆殆覆盖正常，上下牙弓全牙弓反殆对于下颌前突病例，正颌手术时下颌后移是有利的，当下颌后移时，下颌前部牙弓后退至与上颌后部牙弓建𬌗，宽度将能协调。患者治疗结果显示面型及𬌗关系均取得了良好的矫治效果。

对于成人骨性Ⅲ类畸形有时可以用正畸治疗方法矫治，如使用多曲方丝弓（MEAW）技术，有不少优秀病例报告。但必须要注意，当成人骨性Ⅲ类畸形的矢状骨面型畸形严重时，是很难用正畸治疗完成的，即当ANB负值大，反覆盖大，下颌前突明显时应是正颌—正畸联合治疗的适应证。

当代正颌外科完成时必须要在骨面型畸形的形态和牙齿咬合功能两方面都得到良好的治疗结果，因而正颌外科应是口腔外科医生和口腔正畸医师联合完成的一种治疗。

在Ⅲ类骨性畸形中，反覆盖大，矢状关系严重不调的一类必须要用手术治疗。

表 4-23　治疗前后头影测量结果

测量项目	治疗前	治疗后	正常𬌗恒牙期均值
SNA	81.34	85.78	82.8 ± 4.0
SNB	88.34*	85.58*	80.1 ± 3.9
ANB	− 7.0**	0.19	2.7 ± 2.0
FH-NP	91.68*	91.38*	85.40 ± 3.70
NA-PA	− 15.57**	− 1.95*	6.00 ± 4.40
U1-L1	133.42*	126.99	124.2 ± 8.2
UI-SN	114.70*	111.92	105.7 ± 6.3
MP-SN	39.51*	41.74*	32.5 ± 5.2
MP-FH	36.64	37.08*	31.1 ± 5.6
L1-MP	72.36**	79.35**	93.9 ± 6.2
Y轴	65.25	64.91	6.00 ± 4.40
Pg-NB（mm）	1.10	2.58	1.00 ± 1.50

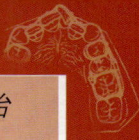

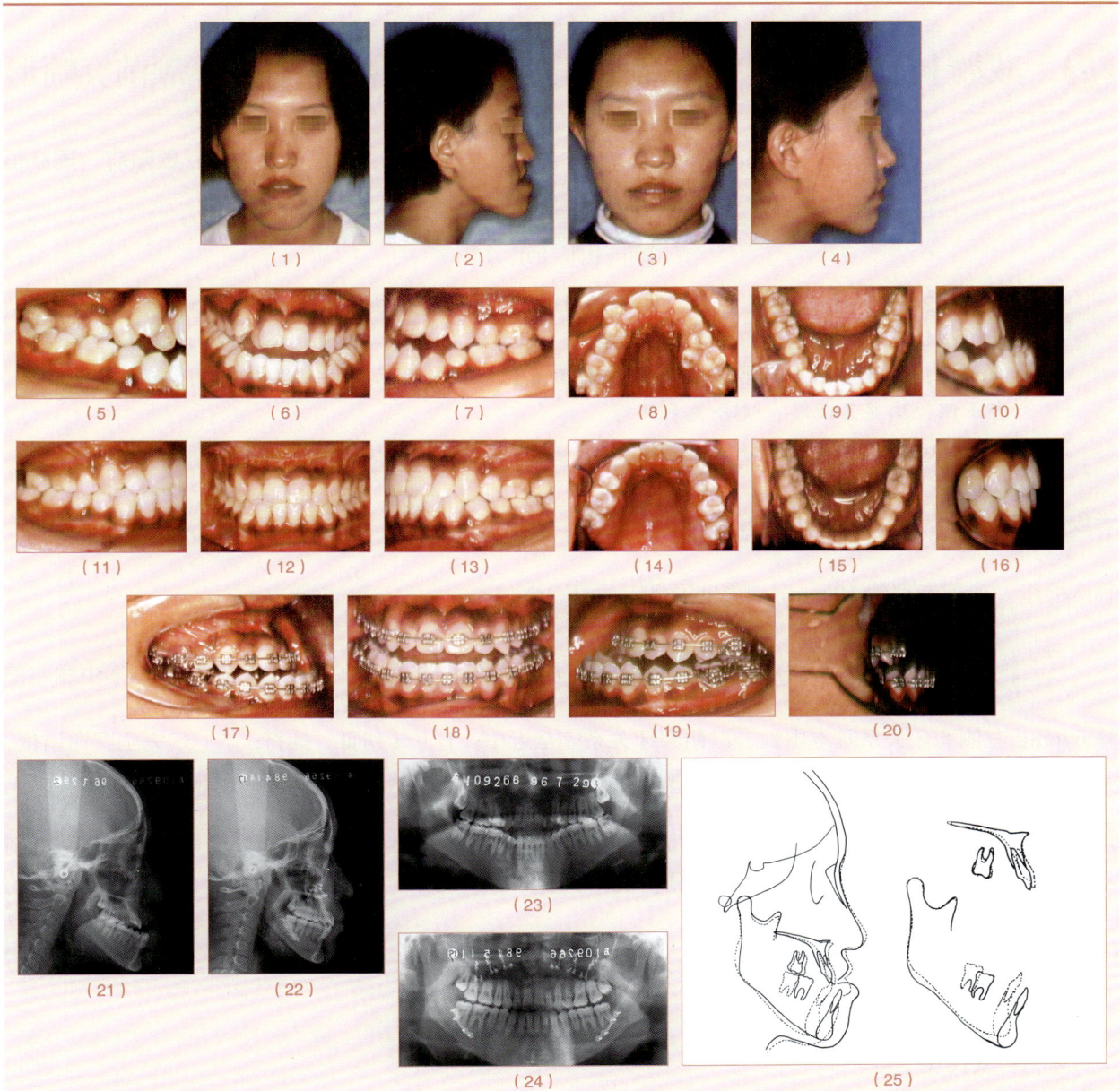

图 4-23　治疗前、中、后面𬌗像

（1）～（2）治疗前面像；（3）～（4）治疗后面像；（5）～（10）治疗前𬌗像；（11）～（16）治疗后𬌗像；（17）～（20）术前正畸𬌗像；（21）～（25）治疗前后头颅侧位片、曲面断层片及重叠图

㉔ 减数上颌第二双尖牙正颌－正畸联合矫治骨性Ⅲ类下颌前突畸形

诊治医师：欧阳莉　周彦恒

病 例 简 介

　　女，20 岁，主诉下颌前突。Ⅲ类高角骨面型，下颌左偏；全牙列反𬌗，下颌不能后退；上下牙列重度拥挤，腭部可见腭裂手术瘢痕。正畸—正颌联合治疗：术前正畸，慢速扩弓，减数 2 颗上颌第二双尖牙，MBT 直丝弓矫治技术。总疗程 36 个月，矫治后患者正侧貌均显著改善，咬合关系理想。

　　关键词：安氏Ⅲ类　偏斜　拥挤　成人　正颌手术　扩弓　减数双尖牙　MBT

一般信息　女，20 岁，主诉下颌前突。

临床检查　颏部左偏约 10 mm，侧貌凹面型，面下 1/3 偏高。

$\dfrac{7|7}{7|7}$ 反𬌗，前牙反覆盖 11 mm，不可后退；前牙覆𬌗 1 mm；上中线左偏约 2 mm，下中线左偏约 6 mm；左侧磨牙关系基本中性，右侧磨牙关系完全近中；上下牙列Ⅲ°拥挤；$5|5$ 完全腭向错位；$6|$ 根方多生牙；$8|$ 萌出，伸长。双侧颞下颌关节均可闻及开口末闭口初弹响，余未见异常。

X 线片检查及分析　曲面断层片显示下颌及左上第三磨牙阻生，头影测量表明：严重Ⅲ类骨型，下颌前突，上中切牙唇倾，下中切牙舌倾。测量值见表 4-24。

诊断
　　面型：凹面型
　　骨型：Ⅲ类高角，下颌左偏
　　牙型：安氏Ⅲˢ类

患者存在问题
　　1. 颏部左偏，侧貌凹面型，面下 1/3 偏长。
　　2. Ⅲ类高角骨面型，下颌左偏。
　　3. 全牙列反𬌗。
　　4. 上下牙列Ⅲ°拥挤。
　　5. 中线不齐。
　　6. 多生牙。

治疗设计
　　正畸—正颌联合治疗
　　1. 术前正畸　慢速扩弓——Haas 矫治器；
　　　　　　　　　拔牙矫治，减数 $5|5$，排齐牙列，去除代偿；

MBT 直丝弓矫治技术。

2. 术后正畸　调整咬合关系。

3. 多生牙手术中决定是否保留。

矫治过程　主动治疗时间 36 个月，改良 Hawley 保持器。结果见图表 4-24。

分析小结　该病例的主要难点在于患者为严重的骨性Ⅲ类反骀病例，术前正畸的主要目的即为前牙去代偿。然而患者上颌第二双尖牙完全腭向，且有腭裂病史，这就意味着拔除上颌双尖牙仍然无法为上前牙去代偿提供任何间隙，如果要通过扩弓治疗获得间隙又将遇到腭部瘢痕的阻力。

我们为其选择了 Haas 扩弓器，进行慢速扩弓。成人矫形扩弓大多选择两种扩弓器即 Haas 或 Hyrax，其中 Hyrax 矫治器为支架式，口腔卫生较好维护；而 Haas 矫治器为基托式，虽然口腔卫生的维护方面不如 Hyrax 矫治器，但却能够由此获得额外的腭部组织支抗，因此更适合该患者。慢速扩弓治疗进行了 4 个月，然后继续戴用 Haas 矫治器，保持了 4 个月才更换为 TPA 继续保持，并开始全口固定矫治。

虽然至术前正畸结束时患者上前牙唇倾度的改善并不十分明显，但通过扩弓治疗，不仅后牙反骀得以解除，还获得了一定的间隙解除了左上侧切牙的拥挤，因此可以说治疗还是较为成功的。下颌牙列则通过排齐整平实现了较为理想的去代偿治疗。

关于 6| 根方多生牙，鉴于其一直无任何症状，CT 也显示其与 6| 牙根在颊舌向上尚有距离，患者本人希望待出现不适时再予处理；与正颌外科会诊后，一致认为该多生牙恰好位于术区，可以在手术过程中根据具体情况再给予处理，患者表示同意。最终在手术过程中决定保留。

术后正畸则主要是牙齿排列及咬合关系的精细调整。最终的治疗结果显示，其下颌前突及左偏均获得了较为理想的矫正，正侧貌均显著改善，同时前牙覆骀覆盖正常，上下中线齐，后牙尖窝咬合关系良好。

表 4-24　治疗前后头影测量数据比较

测量项目	治疗前	治疗后	正常骀恒牙期均值
SNA	81.08	83.89	82.80 ± 4.00
SNB	90.00**	84.76*	80.10 ± 3.90
ANB	− 8.92**	− 0.87*	2.70 ± 2.00
FH/NP	93.60**	89.86*	85.40 ± 3.70
NA/PA	− 18.40**	− 7.05**	6.00 ± 4.40
U1/L1	139.48*	123.05	124.20 ± 8.20
UI/SN	119.81**	118.81**	105.70 ± 6.30
MP/SN	36.60	35.58	32.50 ± 5.20
MP/FH	33.26	33.03	31.10 ± 5.60
L1/MP	64.11**	80.55**	93.90 ± 6.20
Pg-NB（mm）	0.57	5.26**	1.00 ± 1.50

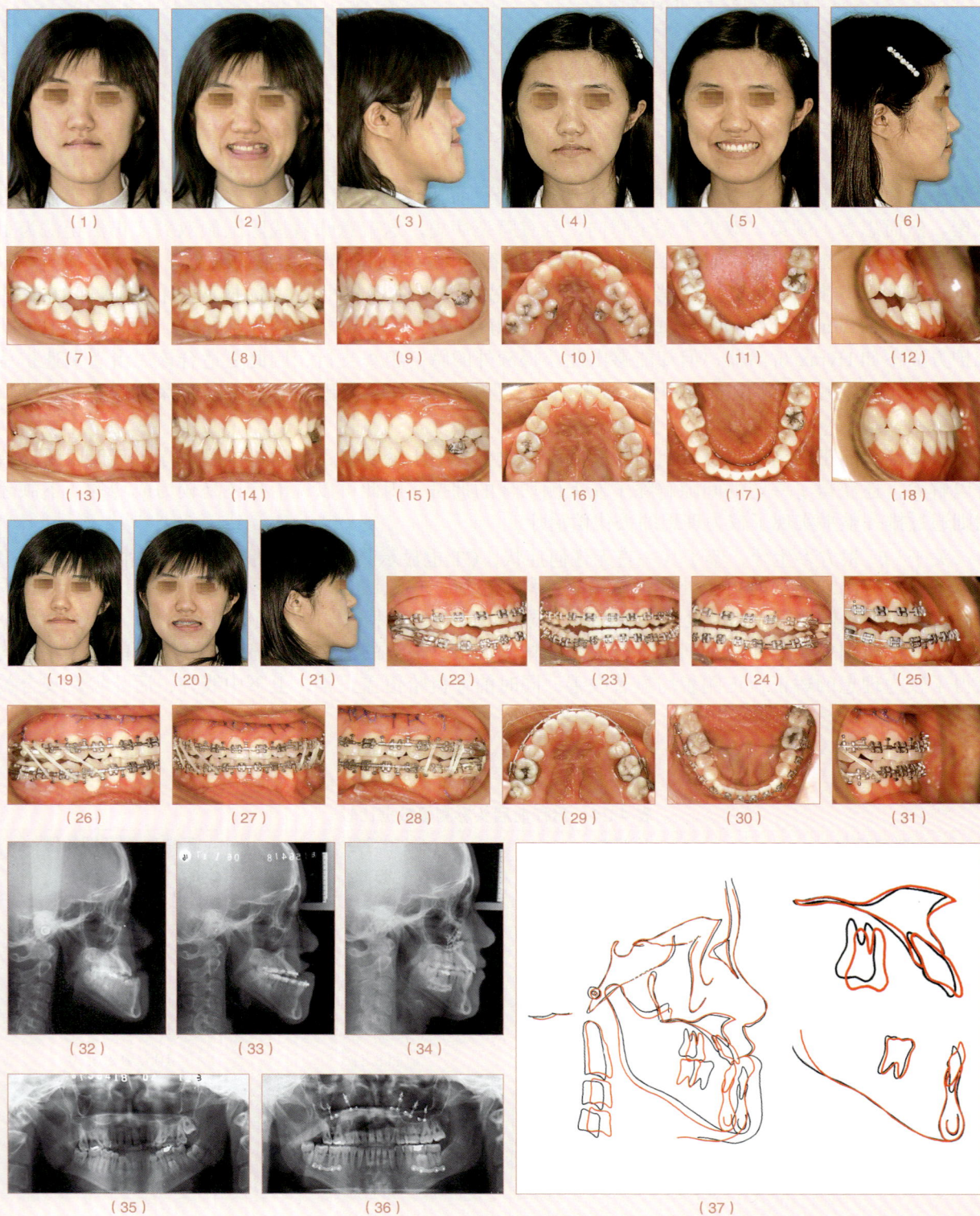

图4-24 治疗前、中、后面貌像及X线片

（1）～（3）治疗前面像；（4）～（6）治疗后面像；（7）～（12）治疗前殆像；（13）～（18）治疗后殆像；（19）～（21）手术前面像；（22）～（25）术前殆像；（26）～（31）术后殆像；（32）～（37）治疗前、手术前及治疗后头颅侧位片；治疗前后曲面断层片及重叠图

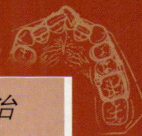

25　正颌－正畸联合矫治骨型Ⅲ类反𬌗开𬌗

诊治医师：房　兵

病 例 简 介

　　女，21岁5个月，主诉反𬌗要求治疗。Ⅲ类颌骨畸形，Ⅲ类磨牙关系，上前牙代偿性唇倾，下前牙代偿性舌倾；非减数去代偿矫治，固定矫治器矫治术前正畸8个月，术后2个月开始正畸6个月；矫治后面型良好，咬合关系理想。

　　关键词：骨性安氏Ⅲ类　成人　正颌—正畸联合治疗

一般信息　女，21岁5个月，主诉反𬌗要求治疗。

临床检查　面部左右对称，露齿唇休息位2 mm，微笑7 mm，凹面型，鼻唇角约95°。磨牙尖牙关系Ⅲ类，下中线右偏2 mm，覆盖2 mm，覆𬌗Ⅰ°，双侧颞颌关节开口末弹响，口腔卫生状态良好。

病史及家族史　无相似家族史。

X线片检查　曲面断层片显示牙槽骨情况良好，4个第三磨牙埋伏，髁突形态正常，头影测量表明：Ⅲ类骨型，高角，下中切牙舌倾。测量值见表4-25。

诊断
　　面型：凹面型
　　骨型：Ⅲ类
　　牙型：安氏Ⅲ类

患者存在问题
　　1. 骨性反𬌗，上颌发育不足，下颌发育过度。
　　2. 上下前牙代偿性倾斜。
　　3. 安氏Ⅲ类磨牙关系。

治疗设计
　　1. 术前正畸　上下前牙去代偿，排齐整平，匹配上下牙列，拔除4个埋伏的第三磨牙，MBT固定矫治器矫治。
　　2. 正颌手术　双侧下颌支矢状劈开，后退下颌骨。
　　3. 术后正畸　精确调整咬合关系，保持手术后颌骨的稳定。

矫治过程　固定矫治器矫治14个月，压膜保持器保持。矫治结果见图4-25。

分析小结　本病例为骨性Ⅲ类错𬌗，凹面型，发病机制主要是下颌发育过度伴轻度的上颌发育不足，矫治设计为正颌—正畸联合治疗，治疗目的就是达到侧貌美观和理想的咬合。矫治的重点之一是怎样设计去代偿，上前牙唇倾度为 105°，若拔牙内收去代偿将加大覆盖，正颌手术则必须采取双颌手术，而患者的面形矫治仅需要单颌手术即可，因此确定非拔牙矫治。上颌前牙去代偿设计为拔除上颌 2 个第三磨牙，0.016 英寸 ×0.022 英寸多曲弓和长距离 II 类牵引，晚间口外弓加颈带推上颌牙弓后退，下颌牙列常规去代偿排齐。结果显示上颌前牙唇倾度减小了 5°，然后用单颌手术矫治下颌前突；术后无颌间结扎，保持 III 类牵引至术后 3 个月，再更换为 0.018 英寸不锈钢圆丝精细调整咬合。常规压膜保持器保持。

表 4-25　治疗前、术前正畸后及治疗后头影测量数据比较

测量项目	治疗前	术前正畸后	治疗后	正常𬌗恒牙期均值
SNA	80.8	80.9	80.4	82.8 ± 4.0
SNB	80.9	81.4	79.0	80.1 ± 3.9
ANB	— 0.1*	— 0.5*	1.4	2.7 ± 2.0
U1-SN	105.3	100.6	103.8	105.7 ± 6.3
L1-MP	80.7*	88.9	85.9	96.5 ± 7.1
U1-L1	132.8	128.8	132.2	125.4 ± 7.9
SN-MP	42.1*	41.6*	39.3	34.4 ± 5.0
FMIA	64.5**	56.0**	62.2**	55.0 ± 2.0
A6-PP	22.0	22.3	22.7	22.0 ± 3.0
U1-PP（mm）	26.6	27.1	26.7	28.0 ± 2.1
O-Meridian to Sn（mm）	5.6	5.1	6.8	8.0 ± 2.0
O-Meridian to Pog（mm）	— 0.1	— 0.9	— 2.9	0.0 ± 2.0

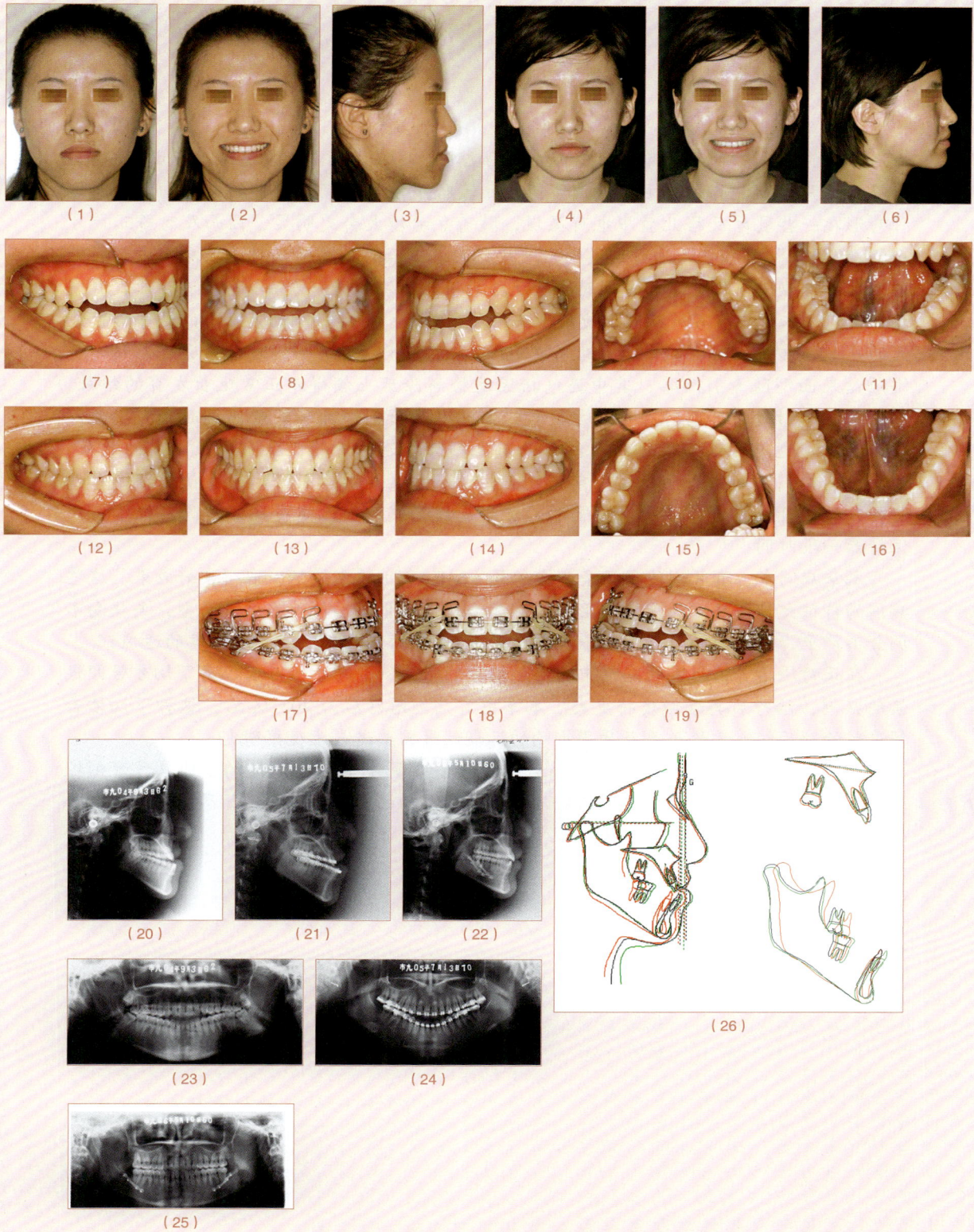

图 4-25　治疗前、中、后面𬌗像及 X 线片

（1）～（3）治疗前面像；（4）～（6）治疗后面像；（7）～（11）治疗前𬌗像；（12）～（16）治疗后𬌗像；（17）～（19）术前正畸完成𬌗像；（20）～（26）治疗前、术前正畸后及治疗后头颅侧位片、曲面断层片及重叠图

点 评

傅民魁

骨性前牙反𬌗对于面部生长发育的影响主要表现在上颌前部发育不足，面部中 1/3 凹陷，呈月牙形，其机制主要是由于前牙反覆𬌗限制了上颌骨前部的矢状向发育。这种畸形在一些乳牙反𬌗儿童中也可呈现，随着年龄增大会更明显，因而及时矫正前牙反𬌗，"解放"前颌骨是治疗这类畸形重要的内容。而目前正畸治疗手段中前方牵引的矫形力可以使前颌骨前移，同时解除反𬌗的有效方法，这一方法一般应在生长发育完成前使用。本章中有 6 例病例中使用了头帽前方牵引，年龄最小的是 5 岁的乳牙𬌗，最大的是 12.5 岁的恒牙早期。治疗结果 ANB 增加了 3°～4.8°（一例未增加反减小 1.7°）。矫治结果面型随牵引改善，其中还包括因反𬌗解除后上颌得以正常生长发育的结果。使用前方牵引时，如同时存在后牙反𬌗，上牙弓狭窄，即牙弓宽度不调时，需要戴用快速扩弓。也有人认为快速扩弓能打开与上颌骨相连的骨缝，从而增强牵引的效果。此外口内牵引钩必须置于上牙弓前部，若置于后牙区，则牵引矫形力易使上颌逆时针旋转，造成开𬌗。前方牵引上颌前移后亦会出现复发，因此需在反𬌗解除后继续戴用保持器一段时间。

本章病例中，有 8 例使用了多曲方丝弓（MEAW）技术矫治，取得良好效果。这些病例的特征大都是严重的牙𬌗畸形，而骨面型非严重Ⅲ类，侧貌接近直面型，矢状向不调并不严重，主要为高角垂直向不调，这是 MEAW 矫正技术矫治骨性Ⅲ类的适应证。

在正畸矫治骨性Ⅲ类的病例中，以下切牙倾斜为例，对于治疗前已有下切牙舌倾代偿的病例，治疗后其舌倾度将更大。本章中有病例治疗后为 70°左右，这种下切牙舌倾度对治疗后的前牙𬌗关系及牙周影响的远期结果需要进一步观察研究。

还有一个问题是，目前正畸治疗正在简化弓丝弯制，而 MEAW 的多曲唇弓弯制较为复杂。但从以上 8 例严重错𬌗的矫治取得十分成功的结果可以看出，尽管弓丝弯制复杂，但是"一分耕耘，一分收获"。

第5章

闭锁性深覆𬌗的矫治

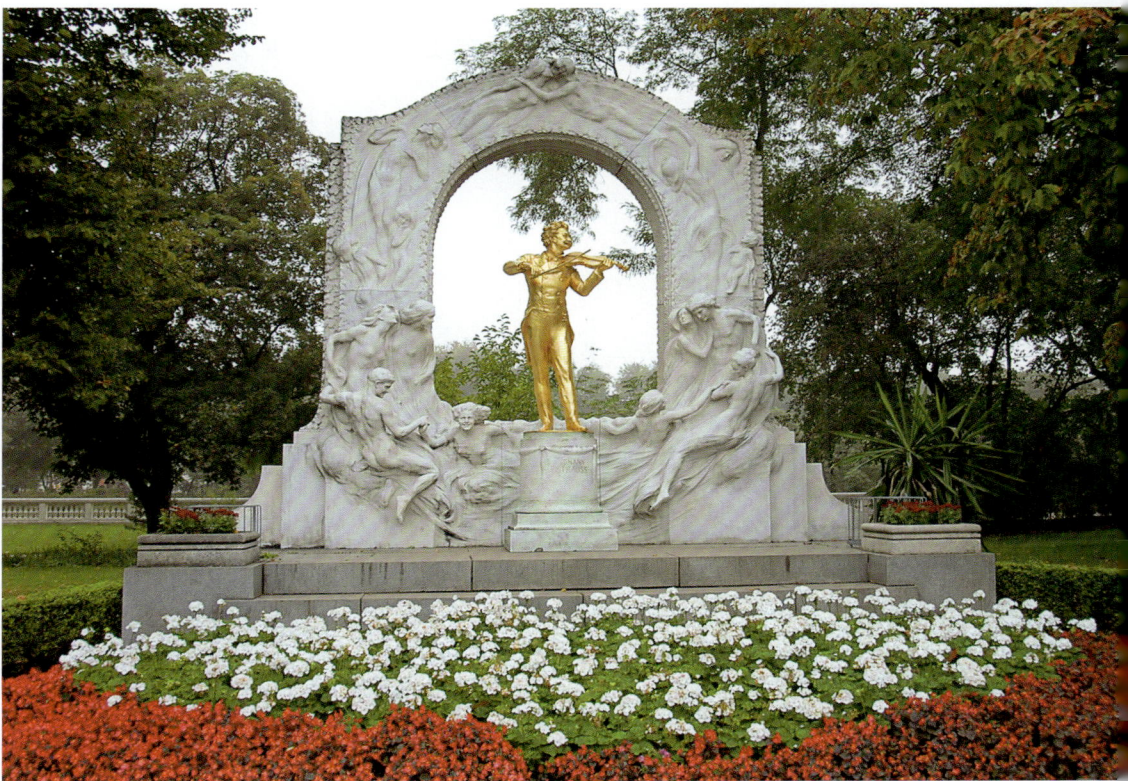

傅民魁 摄

① 方丝弓非减数矫治前牙闭锁性深覆𬜬（中国大陆第一例方丝弓病例）

诊治医师：傅民魁

病 例 简 介

女，19 岁，前牙闭锁性深覆𬜬，磨牙远中尖对尖。方丝弓矫治器不拔牙矫治，开展前牙，颌间Ⅱ类牵引。12 个月矫治完成。

关键词： 前牙闭锁𬜬 方丝弓矫治器 不拔牙矫治

一般信息 女，19 岁，前牙闭锁性深覆𬜬。

临床检查 双侧第一磨牙远中尖对尖，前牙闭锁性深覆𬜬，上前牙拥挤Ⅱ°，上中切牙及右上侧切牙舌倾，右上尖牙唇向错位。下前牙Ⅰ°拥挤，舌向倾斜。面下 1/3 高度不足，下颌稍后缩。颞下颌关节检查无异常。

X 线片检查 未见埋伏阻生牙。低角，X 线头影测量结果见表 5-1。

诊断
　　面型：轻度凸面型
　　骨型：Ⅱ类
　　牙型：安氏Ⅱ² 类

患者存在问题
　　1. 前牙闭锁性深覆𬜬。
　　2. 磨牙远中尖对尖。
　　3. 上下前牙拥挤，牙长轴舌倾。
　　4. 下颌稍后缩。

治疗设计 方丝弓矫治器，不拔牙矫治，唇倾上下前牙，Ⅱ类颌间牵引。

矫治过程 上颌不锈钢圆丝附唇向加力单位，唇向移动上切牙，解除拥挤，解除前牙闭锁关系。下颌排齐及唇移下切牙。上下弓丝压低上下前牙矫治深覆𬜬。上下牙弓方丝Ⅱ类颌间牵引，矫正磨牙关系，12 个月矫治完成。上下牙列整齐，磨牙关系中性，前牙覆𬜬覆盖正常。矫治结果见图 5-1。

分析小结 闭锁性深覆𬜬的矫治原则是唇倾上前牙，排齐牙列，压低前牙，矫正深覆𬜬，同时矫正磨牙Ⅱ类关系。这类畸形常会合并上前牙拥挤。诊断设计采用拔牙或不拔牙矫治是一个重要的决定，但采用拔牙矫治必须慎重，因为当唇向开展舌倾的上切牙解除闭锁性深覆𬜬后会获得一定间隙，一些中轻度拥挤的切牙即可排齐。本例因拥挤并不严重，故采用不拔牙矫治，在唇向移动上切牙解决闭锁的

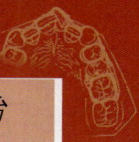

同时，牙齿拥挤亦得到矫正。在解决闭锁𬌗后，安氏 II² 畸形成为安氏 II¹ 畸形，前牙深覆盖，下颌会有一定程度自动前调以减小覆盖，加上 II 类牵引，磨牙关系得到矫正。

本例治疗始于 1983 年 1 月，是中国大陆第一例方丝弓矫治病例，其矫治结果有不少不足之处。

表 5-1　治疗前后头影测量分析

测量项目	正常𬌗均值	治疗前	治疗后
SNA	82.8 ± 4.0	80	82
SNB	80.1 ± 3.8	78	79
ANB	2.7 ± 2.0	2	3
U1-NA（mm）	5.1 ± 2.4	8	4.5
U1-NA	22.8 ± 5.7	12.5	18
L1-NB（mm）	6.7 ± 2.1	8	60
L1-NB	30.3 ± 5.8	22.5	35.5
U1-L1	125.4 ± 7.9	142.5	117.5
FH-MP	31.1 ± 5.6	26	26
L1-MP	92.6 ± 7.0	91	110

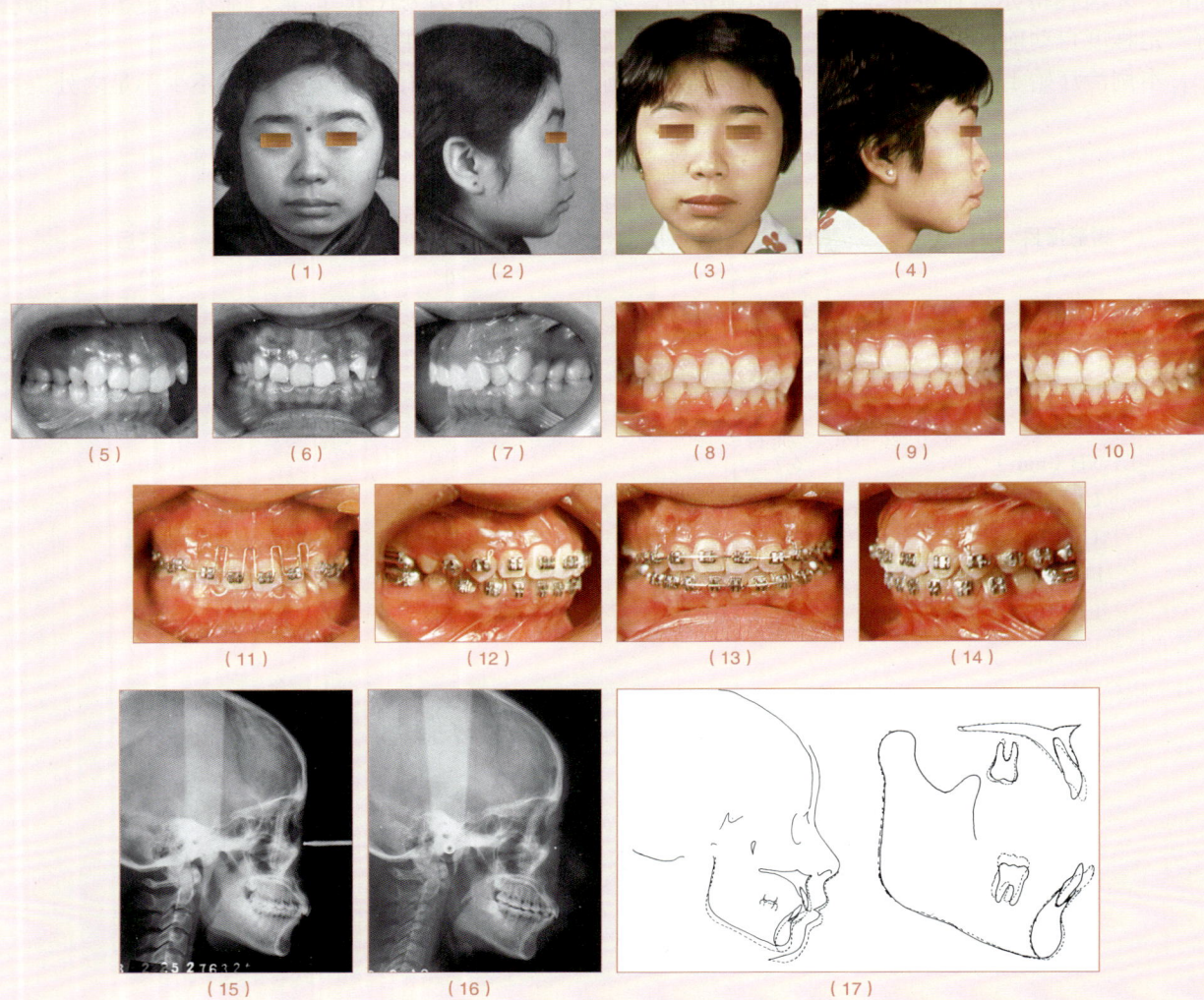

图 5-1　治疗前、中、后面𬌗像

（1）～（2）治疗前面像；（3）～（4）治疗后面像；（5）～（7）治疗前𬌗像；（8）～（10）治疗后𬌗像；（11）～（14）治疗中𬌗像；
（15）～（17）治疗前后头颅侧位片及重叠图

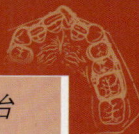

② 尖牙唇向低位无间隙前牙闭锁性深覆殆非减数矫治

诊治医师：傅民魁　王　争

病 例 简 介

女，13 岁，右上尖牙唇向错位，前牙闭锁性深覆殆，磨牙关系远中尖对尖，非减数方丝弓矫治，19 个月完成，矫治效果良好。

关键词：尖牙唇向错位拥挤　前牙闭锁性深覆殆　非减数方丝弓矫治

一般信息　女，13 岁，前牙闭锁性深覆殆。

临床检查　右上尖牙唇向错位，间隙差 7 mm，前牙闭锁性深覆殆Ⅲ°，双侧磨牙关系远中尖对尖，下牙列拥挤 3 mm，上颌中线右偏 2 mm，面部对称，直面型，关节检查无异常。

X 线片检查　4 个第三磨牙牙胚均存在，关节形态与间隙正常，直面型，上下中切牙牙轴舌倾，测量结果见表 5-2。

诊断
　　面型：直面型
　　骨型：Ⅰ类
　　牙型：安氏Ⅱ²类

患者存在问题
　　1. 前牙闭锁性深覆殆Ⅲ°。
　　2. 右上尖牙唇向错位，间隙差 7 mm。
　　3. 磨牙关系远中尖对尖。
　　4. 上颌中线右偏 2 mm。

治疗设计　方丝弓矫治器，不拔牙矫治，平面导板，摇椅弓丝打开咬合，矫正上下前牙舌倾，开展右上尖牙间隙，Ⅱ类颌间牵引矫正殆关系。

矫治过程　戴平面导板，上颌 0.016 英寸 NiTi 弓丝开展前牙使之唇倾并获得右上尖牙间隙，上颌矫治 5 个月后下颌开始矫正，使用摇椅弓排齐牙列及唇倾下切牙并打开咬合。10 个月后上下牙列基本排齐，右上尖牙排入牙列，上下换方丝进行Ⅱ类颌间牵引矫正磨牙关系及咬合调整，4 个月后完成，矫治结果良好，见图 5-2。

分析小结　本例闭锁性深覆殆矫正仍以打开咬合，排齐牙列，矫正磨牙关系三原则进行。

其矫治设计的要点是对尖牙唇向错位 7 mm 拥挤的设计，是减数还是不减数这是在闭锁性深覆殆矫治合并拥挤矫治设计中常遇见的问题。本例上下中切牙舌倾，因此随着上下中切牙舌倾的矫治可以获得间隙，加之患者是直面型，亦有一定的面型调节空间，因而不作拔牙矫治设计，在矫治过程中再作最后决定。当治疗过程中尖牙完全排入牙列，深覆𬌗和磨牙关系均矫正。患者的面型比治疗前稍突，但仍佳。面型改变的原因是上下切牙牙轴的唇倾及下颌稍前移的结果，其中下切牙的唇倾超过正常两倍标准差，但上下切牙，上中切牙唇倾度均在正常𬌗的两倍标准以内。

这一案例提示我们，闭锁性深覆𬌗合并拥挤时，对于减数治疗要慎重，随着闭锁性深覆𬌗解除会得到一定间隙，同时还要结合原来的面型一起作全面考虑。

表 5-2　治疗前后头影测量结果

测量项目	治疗前	治疗后	正常𬌗均值 ± 标准差
SNA	79.00	80.61	82.8 ± 4.0
SNB	75.87 [*]	77.69	80.1 ± 3.9
ANB	3.13	2.92	2.7 ± 2.0
U1-L1	134.13 [*]	105.80	125.4 ± 7.9
U1-SN	99.07 [*]	108.87	105.7 ± 6.3
MP-SN	35.08	31.59	32.5 ± 5.2
MP-FH	28.80	23.74	27.1 ± 5.6
L1-MP	91.71	113.44 [*]	92.6 ± 7.0
Y 轴	66.80	62.72	66.3 ± 7.1
Pg-NB（mm）	3.77	3.43	1.00 ± 1.50

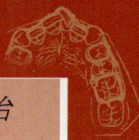

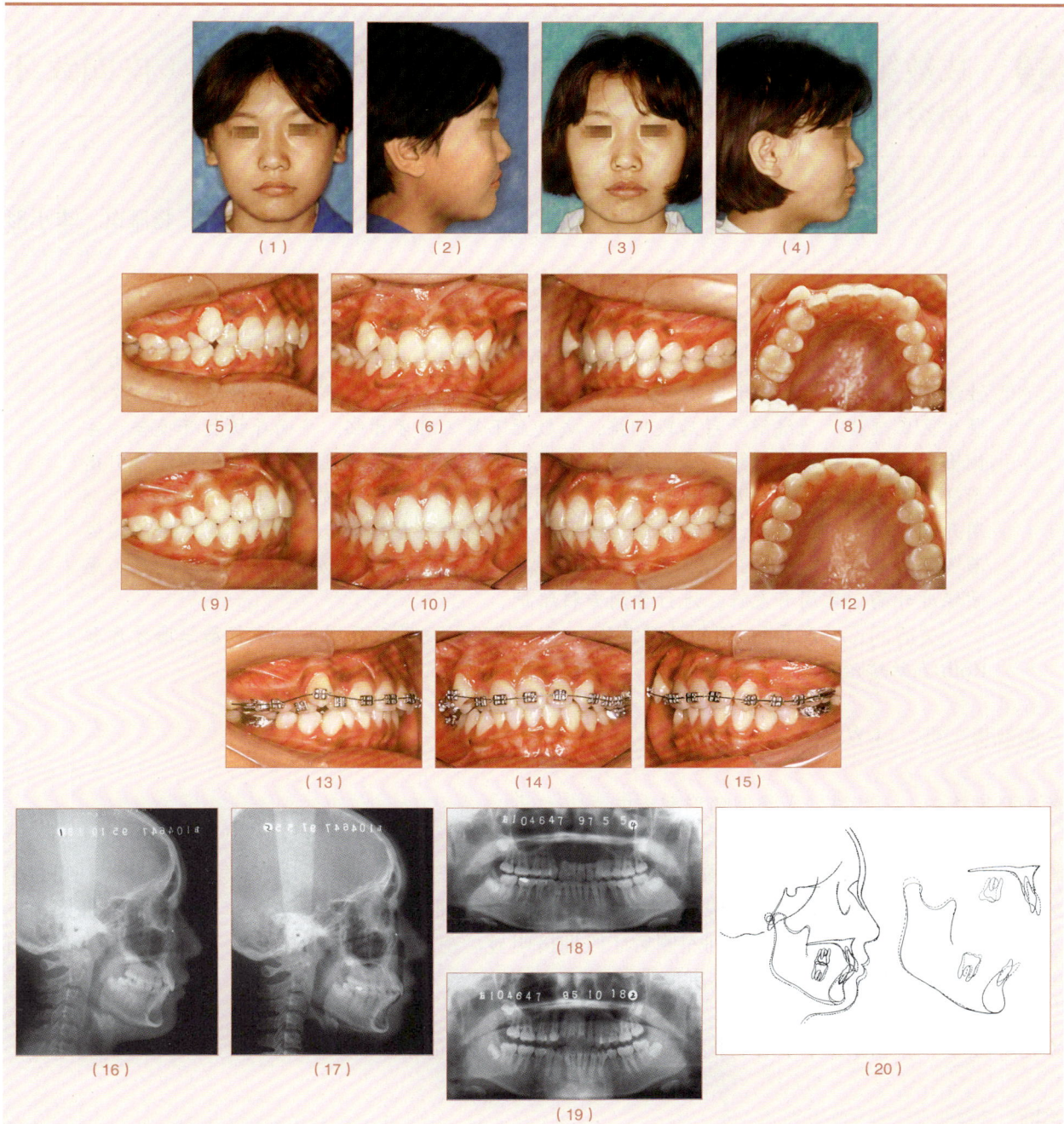

图 5-2 治疗前、中、后面𬌗像

（1）～（2）治疗前面像；（3）～（4）治疗后面像；（5）～（8）治疗前𬌗像；（9）～（12）治疗后𬌗像；（13）～（15）治疗中𬌗像；（16）～（20）治疗前后头颅侧位片、曲面断层片及重叠图

③ 减数第三磨牙牙胚矫治闭锁性深覆𬌗伴后牙锁𬌗（皮圈致牙周炎）随访 2.5 年

诊治医师：杨雁琪　李小彤

病 例 简 介

男，14 岁，主诉牙不齐。直面型，低角，露龈笑；安氏 II^s 类磨牙关系；前牙闭锁性深覆𬌗 III°，上下前牙舌倾；上下牙列中重度拥挤；下牙弓窄，左下磨牙舌倾，左侧磨牙区正锁𬌗。为缓解牙弓后段拥挤，减数上下第三磨牙牙胚。平面导板打开咬合，左侧磨牙交互牵引矫治锁𬌗。牵引过程中发现做下第二磨牙浮起且严重松动，可能牵引皮圈嵌入牙周组织。经牙周手术证实，从牙周袋内取出 4 个牵引皮圈。牙周手术后固定 5 周开始用轻力压低患牙，戴𬌗垫解除咬合干扰，同时配合牙周专科维护。固定矫治器矫治 3 年。治疗后面型好，𬌗关系理想，患牙牙周状况稳定。随访 2.5 年，咬合稳定，患牙轻度升高，牙周有炎症，进行牙周专科维护。

关键词：安氏 II^{2s}　闭锁性深覆𬌗　后牙锁𬌗　皮圈致牙周炎　减数第三磨牙牙胚
Roth 直丝矫治器

一般信息　男，14 岁，主诉牙不齐。

病史及家族史　无特殊，无类似畸形家族史。

临床检查　侧貌直面型，下颌略显后缩，颏唇沟深；露龈笑；低角。安氏 II^s 类磨牙关系（左侧磨牙关系远中尖对尖，右侧磨牙关系中性）；前牙闭锁性深覆𬌗 III°，上下前牙舌倾。上牙列中度拥挤，下牙列重度拥挤；下牙弓窄，下牙列左侧后牙段拥挤明显，左下磨牙舌倾，左侧磨牙区正锁𬌗。开闭口运动无异常，未闻及弹响，双侧耳屏前无压痛。

X 线片检查　曲面断层片可见 4 个第三磨牙牙胚。头影测量值见表 5-3。

诊断

面型：直面型
骨型：II 类，下颌略后缩，低角
牙型：安氏 II^{2s} 类

患者存在问题

1. 下颌略后缩，露龈笑。
2. 安氏 II^s 类磨牙关系，左侧磨牙关系远中尖对尖。
3. 前牙闭锁性深覆𬌗 III°，上下前牙舌倾。
4. 下牙弓窄，左侧磨牙区正锁𬌗，左下磨牙舌倾。
5. 下牙列重度拥挤，上牙列中度拥挤。

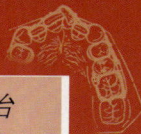

治疗设计 直丝弓固定矫治技术。

1. 先粘接上半口矫治器，排齐整平，解除前牙闭锁；同时上颌颈牵引抑制上颌骨发育。

2. 解除前牙闭锁后评价面型和牙列拥挤度，决定不减数双尖牙。因患者左侧后牙段拥挤明显致左下磨牙舌倾呈正锁殆，决定减数第三磨牙牙胚。平面导板打开咬合，后牙段交互牵引矫治锁殆。

3. 固定矫治器进一步调整咬合关系。

矫治过程

1. 先粘接上半口固定矫治器，解除前牙闭锁。上颌颈牵引抑制颌骨发育，5个月。前牙闭锁解除后下颌少量自动向前调位。减数第三磨牙牙胚。全口戴固定矫治器。上颌戴平面导板；左侧磨牙间戴交互牵引矫治正锁殆。

2. 牵引5个月时发现左下第二磨牙浮起，严重殆干扰，患牙松动Ⅲ°。患者自述以为牙齿松动是治疗中正常情况，遂未与医生联系，并继续皮圈交互牵引致牙齿松动加重。立即戴殆垫，解除殆干扰，嘱患者暂停牵引。

3. 观察1周，患牙情况无改善。反复追问病史，患者述其取牵引皮圈时多用舌头将皮圈从牙上取下，之后吐出皮圈，而未用手；曾有几次用舌头将皮圈从牙上取下之后就找不到了。故怀疑皮圈嵌塞于第二磨牙牙周袋内。牙周手术从患牙牙周袋内取出4个牵引皮圈，牙周袋几达根尖。取出皮圈后，牙周根面平整，并通过被动弓丝与邻牙固定。同时戴殆垫解除殆干扰。固定5周后，开始用辅弓及轻力压低患牙。期间继续戴殆垫解除殆干扰。6周后，患牙基本压低到接近殆平面，换用细的镍钛圆丝进一步调整。去殆垫，调殆去除殆干扰。之后继续调整咬合关系。固定矫治疗程共3年。主动矫治后上下Hawley保持器保持2年。主动治疗后2.5年随访，咬合稳定。但左下第二磨牙轻度升高，牙周有炎症表现，由牙周专科医师予牙周维护。矫治结果见图5-3。

分析小结 该病例有三个要点值得讨论。

第一，这是一典型的安氏Ⅱ²分类、前牙闭锁性深覆殆的病例。对于这类病例，解除前牙闭锁是治疗的第一步。而前牙闭锁的解除对上颌和下颌都会产生一定的影响。对于上颌，上前牙的唇倾会导致上唇突度的改变从而影响侧貌；对于下颌，前牙闭锁解除后，下颌可能会发生自动向前调位。这是因为一方面闭锁的前牙将下颌限制在靠后的非生理位置，另一方面前牙闭锁的解除使下颌的生长潜能得以发挥。本病例前牙闭锁解除后面型好，牙弓拥挤主要在后牙段，且为低角病例，所以不考虑减数双尖牙。

第二，关于后牙锁殆，本病例左侧磨牙段正锁殆，拥挤主要表现在牙弓后段，左下磨牙舌倾，而曲面断层上看到第三磨牙牙胚存在，埋在升支中。如果要解决正锁殆，需要解决牙弓后段的拥挤问题。因此减数第三磨牙牙胚。

第三，牵引皮圈滑入牙周袋中，这是从本病例最需要吸取的教训。回顾整个病例的发展过程，有几点体会：首先对于后牙挂牵引皮圈的患者，尤其是牙弓最远中的磨牙挂牵引，一定叮嘱患者用手指取、摘皮圈，确保每次将皮圈从口内取出。造成皮圈滑入牙周袋情况虽然少见，但后果严重。分析本病例发生这种情况，患者在患牙出现不适后以为是治疗中的正常现象，并未向医生及时说明，而是继续挂皮圈达2周，导致病情加重。因此，医生应向患者强调治疗过程中如有不适，一定及时咨询主治医生。对于皮圈滑入牙周袋的治疗原则：①牙周手术取出皮圈，并进行根面平整；②牙周手术后固定；③去除咬合干扰；④良好维护口腔卫生；⑤压低患牙时保证用轻力；⑥定期作牙周专科维护。本病例治疗结束时患牙牙周状况尚可，但2.5年随访发现患牙轻度升高，有牙周炎症表现，则因为患者没有保证按时复诊进行牙周专科维护；此外，如果主动治疗结束时对患牙通过颊侧固定丝保持可能效果更好。

表 5-3　治疗前、后及保持 2.5 年头影测量数据比较

测量项目	治疗前（恒牙早期）	治疗后（恒牙期）	保持 2.5 年（恒牙期）	正常殆恒牙早期均值	正常殆恒牙期均值
SNA	83.3	81.8	81.5	82.8 ± 4.0	82.8 ± 4.0
SNB	77.6	77.8	78.3	80.1 ± 3.9	80.1 ± 3.9
ANB	5.6*	3.0	3.2	2.7 ± 2.0	2.7 ± 2.0
Wits（mm）	3.0**	3.2**	3.3**	− 1.5 ± 2.1	− 1.5 ± 2.1
U1-PP	87.1**	111.7	106.7*	114.1 ± 3.9	114.1 ± 3.9
L1-MP	83.6*	100.4	96.2	96.5 ± 7.1	96.5 ± 7.1
U1-L1	163.4**	122.3	129.4	125.4 ± 7.9	125.4 ± 7.9
SN-MP	28.7*	30.6	30.2	34.4 ± 5.0	34.4 ± 5.0
FH-MP	22.2*	24.8	23.9	27.2 ± 4.7	27.2 ± 4.7
L1-APo（mm）	− 3.5**	2.6*	2.3*	4.9 ± 2.1	4.9 ± 2.1
Li-E（mm）	− 1.5*	− 1.5*	− 1.9*	1.4 ± 1.9	0.6 ± 1.9

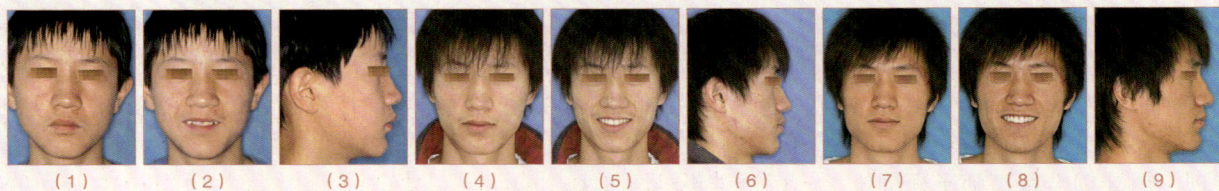

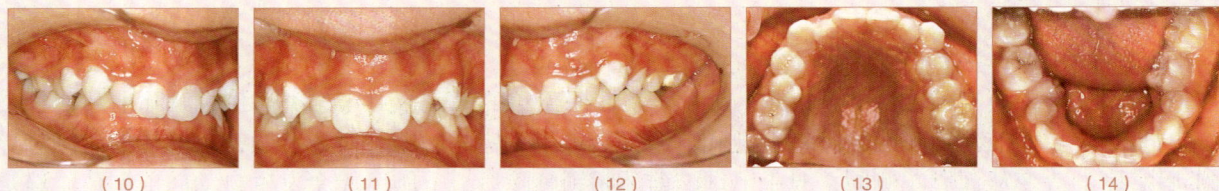

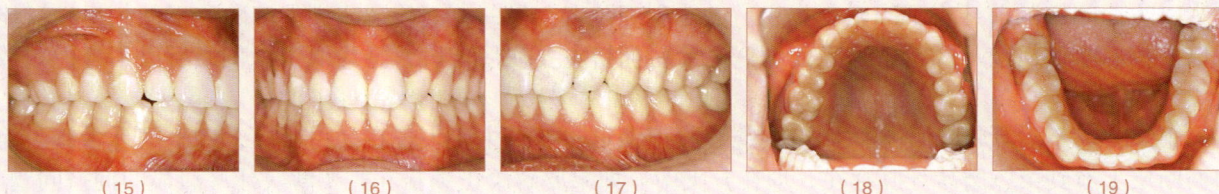

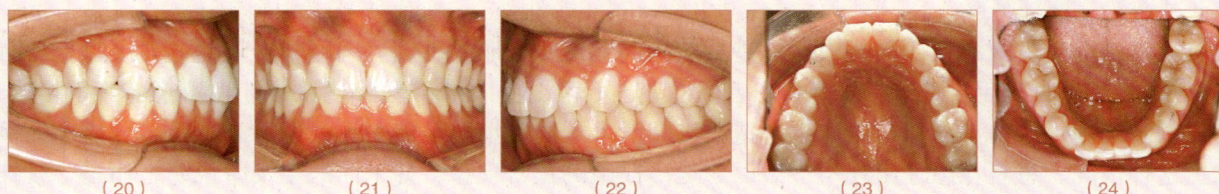

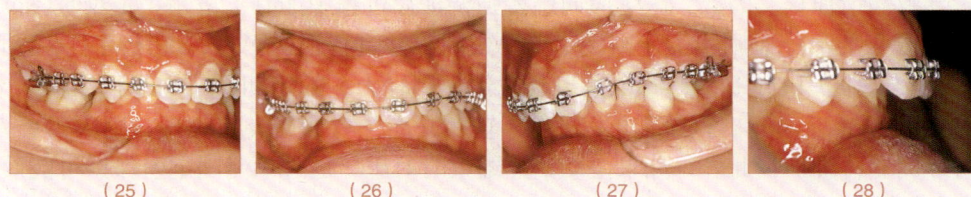

（1）　（2）　（3）　（4）　（5）　（6）　（7）　（8）　（9）
（10）　（11）　（12）　（13）　（14）
（15）　（16）　（17）　（18）　（19）
（20）　（21）　（22）　（23）　（24）
（25）　（26）　（27）　（28）

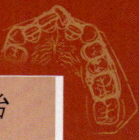

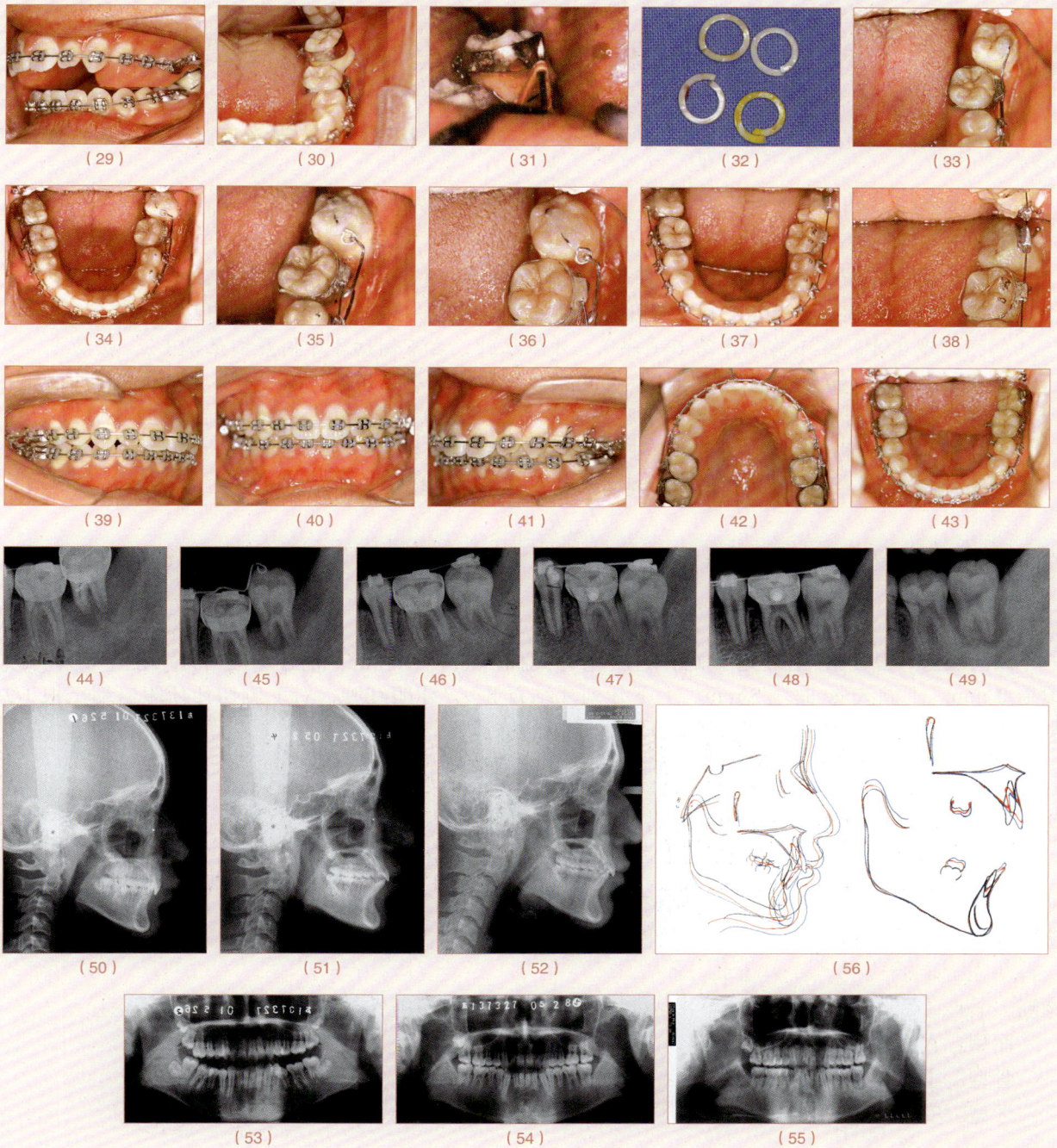

图 5-3　治疗前、中、后，治疗后 2.5 年面𬌗像及 X 线片

（1）～（3）治疗前面像；（4）～（6）治疗后面像；（7）～（9）治疗后 2.5 年面像；（10）～（14）治疗前𬌗像；（15）～（19）治疗后𬌗像；（20）～（24）治疗后 2.5 年𬌗像；（25）～（28）治疗中𬌗像，上半口固定矫治器，排齐整平，解除前牙闭锁；（29）～（30）牵引皮圈误入牙周袋导致左下第二磨牙皮圈性牙周炎，患牙浮起；（31）～（32）牙周手术从牙周袋内取出 4 个牵引皮圈；（33）牙周手术后患牙固定；（34）～（36）牙周术后固定 5 周后开始用辅弓压低患牙；（37）～（38）压低患牙接近𬌗平面后换用细的镍钛圆丝进一步调整；（39）～（43）进一步调整咬合关系；（44）～（49）皮圈性牙周炎患牙的根尖片，从左向右依次为：牙周手术前、牙周手术后 2 周、牙周手术后 3 个月、牙周手术后 1 年、拆除固定矫治器前、拆除固定矫治器后 2.5 年；（50）～（56）治疗前、后，治疗后 2.5 年头颅侧位片、曲面断层片及描迹重叠图

227

④ 减数上颌第一双尖牙及右下两个切牙矫治内倾型深覆𬌗

诊治医师：卢海平　钟　冲

病 例 简 介

女，17岁，主诉牙齿排列不齐，下前牙松动。骨型Ⅰ类，安氏Ⅱ类磨牙关系，上下牙列重度拥挤，上颌中切牙舌倾，前牙深覆𬌗Ⅲ°，覆盖0 mm。上颌中切牙间腭侧、根方多生牙。上下前牙牙结石（++），牙龈红肿，右下侧切牙牙周萎缩至根1/2，松动Ⅲ°，下颌中切牙松动Ⅱ°～Ⅲ°。牙周治疗后拔除2个上颌第一双尖牙、右下中切牙，进行固定矫治器矫治，右下侧切牙待固定矫治器伸高引导齿槽生长后拔除。疗程22个月。矫治后牙齿排列整齐，咬合关系理想，牙周健康恢复较好。

关键词：内倾型深覆𬌗　牙周病　咬合创伤　减数双尖牙、下切牙

一般信息　女，17岁，主诉牙齿排列不齐，下前牙松动。

临床检查

口内检查　恒牙𬌗，磨牙远中关系，上下牙牙列拥挤11～14 mm。前牙深覆𬌗Ⅲ°，上中切牙舌倾，覆盖0 mm。下颌Spee曲线5 mm。上下牙列牙结石Ⅱ°，牙龈红肿，右下侧切牙牙龈退缩至根1/2，下颌中切牙松动Ⅱ°～Ⅲ°。左下第一磨牙𬌗面龋已治疗。

口外检查　直面型。下颌开闭口运动无异常，关节区无弹响，双侧耳屏前无压痛。

病史及家族史　无特殊。

X线片检查　全景片可见下前牙齿槽骨有吸收，左上及下颌第三磨牙牙胚存在，上中切牙根方多生牙，头颅定位侧位片显示其位于腭侧。头影测量表明上下前牙均舌倾，下颌稍后缩。测量值见表5-4。

诊断

面型：直面型
骨型：Ⅰ类
牙型：安氏Ⅱ²类

患者存在问题

1. 内倾型深覆𬌗。
2. 上下牙列严重拥挤。
3. 下前牙咬合创伤，牙周炎、牙周萎缩。
4. 口腔卫生不好，牙结石（++）。

治疗设计

1. 牙周治疗及口腔卫生宣教；
2. 减数2个上颌第一双尖牙及右下中切牙；

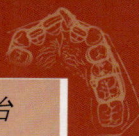

3. 右下侧切牙邻面去釉、切缘调磨后分别排齐上下牙列；

4. 右下侧切牙升高后拔除；

5. 下牙列必要时邻面去釉；

6. 必要时拔除多生牙。

矫治过程　减数 2 个上颌第一双尖牙及右下中切牙，牙周治疗后，上牙列 3 个月排齐，下颌粘接矫治器，右下侧切牙近远中邻面去釉，切缘调磨后升高，4 个月后拔除右下中切牙。上下牙列完全整平排齐后 2 个下颌尖牙近远中邻面去釉，Ⅱ类牵引关闭余留间隙，调整磨牙关系。22 个月后去除固定矫治器，戴用上、下颌固定保持器保持。矫治结果见图表 5-4。

分析小结　该例为内倾型深覆殆引起咬合创伤、下前牙牙周病变的患者。正畸治疗前系统的牙周治疗，尽快解除咬合创伤是治疗的关键。

尽早拔除右下中切牙是为了牙周治疗和保持局部口腔卫生的需要，但若同时拔除右下侧切牙可能会引起齿槽骨萎缩而影响邻牙移动至拔牙间隙处。故暂保留右下侧切牙使其升高而起到引导骨再生的作用，使邻牙能顺利、健康地移动至拔牙间隙处。

由于上下颌减数牙量不一致，为了调整咬合关系，2 个下颌尖牙近远中适量邻面去釉，左下中切牙替代右下中切牙，左下侧切牙替代左下中切牙。治疗完成牙齿排列整齐，咬合关系理想，牙周健康状况明显改善。

上中切牙腭侧根方的多生牙由于治疗过程中不影响牙齿移动，未予拔除，留待观察。

表 5-4　治疗前后头影测量数据比较

测量项目	治疗前	治疗后	正常殆恒牙期均值
SNA	82.9	82.8	82.8 ± 4.0
SNB	78.0	77.2	80.1 ± 3.9
ANB	5.0*	5.5*	2.7 ± 2.0
Wits（mm）	3.7*	1.6	− 1.2 ± 2.5
U1-PP	93.0**	106.5*	114.1 ± 3.9
L1-MP	88.1	108.2**	92.6 ± 7.0
U1-L1	160.8**	131.0	125.4 ± 7.9
SN-MP	27.3	26.6*	34.4 ± 5.0
FH-MP	19.6*	18.2*	27.2 ± 4.7
L1-APo（mm）	− 1.6**	− 0.1**	4.9 ± 2.1
Li-E（mm）	1.0	2.0	0.6 ± 1.9

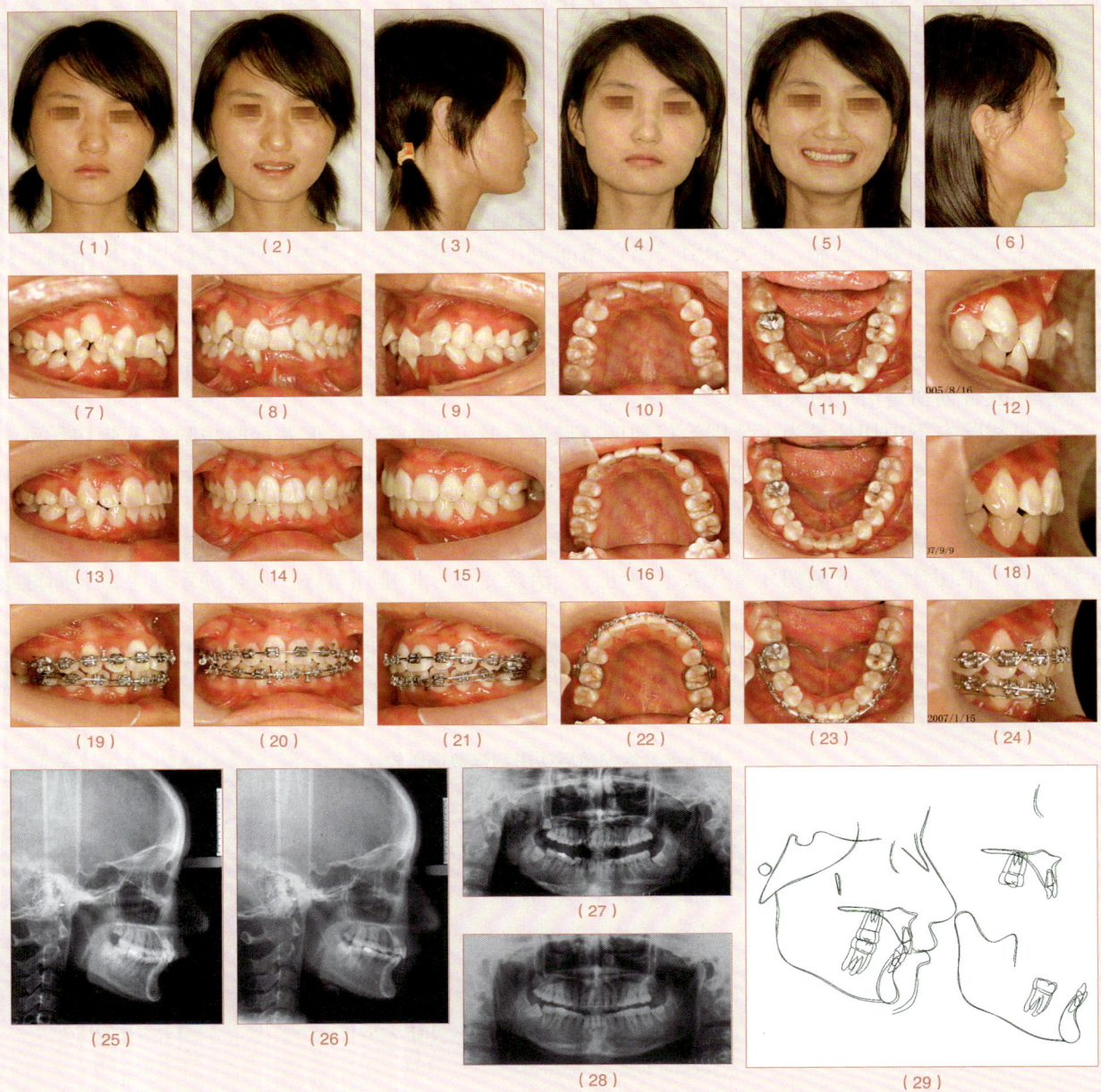

图5-4 治疗前、中、后面殆像及X线片

（1）～（3）治疗前面像；（4）～（6）治疗后面像；（7）～（12）治疗前殆像；（13）～（18）治疗后殆像；（19）～（24）右下侧切牙近远中邻面去釉、切缘调磨，升高后拔除，使邻牙能顺利、健康地移动至拔牙间隙处；（25）～（29）治疗前后头颅侧位片、曲面断层片及重叠图

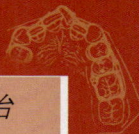

5 减数左上第二双尖牙及右上第一磨牙矫治内倾型深覆𬌗

诊治医师：罗卫红 张 娟

病 例 简 介

女，20 岁 5 个月，主诉前牙拥挤，上前牙"歪"。Ⅱ类颌骨畸形，上颌稍突，下颌后缩。安氏Ⅱ类磨牙关系；低角病例；减数左上第二双尖牙，右上第一磨牙。固定矫治器矫治 2 年 8 个月。矫治后面型改善，咬合关系理想。

关键词：安氏Ⅱ² 类 内倾型深覆𬌗 减数第一磨牙 减数第二双尖牙 中线不正

一般信息 女，20 岁 5 个月，主诉前牙拥挤，上前牙"歪"。

临床检查 磨牙、尖牙远中关系，前牙深覆𬌗 Ⅲ°；上颌稍突，下颌后缩。上前牙拥挤 10.0 mm，上中线左偏 3.0 mm，左上尖牙完全唇向，右上第一磨牙残冠；下前牙拥挤 4.5 mm，下中线左偏 2.5 mm，Spee 曲线 2.5 mm。牙龈红肿，牙石（++）。上下前牙形态不佳（颈部窄，切端过宽）。开闭口运动无异常，且无弹响，双侧耳屏前无压痛。

病史及家族史 母亲有类似畸形。

X 线片检查 下颌第三磨牙近中埋伏阻生，上颌可见第三磨牙未萌出；下前牙牙槽骨 Ⅰ° 吸收。头影测量表明：轻度Ⅱ类骨型，下颌后缩，低角；上下中切牙舌倾，上下中切牙交角过大；测量值见表 5-5。

诊断

面型：凸面型
骨型：Ⅱ类
牙型：安氏Ⅱ² 类

患者存在问题

1. 侧貌轻度突。
2. Ⅱ类骨型，下颌后缩，低角病例。
3. 安氏Ⅱ类磨牙关系，前牙闭锁𬌗。
4. 上牙弓严重拥挤，下牙弓轻度拥挤。
5. 上下切牙舌倾，上下中线左偏，右上磨牙残冠。
6. 牙槽骨 Ⅰ° 吸收，牙龈炎。

治疗设计

1. 减数左上第二双尖牙，右上第一磨牙；择期拔除下颌第三磨牙。适当邻面去釉美观前牙形态并消除三角间隙。
2. 直丝弓固定矫治技术；患者拒绝用种植钉做支抗矫治上颌中线，则使用上颌 Nance 弓增加支抗，调整中线；前牙平面导板辅助打开咬合。

矫治过程　固定矫治器治疗 2 年 8 个月。先行上牙弓矫治，Nance 弓增加支抗，排齐调整中线后，去除 Nance 弓；上颌戴前牙平面导板，开始下牙弓的矫治，下前牙排齐整平，上下前牙适当邻面去釉修整外形并消除三角间隙。结束时磨牙左侧为完全远中关系，右侧为中性关系。舌侧固定保持器，上颌晚上 Hawley 活动保持器附小平导防止复发。建议拔除下颌第三磨牙。结果见图表 5-5。

分析小结　本例为成人 II² 内倾型深覆𬌗低角患者，一般内倾型深覆𬌗低角病例要慎重拔牙矫治，因为其前牙舌向倾斜，可以通过唇向开展获得间隙；此外这类病例拔牙后由于深覆𬌗咀嚼肌肌力大，骨密度高，间隙较难关闭，容易导致覆𬌗进一步加深。但是该病例上颌严重拥挤且中线偏斜较多，唇向开展获得的间隙远远不够；且患者本身上唇稍突，过度唇向开展会影响面部美观。因此上颌需要减数，拔除"坏牙"——右侧第一磨牙残冠；左侧尖牙近远中向位置比较正常，所以拔除第二双尖牙更有利于中线和磨牙关系的调整。下颌轻度拥挤，中线也左偏，由于其前牙形态不良，颈部窄，切端过宽，X 线片显示下前牙牙槽骨 I° 吸收，排齐后会出现三角间隙。因此下切牙恰好可以邻面去釉获得约 4 mm 左右的间隙，同时唇向开展以排齐调整中线。拔除右侧第一磨牙残冠，间隙距前牙较远，调整中线困难，种植体支抗是最佳选择，但是患者拒绝，也不愿使用口外弓低位牵引，只能使用 Nance 弓增加支抗，同时左侧侧切牙和第一双尖牙间推簧辅助调中线。上颌中线正，戴平导，升高后牙，此时前牙咬合打开矫治下牙。患者在矫治前及结束时拒绝拔除下颌第三磨牙，为防止复发，上下颌前牙舌侧固定保持，同时上颌活动保持器前牙小平导，前牙舌侧缓冲。

表 5-5　治疗前后头影测量数据比较

测量项目	治疗前	治疗后	正常𬌗恒牙期均值
SNA	80.0	79.9	82.8 ±4.0
SNB	76.0*	77.0	80.1 ± 3.9
ANB	4.0	2.9	2.7 ± 2.0
Wits（mm）	− 1.1	− 3.0	− 1.2 ± 2.5
U1-PP	99.0**	111.0	114.1 ± 3.9
L1-MP	85.6*	105.1	92.6 ± 7.0
U1-L1	156.2**	124.0	125.4 ± 7.9
SN-MP	28.2*	29.0*	34.4 ± 5.0
FH-MP	19.1*	20.2*	27.2 ± 4.7
L1-APo（mm）	− 3.0**	2.5*	4.9 ± 2.1
Li-E（mm）	− 1.0	1.1	0.6 ± 1.9

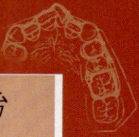

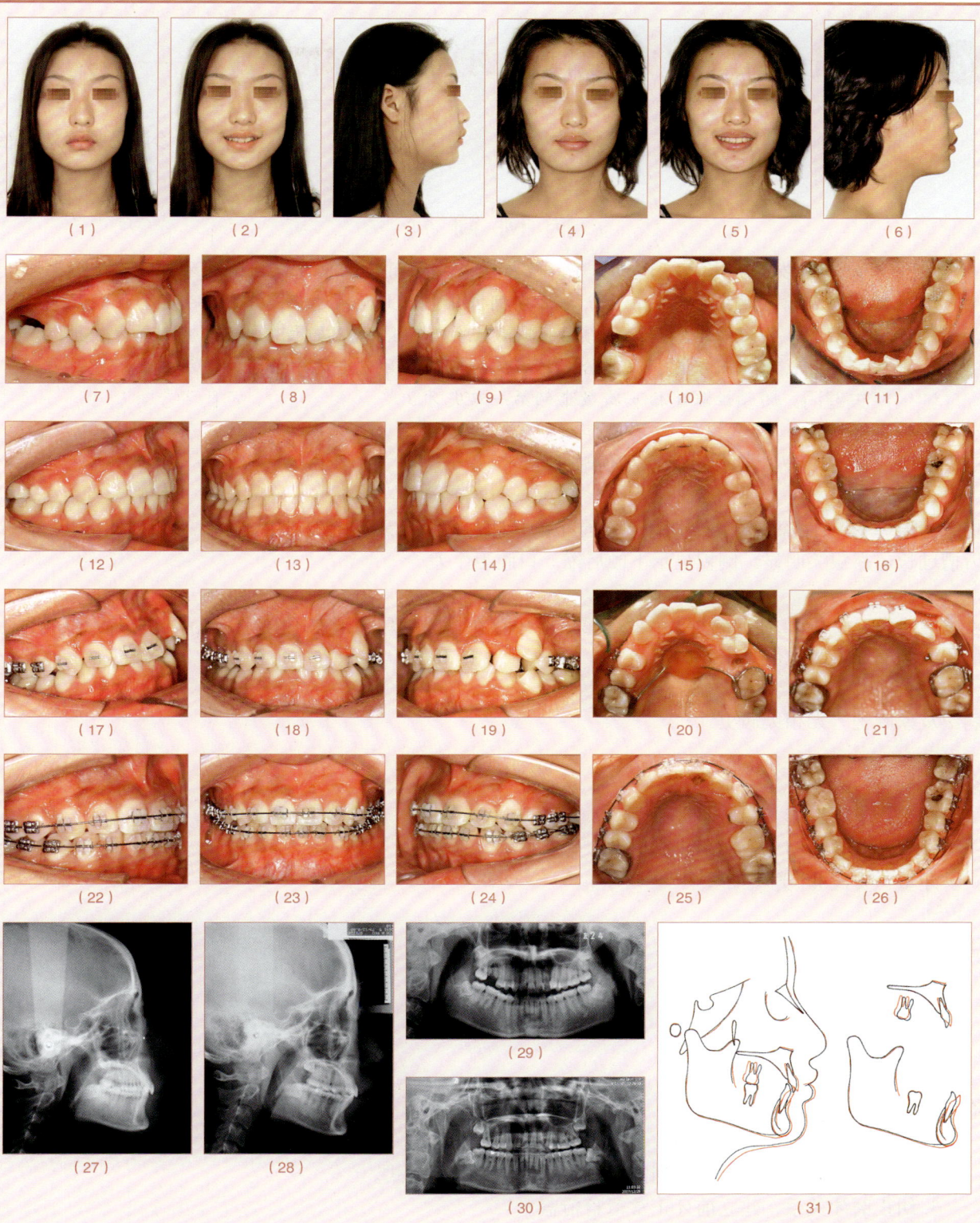

图 5-5　治疗前、中、后面𬌗像及 X 线片

（1）～（3）治疗前面像；（4）～（6）治疗后面像；（7）～（11）治疗前𬌗像；（12）～（16）治疗后𬌗像；（17）～（21）治疗中𬌗像，先唇倾上前牙，Nance弓支抗调中线；（22）～（26）下颌粘结矫治器后𬌗像；（27）～（31）治疗前后头颅侧位片、曲面断层片及重叠图

6 减数上颌第一双尖牙矫治前牙闭锁性深覆𬌗

诊治医师：刘　怡

病 例 简 介

女，19 岁，要求治疗牙列不齐。临床检查病人闭锁性深覆𬌗，下切牙可咬至上颌牙龈；双侧磨牙远中尖对尖，上、下牙列拥挤Ⅱ°，上齿槽过长，露龈笑明显。侧貌显示下颌后缩。固定矫治器解除闭锁后，减数上颌 2 个第一双尖牙，内收前突上前牙，排齐下颌牙列，纠正深覆盖、深覆𬌗，治疗完后双侧磨牙完全远中关系，覆𬌗覆盖理想。

关键词：闭锁性深覆𬌗　减数上颌第一双尖牙

一般信息　女，19 岁，要求治疗牙列不齐。

临床检查　闭锁性深覆𬌗，下切牙可咬至上颌牙龈；双侧磨牙远中尖对尖，上、下牙列拥挤Ⅱ°，上齿槽过长，露龈笑明显。侧貌显示下颌后缩。口腔卫生差。

X 线片检查及分析　曲面断层片：4 个第三磨牙存在。双侧颗突形态不对称。头颅侧位片：低角，上前牙舌倾明显。测量值见表 5-6。

病史及家族史　无相关病史。

诊断

面型：下颌后缩
骨型：Ⅱ类骨型
牙型：安氏Ⅱ² 类

患者存在问题

1. 安氏Ⅱ类。
2. 前牙闭锁。
3. 下颌后缩面型。

治疗设计

1. 固定矫治器纠正前牙闭锁。
2. 闭锁解除后，根据上下牙列的关系，再设计拔牙的方式。
3. 纠正磨牙关系，建立前牙正常覆𬌗覆盖。

矫治过程

1. 1 ～ 5 个月，上颌固定矫治器纠正前牙闭锁，打开咬合，唇倾上前牙。
2. 减数上颌 2 个第一双尖牙。
3. 6 ～ 18 个月，关闭上颌拔牙间隙，整平下颌牙弓，纠正深覆盖。

4. 19 ～ 20 个月，精细调整，Hawley 保持器保持。

矫治结果见图表 5-6。

分析小结　该病人为典型安氏 II² 类病例，闭锁性深覆𬌗，侧貌以下颌后缩更为明显。由于患者为成人，骨性改良的成分并不大，治疗主要以牙性的掩饰为主来纠正 II 类的骨性畸形。闭锁性深覆𬌗的另一个特点是上齿槽的下垂，露龈笑明显。在解除闭锁时，应当尽可能压低前牙齿槽，因此在解除闭锁之前，上颌牙弓并不减数，这样可以增加后牙数目，来纠正下垂的前牙齿槽。在前牙闭锁解除之后，畸形转化为 II¹ 类，对处于生长发育期的部分患者，下颌由于闭锁的解除可能会出现相应的向前下调位，这也是一个闭锁解除之前先不拔牙的理由。该患者在闭锁解除之后并没有出现下颌位置的前移，由于下颌后缩明显，上切牙唇向开展排齐后，上切牙相对下颌唇倾，因此仅减数上颌 2 个第一双尖牙内收上切牙掩饰颌骨不调。在内收前牙的过程中，应当维持前牙的轴倾度，防止在内收前牙过程再次出现舌倾，同时在内收时还要维持上齿槽高度，防止钟摆效应造成的前牙伸长。在治疗后期，由于双侧磨牙为完全远中关系，上颌磨牙远中颊尖应当有一定程度的近中旋转，以建立理想的尖窝关系。治疗完成后，侧貌得到改善，下颌后缩不明显，覆𬌗覆盖理想。

表 5-6　治疗前后头影测量数据比较

测量项目	治疗前	治疗后	正常𬌗恒牙期均值
SNA	83.9	84.8	82.8 ± 4.0
SNB	77.0[*]	78.5	80.1 ± 3.9
ANB	6.9[*]	6.3[*]	2.7 ± 2.0
Pog-NB（mm）	7.7	3.6	1.0 ± 1.6
U1-L1	142.0[*]	118.8	125.4 ± 7.9
FMA（MP-FH）	29.6	39.0	31.3 ± 5.0
IMPA（L1-MP）	92.5	105.5	93.9 ± 6.2
FMIA（L1-FH）	57.9	35.5	54.9 ± 6.1
U1-SN	92.0^{**}	101.6	105.7 ± 6.3
Lower Lip to E-Plane（mm）	4.5	2.3	4.9 ± 2.1
Wits（mm）	16.6^{**}	11.4^{**}	－ 0.8 ± 2.8

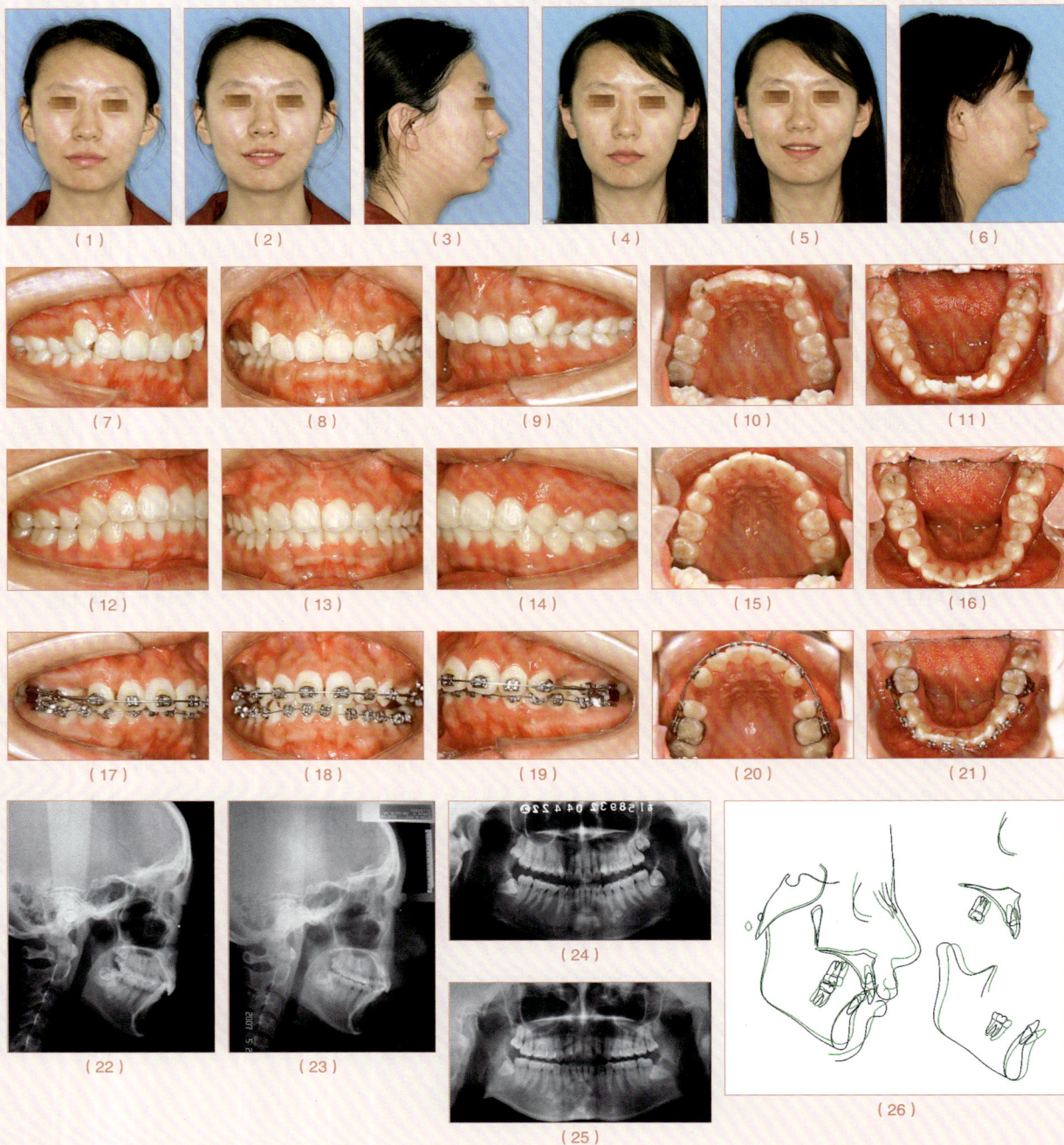

图 5-6　治疗前、中、后面𬌗像及 X 线片

（1）～（3）治疗前面像；（4）～（6）治疗后面像；（7）～（11）治疗前𬌗像；（12）～（16）治疗后𬌗像；（17）～（21）治疗中𬌗像；（22）～（26）治疗前后头颅侧位片、曲面断层片及重叠图

第6章

开硷的矫治

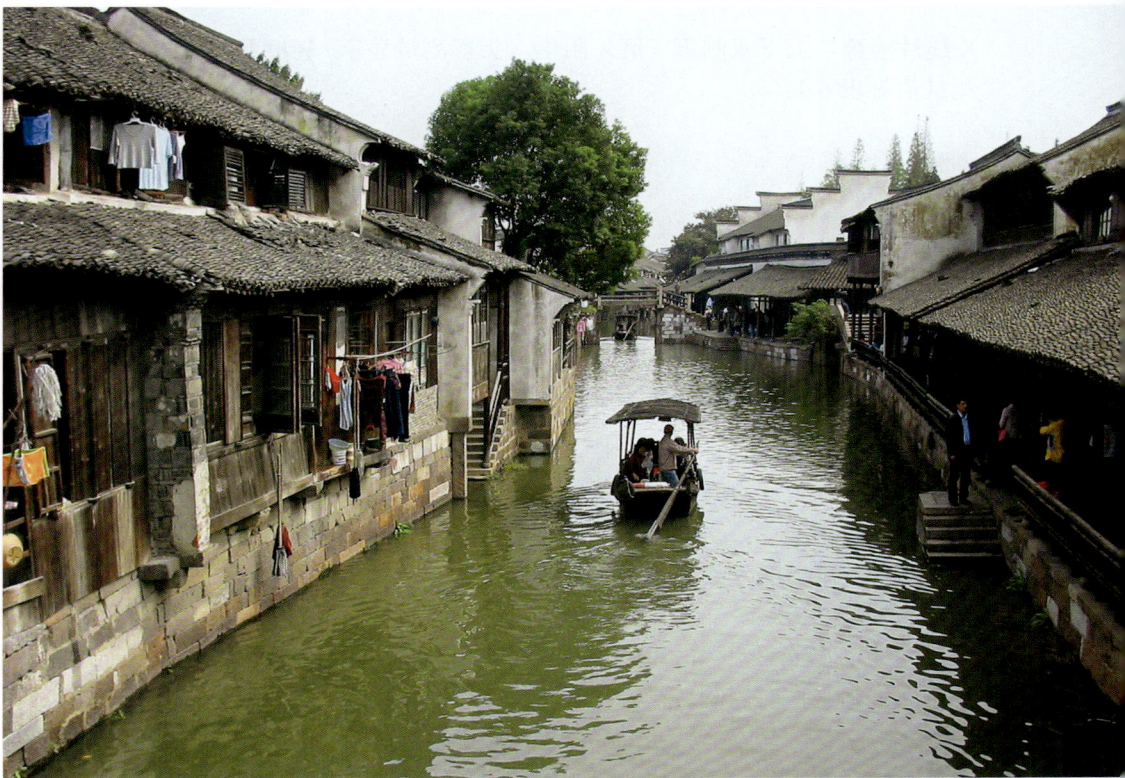

傅民魁 摄

① 减数上下第一双尖牙矫治前牙开𬌗

诊治医师：胡　炜

病 例 简 介

女，15 岁，主诉：前牙前突，咬合不上。Ⅱ类颌骨畸形，上颌前突，下颌后缩；安氏Ⅲ类磨牙关系；上下前牙唇倾有散在间隙，开𬌗，高角病例；患者有吐舌习惯。减数上下第一双尖牙固定矫治器矫治 5 年。矫治后面型改善，咬合关系理想。随访 6 个月。

关键词：开𬌗　安氏Ⅲ类　双颌前突　减数双尖牙

一般信息　女，15 岁，主诉前牙前突，咬合不上。

临床检查　上颌前突，下颌后缩，颏部发育不良，开唇露齿。磨牙、尖牙关系近中，上下前牙唇倾伴有散在间隙。前牙开𬌗 4 mm。有明显的吐舌吞咽习惯。开闭口运动无异常，无弹响，双侧耳屏前无压痛。

病史及家族史　无。

X 线片检查　上下双侧第三磨牙阻生。头影测量显示：轻度Ⅱ类骨形，高角；上下中切牙唇倾；侧貌突。测量值见表 6-1。

诊断
面型：凸面型
骨型：Ⅱ类
牙型：安氏Ⅲ类

患者存在问题
1. 侧貌突，下颌后缩。
2. 上下切牙唇倾，散在间隙。
3. 前牙开𬌗，有吐舌习惯。
4. 高角病例。
5. 安氏Ⅲ类磨牙关系。

治疗设计　拔除上下第一双尖牙和第三磨牙，直丝弓固定矫治技术；舌习惯矫治器。上颌横腭杆增加后牙支抗和垂直向控制。

矫治过程　固定矫治器治疗 5 年；上下可摘保持器。结果见图表 6-1。

分析小结　本例为吐舌不良习惯导致的前牙开𬌗前突的高角患者，通过拔牙进行掩饰性治疗，矫正前牙开𬌗。拔除上下第一双尖牙是最常见的设计。矫治的重点是纠正患者的不良吐舌习惯，加强上后牙支抗，尽量使前牙内收，改善面形；患者高角，容易丢失支抗，所以上颌横腭杆增强后牙支抗并进行

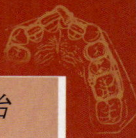

垂直向控制，防止磨牙伸长。矫治开始后 6 个月内，戴用上腭前部舌提醒装置，让患者逐步改变以往不良的吐舌吞咽习惯。经矫治患者的前牙开骀出现明显好转，前牙变为对刃。在内收前牙过程中将上下颌第二磨牙也纳入矫治序列，有利于增强支抗和后牙的直立。在矫治过程中，患者不良的舌习惯仍时有出现，因而前牙的开骀也有反复，故延长了矫治时间。同时患者的下颌生长型以向下向后为主（表6-1 中数据可见），也增加了矫治的难度。矫治后上下前牙唇倾度明显减小，前牙开骀消除，侧貌明显改善；下颌平面角没有增加，垂直向控制良好。由于进行了长期的舌习惯矫正，因而保持阶段没有显著的前牙开骀的复发。

表 6-1 治疗前后头影测量数据比较

测量项目	治疗前	治疗后	正常骀恒牙早期均值
SNA	80.0	82.0	82.8 ± 4.0
SNB	75.5	76.0	80.1 ± 3.9
ANB	4.5	6.0*	2.7 ± 2.0
Wits（mm）	6.4*	7.3*	− 1.5 ± 2.1
U1-PP	129.5*	97.5*	114.1 ± 3.9
L1-MP	116.0*	94.6	96.5 ± 7.1
U1-L1	82.5*	137.0*	125.4 ± 7.9
SN-MP	40.0*	40.0*	34.4 ± 5.0
FH-MP	30.0*	32.0*	27.2 ± 4.7
L1-APo（mm）	14.5*	7.0*	4.9 ± 2.1
Li-E（mm）	7.0*	1.4	0.6 ± 1.9

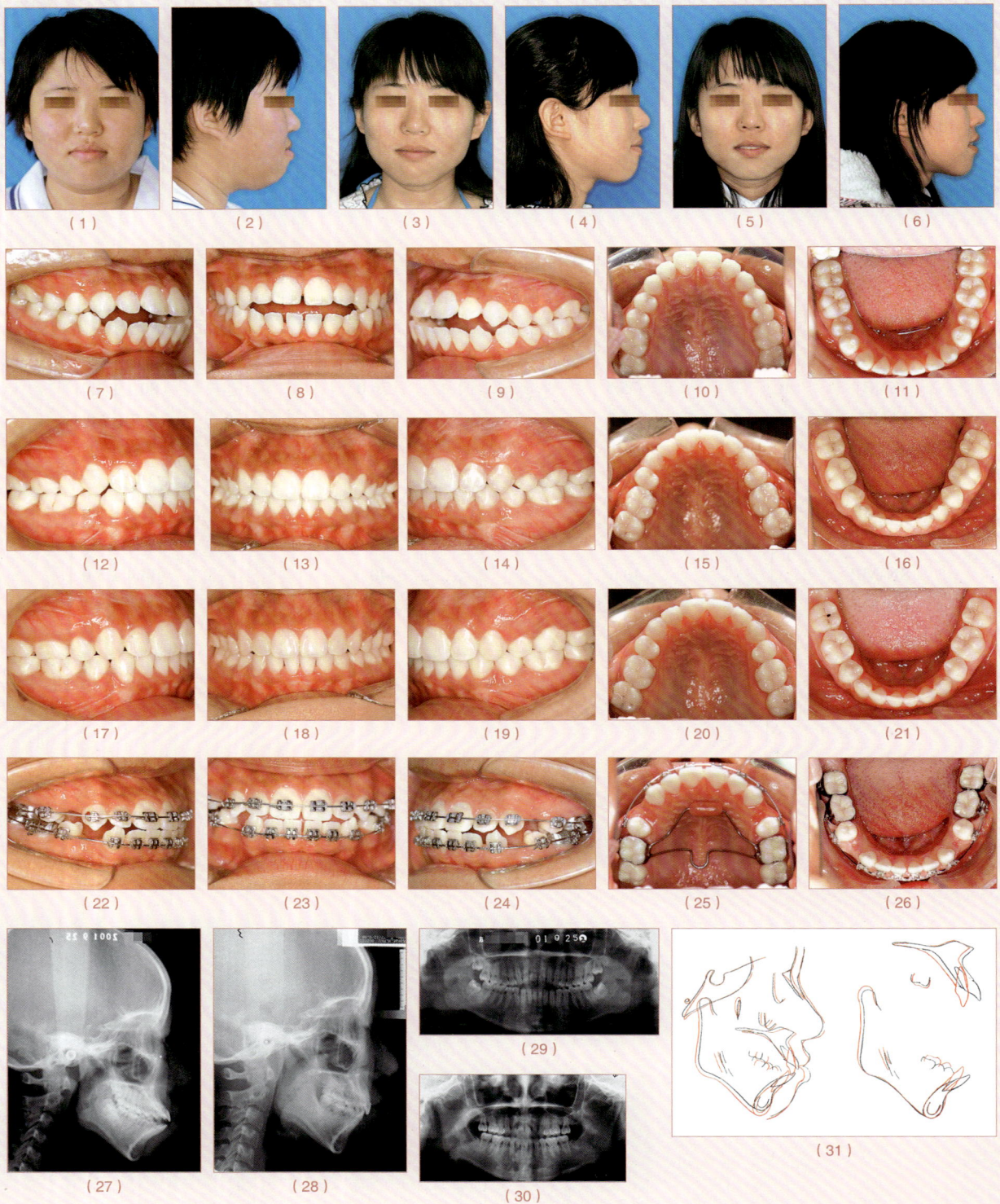

图6-1　治疗前、中、后面𬌗像及X线片

（1）～（2）治疗前面像；（3）～（4）治疗后面像；（5）～（6）保持6个月后面像；（7）～（11）治疗前𬌗像；（12）～（16）治疗后𬌗像；（17）～（21）保持6个月后𬌗像；（22）～（26）治疗中𬌗像；（27）～（31）治疗前后头颅侧位片、曲面断层片及重叠图

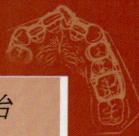

❷ 上颌扩弓减数上颌双尖牙及下颌第一磨牙矫治骨性Ⅲ类开牙合

诊治医师：邹冰爽

病 例 简 介

女，15 岁 2 个月，主诉兜齿，前牙无咬合，牙齿不齐。骨性Ⅲ类、开牙合，直面型；安氏Ⅲ类磨牙关系，6┼6 开牙合、反牙合，上牙列Ⅲ°拥挤，上中线左偏 6 mm；高角病例；上牙弓宽度不足。试行正畸治疗，减数上颌右侧第一双尖牙、左侧第二双尖牙和下颌第一磨牙，直丝弓矫治器矫治 23 个月。矫治后面型及咬合关系改善。

关键词：Ⅲ类　开牙合　拥挤　不对称拔牙　减数磨牙

一般信息　女，15 岁 2 个月，主诉兜齿，前牙无咬合，牙齿不齐。

临床检查　面部基本对称，直面型，面下 1/3 过长；恒牙牙合，双侧磨牙近中关系，6┼6 反牙合、开牙合，开牙合 5 mm，上牙列Ⅲ°拥挤，3│完全唇向错位无间隙，下牙列Ⅱ°拥挤，上中线左偏 6 mm，下中线基本正，上牙弓尖圆形；开闭口运动无异常，且无弹响，双侧耳屏前无压痛。有吐舌及口呼吸习惯。

病史及家族史　家族无类似畸形。

X 线片检查　曲面断层片示 4 颗第三磨牙存在，下颌磨牙与双尖牙之间可见明显台阶。头影测量 ANB、APDI 等显示Ⅲ类骨型，高角，ODI 表明骨性开牙合。上下中切牙舌倾，测量值见表 6-2。

诊断
　　面型：直面型
　　骨型：Ⅲ类
　　牙型：安氏Ⅲ类

患者存在问题
1. 直面型。
2. 骨性开牙合。
3. 安氏Ⅲ类骨型和牙型。
4. 6┼6 反牙合、开牙合。
5. 上中线左偏 6 mm，上牙弓Ⅲ°拥挤，3│完全唇向。
6. 上牙弓狭窄。

治疗设计
　　方案一：正畸—正颌联合治疗；术前正畸减数 4│5，排齐牙齿，调整牙弓形态，去除下前牙代偿，行上颌 Le Fort Ⅰ型截骨术和下颌双侧升支矢状截骨术（BSSRO），术后正畸调整咬合关系。
　　方案二：试行正畸治疗，活动矫治器扩大上颌牙弓，纠正吐舌习惯；减数 4│5 和双侧下颌第一磨牙，直丝弓固定矫治技术，排齐过程中尽量控制上颌中线，摇椅形镍钛方丝加前方垂直牵引直立后牙、伸长前牙，关闭开𬌗，纠正反𬌗，治疗后磨牙为完全远中关系，尖牙为中性关系。

患者及家长拒绝方案一，选择方案二。

矫治过程 活动矫治器治疗 5 个月；拔牙固定矫治器治疗 18 个月；上下颌环托式保持器。矫治前后 X 线片及面𬌗像见图 6-2。

分析小结 该患者的诊断为骨性Ⅲ类、开𬌗病例，其在三维方向均存在明显畸形：Ⅲ类、垂直发育过度、后牙反𬌗，但其中尤以垂直向畸形为著，且垂直向异常在一定程度上掩盖了其矢状向畸形的严重度。此外，由于软组织也具有一定的代偿能力，使之颜面外观的畸形并不十分严重。故该患者虽然根据其骨畸形的严重程度，应采用正畸－正颌联合治疗的方法，但最终患者本人及家长不愿接受手术，而要求进行掩饰性正畸治疗。

由于该病例上前牙直立、下前牙舌倾，故不宜采用减数双尖牙内收的方法来改善反𬌗和开𬌗。我们知道对于反𬌗患者上颌拔牙一般应慎重，但此病例 3| 完全唇向错位、上中线严重左偏，若采用上颌不减数的办法很难解决这些问题，故对上颌采用减数双尖牙的设计。由于中线不正达 6 mm 之多，上颌考虑不对称拔牙，即对侧拔除第一双尖牙，而尖牙唇向错位侧拔除第二双尖牙，目的是使上颌中线能尽量向右侧移动。在下颌因不希望下前牙过度的舌向移动而考虑减数磨牙以降低后部高度、远中移动下颌牙弓。由于第一磨牙与第二双尖牙之间有一明显的台阶，且该患者仅第一磨牙以后的牙齿有咬合接触，故选择拔除第一磨牙，通过"楔形效应"可以起到降低后部齿槽骨高度、减小开𬌗的作用。

由于该病例有吐舌不良习惯，且上颌牙弓过窄，故在固定矫治之前先给予活动矫治，目的是纠正不良习惯、扩大上颌牙弓及控制后部垂直高度。在固定矫治器治疗过程中，上颌牙弓应注意对中线的控制，由于治疗当时临床中尚无种植体支抗的应用，且患者不愿戴用口外弓，虽然采用了交互支抗的方法扩大 3| 间隙，但治疗后中线仍有轻度的左偏。相信如果能辅助种植钉的使用，中线的改善会更理想。下颌采用弱支抗，在解除拥挤、下前牙移至上前牙舌侧后，主要通过后牙的近中移动来关闭拔牙间隙。在关闭间隙的过程中，应注意尽可能做到磨牙的整体移动，避免由于力量过大导致后牙近中倾斜致远中尖升高加重前牙的开𬌗。另外，由于治疗时间有限，该病例在第二磨牙到位后即结束了治疗，而未等到第三磨牙萌出后对其进行调位，而使矫治结果有所缺憾。

表 6-2　治疗前后头影测量数据比较

测量项目	治疗前	治疗后	正常𬌗恒牙期均值
SNA	72.0*	72.0*	82.8 ± 4.0
SNB	74.0*	75.0*	80.1 ± 3.9
ANB	− 2.0**	− 3.0**	2.7 ± 2.0
Wits（mm）	− 10.5**	− 8.5**	− 1.5 ± 2.1
U1-PP	109.5*	110.5	114.1 ± 3.9
L1-MP	77.0**	64.0**	96.5 ± 7.1
U1-L1	135.0*	146.0**	125.4 ± 7.9
SN-MP	49.5**	49.0**	34.4 ± 5.0
FH-MP	42.0**	41.0**	27.2. ± 4.7
L1-APo（mm）	7.0	3.5	4.9 ± 2.1
Li-E（mm）	4.5	2.0	0.6 ± 1.9
ODI	54.5**	53.0**	72.8 ± 5.2
APDI	90.0**	89.5**	81.1 ± 4.0

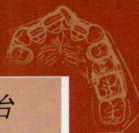

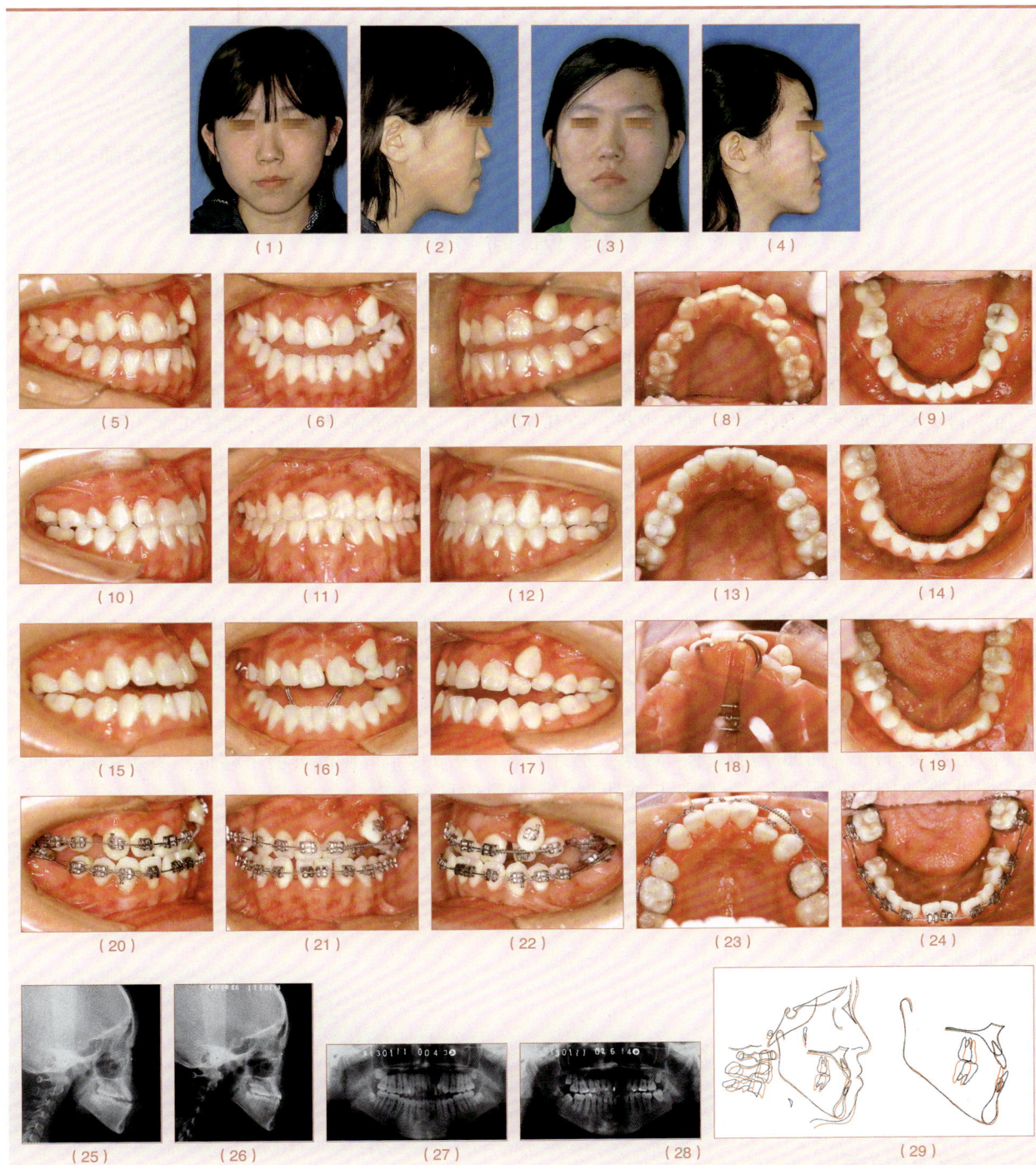

图 6-2　治疗前、中、后面𬌗像及 X 线片

（1）～（2）治疗前面像；（3）～（4）治疗后面像；（5）～（9）治疗前𬌗像；（10）～（14）治疗后𬌗像；（15）～（19）活动矫治器扩弓𬌗像；（20）～（24）治疗中固定矫治器𬌗像；（25）～（29）治疗前后头颅侧位片、曲面断层片及重叠图

③ 多曲方丝弓（MEAW）技术矫治前牙开𬌗

诊治医师：邹冰爽

病 例 简 介

　　女，18岁3个月，主诉前牙无咬合、牙齿不齐。临床检查面部基本对称，直面型，左侧磨牙近中关系，5┼5 开𬌗、反𬌗，开𬌗 2.5 mm，上牙列Ⅰ°拥挤，下牙列Ⅱ°拥挤，上中线基本正，下中线左偏 1 mm。诊断为骨性Ⅲ类，牙性安氏Ⅲ类，毛氏Ⅳ²。治疗设计减数下颌第三磨牙，直丝弓矫治器，MEAW 技术，直立后牙，伸长前牙，关闭开𬌗，纠正磨牙关系，对齐上下中线。疗程13个月。治疗后前牙覆𬌗、覆盖正常，双侧磨牙中性关系，上下中线正，面型维持直面型。

　　关键词： 安氏Ⅲ类　开𬌗　成人　减数磨牙　MEAW

一般信息　女，18岁3个月，主诉前牙无咬合、牙齿不齐。

临床检查　面部基本对称，直面型；恒牙𬌗，右侧磨牙中性关系，左侧磨牙近中关系，5┃5 反𬌗、开𬌗，开𬌗 2.5 mm，上牙列Ⅰ°拥挤，下牙列Ⅱ°拥挤，上中线基本正，下中线左偏 1 mm，上牙弓尖圆形。

X 线片检查及分析　曲面断层片示 4 颗第三磨牙存在；关节片示双侧髁突前下移位；头影测量表明轻度骨性Ⅲ类，上中切牙唇倾。下唇到 E 线距离大。测量值见表 6-3。

病史及家族史　父亲有类似畸形。

诊断
　　面型：直面型
　　骨型：Ⅲ类
　　牙型：安氏Ⅲ类

患者存在问题
　　1. 前牙开𬌗、反𬌗。
　　2. 磨牙近中关系。
　　3. 上下牙列拥挤。
　　4. 上前牙唇倾。
　　5. 下中线左偏。
　　6. 上牙弓狭窄。

治疗设计
　　1. 减数下颌第三磨牙；
　　2. 上下直丝弓矫治器；

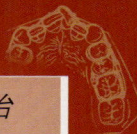

3. MEAW 技术：直立后牙，伸长前牙，关闭开𬌗；

4. 排齐牙齿，调整磨牙关系，纠正上下中线不调；

5. 择期拔除上颌第三磨牙。

矫治过程　主动矫治总时间 13 个月，上颌环托式 Hawley 保持器，下颌舌侧固定式保持器。矫治前后 X 线片及面𬌗像见图 6-3。

分析小结

1. 该病例为骨性Ⅲ类开𬌗患者，虽然她的 ANB 在正常范围内，但 Wits 值及 APDI 均异常，表现为Ⅲ类骨型。其 SNA 和 SNB 值也偏大，说明由于 N 点位置靠后致 ANB 不能准确反映上下颌骨的矢状相对位置关系。在对矢状骨类型进行诊断时，应综合多个指标进行分析，否则容易产生片面、错误的认识。

2. 该患者虽然上牙唇倾，但由于面型较好，故没有采用减数双尖牙内收前牙、利用钟摆效应减小开𬌗的设计，而是通过减数下颌第三磨牙，利用 MEAW 技术直立后牙、伸长前牙，通过逆时针旋转𬌗平面来关闭开𬌗，纠正Ⅲ类关系。此方案可以维持原有的直面型，避免破坏原有的侧貌平衡，还有利于增加牙齿的代偿，即唇倾上前牙，直立下前牙，以改善Ⅲ类咬合关系。

3. 该病例第三磨牙的拔除建议在戴用固定矫治器前进行，因为使用 MEAW 技术要求在治疗的初始阶段就进行磨牙的远中移动，而不仅仅是装置了 MEAW 弓丝之后，磨牙的远中移动需要磨牙后段提供一定的间隙，故第三磨牙宜在确定了治疗方案后即拔除。

4. 该病例由于是Ⅲ类开𬌗，故应在多曲弓丝上配合前牙区短距离Ⅲ类牵引，以关闭开𬌗，纠正Ⅲ类关系。在开𬌗及反𬌗纠正后，应对上下弓丝的 Spee 曲线进行相应调整，以增加保持的稳定性。该病例的保持器选择上颌环托式 Hawley 保持器，下颌粘接舌侧固定保持丝，目的是避免出现咬合干扰，有利于牙齿的进一步自行调整。另外，进行适当的肌功能训练（包括舌肌、咬肌）对保持的稳定性也有一定的裨益。

表 6-3　治疗前后头影测量数据比较

测量项目	治疗前	治疗后	正常𬌗恒牙期均值
SNA	87.5[*]	87.5[*]	82.8 ± 4.0
SNB	86.0[*]	85.5[*]	80.1 ± 3.9
ANB	1.5	2.0	2.7 ± 2.0
Wits（mm）	− 4.0[*]	− 2.0	− 1.5 ± 2.1
U1-PP	128.5[**]	125[**]	114.1 ± 3.9
L1-MP	95.0	91.0	93.9 ± 6.2
U1-L1	113.0[*]	119.0	125.4 ± 7.9
SN-MP	32.0	34.0	34.4 ± 5.0
FH-MP	30.0	30.5	27.2 ± 4.7
L1-APo（mm）	6.5	7.0	4.9 ± 2.1
Li-E（mm）	3.0[*]	4.0[*]	0.6 ± 1.9
ODI	69.0	69.5	72.8 ± 5.2
APDI	91.0[**]	91.0[**]	81.1 ± 4.0

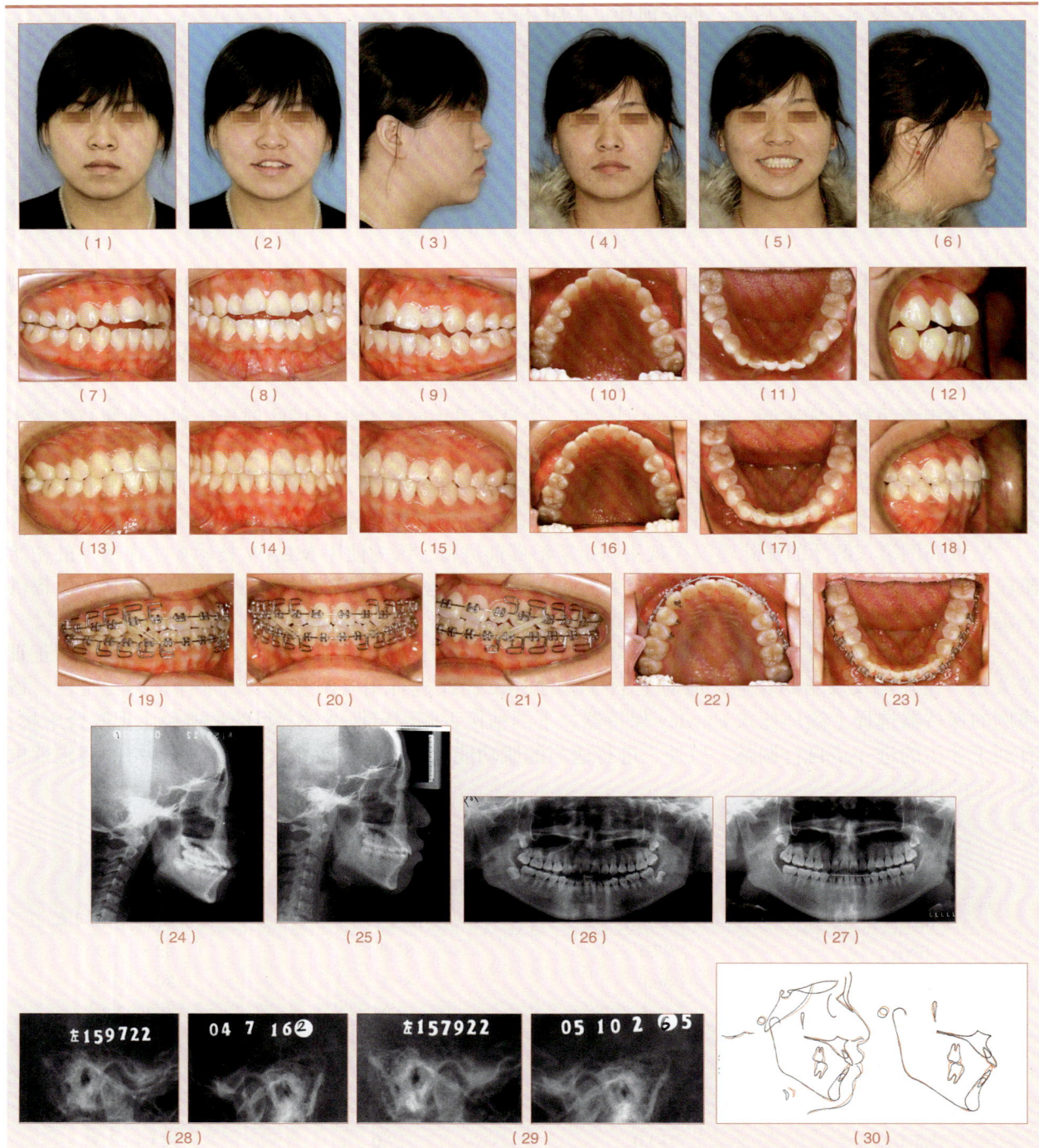

图6-3 治疗前、中、后面殆像及X线片

（1）～（3）治疗前面像；（4）～（6）治疗后面像；（7）～（12）治疗前殆像；（13）～（18）治疗后殆像；（19）～（23）治疗中殆像；（24）～（27）治疗前、后头颅侧位片及曲面断层片；（28）～（29）治疗前后薛氏位片；（30）重叠图

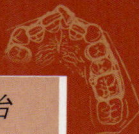

4 减数上颌第一双尖牙（先天缺失 2 颗下切牙）种植体支抗压低磨牙矫治前牙开𬌗

诊治医师：欧阳莉　周彦恒

病 例 简 介

女，23 岁，主诉前牙突，不能咬合。Ⅱ类高角骨面型；先天缺失 2 颗下切牙，Ⅲ类磨牙关系；前牙开𬌗；上牙列拥挤。MBT 直丝弓矫治技术：减数上颌 2 颗第一双尖牙及下颌 2 颗第三磨牙，微螺钉种植体支抗压低上下颌磨牙。总疗程 33 个月，矫治后患者正侧貌均显著改善，咬合关系理想。

关键词：安氏Ⅲ类　开𬌗　先天缺失下切牙　成人　减数双尖牙　种植体　MBT

一般信息　女，23 岁，主诉前牙突，不能咬合。

临床检查　正面观基本对称，侧貌凸面型，面下 1/3 偏长，颏部后缩；前牙Ⅰ°开𬌗，覆盖正常；上中线右偏约 0.5 mm，下中线基本正；双侧磨牙关系均为近中尖对尖；先天缺失 2 颗下切牙；上牙列Ⅰ°拥挤；颞下颌关节未见异常。

X 线片检查及分析　曲面断层片显示，$\overline{8|}$近中阻生，$\overline{|8}$水平阻生；头影测量显示：Ⅱ类骨型，高角；下前牙唇倾。测量值见表 6-4。

诊断
　　面型：凸面型
　　骨型：Ⅱ类高角
　　牙型：安氏Ⅲ类

患者存在问题
　　1. 侧貌突，面下 1/3 偏长，颏部后缩。
　　2. Ⅱ类高角骨面型。
　　3. 前牙Ⅰ°开𬌗。
　　4. 上牙列拥挤。
　　5. 先天缺失 2 颗下切牙。

治疗设计
　　1. 拔牙矫治，减数 $\dfrac{4|4}{8|8}$；

　　2. 微螺钉种植体支抗：矢状向——回收前牙，减小突度；
　　　　　　　　　　　　　垂直向——压低上下颌磨牙，逆时针旋转下颌平面，关闭前牙开𬌗；
　　3. MBT 直丝弓矫治技术。

247

矫治过程　首先将微螺钉种植体置于上下颌第一、第二磨牙间的颊侧牙槽间隔处，共计 4 枚；一周后粘接全口矫治器，同时开始应用微螺钉种植体以持续轻力压低上下颌磨牙；换至 0.019 英寸 ×0.025 英寸不锈钢方丝后，同时利用微螺钉种植体作为矢状向支抗，以滑动法关间隙，并继续应用微螺钉以持续轻力压低磨牙进行后牙的垂直向控制。主动治疗时间 33 个月，压膜保持器。结果见图表 6-4。

分析小结　该病例的矫治是应用种植体支抗压低磨牙获得下颌平面逆时针旋转，以此关闭前牙开𬌗，实现颏部前上再定位。在进入关间隙阶段时开𬌗已经基本解除，种植体同时作为矢状向上的强支抗为滑动法关间隙提供强有力的支持，进而使得整个矫治程序简单而高效。

治疗初安装了 TPA 和舌弓，用于防止磨牙在压低过程中发生过多的颊舌向倾斜。其中 TPA 要求离开腭部软组织至少 3 mm。但在换至 0.019 英寸 ×0.025 英寸的不锈钢方丝开始以滑动法关间隙后不久，拆除了 TPA 和舌弓，仅通过在方丝的磨牙段加入冠舌向转矩来防止磨牙颊倾。由于 0.022 英寸 ×0.028 英寸的槽沟和 0.019 英寸 ×0.025 英寸的方丝之间存在大约 12° 的转矩丧失，至少应加入 15° 的负转矩，其防止磨牙颊倾的效果良好，而且并不会对滑动法关间隙造成明显的影响。

由于对磨牙的控制持续整个矫治过程，因此采用持续轻力非常重要。其不仅有利于牙体牙周组织的健康，还可防止磨牙在压低过程中发生明显的颊向倾斜，对滑动法关间隙更有利。初始力值为每牙 50～70g。矫治结果表明此轻力能够有效实现磨牙的绝对压低，该患者上颌磨牙压低了 2.78 mm，下颌磨牙压低 3.7 mm，最终下颌平面前上旋转达 4.5°，正侧貌均发生了显著改善。

表 6-4　治疗前后头影测量数据比较

测量项目	治疗前	治疗后	正常𬌗恒牙期均值
SNA	81.90	81.28	82.80 ± 4.00
SNB	74.34[*]	75.97[*]	80.10 ± 3.90
ANB	7.56[**]	5.30[*]	2.70 ± 2.00
SNPo	73.94[*]	75.02	82.00 ± 7.50
SN-MP	43.53[**]	39.03[*]	32.50 ± 5.20
FH-MP	40.37[*]	38.80[*]	31.10 ± 5.60
U1-PP	115.08	104.95[*]	115.80 ± 5.70
L1-MP	99.85	91.75	93.90 ± 6.20
U1-NA（mm）	6.99	0.97	3.50 ± 6.50
L1-NB（mm）	11.19[**]	4.63	6.70 ± 2.10
U1-PP（mm）	38.48[**]	31.57	30.50 ± 2.10
U6-PP（mm）	29.15[*]	26.37	26.20 ± 2.00
L1-MP（mm）	45.89	42.62[*]	45.00 ± 2.10
L6-MP（mm）	36.70	33.00[*]	35.80 ± 2.60
NsPos-FH	79.79[*]	80.74[*]	91.00 ± 7.00
Z	49.05[**]	56.15[**]	76.00 ± 1.50

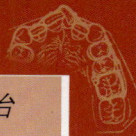

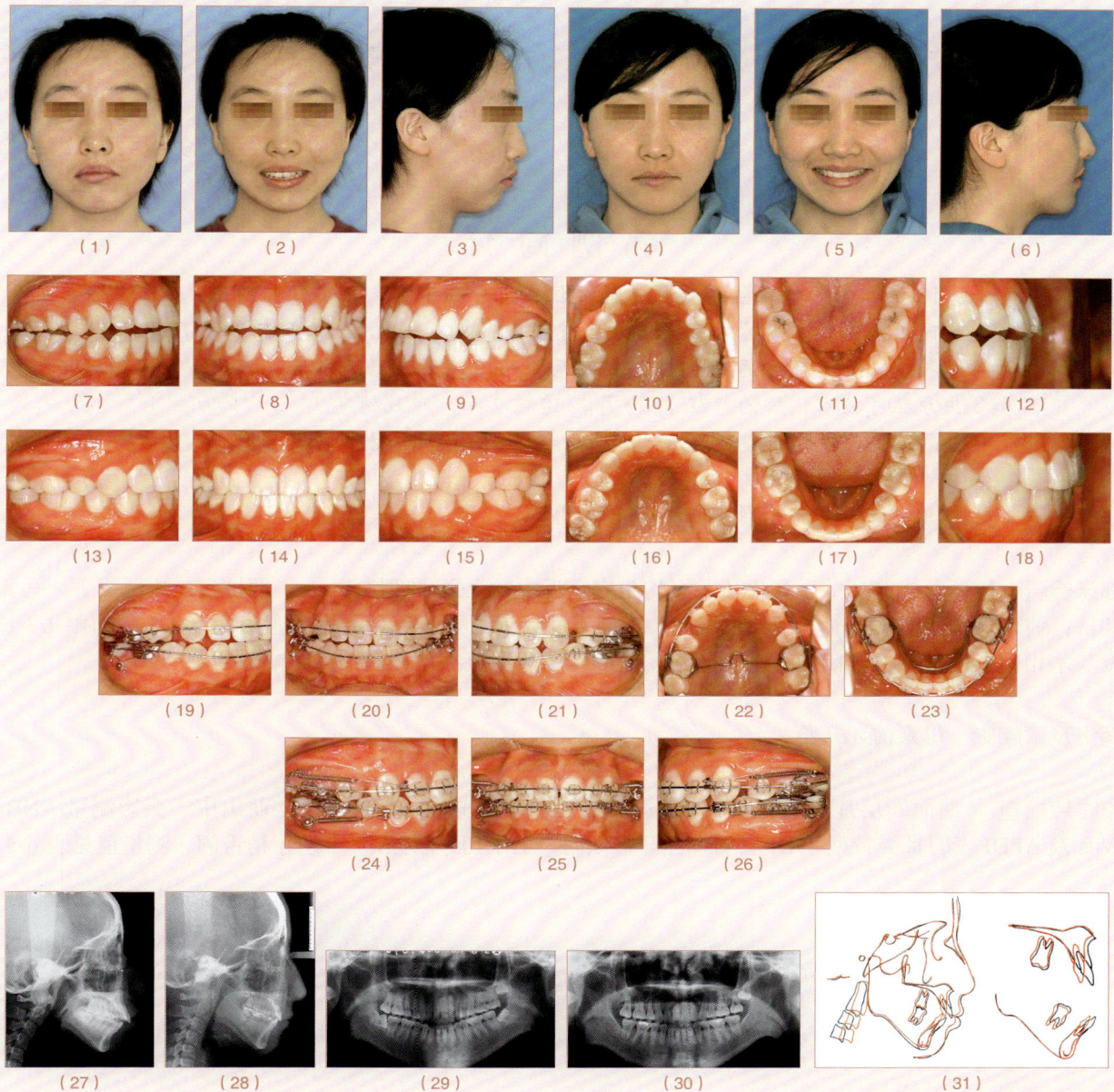

图6-4　治疗前、中、后面𬌗像及 X 线片

（1）～（3）治疗前面像；（4）～（6）治疗后面像；（7）～（12）治疗前𬌗像；（13）～（18）治疗后𬌗像；（19）～（26）治疗中𬌗像；（27）～（31）治疗前后头颅侧位片、曲面断层片及重叠图

5 多曲方丝弓（MEAW）技术矫治开𬌗

诊治医师：魏 松

病 例 简 介

女，18岁，恒牙𬌗。主诉前牙不能咬住，上牙列不齐。Ⅲ类颌骨畸形，上颌发育不足；安氏Ⅲ类磨牙、尖牙关系；前牙反覆盖0.5 mm、开𬌗2.5 mm，下颌不能后退；上牙弓拥挤3 mm，下牙弓无拥挤。减数两侧的下颌第三磨牙矫治，采用方丝弓矫治器和多曲方丝弓技术，矫治疗程12个月。追踪2年，疗效稳定。

关键词：安氏Ⅲ类 减数矫治 多曲方丝弓（MEAW）方丝弓矫治器

一般信息 女，18岁，主诉前牙不能咬住，上牙列不齐。

临床检查 恒牙𬌗，磨牙关系和尖牙关系均为完全近中，上牙弓拥挤3 mm，拥挤在前牙区，下牙弓无拥挤；前牙反覆盖0.5 mm、开𬌗2.5 mm，下颌不能后退；上、下牙弓中线正；面下1/3与面中1/3长度其本相同；凹面型；开闭口运动无异常，双侧耳屏前无压痛，开闭口无弹响。

病史及家族史 母亲前牙开𬌗。

X线片检查 曲面断层片显示无缺失牙，4个第三磨牙萌出方向正常，正在萌出中。头影测量ANB、Wits及APDI表明Ⅲ类骨型；ODI表明骨性开𬌗倾向。上中切牙唇倾，下中切牙稍舌倾。测量值见表6-5。

诊断
　　面型：凹面型
　　骨型：Ⅲ类
　　牙型：安氏Ⅲ类

患者存在问题
　　1. Ⅲ类颌骨畸形。
　　2. 前牙开𬌗，轻度反覆盖。
　　3. 严重的安氏Ⅲ类磨牙、尖牙关系。
　　4. 上牙弓轻度拥挤。

治疗设计 减数下颌第三磨牙，使用方丝弓矫治器，通过多曲方丝弓矫治技术，调整𬌗关系，解除前牙开𬌗。

矫治过程 方丝弓矫治器为0.018英寸槽沟的托槽。用0.014英寸和0.018英寸镍钛丝排齐、整平上下牙弓2个月，然后上下颌均使用0.016英寸×0.022英寸的不锈钢丝，弯制多曲，结合短距离Ⅲ类牵引和前牙段垂直牵引9个月，矫治前牙开𬌗，调整后牙𬌗关系。主动矫治总时间12个月，采用Hawley保持器保持。矫治前、后及随访时的X线片及面𬌗像见图6-5。

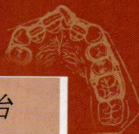

分析小结　该病例为轻度骨性Ⅲ类的前牙开𬌗。从问诊中了解到该患者在近 5 年来前牙开𬌗及反𬌗程度并无明显变化，X 线片也未发现髁突及下颌升支有何异常情况。从目前年龄和生长发育阶段考虑，不存在下颌生长对正畸矫治带来不好影响的可能性。患者的面下 1/3 略大于面中 1/3，ODI 值 63.02°，都说明患者的颌骨、牙弓在垂直向上有轻度不调。矫治的思路是：首先解决患者前后向的不调，即尽快建立尖牙的中性关系，解除前牙反𬌗的趋势，并在前牙区建立一定的覆盖关系，然后通过前牙区的垂直牵引建立前牙覆𬌗关系；矫治中要采取措施以防磨牙升高。

矫治前患者的下颌第三磨牙已经露尖，拔除下颌第三磨牙既可以缓解下颌后牙区的拥挤状况，消除由于下颌第三磨牙萌出可能对下颌第二磨牙高度造成的影响，又可以为下牙弓后移、下前牙舌向移动等创造条件。矫治器选用槽沟为 0.018 英寸的标准方丝弓托槽，主要采用 0.016 英寸 × 0.022 英寸的多曲钢丝，力求轻力矫治。

在排齐上下牙列后，曾出现前牙反覆盖加大、前牙开𬌗程度加大等现象。尽管这是一个过程中的暂时现象，也应该在今后加以注意，尽量避免该现象的出现。这可以在排齐牙齿的同时，采用短距离的Ⅲ类牵引，防止下前牙唇倾达到目的。

下颌多曲弓丝弯制后倾弯后，在短距离Ⅲ类牵引的配合下，下颌侧方牙齿同时向后竖直，为下前牙舌向移动提供间隙。上颌使用多曲弓丝的原因是，尽量减小Ⅲ类牵引对上颌磨牙垂直向的影响。当前牙具有一定覆盖、尖牙关系呈中性后，适当加大下颌弓丝的后倾弯，除使用短距离Ⅲ类牵引外，前牙区开始垂直牵引，以压低下后牙并伸长前牙建立覆𬌗、甚至达到了深覆𬌗、尖牙关系偏远中的程度。

保持 2 年后回访时，前牙覆𬌗减小，但仍保持 0.5 mm 的深度，尖牙关系依然为中性，双尖牙区呈现偏近中的𬌗关系。

为了探讨稳定性的问题，重新分析了矫治后的𬌗关系。其中的磨牙关系虽然有了很大改善，但仍然不是理想的中性关系。这一遗憾提示作者：多曲弓丝可以通过后倾弯向远中竖直牙齿，但不能带来更多的下颌磨牙远中移动。如果在排齐牙齿前，首先向远中推下颌第二磨牙、并依次推下颌第一磨牙，使磨牙关系过矫治达远中关系，预计在最终矫治后会有更理想的磨牙关系，同时也有利于未来磨牙关系的稳定。此外，舌体过大以及通过垂直牵引升高前牙，都可能影响该患者的稳定性。因此在矫治中、矫治后长期进行舌上抬训练应该更利于提高稳定性。

表 6-5　治疗前后头影测量数据比较

测量项目	治疗前	治疗后	正常𬌗恒牙期均值
SNA	85.09	87.45*	82.8 ± 4.0
SNB	85.62*	86.85*	80.1 ± 3.9
ANB	− 0.53*	0.60	2.7 ± 2.0
Wits（mm）	− 10.72**	− 7.63**	− 1.5 ± 2.1
U1-PP	122.76**	126.43**	114.1 ± 3.9
L1-MP	84.27*	85.67	92.6 ± 7.0
U1-L1	124.64	124.89	125.4 ± 7.9
SN-MP	33.75	32.81	32.5 ± 5.2
FH-MP	29.44	28.46*	31.1 ± 5.6
L1-APo（mm）	5.30	5.21	4.9 ± 2.1
APDI	93.59**	92.82**	81.10 ± 4.00
ODI	63.02*	67.35*	72.80 ± 5.20

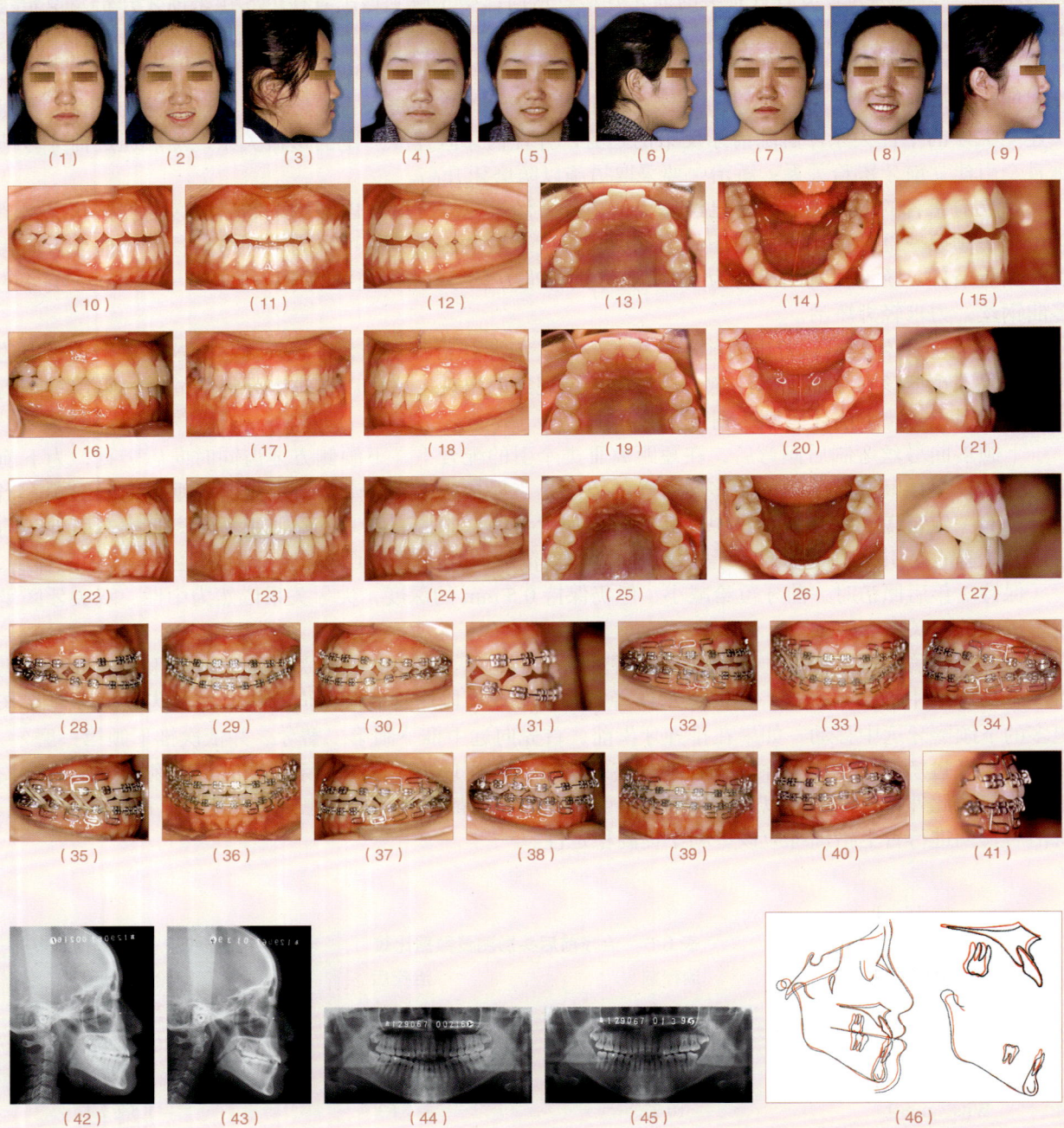

图 6-5 治疗前、中、后面𬌗像及 X 线片

（1）～（3）治疗前面像；（4）～（6）治疗后面像；（7）～（9）保持2年后面像；（10）～（15）治疗前𬌗像；（16）～（21）治疗后𬌗像；（22）～（27）保持2年后𬌗像；（28）～（31）排齐后，反覆盖略加大，开𬌗略增加；（32）～（34）上下颌均使用0.016英寸×0.022英寸的多曲不锈钢丝和短Ⅲ类牵引；（35）～（41）治疗中𬌗像，尖牙建立中性关系，过矫治达深覆𬌗、深覆盖；（42）～（46）治疗前后的头颅侧位片、全景片及重叠图

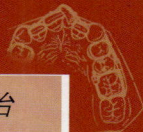

⑥ 减数下颌第一磨牙种植体压低磨牙矫治骨性开𬌗

诊治医师：寻春雷

病 例 简 介

男，16 岁 3 个月，主诉前牙开咬合。Ⅱ类颌骨畸形；安氏Ⅱ类亚类磨牙关系；高角病例；骨性前牙开𬌗。减数下颌第一恒磨牙，固定矫治器矫治 15 个月。矫治后面型改善，咬合关系良好。

关键词： 骨性Ⅱ类　开𬌗　减数磨牙　种植体支抗

一般信息 男，16 岁 3 个月，主诉前牙开咬合。

临床检查 恒牙𬌗，右侧磨牙、尖牙关系远中，左侧磨牙关系中性；除第二磨牙以外广泛牙列开𬌗，前牙开𬌗 9.0 mm。上下前牙轻度拥挤。下牙列中线右偏 1.5 mm。下颌双侧第一磨牙大面积树脂充填体。长面型，侧貌下颌后缩，下颌平面陡直，颏部形态不良，颏唇沟浅。唇闭合功能不全。开闭口运动无弹响，双侧耳屏前无压痛。

病史及家族史 家族无类似畸形。

X 线片检查 下颌第一磨牙未作根管治疗，下颌第三磨牙阻生，上颌无第三磨牙。头影测量Ⅱ类骨型，下颌后缩，高角，下前牙舌倾。测量值见表 6-6。

诊断

面型：高角长面型，下颌后缩
骨型：Ⅱ类
牙型：安氏Ⅱ类亚类

患者存在问题

1. 前牙重度开𬌗，唇闭合功能不全。
2. 高角病例。
3. 下颌后缩，颏部形态不良。
4. 安氏Ⅱ类亚类磨牙关系。
5. 下中线右偏，上下牙弓轻度拥挤。
6. 下颌第一磨牙大面积充填体。

治疗设计 拔除下颌第一恒磨牙，直丝弓固定矫治技术；微钛钉种植体支抗压低后部牙齿槽，建立前牙正常覆𬌗。

矫治过程 减数下颌第一磨牙固定矫治器治疗 15 个月，其中种植支抗压低后部牙齿槽 7 个月。结果见图表 6-6。

分析小结 一些前牙开𬌗病例是以后部牙齿槽过度发育为主要特征的垂直向骨性错𬌗畸形，由于缺乏合适的垂直向支抗，传统的正畸治疗方法难以实现后部牙齿槽的真正压低，治疗效果多以磨牙的直立和前牙的伸长来达到，这种治疗结果难以保证长期的稳定性。本病例是严重的Ⅱ类骨面型高角开𬌗病例，由于骨性畸形造成严重的下颌后旋转，患者放松状态下唇闭合功能不全。对于骨性开𬌗畸形较严重的成年患者通过正颌手术来降低上颌骨后部高度，造成下颌骨的逆时针旋转，解决前牙开𬌗和减小前面高，是目前比较有效的方法。本病例的骨性开𬌗畸形已属于手术适应证，但是手术风险和高昂费用让患者拒绝接受手术治疗方案。

　　本病例设计使用微钛钉种植体支抗压低后部牙齿槽，产生类似正颌手术的某些治疗效果，下颌骨发生向前向上的逆时针旋转，前牙建立正常覆𬌗，同时患者产生面高减小和颏点前移的显著效果。颏点位置前移使得患者的软组织面突角显著减小，有利于Ⅱ类高角骨面型的改善。该患者存在除第二磨牙之外的广泛牙列开𬌗，为了解决牙弓后部的拥挤，降低后部牙齿槽高度，最佳矫治设计是拔除下颌第二磨牙。由于下颌第一磨牙存在大面积充填体，牙体缺损严重，预后不良，矫治设计被迫选择拔除下颌第一磨牙，这样增加了治疗的难度。

　　本病例上颌应用腭部的微钛钉压低两侧的后牙，当然从设计上也可以将微钛钉种植体放在后牙颊侧的齿槽骨或同时放在颊、腭侧的齿槽骨作支抗。当在后牙的一侧使用微钛钉支抗进行压低治疗时，为了防止磨牙的颊倾或舌倾，考虑在上颌使用腭杆和下颌使用舌弓是非常必要的，主弓丝除了选择较粗的不锈钢方丝外，还可以在弓丝后端加入相应转矩，以抵抗单侧压低时牙齿的倾斜作用。

表 6-6　治疗前后头影测量数据比较

测量项目	治疗前	治疗后	正常𬌗恒牙期均值
SNA	76.0[*]	76.0[*]	82.8 ± 4.0
SNB	69.5[**]	74.0[*]	80.1 ± 3.9
ANB	6.5[*]	2.0	2.7 ± 2.0
Wits（mm）	− 4.0[*]	− 7.0[**]	− 1.5 ± 2.1
U1-PP	117.0	116.0	114.1 ± 3.9
L1-MP	75.0[**]	75.50[**]	96.5 ± 7.1
U1-L1	126.0	132.0	125.4 ± 7.9
SN-MP	60.0[**]	55.0[**]	34.4 ± 5.0
FH-MP	47.0[**]	41.5[*]	27.2. ± 4.7
L1-APo（mm）	3.5	3.0	4.9 ± 2.1
Li-E（mm）	3.8[*]	1.3	0.6 ± 1.9
ANS-Me（mm）	86	82	72.1 ± 5.0

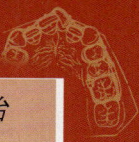

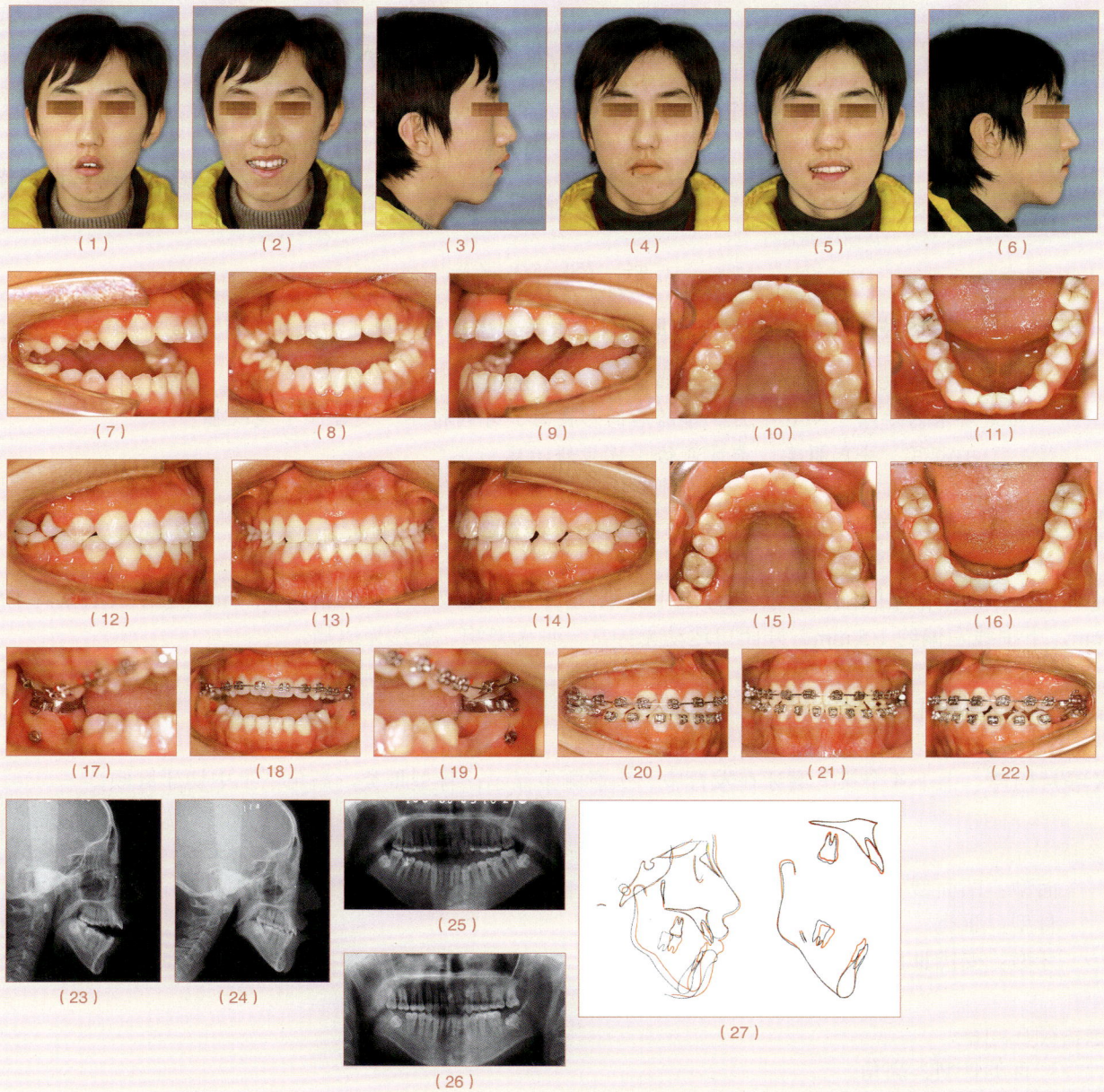

图 6-6 治疗前、中、后面𬌗像及 X 线片

（1）～（3）治疗前面像；（4）～（6）治疗后面像；（7）～（11）治疗前𬌗像；（12）～（16）治疗后𬌗像；（17）～（22）治疗中𬌗像；（23）～（27）治疗前后头颅侧位片、曲面断层片及重叠图

7 多曲方丝弓（MEAM）技术减数上颌第二磨牙及下颌第三磨牙矫治前牙开𬌗

诊治医师：张若芳

病 例 简 介

女，16 岁，主诉牙齿开𬌗。Ⅲ类颌骨关系，安氏Ⅲ类磨牙和尖牙关系；高角病例；前牙及左侧双尖牙区开𬌗。上中线右偏约 1.5 mm，下中线左偏约 1.5 mm。拔除 $\dfrac{7}{8}\Big|\dfrac{7}{8}$，固定矫治器矫治 2 年 6 个月。矫治后面形良好，牙列排齐，咬合和中线改善。

关键词：安氏Ⅲ类　前牙开𬌗　固定矫治器

一般信息　女，16 岁，主诉牙齿开𬌗。

临床检查　面中部略凹陷。磨牙、尖牙近中关系，前牙及左侧双尖牙区开𬌗约 2.5 mm。上中线右偏约 1.5 mm，下中线左偏约 1.5 mm。开闭口运动无异常，且无弹响，触诊无压痛。

病史及家族史　未发现类似畸形。

X 线片检查　上下 4 个第三磨牙在发育中。头影测量显示：骨型Ⅲ类，高角，上中切牙唇倾。

诊断

　　面型：凹面型
　　骨型：Ⅲ类
　　牙型：安氏Ⅲ类

患者存在问题

　　1. Ⅲ类骨型，高角。
　　2. 前牙及左侧牙弓开𬌗。
　　3. 安氏Ⅲ类磨牙关系。
　　4. 上中线右偏，下中线左偏。

治疗设计　拔除 $\dfrac{7}{8}\Big|\dfrac{7}{8}$，固定矫治器。利用 MEAW 矫治技术矫正开𬌗。

矫治过程　排齐后，上下颌 0.018 英寸 ×0.025 英寸 MEAW 弓丝，上下摇椅形，短距离Ⅲ类牵引。治疗时间 2 年 6 个月。Hawley 保持器进行保持。结果见图表 6-7。

分析小结　患者 16 岁，生长发育基本完成，面形患者可接受，考虑正畸代偿治疗。高角病例，前牙区开𬌗，第三磨牙正常发育中，所以考虑拔除上颌第二磨牙，降低后牙高度，便于垂直向控制，第三磨牙萌出后代替第二磨牙行使功能；下颌拔除第三磨牙为下颌磨牙直立提供空间。治疗过程中利用

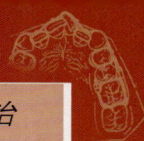

MEAW矫治技术直立磨牙，矫治开验。同时观察第三磨牙萌出情况，连续观察发现，上颌第三磨牙萌出正常。头影测量发现下切牙舌倾代偿，垂直向控制良好。结束时，开验解除，咬合良好，上颌第三磨牙已经萌出于口腔。

表6-7 治疗前后头影测量数据比较

测量项目	治疗前	治疗后	正常验恒牙早期均值
SNA	80.4	79.3	82.8 ± 4.0
SNB	81.3	80.1	80.1 ± 3.9
ANB	− 0.9*	− 0.8*	2.7 ± 2.0
NA-PA	− 3.05*	− 2.2*	6.0 ± 4.4
U1-PP	122.2*	123.8*	114.1 ± 3.9
L1-MP	84.2*	76.7*	96.5 ± 7.1
U1-L1	128.2	131.3	125.4 ± 7.9
PP-MP	28.6	25.2	27.6 ± 4.6
MP-SN	39.4*	39.3*	32.5 ± 5.2
MP-FH	33.3*	31.6	27.2 ± 4.7
Y	62.4	65.1	66.3 ± 7.1
Pg-NB	1.33	0.66	1.0 ± 1.5

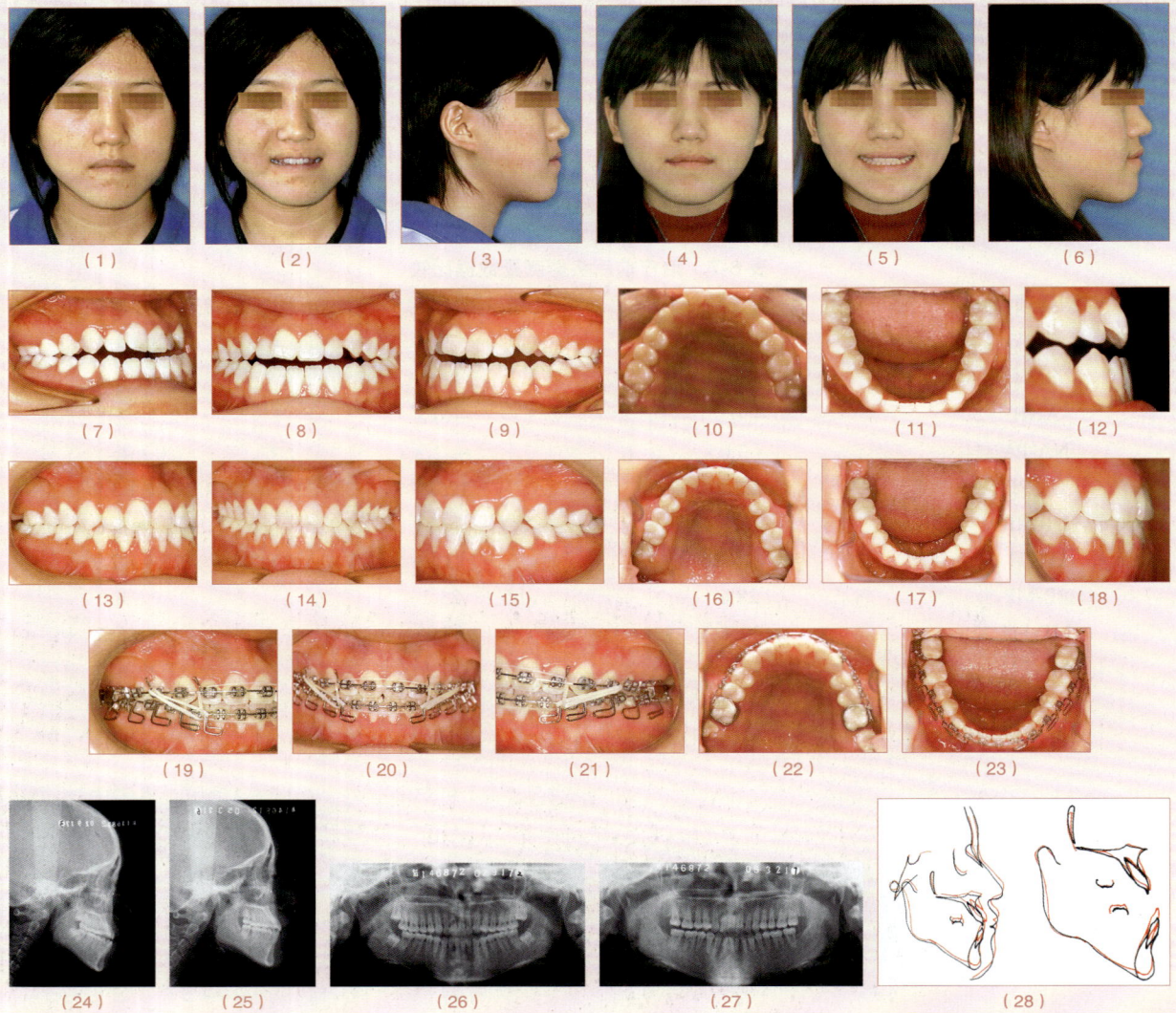

图 6-7 治疗前、中、后面殆像及 X 线片

（1）～（3）治疗前面像；（4）～（6）治疗后面像；（7）～（12）治疗前殆像；（13）～（18）治疗后殆像；（19）～（23）治疗中殆像；（24）～（28）治疗前后头颅侧位片、曲面断层片及重叠图

第7章

后牙锁殆的矫治

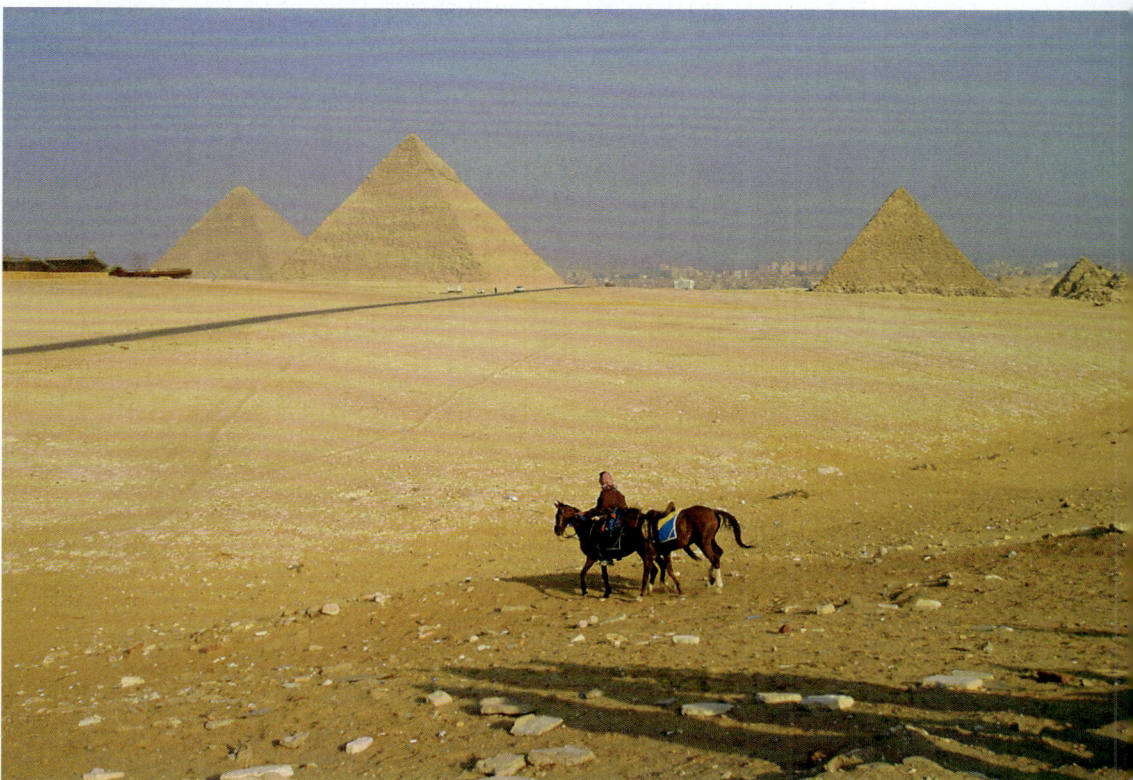

傅民魁 摄

① 下颌舌簧扩弓矫治后牙正锁𬌗

诊治医师：马宗霆

病 例 简 介

男，11 岁 10 个月，主诉牙齿不齐。安氏 I 类磨牙关系，前牙拥挤，上颌中切牙间多生牙，左侧后牙正锁𬌗。面下 1/3 略前突，下颌平面角低。治疗设计拔除正中多生牙，采用固定矫治器结合下颌活动扩弓矫治器，协调上下牙弓的前后向及横向关系。矫治后面型及咬合关系明显改善。

关键词： 锁𬌗　偏斜　多生牙

一般信息　男，11 岁 10 个月，主诉牙齿不齐。

临床检查　牙列 $\dfrac{6E4321|1234E6}{76E4321|123456}$，I 类磨牙关系，前牙覆盖覆𬌗正常。上前牙拥挤 8 mm，下前牙拥挤 2 mm。正中𬌗位时上下中线均右偏 1 mm，息止𬌗位时下颌中线正常。上牙弓较宽，下牙弓较窄，两侧下后牙略舌倾。$\dfrac{1}{21}\Big|\dfrac{\ }{1}\Big|\dfrac{1}{\ }$ 反𬌗，$\dfrac{45678}{45678}$ 正锁𬌗。且上颌磨牙咬到下颌磨牙颊侧牙龈。上颌𬌗平面无明显偏斜，下颌𬌗平面左侧偏高。

面部侧貌基本正常。正面观，面部偏斜，颏部右偏 3 mm，左侧面下 1/3 明显欠丰满。嘴角左高右低，微笑时尤其明显，且下唇两侧肌张力明显不平衡。放松时，头部微向右侧偏斜。

开闭口运动无异常，且无弹响，双侧耳屏前无压痛。

X 线片检查及分析　曲面断层片显示，3 个未萌的第二双尖牙恒牙胚正常，右上及下颌第三磨牙缺失。后牙牙根无明显倾斜。两侧髁突形态、大小无明显异常。头颅侧位片颈椎形态显示为生长高峰期前，头影测量结果表明：III 类骨型，低角，上中切牙轻度唇倾。测量值见表 7-1。

病史及家族史　无类似表现，无颏部外伤史。

诊断

面型：直面型

骨型：III 类

牙型：安氏 I 类

患者存在问题

1. 面部偏斜。
2. 前牙拥挤，正中多生牙。
3. 左侧后牙锁𬌗，上牙弓较宽，下牙弓较窄。
4. 前牙反𬌗。
5. III 类骨骼关系，安氏 I 类牙性关系。

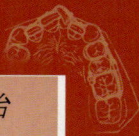

治疗设计 拔除正中多生牙，直丝弓矫治器。上颌牙弓缩窄，下颌阶段性应用活动矫治器扩弓。

矫治过程 治疗开始，先以固定矫治器排齐上颌牙齿，同时下颌以活动矫治器舌簧颊向扩大牙弓。锁𬌗解除后，以固定矫治器继续治疗。因为患者从外地来就诊，经常不能保证复诊时间。总疗程一共2年半。采取 Hawley 保持器保持，保持期3年。嘱患者认真佩戴保持器。
矫治结果见图 7-1。

分析小结 该病例由于上下牙弓宽度不调，导致单侧后牙锁𬌗，进一步引起面部偏斜。面部骨骼并无明显不调，但是神经肌肉系统应该也在面部偏斜的形成机制中起到了一定的作用。

针对牙弓宽度的不调，上颌使用固定矫治器，将矫治弓丝的弓形宽度缩窄，下颌使用活动扩弓矫治器，进行上下牙弓形态的协调。因为左侧上下后牙均已有一定程度的过萌，故在矫治过程中，为防止后牙继续伸长，未使用上下颌后牙交互牵引，对此情况，尤其应避免在正常侧使用𬌗垫，在锁𬌗侧使用交互牵引的做法。本病例采用舌簧直接颊向直立下颌舌倾后牙，矫治正锁𬌗。

针对口周肌不平衡的现象，鼓励患者坚持进行吹口哨、闭嘴鼓气等训练，起到了一定的作用。

对于牙弓宽度的保持，上颌采取了改良的全牙弓唇颊侧环绕式 Hawley 保持器，以防止颊向复发，下颌采取传统的保持器。嘱患者2年内保持24小时戴用。

对于偏颌患者，即使是由咬合干扰引起的下颌偏斜，在长期得不到矫正的情况下，也可能会导致一定的骨骼异常。因此，应该考虑尽早矫正，不一定要等到恒牙期。该患者尽管因就诊不便，导致矫治疗程长，但是其下颌牙弓在较短的时间内就得到了扩大，并使锁𬌗得到了解除。从治疗后的𬌗、面像以及X线资料来看，骨骼关系基本是协调的。

表 7-1 治疗前后头影测量数据比较

测量项目	治疗前	治疗后	正常𬌗恒牙早期均值
SNA	78.2*	79.5	82.8 ± 4.0
SNB	80.4	79.8	80.1 ± 3.9
ANB	− 2.2*	− 0.3*	2.7 ± 2.0
Wits（mm）	− 7.1*	− 5.5*	− 1.5 ± 2.1
U1-PP	118.4*	123.5*	114.1 ± 3.9
L1-MP	98.4	91.7	96.5 ± 7.1
U1-L1	127.2	124.7	125.4 ± 7.9
SN-MP	27.6*	29.7	34.4 ± 5.0
FH-MP	21.6*	22.7	27.2. ± 4.7
L1-APo（mm）	5.0	4.7	4.9 ± 2.1
Li-E（mm）	0.6	− 0.5	0.6 ± 1.9

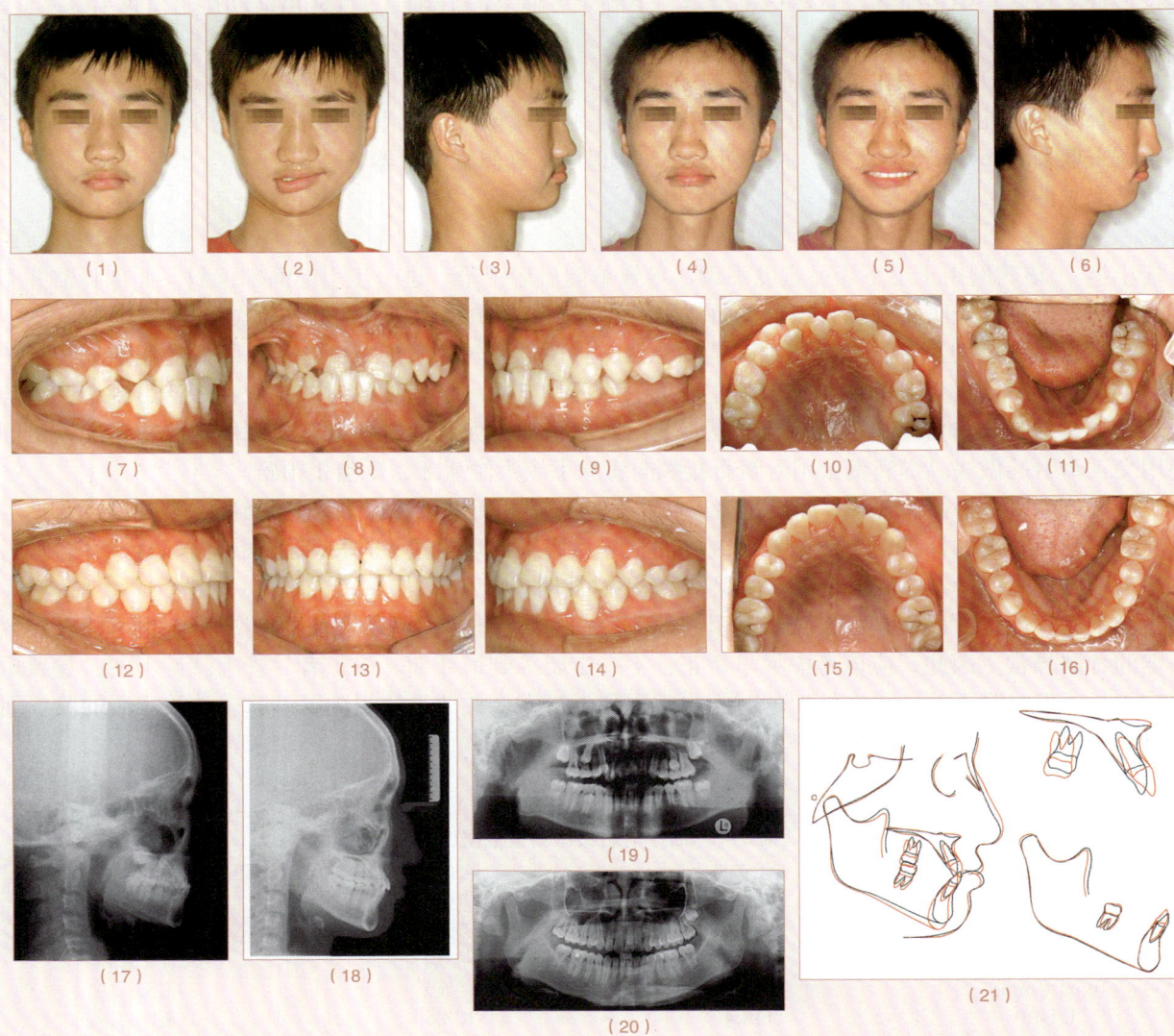

图 7-1　治疗前、中、后面𬌗像及 X 线片

（1）～（3）治疗前面像；（4）～（6）治疗后面像；（7）～（11）治疗前𬌗像；（12）～（16）治疗后𬌗像；（17）～（21）治疗前后头颅侧位片、曲面断层片及重叠图

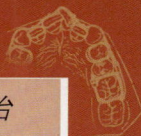

② 减数上下第一双尖牙及左侧上下第三磨牙种植体支抗矫治后牙正锁𬌗及双颌前突

诊治医师：马宗霆

病 例 简 介

女，27 岁 10 个月，主诉牙齿前突，且左侧后牙不能咬合。安氏Ⅰ类磨牙关系，前牙轻度拥挤，左侧后牙正锁𬌗。面下 1/3 略前突，下颌平面角正常。采用减数矫治，拔除 4 个第一双尖牙，种植体支抗矫正锁𬌗并内收前牙。矫治后面形及咬合关系明显改善。

关键词： 锁𬌗 偏斜 双颌前突 减数矫治 种植支抗

一般信息 女，27 岁 10 个月，主诉牙齿前突，且左侧后牙不能咬合。

临床检查 恒牙列，32 颗牙齿全部萌出。Ⅰ类磨牙关系，前牙覆盖覆𬌗正常，轻度拥挤，下中线右偏 2 mm。Spee 曲线 2 mm。左侧上下后牙区轻度拥挤，左下后牙舌倾，下牙弓宽度较窄。$\frac{45678}{45678}$ 正锁𬌗，且上颌磨牙咬到下颌磨牙颊侧牙龈。上下𬌗平面偏斜。

侧貌面下 1/3 前突。正面观，面部偏斜，颏部右偏 3 mm，左侧面下 1/3 欠丰满。

开闭口运动无明显异常，且无弹响，双侧耳屏前无压痛。

X 线片检查及分析 曲面断层片显示，左下后牙明显倾斜，右上尖牙已作根管治疗。头影测量轻度Ⅱ类骨型，上下中切牙唇倾。下唇到 E 线距离大。测量值见表 7-2。

头颅正位片显示左下后牙舌倾明显，上下颌骨宽度轻度不调。

病史及家族史 家族中无类似表现。无颏部外伤史。

诊断

面型：凸面型
骨型：Ⅱ类
牙型：安氏Ⅰ类

患者存在问题

1. 侧貌突，正面观面部偏斜。
2. Ⅱ类骨骼关系。
3. 左侧后牙正锁𬌗。
4. 前牙轻度拥挤。
5. 下中线右偏 2 mm。

治疗设计 拔除上下颌第一双尖牙及左侧上下第三磨牙。

固定矫治器，种植钉支抗。前期使用活动矫治器推左下后牙向颊侧，而后辅以交互牵引解除左侧后牙锁𬌗。

矫治过程　总疗程30个月，压膜保持器与Hawley保持器保持。

矫治结果见图7-2。

分析小结　本病例存在牙弓宽度不调、牙列前突及间隙不足等问题。调整牙弓宽度、解除拥挤、内收前牙都需要一定的空间，因此考虑拔除4个第一双尖牙，而且需要严格控制支抗。同时，针对后牙区的拥挤，建议拔除4个第三磨牙。由于患者对拔除一共8个牙齿存在顾虑，故先拔除左侧第三磨牙。由于左侧的锁𬌗牙齿存在一定程度的过萌，在解除锁𬌗的过程中，牙齿由倾斜位回到正常位，往往会使牙冠进一步升高，导致两侧咬合的不平衡。因此，要控制锁𬌗牙的高度，或争取压低与正常侧平衡，维持正常𬌗平面。

在矫正的过程中，采用了上颌第一第二磨牙之间的种植钉支抗，一方面是为了更好地内收前牙，另一方面是为了垂直向控制，避免交互牵引和中线牵引拉长牙齿，乃至争取一定程度的压低上磨牙。正是因为有了种植钉，才能在一定程度上避免磨牙交互牵引和前牙中线牵引可能引起的副作用。头影测量显示，上颌磨牙在治疗过程中有一定程度的压低。

对于左下后牙的垂直向控制，患者不愿使用种植钉。故采取了先使用活动矫治器，颊向开展左下后牙，避免长时间交互牵引。在交互牵引时，为了更快地达到效果，在下牙列使用的是0.018英寸的澳大利亚特制钢丝。基于临床观察没有明显的不利变化，后期没有采取多曲方丝等方式进行控制，结果头影测量显示下颌磨牙存在一定程度的伸长，这或许是本治疗的不足之一。且治疗后的头颅正位X线片显示，下颌左侧后牙的确存在一定程度的颊倾，这也使长期保持显得更加关键。

对于保持，结合患者的要求，采取了透明压膜保持器与Hawley保持器结合应用，2年内24小时戴用，2年后改为夜间戴用。建议每半年复查。

表7-2　治疗前后头影测量数据比较

测量项目	治疗前	治疗后	正常𬌗恒牙期均值
SNA	84.1	83.3	82.8 ± 4.0
SNB	77.8	77.5	80.1 ± 3.9
ANB	6.3*	5.8*	2.7 ± 2.0
Wits（mm）	5.1*	0.4	− 1.5 ± 2.1
U1-PP	126.6*	115.2	114.1 ± 3.9
L1-MP	108.9*	96.2	96.5 ± 7.1
U1-L1	98.5*	124.1	125.4 ± 7.9
SN-MP	35.6	35.1	34.4 ± 5.0
FH-MP	27.1	26.5	27.2 ± 4.7
L1-APo（mm）	11.5*	2.7*	4.9 ± 2.1
Li-E（mm）	6.0*	0.5	0.6 ± 1.9

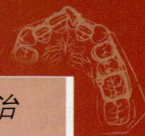

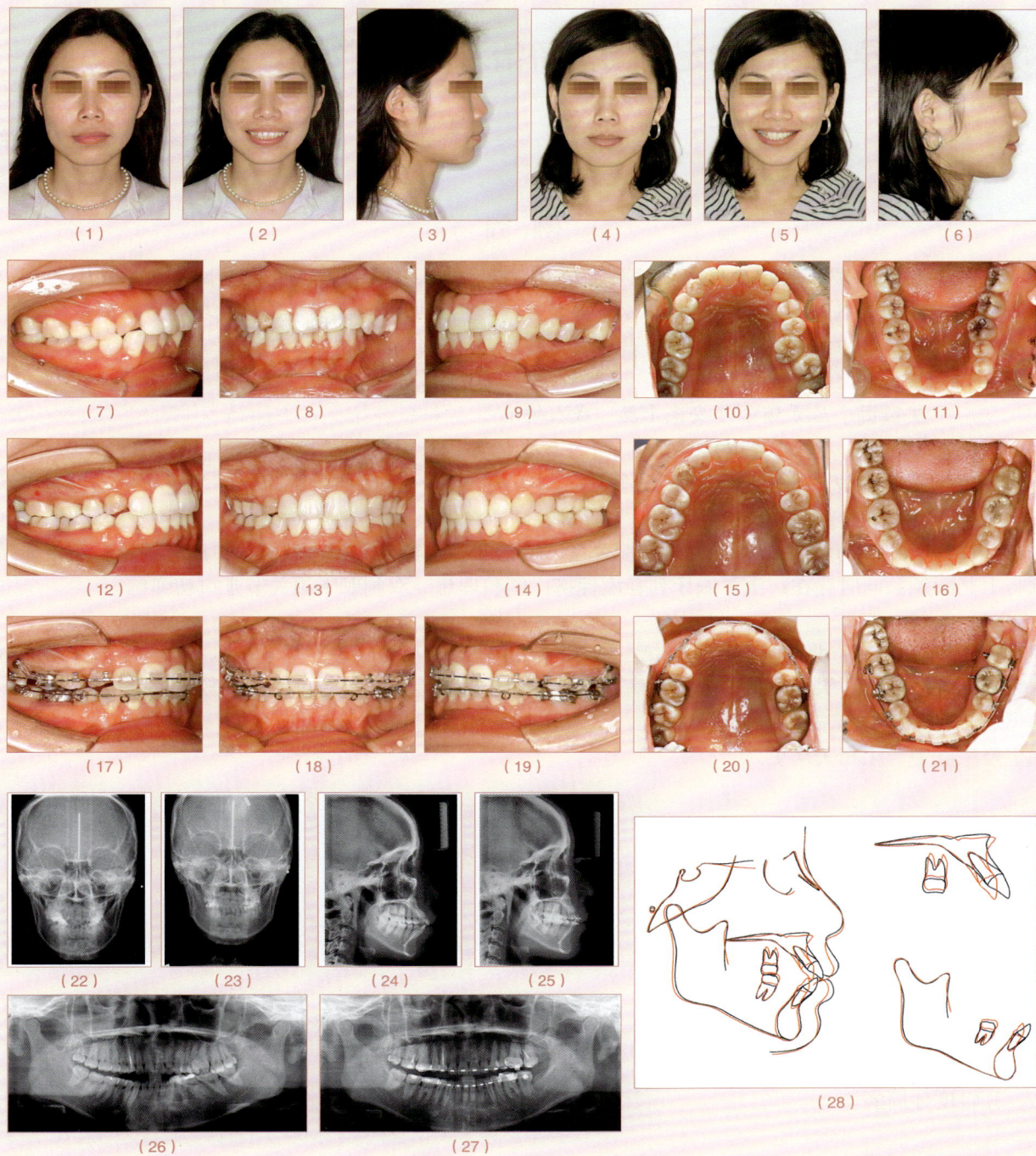

图7-2　治疗前、中、后面𬌗像及X线片

（1）～（3）治疗前面像；（4）～（6）治疗后面像；（7）～（11）治疗前𬌗像；（12）～（16）治疗后𬌗像；（17）～（21）治疗中𬌗像；（22）～（23）治疗前后头颅正位片；（24）～（28）治疗前后头颅侧位片、曲面断层片及重叠图

③ 平面导板结合固定矫治器矫治双侧后牙锁𬌗

诊治医师：刘 怡

病 例 简 介

　　女，43岁，因后牙咬合不适要求治疗。磨牙安氏Ⅰ类关系，尖牙中性关系，覆𬌗覆盖Ⅰ°，双侧第二磨牙锁𬌗，以下磨牙舌倾为主，上下轻度拥挤，侧貌理想。双侧颞下颌关节开口初弹响明显。平导结合固定矫治器矫治锁𬌗，排齐上下牙列。治疗后关节弹响消失。

　　关键词：后牙锁𬌗　安氏Ⅰ类　成人矫治

一般信息　女，43岁，要求治疗咬合不适。

临床检查　双侧磨牙安氏Ⅰ类，尖牙中性关系，覆𬌗Ⅱ°，覆盖Ⅱ°，双侧第二磨牙锁𬌗，下磨牙舌倾与上磨牙颊倾同时存在；上下颌牙列轻度拥挤；侧貌理想。双侧颞下颌关节开口初弹响。

X线片检查及分析　曲面断层片未见第三磨牙，前牙轻度水平骨吸收，左下第二磨牙近中龋坏。双侧髁突未见骨质异常。头影测量，偏低角病例，上下切牙轴倾度可，侧貌可。测量数值见表7-3。

病史及家族史　无相关病史。

诊断
　　面型：直面型
　　骨型：Ⅰ类骨型
　　牙型：安氏Ⅰ类

患者存在问题
　　1.双侧第二磨牙锁𬌗。
　　2.双侧颞下颌关节开口初弹响。
　　3.轻度牙周病。

治疗设计
　　1.矫治双侧磨牙锁𬌗；
　　2.控制双侧关节症状；
　　3.控制前牙骨吸收，减少前牙的矫治时间，较轻的矫治力。

矫治过程
　　1.1～4个月，前牙平导，双侧第二磨牙交互牵引，上下第二磨牙锁𬌗解除，有咬合接触。
　　2.4～7个月，下颌固定矫治器，上颌后牙片段弓，排齐下牙列，辅助上下磨牙的直立。停止前牙平导。
　　3.7～10个月，上颌前牙固定矫治器，排齐上牙列，精细调整上下咬合关系。

矫治结果见图表 7-3。

分析小结　该病人为成年女性，因后牙咬合不适，关节症状就诊。畸形诊断明确，锁𬌗是导致病人关节症状的原因，去除病因是治疗的关键。治疗的难点在于病人为成人，有轻度的牙周破坏，因此矫治过程中如何控制用力、矫治时间、不加重牙周病变是关键。该病例 4 个第三磨牙已经拔除，一方面减轻了后牙段的拥挤压力，有利于锁𬌗牙的治疗，但同时也不排除拔除一个锁𬌗牙，简化锁𬌗治疗的可能性。由于病人下颌平面角偏低，覆𬌗较深，因此选择交互牵引来治疗锁𬌗，伸长的磨牙有利于深覆𬌗的矫治，另外，由于磨牙高度的增加，下颌顺时针旋转，有利于盘突关系的改善，可能消除关节的弹响症状。治疗中，利用平导将上下颌分开，使磨牙脱离咬合接触，有利于锁𬌗的迅速解除，但要注意平导使用时间不易过长，当锁𬌗牙有𬌗接触但并未完全建𬌗时要尽快停止，否则会造成过多的磨牙伸长；或者在发现关节症状有加重的情况下，也要停止平导的使用，可以改用种植体压低来矫治锁𬌗磨牙。在锁𬌗牙有𬌗接触后，使用固定矫治器辅助进行磨牙的直立，考虑到病人牙周的健康问题，上颌牙列起初仅在双侧后牙段使用片段弓进行矫治，待锁𬌗牙咬合关系得到改善，再粘接前牙固定矫治器，利用最短的时间进行排齐和精细调整，上前牙的主动矫治时间仅有 4 个月。

由于是双侧锁𬌗，病人又为成人，取得病人的配合交互牵引是治疗的关键，整个治疗过程中并未出现关节的异常变化。该病例从面型上有轻度下颌后缩，下颌的顺时针旋转对面型的改善不利；此外病人同时有关节症状及牙周病，在要求排齐的精细程度时需要考虑整体的健康。

表 7-3　治疗前后头影测量数据比较

测量项目	治疗前	治疗后	正常𬌗均值
SNA	79.0	77.4	82.8 ± 4.0
SNB	73.8	73.6	80.1 ± 3.9
ANB	5.2*	3.8	2.7 ± 2.0
U1-L1	134.7*	122.1	125.4 ± 7.9
FMA（MP-FH）	27.6	28.6	31.3 ± 5.0
IMPA（L1-MP）	96.7	103.7	93.9 ± 6.2
FMIA（L1-FH）	55.8	47.6	54.9 ± 6.1
Y-Axis（SGn-SN）	76.4	77.7	65.8 ± 4.2
U1-SN	92.5	96.3	105.7 ± 6.3
Lower Lip to E-Plane（mm）	− 0.7	2.5	4.9 ± 2.1
Wits（mm）	1.8	− 0.8	− 0.8 ± 2.8

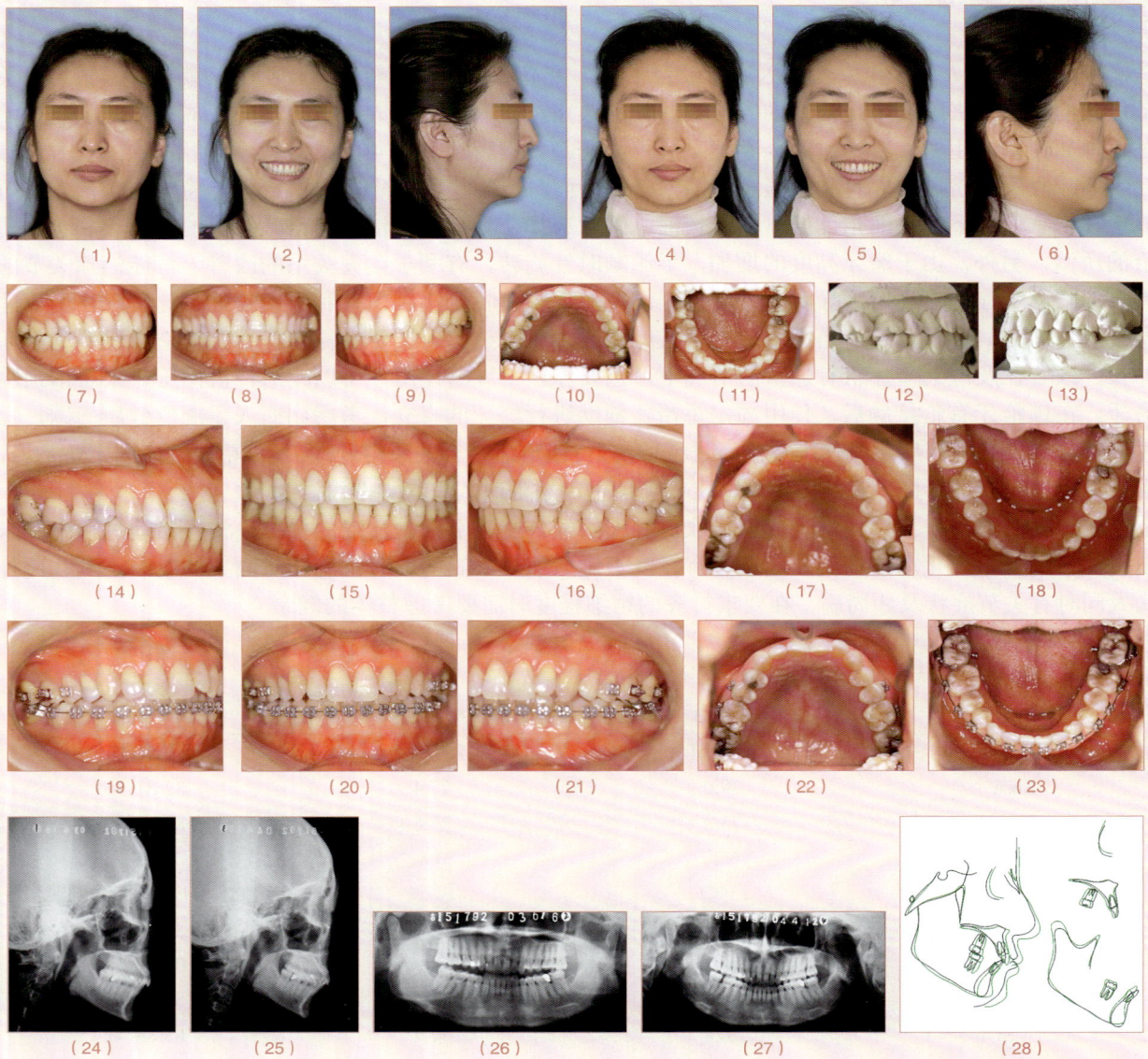

图 7-3　治疗前、中、后面𬌗像及 X 线片

（1）～（3）治疗前面像；（4）～（6）治疗后面像；（7）～（11）治疗前𬌗像；（12）～（13）治疗前锁𬌗模型像；（14）～（18）治疗后𬌗像；（19）～（23）治疗中𬌗像；（24）～（28）治疗前后头颅侧位片、全景片及重叠图

第 8 章

先天缺牙的矫治

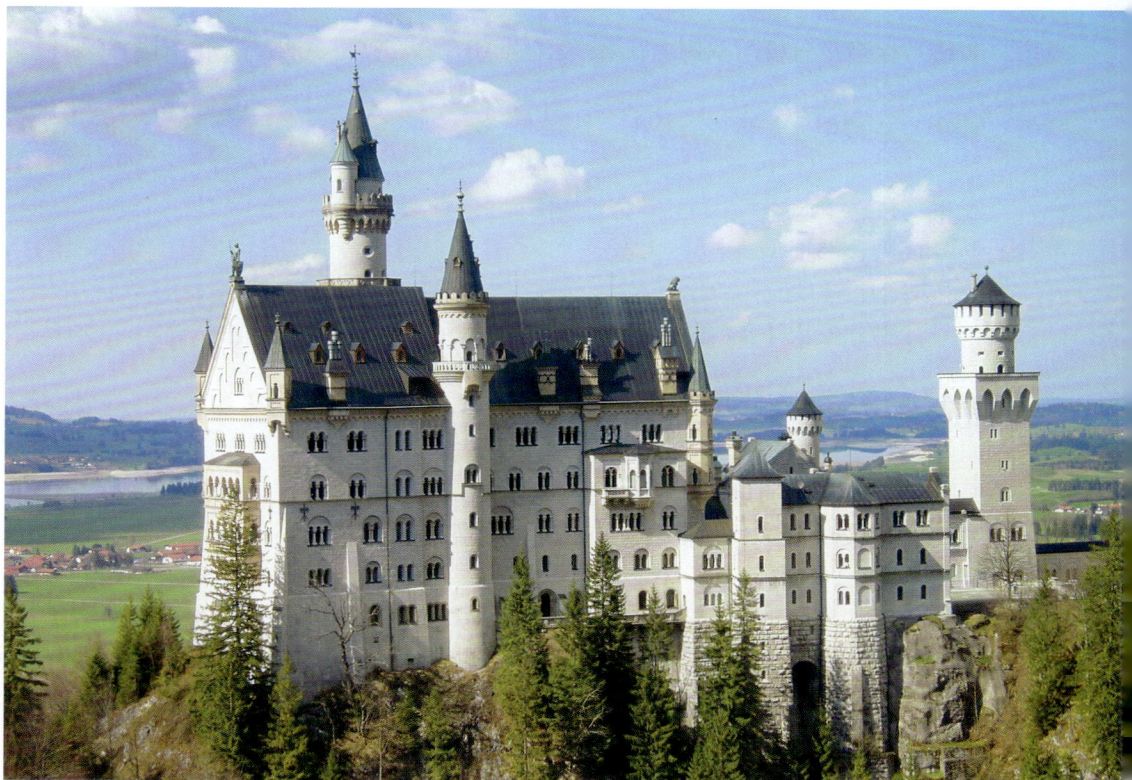

傅民魁 摄

① 先天缺失一颗下切牙非对称减数矫治拥挤

诊治医师：孙燕楠

病 例 简 介

　　女，20岁7个月，主诉要求矫治牙列不齐。Ⅰ类颌骨畸形，高角，下颌后下旋转；面型略突；恒牙𬌗，双侧磨牙中性关系，先天缺失一颗下中切牙，上颌重度拥挤。减数上颌两侧第一双尖牙和第三磨牙及左下中切牙，强支抗，MBT固定矫治器矫治18个月，后牙保持中性，前牙覆𬌗覆盖良好，面型改善，功能良好。

　　关键词：安氏Ⅰ类　拥挤　先天缺失下切牙　成人　减数双尖牙　MBT

一般信息　　女，20岁7个月，主诉要求矫治牙列不齐。

临床检查　　恒牙𬌗，双侧磨牙中性关系，先天缺失一颗颌中切牙，下颌中线右偏2 mm，上牙列拥挤11 mm，下牙列拥挤2 mm，前牙覆𬌗正常，覆盖Ⅰ°。侧貌略突，高角，下颌后下旋转。开闭口运动无异常，双侧耳屏前无压痛，开闭口无弹响。

X线片检查及分析　　双侧上颌第三磨牙萌出，头影测量表明：高角，上中切牙轻度唇倾，测量值见表8-1。

病史及家族史　　无特殊。

诊断
　　面型：凸面型
　　骨型：Ⅰ类
　　牙型：安氏Ⅰ类

患者存在问题
　　1.略突面型，高角。
　　2.上颌重度拥挤。
　　3.先天缺失一个下颌中切牙，Bolton指数不调。

治疗设计　　MBT直丝弓固定矫治技术，减数上颌两侧第一双尖牙和第三磨牙及左下中切牙，解除上下颌拥挤，保持中性磨牙关系，尽量协调完善前牙覆𬌗覆盖，适量回收切牙，协调面型，强支抗控制，强垂直向控制。

矫治过程　　减数上颌两侧第一双尖牙和第三磨牙及左下中切牙，MBT固定矫治器治疗18个月，Hawley保持器保持。
　　矫治结果见图8-1。

分析小结　　该病例属于安氏Ⅰ类拥挤病例，难点是高角，面型略突，上颌重度拥挤，下颌先天缺失一个中切牙，造成上下牙量不调。该病例设计减数上颌两侧第一双尖牙和第三磨牙及左下中切牙，因为通过减数上颌双尖牙能够解除上颌拥挤，同时少量回收切牙，改善面型。减数一个下中切牙解除下颌的轻度拥挤，少量回收下颌切牙，同时缓解上下颌牙量的不调。磨牙保持中性关系，尽量协调完善前牙覆𬌗覆盖，由于先天下切牙的缺失，上下前牙牙量的不调是一个难点。邻面去釉是一个可考虑的选择，但是由于患者口腔内有多个治疗的龋坏牙齿，为了避免继发龋坏的发生，没有采用邻面去釉的方式，试图通过切牙的拔除和牙轴的调整来完善覆𬌗覆盖。由于患者是高角病例，垂直向控制是需要非常重视的，采用 Nance 弓和横腭杆来加强支抗和垂直向控制。该病例采用 MBT 技术，先行上颌治疗，在控制支抗的基础上，轻力拉尖牙远中移动解除拥挤，弓丝末端回弯控制切牙唇倾。矫治末期牙𬌗关系及牙齿转矩和轴倾度的调整较为费时。整体疗程为 18 个月，矫治后效果良好，重叠图显示上颌磨牙和下颌平面角保持不变，在解除拥挤的基础上，上下切牙少量回收，功能𬌗运动无异常，覆𬌗覆盖良好。治疗后正侧面像显示患者面型曲线更为协调，上颌切牙回收的钟摆效应使得大笑时上颌牙齿完全暴露，下唇笑线与上牙列切端吻合，更具美学效果。

表 8-1　治疗前后头影测量数据比较

测量项目	治疗前	治疗后	正常𬌗恒牙期均值
SNA	80.97	80.74	82.8 ± 4.0
SNB	77.26	76.41	80.1 ± 3.9
ANB	3.70	4.33	2.7 ± 2.0
Wits（mm）	− 3.3	− 3.8[*]	− 1.5 ± 2.1
U1-PP	118.2[*]	105.8[*]	114.1 ± 3.9
L1-MP	90.69	87.99[*]	96.5 ± 7.1
U1-L1	111.94[*]	136.50[*]	125.4 ± 7.9
SN-MP	41.91[*]	42.40[*]	34.4 ± 5.0
FH-MP	42.51[*]	43.08[*]	27.2 ± 4.7
L1-APo（mm）	8.2[*]	4.8	4.9 ± 2.1
Li-E（mm）	4.1[*]	1.0	0.6 ± 1.9

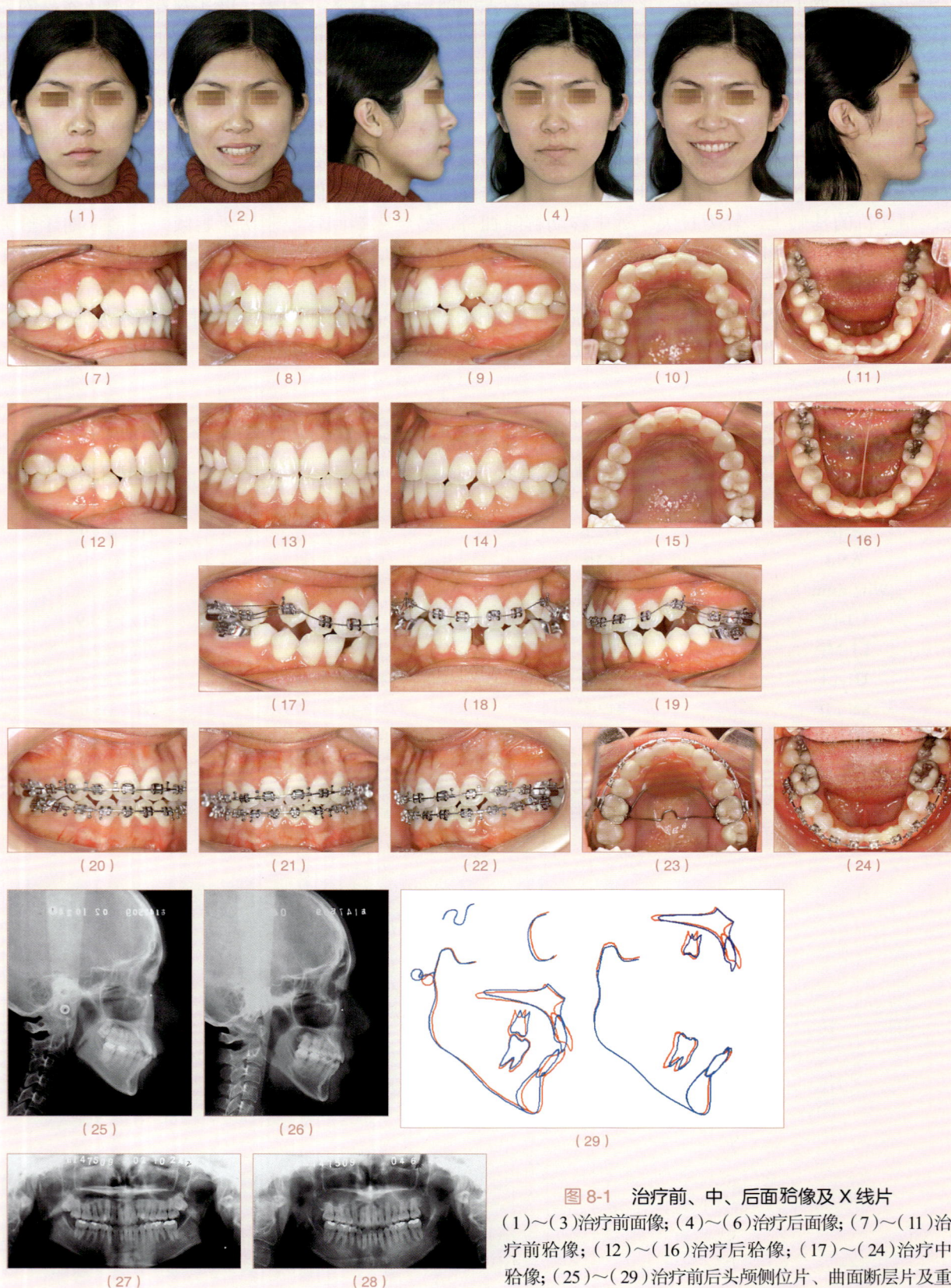

图 8-1　治疗前、中、后面𬌗像及 X 线片
（1）~（3）治疗前面像；（4）~（6）治疗后面像；（7）~（11）治疗前𬌗像；（12）~（16）治疗后𬌗像；（17）~（24）治疗中𬌗像；（25）~（29）治疗前后头颅侧位片、曲面断层片及重叠图

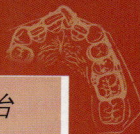

❷ 先天缺失 2 颗下切牙种植体支抗上颌不对称减数矫治双颌前突随访 2.5 年

诊治医师：朱胜吉

病 例 简 介

女，14 岁，主诉上颌前牙突出。检查显示为凸面型，开唇露齿，高角；双侧磨牙关系Ⅰ类，下颌缺失 2 颗切牙，前牙覆盖 5 mm，左上第一磨牙大面积银汞充填体，根尖片显示根管治疗不完善。4 个第三磨牙牙胚在，未萌出。上下颌中线正。减数 2 个上颌第一双尖牙和左上第一磨牙，应用直丝弓矫治器结合种植体支抗。疗程 19 个月，矫治后面型突度改善，咬合关系理想。治疗结束后 2 年复查疗效稳定，左上第三磨牙顺利萌出代替第二磨牙。

关键词：安氏Ⅰ类 恒牙早期 减数双尖牙 种植体支抗

一般信息 女，14 岁，主诉上颌前牙前突。

临床检查

口外检查 凸面型，高角，开唇露齿。

口内检查 双侧磨牙关系中性，2 个下中切牙先天缺失。左上第一磨牙大面积银汞充填体，根尖片显示根管治疗不完善。4 个第三磨牙牙胚在，未萌出。前牙覆盖 5 mm。上下颌中线正。

病史及家族史 否认与错𬌗有关病史以及家族史。

X 线片检查 曲面体层片显示 2 颗下颌中切牙缺失，4 颗智齿发育正常，左上第一磨牙牙冠大面积充填体，根管治疗不完善。头颅侧位片显示Ⅱ类骨型，下颌后缩，高角，下颌前牙唇倾明显。测量值见表 8-2。

诊断

面型：凸面型

骨型：Ⅱ类，高角

牙型：安氏Ⅰ类

患者存在问题

1. 侧貌突，开唇露齿，露龈笑。
2. 双颌前突。
3. 上下切牙唇倾。
4. 下颌 2 颗切牙先天缺失。
5. ⌐6 死髓，根管治疗不完善。

治疗计划

1. 减数 2 个上颌第一双尖牙和左上第一磨牙。

2. 下颌双侧尖牙代替侧切牙，第一双尖牙代替尖牙。

3. 上颌右侧第二双尖牙和第一磨牙间微螺钉种植体加强支抗，左上第二磨牙近中移动代替第一磨牙，第三磨牙代替第二磨牙。

4. 内收上前牙，解决突度，维持磨牙关系中性，改善面型。

治疗过程

1. 上颌拔牙后，在右上第二双尖牙和第一磨牙之间植入微螺钉种植体，粘结全口固定矫治器。0.016 英寸热激活 NiTi 弓丝 0.019 英寸 × 0.025 英寸热激活 NiTi 弓丝，排齐整平牙列。

2. 治疗开始 3 个月，0.019 英寸 × 0.025 英寸不锈钢丝，右侧上颌应用种植体支抗关闭间隙。

3. 治疗 16 个月后，拔牙间隙关闭，精细调整咬合关系。

4. 治疗 19 个月后，拆除固定矫正器，Hawley 保持器保持。

矫治结果见图表 8-2。

分析小结　患者治疗前双侧磨牙关系中性，由于下颌先天缺失 2 颗切牙，因此制定了上颌单颌拔牙的治疗方案。右侧上颌拔牙后需要由前牙占据全部拔牙间隙才能够保证磨牙关系不会改变，因此需要应用种植体支抗；左侧上颌第一磨牙情况较差，需要拔除。但是如果单纯拔除第一磨牙，以第二磨牙作为支抗内收前牙，将需要采取加强支抗措施，并且只能获得完全近中的磨牙关系。由于治疗前的曲面断层片显示，患者的第三磨牙发育正常，预计可以替代第二磨牙。因此计划同时拔除左上的第一双尖牙，以利于获得中性磨牙关系，同时减低了治疗的难度。治疗后 2 年的复诊显示，患者左上第三磨牙顺利萌出代替了第二磨牙。

表 8-2　治疗前后头影测量结果

测量项目	治疗前	治疗后	正常骀均值
SNA	82.37	81.40	82.8 ± 4.0
SNB	74.78[*]	75.01[*]	80.1 ± 3.9
ANB	7.59[**]	6.39[**]	2.7 ± 2.2
FH-NP	82.21	86.07	85.4 ± 3.7
NA-PA	19.13[**]	16.33[**]	6.0 ± 4.4
U1-L1	104.88[*]	120.63	124.2 ± 8.2
U1-SN	106.78	98.88[*]	105.7 ± 6.3
MP-SN	40.07[**]	40.62[**]	34.5 ± 5.0
MP-FH	31.62	28.56	27.2 ± 4.7
L1-MP	108.28[**]	99.86	93.9 ± 6.2

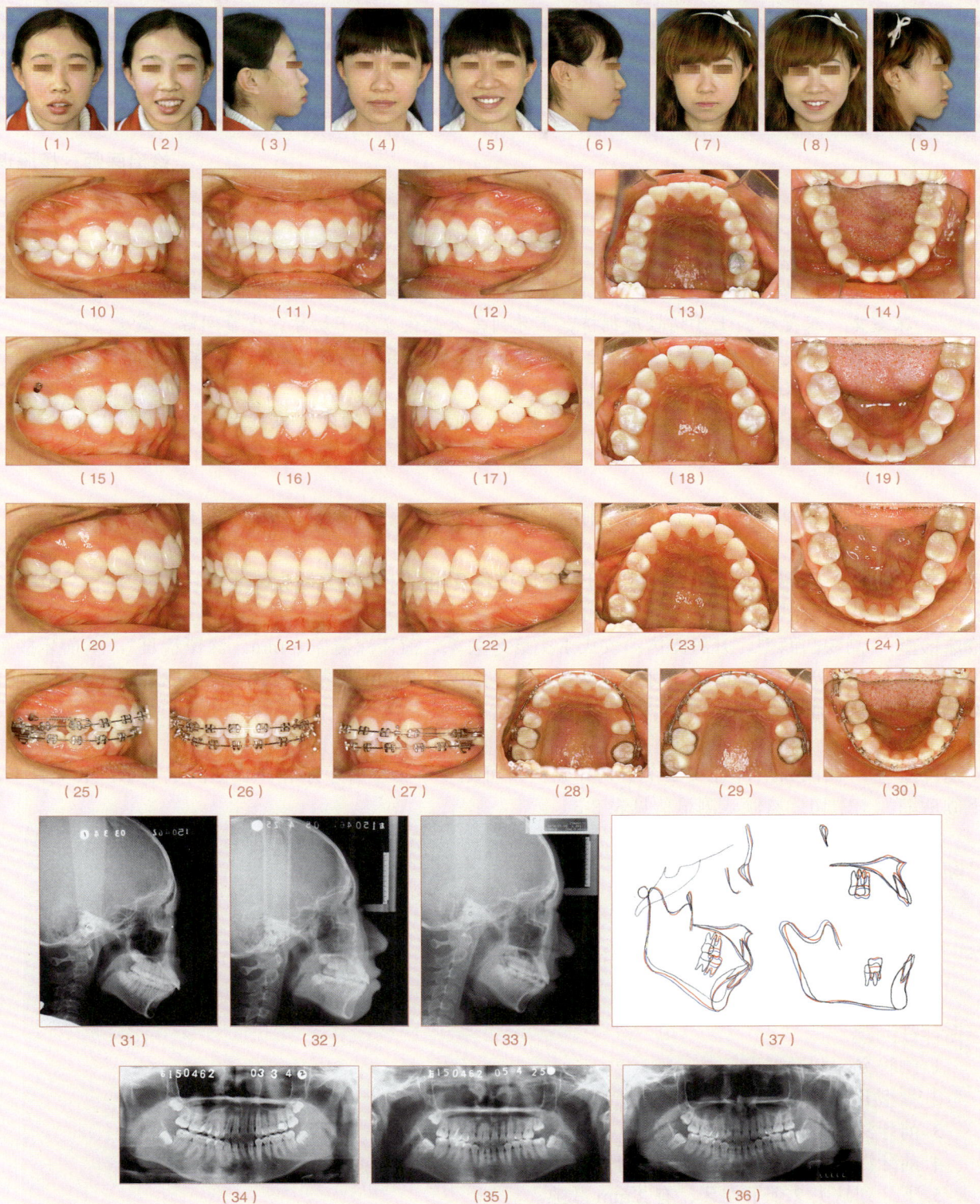

图 8-2 治疗前、中、后以及复查的面𬌗像和 X 线片

（1）～（3）治疗前面像；（4）～（6）治疗后面像；（7）～（9）治疗后28个月面像；（10）～（14）治疗前𬌗像；（15）～（19）治疗后𬌗像；（20）～（24）治疗后2.5年𬌗像；（25）～（28）排齐后应用种植体支抗内收前牙；（29）～（30）治疗开始后9个月；（31）～（33）治疗前、后、治疗后2.5年头颅侧位片；（34）～（36）治疗前、后、治疗后28个月曲面断层片；（37）治疗前后以及复查头颅侧位片重叠图

③ 先天缺失 2 颗下切牙上颌减数第一双尖牙矫治深覆盖深覆𬌗随访 3.5 年

诊治医师：杨雁琪

病 例 简 介

女，12 岁 9 个月，主诉上牙前突。凸面型，开唇露齿；安氏Ⅰ类磨牙关系；前牙深覆盖、深覆𬌗；上牙列轻度拥挤，下牙列先天缺失 2 个下切牙，少量间隙。减数 2 个上颌第一双尖牙，固定矫治器矫治 2 年 5 个月。矫治后面形好，咬合关系理想。随访 3.5 年，治疗效果稳定。

关键词：安氏Ⅰ类　深覆盖　深覆𬌗　先天缺失下切牙　减数上颌双尖牙　Roth 直丝矫治器

一般信息　女，12 岁 9 个月，主诉上牙前突。

病史及家族史　无特殊，已月经初潮。母有类似错𬌗及相同牙位先天缺失。

临床检查　侧貌凸面型，开唇露齿；安氏Ⅰ类磨牙关系，前牙深覆盖 8 mm，深覆𬌗Ⅲ°，下前牙接触上腭黏膜。上牙列拥挤 2 mm；下牙列缺失 2 个下切牙，有 2 mm 散隙。开闭口运动无异常，未及弹响，双侧耳屏前无压痛。

X 线片检查　曲面断层片证实 2 个下切牙缺失，可见 4 个第三磨牙牙胚。头影测量显示：Ⅱ类骨形，下颌后缩，上中切牙唇倾。测量值见表 8-3。

诊断
面型：凸面型
骨型：Ⅱ类
牙型：安氏Ⅰ类

患者存在问题
1. 侧貌突，开唇露齿。
2. 骨型Ⅱ类。
3. 前牙深覆盖 8 mm。
4. 前牙深覆𬌗Ⅲ°，下前牙接触上腭黏膜。
5. 下牙列缺失 2 个下切牙，有 2 mm 散隙。
6. 上牙列拥挤 2 mm，上前牙唇倾，上中线右偏 1 mm。

治疗设计　减数 2 个上颌第一双尖牙，直丝弓固定矫治技术，上颌口外弓加强支抗。治疗后使上颌尖牙与下颌第一双尖牙形成中性关系，下颌尖牙替代下颌侧切牙。矫治结果见图表 8-3。

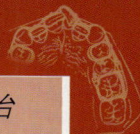

矫治过程　固定矫治器疗程2年5个月。主动矫治后上下Hawley保持器保持2年。随访3.5年，疗效稳定。

分析小结　该病例的治疗要点之一是矫治深覆盖，患者先天缺失2个下切牙，且下牙列少量散隙，所以下颌不再减数。磨牙中性关系，但前牙覆盖8 mm，如果将覆盖矫正到正常，约需10～12 mm间隙，加之上牙列2 mm拥挤，所以减数两个上颌第一双尖牙后要保证强支抗，使拔牙间隙尽量被上前牙的回收所利用，这样才能有效地矫治深覆盖，同时维持现有的中性磨牙关系。上切牙的回收将改善突面型及开唇露齿。因此，治疗中应用口外弓加强支抗。

治疗要点之二是矫治深覆𬌗，患者覆𬌗Ⅲ°，下前牙接触上腭黏膜，但所幸的是患者垂直骨面型正常，下颌平面角均角。所以，治疗中打开咬合并没有遇到困难，主要是通过弓丝上加摇椅弓完成。

治疗要点之三是患者表现为Ⅱ类骨性（ANB = 5.8，Wits = 1.6），而患者为女性，12岁9个月，已月经初潮，表明已过生长发育高峰期，下颌骨生长有限。因此需要一定程度的掩饰性治疗。故治疗后上前牙较为直立，下前牙也较治疗前稍唇倾。

治疗要点之四是患者缺失2个下颌中切牙，故治疗后使上颌尖牙与下颌第一双尖牙形成中性关系，而下颌尖牙替代下颌侧切牙。因此治疗中要注意对下颌尖牙（将替代下颌侧切牙）和下颌第一双尖牙（将替代下颌尖牙）的转矩调整，并检查正中𬌗位、下颌前伸及侧方运动中有无𬌗干扰。对于下颌尖牙进行少量调磨。本病例下颌尖牙与下颌侧切牙形态接近，故治疗后没有进行改形。

表8-3　治疗前后及保持3.5年头影测量数据比较

测量项目	治疗前 （恒牙早期）	治疗后 （恒牙期）	保持3.5年 （恒牙期）	正常𬌗恒牙早期 均值	正常𬌗恒牙期 均值
SNA	82.5	82.2	82.1	82.8 ± 4.0	82.8 ± 4.0
SNB	76.7	77.1	76.6	80.1 ± 3.9	80.1 ± 3.9
ANB	5.8*	5.1*	5.5*	2.7 ± 2.0	2.7 ± 2.0
Wits（mm）	1.6*	− 2.4	− 0.7	− 1.5 ± 2.1	− 1.5 ± 2.1
U1-PP	119.4*	101.0**	104.6**	114.1 ± 3.9	114.1 ± 3.9
L1-MP	92.3	93.7	94.6	96.5 ± 7.1	96.5 ± 7.1
U1-L1	118.7	134.5*	131.9	125.4 ± 7.9	125.4 ± 7.9
SN-MP	36.9	37.7	37.6	34.4 ± 5.0	34.4 ± 5.0
FH-MP	30.7	31.7	31.9	27.2 ± 4.7	27.2 ± 4.7
L1-APo（mm）	2.6*	3.1	2.9	4.9 ± 2.1	4.9 ± 2.1
Li-E（mm）	3.3	3.1	3.2	1.4 ± 1.9	0.6 ± 1.9

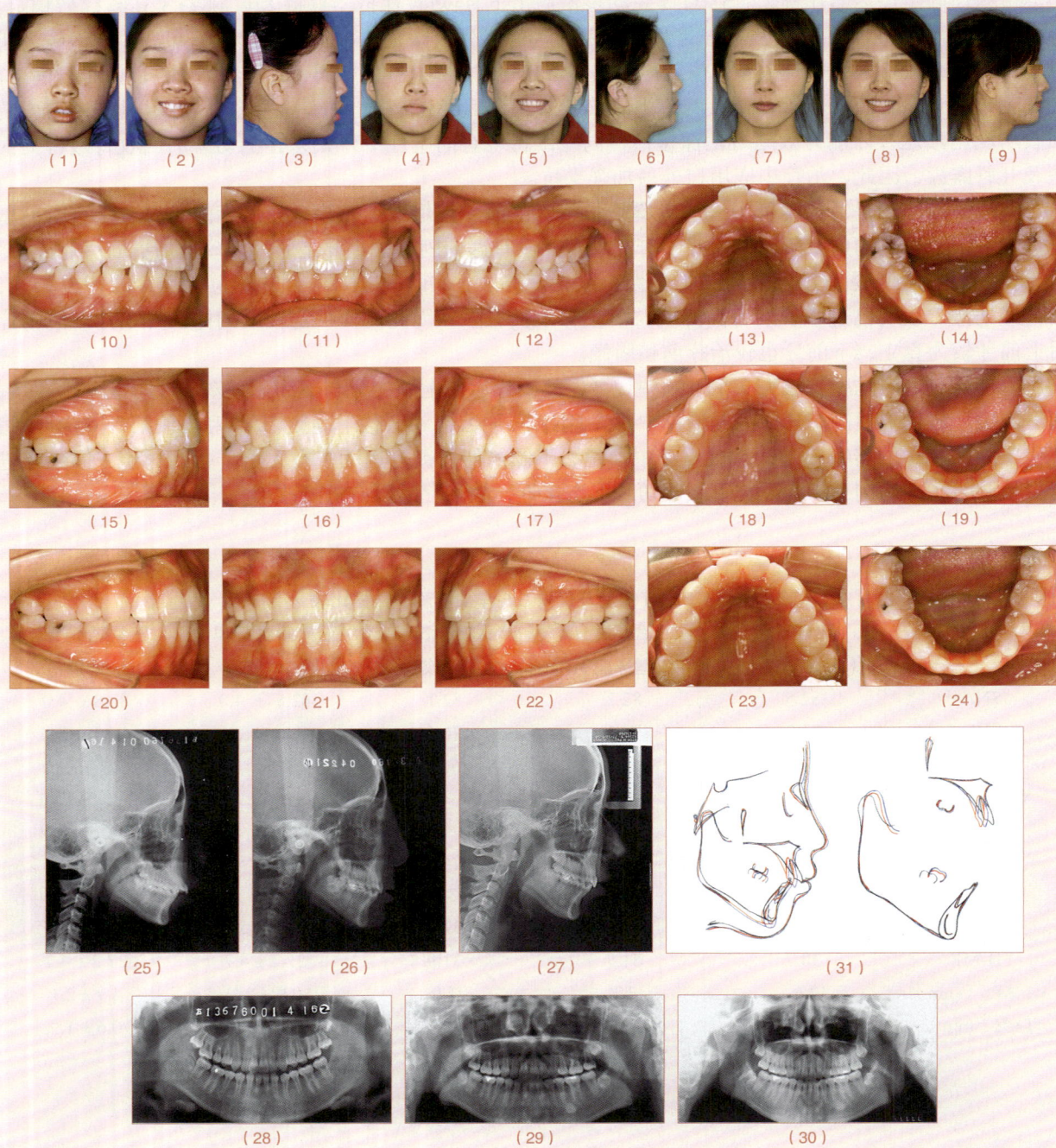

图8-3　治疗前、后、治疗后3.5年面𬌗像及X线片

（1）～（3）治疗前面像；（4）～（6）治疗后面像；（7）～（9）治疗后3.5年面像；（10）～（14）治疗前𬌗像；（15）～（19）治疗后𬌗像；（20）～（24）治疗后3.5年𬌗像；（25）～（30）治疗前后、治疗后3.5年头颅侧位片及曲面断层片；（31）治疗前后及治疗后3.5年重叠图

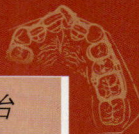

4 先天缺失 2 颗下切牙减数上颌第一双尖牙矫治

诊治医师：罗卫红

病 例 简 介

女，25 岁，主诉上前牙前突。Ⅱ类颌骨畸形，上颌稍前突，下颌稍后缩。安氏Ⅱ类磨牙关系，正常下颌平面角；前牙深覆盖，先天缺失 2 个下切牙。减数上颌第一双尖牙，固定矫治器矫治 2 年 6 个月。矫治后面形改善，咬合关系理想。

关键词：安氏Ⅱ¹分类　深覆盖　减数上颌第一双尖牙　先天缺失下切牙

一般信息　女，25 岁，主诉上前牙前突。

临床检查　磨牙、切牙关系远中关系，前牙覆盖Ⅲ° 16 mm，覆𬌗Ⅲ°，开唇露齿。上颌拥挤 3.5 mm，腭盖高拱，尖形牙弓；下颌侧切牙先天缺失，下颌拥挤 2.5 mm，下中线左偏 2.0 mm。Spee 曲线 6.0 mm。上颌第三磨牙萌出。牙石 (+)。开闭口运动无异常，无弹响，双侧耳屏前无压痛。

病史及家族史　闭唇困难，导致口呼吸近 10 年，家中无类似畸形。

X 线片检查　下颌第三磨牙埋伏阻生，未见下颌侧切牙。头影测量表明Ⅱ类骨型，下颌后缩，均角，上中切牙唇倾，上下中切牙交角过小，下唇到 E 线距离过大，测量值见表 8-4。

诊断
面型：凸面型
骨型：Ⅱ类
牙型：安氏Ⅱ类 1 分类

患者存在问题
1. 侧貌突，开唇露齿。
2. 下颌后缩，安氏Ⅱ类磨牙关系。
3. 先天缺失 2 个下切牙，深覆盖。
4. 上下切牙唇倾，上下轻度拥挤。
5. 下中线左偏，Spee 曲线深。

治疗设计
1. 正颌外科下颌前徙术：患者拒绝。
2. 正畸治疗拔除上颌第一双尖牙及上下第三磨牙，直丝弓固定矫治技术；根据需要使用口外弓强支抗，内收上前牙，Ⅱ类牵引矫正磨牙关系。下颌先天缺失 2 个切牙，下尖牙适当邻面去釉，改形成切牙形态，同时与上颌 Bolton 指数协调。下颌舌侧固定保持器，上颌环绕式 Hawley 活动保持器。

矫治过程　镍钛圆丝、方丝排齐整平后，换 0.019 英寸 ×0.025 英寸不锈钢方丝滑动法内收上前牙，口外弓联合牵引增加支抗。矫治结果见图表 8-4。

分析小结　本例为成人Ⅱ类下颌后缩为主的颌骨畸形，覆盖很大是下颌后缩、上前牙唇倾及下颌先天缺失 2 个下切牙造成的。可以通过手术改善深覆盖及面型。但是患者拒绝手术，认为面型能接受，主要想通过正畸改变牙齿突度。作为成人生长已停止，因此只能通过拔除上颌第一双尖牙及适当Ⅱ类牵引牙齿代偿掩饰性矫治深覆盖。矫治的重点是强支抗，尽量使上前牙内收。患者不愿意应用种植体支抗，只好用口外弓。但是前提是将上颌口呼吸导致的牙尖形弓形态改变正常，整平下颌过深的 Spee 曲线，减小覆𬌗是减小覆盖的前提。因此上下颌摇椅弓打开咬合，口外弓高位牵引防止磨牙伸长，使用粗不锈钢方丝Ⅱ类牵引时注意下前牙加冠舌向转矩，磨牙后倾弯防止磨牙伸长。因为磨牙伸长不利于Ⅱ类骨面型改善。患者在矫治过程中戴口外弓配合良好，矫治结束仍为Ⅱ类骨型，下切牙稍唇向、上切牙舌向代偿。侧貌令人满意。

表 8-4　治疗前后头影测量数据比较

测量项目	治疗前	治疗后	正常𬌗恒牙期均值
SNA	75.0**	74.4**	82.8 ± 4.0
SNB	68.0**	67.9**	80.1 ± 3.9
ANB	7.0**	6.5*	2.7 ± 2.0
Wits（mm）	6.2**	4.5**	— 1.2 ± 2.5
U1-PP	128.0**	98.0**	114.1 ± 3.9
L1-MP	100.0*	105.0*	92.6 ± 7.0
U1-L1	106.0**	130.0	125.4 ± 7.9
SN-MP	34.1	34.7	34.4 ± 5.0
FH-MP	26.0	26.8	27.2 ± 4.7
L1-APo（mm）	1.8*	3.0	4.9 ± 2.1
Li-E（mm）	5.0**	0.5	0.6 ± 1.9

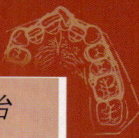

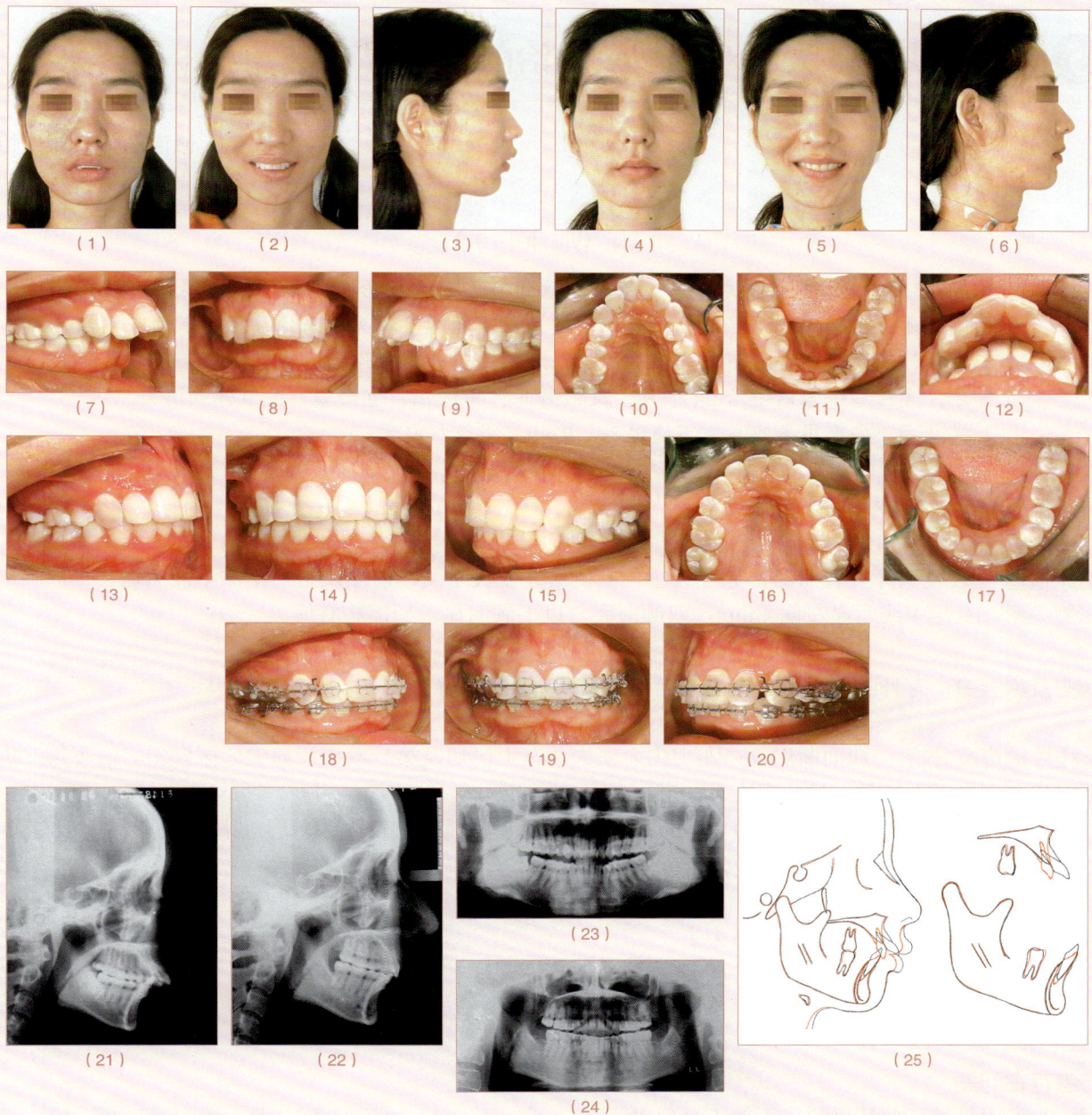

图8-4　治疗前、中、后面𬌗像及X线片

（1）～（3）治疗前面像；（4）～（6）治疗后面像；（7）～（12）治疗前𬌗像；（13）～（17）治疗后𬌗像；（18）～（20）治疗中𬌗像；（21）～（25）治疗前后头颅侧位片、曲面断层片及重叠图

⑤ 左上尖牙缺失不对称减数矫治前牙反𬌗

诊治医师：刘 怡

病 例 简 介

男，15岁，因兜齿要求矫治。磨牙安氏Ⅲ类，前牙反𬌗，下颌不能后退，上颌缺失左侧尖牙，上颌中线明显左偏，双颌前突，以下颌明显。头颅正位片显示下颌双侧轻度不对称，高角病例；右下第二磨牙阻生，右侧关节开闭口弹响。减数右上及下颌第一双尖牙，直丝弓矫治器矫治24个月，反𬌗矫正，中线正，直面型，关节弹响消失。

关键词： 安氏Ⅲ类亚类 下颌偏斜 Roth 减数双尖牙

一般信息 男，15岁，要求治疗反𬌗。

临床检查 左侧磨牙安氏Ⅲ类，完全近中，右侧磨牙安氏Ⅰ类，前牙反𬌗，下颌不能后退。上颌缺失左侧尖牙，上颌中线明显左偏4 mm，双颌前突，以下颌明显。颏部略右偏。

病史及家族史 有外院牙科治疗史，但无相关记录。无相关家族史。

X线片检查及分析 曲面断层片：左上尖牙缺失，左上侧切及第一双尖牙向尖牙区倾斜。右下第二磨牙阻生，左上及下颌第三磨牙存在。

头影测量详见表8-5。双侧关节CT可见双侧关节未见明显骨质破坏，关节上间隙右侧明显大于左侧。

诊断

面型：双颌前突，以下颌前突为主

骨型：骨性Ⅲ类

牙型：安氏Ⅲ类亚类

患者存在问题

1. 安氏Ⅲ类，前牙反𬌗，下颌不可后退。
2. 左上尖牙缺失，下颌右偏，上中线偏斜。
3. 右下第二磨牙阻生。
4. 右侧关节弹响。

治疗设计

1. 减数右上及下颌第一双尖牙；
2. 直丝弓固定矫治器，排齐上下牙列，关闭拔牙间隙，控制中线；
3. 矫正右侧下颌第二磨牙阻生。

矫治过程

1. 1～6个月，减数右上及下颌第一双尖牙，排齐牙列。

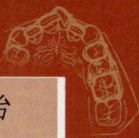

2. 7 ～ 17 个月，关闭拔牙间隙及精细调整。

矫治结果见图表 8-5。

分析小结　该病例因反𬌗要求治疗，同时左上尖牙缺失，考虑有外院治疗史，有被拔除的可能性。尖牙缺失造成上颌中线明显左偏，面部偏斜不明显，颏部轻度右偏。有关节弹响史，与咬合关系紊乱有直接关系。矫正反𬌗，控制中线，是该病例的主要治疗目标。由于病人下颌不能后退，反𬌗的矫正需要完全通过牙齿的移动来实现，侧貌观察病人双颌前突，下颌前突更为明显，因此选择减数双尖牙的治疗方案。由于左上尖牙的缺失，左侧保留第一双尖牙，与下颌尖牙建立中性关系。治疗过程中最重要的是需要对中线进行控制，由于上颌是单侧拔牙，上前牙需要向拔牙侧移动，由于右侧的尖牙关系基本是中性，治疗中可以在左侧尖牙区放推簧，将上颌前牙向右侧移动，既矫正了中线，也有利于反𬌗的矫正。推开的间隙可以和对侧拔牙间隙对称进行关闭。病人有关节弹响情况，在治疗过程中尽量减小咬合的干扰与弹性牵引的使用。右下阻生第二磨牙在下颌拔牙间隙关闭的同时萌出，牙冠向近中倾斜，将其纳入矫治器进行直立。治疗完成后双侧磨牙关系中性，左侧上颌第一双尖牙与下颌尖牙形成中性关系，从形态上建立了牙尖交错关系，但从功能𬌗的角度上来说，左侧方失去了尖牙保护𬌗，但这并不是绝对的病理因素，病人关节弹响没有加重。

表 8-5　治疗前后头影测量数据比较

测量项目	治疗前	治疗后	正常𬌗均值
SNA	84.0	82.8	82.8 ± 4.0
SNB	83.7	83.5	80.1 ± 3.9
ANB	0.3*	− 0.7*	2.7 ± 2.0
Wits（mm）	− 23.7**	− 13.9**	− 1.3 ± 2.9
U1-L1	122.8	126.9	122.0 ± 6.0
FMA（MP-FH）	36.7	34.8*	31.3 ± 5.0
IMPA（L1-MP）	89.7	77.3*	93.9 ± 6.2
FMIA（L1-FH）	53.6	67.9*	54.9 ± 6.1
Y-Axis（SGn-SN）	67.6	68.0	65.8 ± 3.1
U1-SN	108.4	117.7*	104.8 ± 5.3
Li -E（mm）	7.4**	− 0.7	1.4 ± 1.9

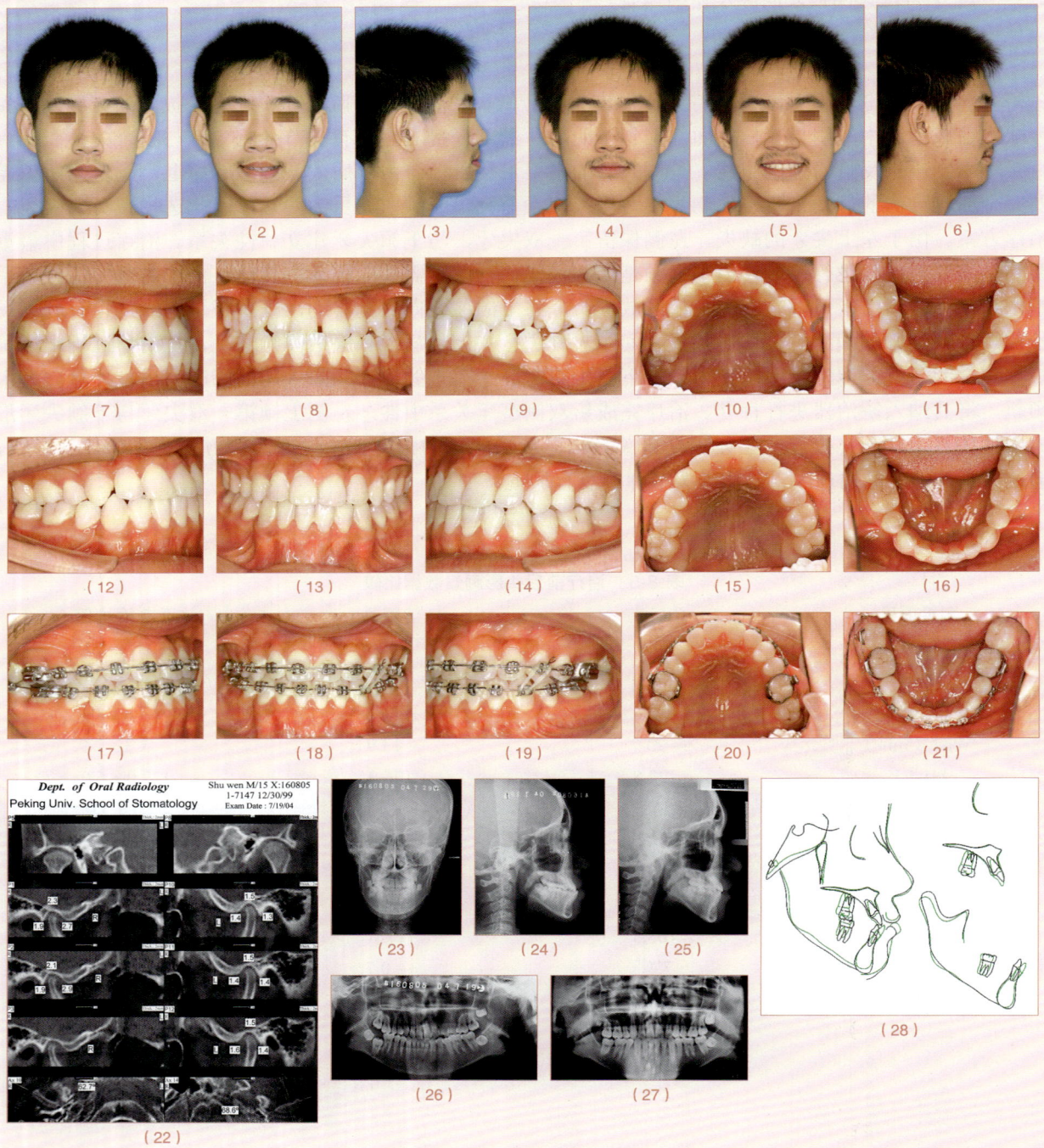

图 8-5 治疗前、中、后面𬌗像及 X 线片

（1）～（3）治疗前面像；（4）～（6）治疗后面像；（7）～（11）治疗前𬌗像；（12）～（16）治疗后𬌗像；（17）～（21）治疗中𬌗像；（22）治疗前关节 CT；（23）治疗前头颅正位片；（24）～（28）治疗前后头颅侧位片、全景片及重叠图

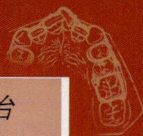

⑥ 先天缺失 1 颗下切牙减数第一双尖牙种植体支抗矫治双颌前突

诊治医师：卢海平　钟　冲

病 例 简 介

女，19 岁 4 个月，主诉上前牙前突。Ⅱ类颌骨畸形，下颌后缩；安氏Ⅱ类磨牙关系；$\underline{2}|$ 缺失；前牙深覆盖、深覆𬌗，$45|$ 与对颌牙正锁𬌗。拔除 $\dfrac{4}{4}\bigg|\dfrac{4}{}$ 后固定矫治器矫治，种植体加强支抗。固定矫治器矫治 1.5 年。矫治后面形改善明显，咬合关系理想。

关键词： 成年骨型Ⅱ类　下切牙缺失　减数第一双尖牙　种植体支抗

一般信息　女，19 岁 4 个月，主诉上前牙前突。

临床检查

　　口内检查　磨牙关系远中。上牙弓前突。上、下牙列拥挤 1～2 mm，Spee 曲线 3 mm。　前牙覆盖 7 mm，覆𬌗 3 mm。右下侧切牙缺失，左上第一、第二双尖牙与对颌牙正锁𬌗。

　　口外检查　凸面型，上下牙弓前突，下颌后缩。开唇露齿。下颌开闭口运动无异常，关节区无弹响，双侧耳屏前无压痛。

病史及家族史　无特殊。

X 线片检查　全景片可见 $8|$ 近中倾斜阻生。头影测量表明上颌及上牙弓前突，下颌后缩，下切牙唇倾。测量值见表 8-6。

诊断

　　面型：凸面型

　　骨型：Ⅱ类

　　牙型：安氏Ⅱ类 1 分类

患者存在问题

　　1. 上颌及上牙弓前突，下颌后缩。

　　2. $\underline{2}|$ 缺失。

　　3. 开唇露齿。

治疗设计

　　1. 减数 $\dfrac{4}{}\bigg|\dfrac{4}{4}$；

　　2. 直丝弓固定矫治技术；

　　3. 种植体支抗；

　　4. 右下尖牙改形。

285

矫治过程　减数上颌及左下第一双尖牙后，粘接直丝弓矫治器，经过 0.012 英寸、0.018 英寸镍钛圆丝、0.019 英寸 ×0.025 英寸镍钛方丝逐步排齐换至上颌 0.019 英寸 ×0.025 英寸、下颌 0.018 英寸 ×0.025 英寸不锈钢方丝，历时 6 个月，其间一直利用种植体支抗往后结扎后移尖牙。关闭间隙过程中使用右侧 Ⅱ 类及中线牵引调整下牙弓中线，11 个月后间隙关闭。再换用 0.016 英寸不锈钢圆丝进行 2 个月的精细调整后拆除固定矫治器，戴上颌 Hawley 保持器，下颌固定舌侧保持器。结果见图表 8-6。

分析小结　患者为较严重的上颌前突、下颌后缩的一侧下切牙缺失成年病例。拔除上颌及左下第一双尖牙后使用种植体支抗尽可能内收前牙。由于下颌是单侧拔牙，在关闭间隙的早期，即用单侧 Ⅱ 类牵引及中线牵引调整中线，矫正结束后上下颌中线一致。

矫正完成后面形有很大程度改善，嘴唇能自然闭合，咬合关系良好。但不足之处在于：替代右下侧切牙的尖牙牙根舌向转距不够；由于患者下颌及颏部显后缩，右下侧切牙先天缺失，下颌单侧拔牙下切牙的直立内收不够，故侧面形仍不够理想。

表 8-6　治疗前后头影测量数据比较

测量项目	治疗前	治疗后	正常𬌗恒牙期均值
SNA	86.0	82.8	82.8 ± 4.0
SNB	78.4	77.6	80.1 ± 3.9
ANB	7.6**	5.2*	2.7 ± 2.0
Wits（mm）	5.0**	1.7*	− 1.2 ± 2.5
U1-PP	119.8*	104.0**	114.1 ± 3.9
L1-MP	107.3**	99.2	92.6 ± 7.0
U1-L1	106.7**	130.5	125.4 ± 7.9
SN-MP	36.1	34.7	34.4 ± 5.0
FH-MP	30.5	29.0	27.2 ± 4.7
L1-APo（mm）	5.6	3.0	4.9 ± 2.1
Li-E（mm）	− 5.2**	− 1.5*	0.6 ± 1.9

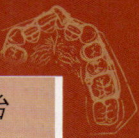

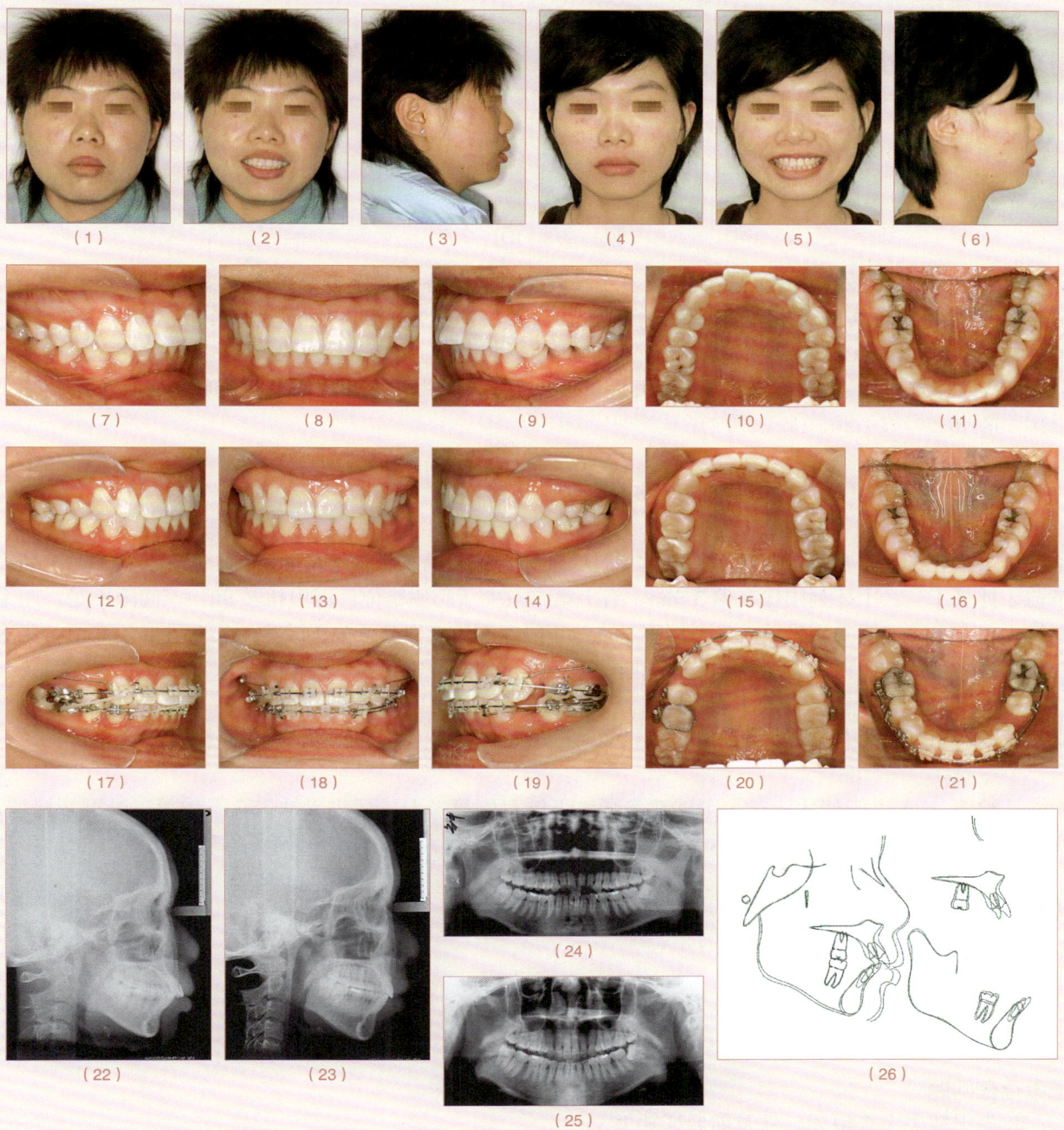

图 8-6　治疗前、中、后面𬌗像及 X 线片

（1）～（3）治疗前面像；（4）～（6）治疗后面像；（7）～（11）治疗前𬌗像；（12）～（16）治疗后𬌗像；（17）～（21）种植体支抗内收上前牙，同时使用右侧Ⅱ类及中线牵引调整下牙弓中线；（22）～（26）治疗前后头颅侧位片、曲面断层片及重叠图

⑦ 多数牙先天缺失减数右上第二双尖牙正畸种植修复联合治疗

诊治医师：寻春雷

病例简介

男，16岁5个月，主诉缺失多个牙齿，牙齿不齐。Ⅰ类颌骨畸形；安氏Ⅰ类磨牙关系；均角病例；多个牙齿缺失。减数右上第一双尖牙，固定矫治器矫治25个月。矫治后咬合关系理想。

关键词： 安氏Ⅰ类　先天缺失上侧切牙　先天缺失双尖牙　减数双尖牙　辅助修复矫治

一般信息　男，16岁5个月，主诉缺失多个牙齿，牙齿不齐。

临床检查　恒牙𬌗，磨牙、尖牙关系基本中性。前牙覆𬌗覆盖正常。下前牙舌倾。上前牙中缝2.5 mm，下前牙拥挤Ⅰ°。上牙列中线左偏3 mm。右上第二双尖牙腭侧错位，近中扭转90°，间隙不足。左上侧切牙、左上第二双尖牙先天缺失，间隙不足；下颌双侧第二双尖牙先天缺失，第二乳磨牙滞留。侧貌协调，直面型。开闭口运动无异常，无弹响，双侧耳屏前无压痛。

病史及家族史　父母亲无先天缺牙畸形。

X线片检查　左上侧切牙、左上第二双尖牙、下颌双侧第二双尖牙先天缺失，下颌第二乳磨牙滞留，左下第三磨牙阻生。头影测量显示上中切牙唇倾，下中切牙舌倾。测量值见表8-7。

诊断
面型：直面型
骨型：Ⅰ类
牙型：安氏Ⅰ类

患者存在问题
1. 先天缺失多个恒牙，涉及前后牙缺失。
2. 上颌先天缺牙致上颌中线不调，缺牙间隙散在分布，修复困难。
3. 下颌第二乳磨牙滞留致下前牙拥挤。
4. 下前牙舌倾。
5. 右上第二双尖牙的严重错位。

治疗设计　拔除右上第二双尖牙，直丝弓固定矫治技术；正畸关闭先天缺失双尖牙间隙；左上先天缺失侧切牙择期种植修复。

矫治过程　减数拔牙固定矫治25个月。右上侧切牙种植修复。结果见图表8-7。

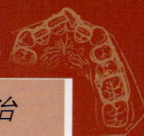

分析小结　　本病例为安氏Ⅰ类牙𬌗畸形，伴有多个恒牙先天缺失。上颌先天缺失左上侧切牙和左上第二双尖牙，由于无乳牙滞留，并且未进行间隙保持，导致间隙散在分布，修复困难，同时上牙列中线明显左偏。下颌先天缺失第二双尖牙，由于乳磨牙滞留致下颌前牙区出现拥挤，同时为了适应上颌缩小的牙弓，下颌前牙出现比较明显的舌侧倾斜。

考虑患者的面型协调，上前牙较为直立，下颌前牙区的拥挤不大，且可以通过乳磨牙拔除后的过大间隙解决一部分前牙区的拥挤，因此最开始设计的矫治方案是不拔牙矫治，上颌集中并扩大间隙至左上侧切牙和左上第一双尖牙部位。同时调整上牙列中线，缺失牙择期修复，右上第二双尖牙需开展间隙并排齐。下颌拔除滞留乳磨牙，排齐牙列，维持适当第二双尖牙间隙并择期修复。此方案下颌的处理要相对简单，主要精力可能要花费在上颌右侧第二双尖牙的处理上，以及上中线的调整和间隙的恢复。另外此方案很大的一个不足是患者需要种植修复 3 颗牙齿。

在不拔牙矫治方案实施 2 个月之后，作者修正了治疗方案并与患者家属沟通，决定减数右上第二双尖牙，绕开由于它带来的棘手问题。通过正畸治疗关闭所有的第二双尖牙间隙，一方面可以避免由于左上扩展 2 颗缺牙间隙所带来的前牙唇倾，影响种植修复效果；另一方面可以简化修复治疗，只需种植修复左上侧切牙即可。相比较不拔牙方案，拔牙方案简化了上牙弓的正畸治疗，但在下颌由于要关闭较大的乳磨牙间隙，同时由于不需要太多的内收下前牙，因此主要通过前移下磨牙关闭缺牙间隙成为治疗的要点。关闭间隙治疗中在弓丝上增加下前牙的正转矩和使用Ⅱ类颌间牵引，是需要注意采取的一些控制措施。

在正畸治疗的最后阶段，当左上侧切牙维持适当间隙，并且不需要矢状向牙弓位置调整时，可以开始种植修复的治疗工作，这样可以尽可能缩短患者整个齿科治疗的疗程。

表 8-7　治疗前后头影测量数据比较

测量项目	治疗前	治疗后	正常𬌗恒牙期均值
SNA	83.5	84.0	82.8 ± 4.0
SNB	83.5	83.5	80.1 ± 3.9
ANB	0[*]	0.5[*]	2.7 ± 2.0
Wits（mm）	− 4.0[*]	− 6.0[**]	− 1.5 ± 2.1
U1-PP	134.5[**]	112.0	114.1 ± 3.9
L1-MP	85.5[*]	90.0	96.5 ± 7.1
U1-L1	134.5[*]	137.0[*]	125.4 ± 7.9
SN-MP	28.5	29.5	34.4 ± 5.0
FH-MP	26.0[*]	27.5[*]	27.2. ± 4.7
L1-APo（mm）	4.5	2.0	4.9 ± 2.1
Li-E（mm）	1.0	− 3.0	0.6 ± 1.9

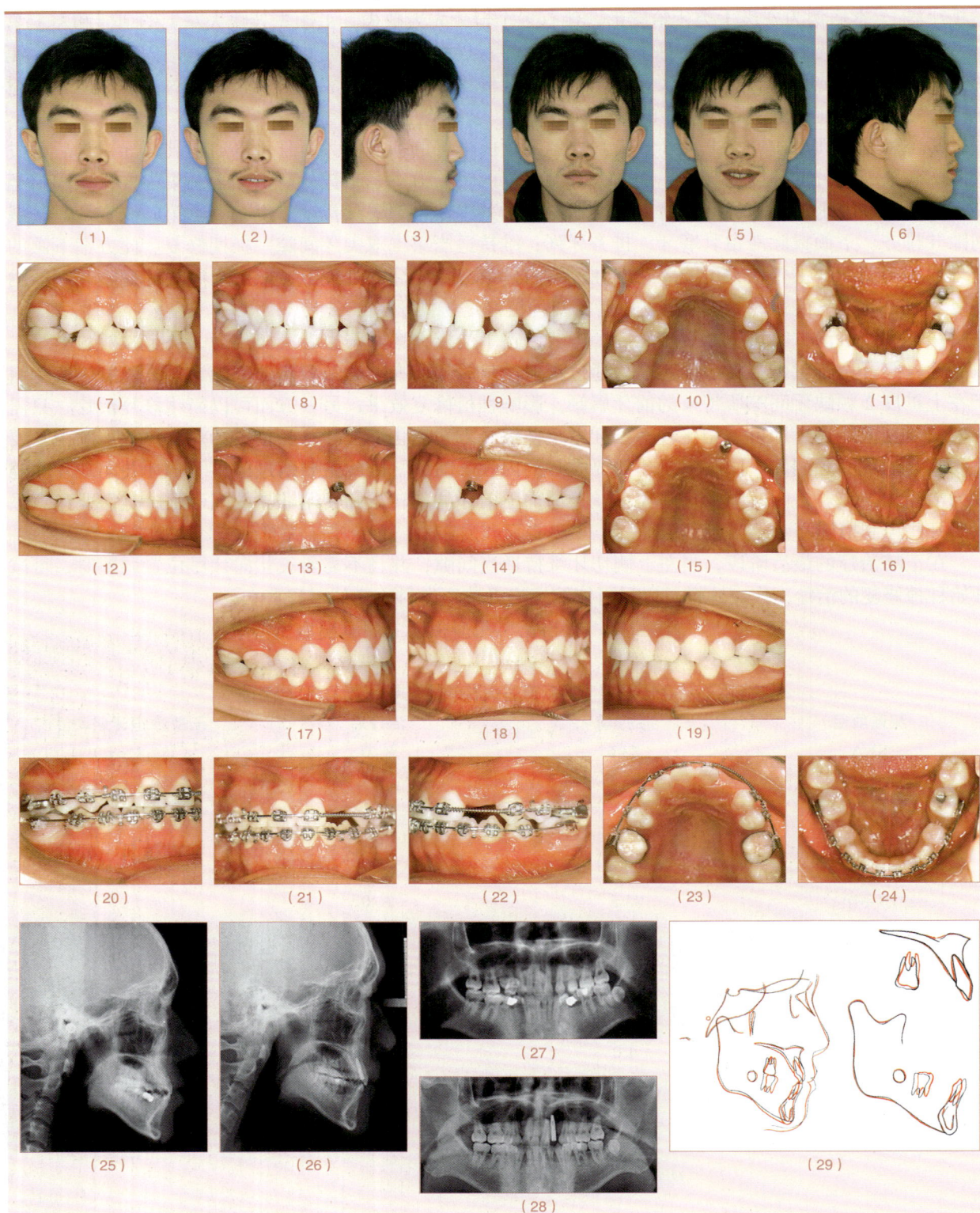

（1）　　　　　　（2）　　　　　　（3）　　　　　　（4）　　　　　　（5）　　　　　　（6）

（7）　　　　　　（8）　　　　　　（9）　　　　　　（10）　　　　　　（11）

（12）　　　　　　（13）　　　　　　（14）　　　　　　（15）　　　　　　（16）

（17）　　　　　　（18）　　　　　　（19）

（20）　　　　　　（21）　　　　　　（22）　　　　　　（23）　　　　　　（24）

（25）　　　　　　（26）　　　　　　（27）

（28）　　　　　　（29）

图 8-7　治疗前、中、后面𬌗像及 X 线片

（1）～（3）治疗前面像；（4）～（6）治疗后面像；（7）～（11）治疗前𬌗像；（12）～（16）治疗后𬌗像；（17）～（19）种植修复治疗后𬌗像；（20）～（24）治疗中𬌗像；（25）～（29）治疗前后头颅侧位片、曲面断层片及重叠图

第 9 章

埋伏阻生牙的矫治

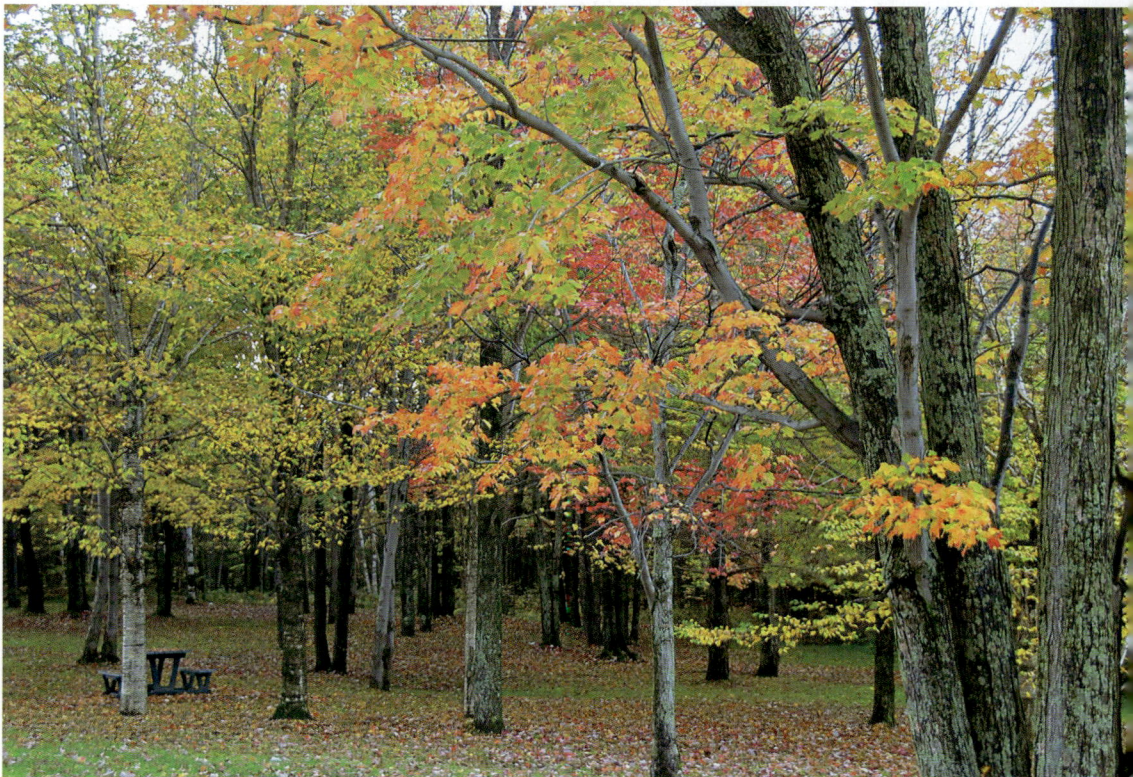

傅民魁 摄

① 下颌双侧尖牙于下中切牙唇侧阻生的非减数矫治

诊治医师：刘　怡

病 例 简 介

女，11 岁，要求治疗下颌阻生尖牙。替牙牙合，安氏 I 类，$\frac{E|E}{EC|CE}$ 未替换，上下牙列少量间隙，覆牙合覆盖 I°。X 线片可见，牙列完整，下颌尖牙阻生于下中切牙根唇侧，下颌乳尖牙滞留，第三磨牙均存在。手术开窗牵引下颌尖牙入牙弓，牵引顺利，术后牙列中性关系，覆牙合覆盖理想。

关键词：下颌尖牙阻生，安氏 I 类

一般信息　女，11 岁，要求治疗下颌尖牙阻生。

临床检查　替牙牙合，安氏 I 类，$\frac{E|E}{EC|CE}$ 未替换，上下牙列少量间隙，覆牙合覆盖 I°。下切牙根唇侧可及明显隆起，下切牙由于阻生尖牙压迫，牙冠唇向倾斜。侧貌理想。

X 线片检查及分析　曲面断层片可见双侧下颌尖牙阻生于切牙区，无恒牙缺失，第三磨牙均存在。头影测量示 I 类骨型，直面型，下切牙唇倾。下切牙根尖片未见明确根吸收。

病史及家族史　无相关病史。

诊断

面型：直面型

骨型：I 类

牙型：安氏 I 类，双侧下颌尖牙阻生

患者存在问题

1. 双侧下颌尖牙阻生。
2. 乳牙未替换。
3. 下切牙唇倾。

治疗设计

1. 下颌固定矫治器，片段弓技术；
2. 唇侧开窗暴露下颌尖牙，粘接牵引；
3. 尖牙离开切牙根部后，上下固定矫治器常规治疗；
4. 保持。

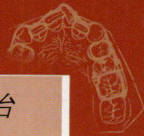

矫治过程

1.1 ～ 12 个月，下颌固定矫治器，片段弓。同时唇侧开窗阻生尖牙，粘接，向远中牵引。

2.12 ～ 36 个月，上颌粘接固定矫治器，排齐牙列，关闭散隙，继续牵引下颌尖牙入牙弓。治疗后一年，常规保持，未见明显复发。矫治结果见图表 9-1。

分析小结   病人主要畸形为双侧下颌尖牙阻生，此外没有其他严重牙列问题，面型理想。诊断及治疗的重点在评价阻生尖牙及邻牙的健康状况，是否有牵引的可能性以及牵引的困难程度。该病例为非拔牙病例，所以不能将阻生尖牙拔除来简化治疗；由于阻生于切牙区，对切牙根位置影响较大，治疗中下切牙的转矩较难控制；另外阻生牙冠位于游离龈下，将来尖牙龈缘形态可能会不理想。治疗过程中，利用双侧下颌后牙为支抗进行牵引，弓丝长度略长于牙弓长度，保持尖牙在牵引时不会压迫切牙牙根。另外除了向远中的拉力外，也利用两阻生尖牙的交互支抗，用推簧向远中移动。对下切牙仅仅用结扎丝控制在一起，并不进行加力，在尖牙移动过程中，切牙的自由度可以保护牙根不受过大的压力。牵引一年后，尖牙离开切牙根方，此时替牙完成，上颌固定矫治器，进入常规矫治，继续进行尖牙牵引。对比双侧尖牙可见右侧牵引后结果好于左侧，这是由于左侧尖牙根尖更偏向近中，下颌齿槽嵴较薄，远中牵引困难较大。下切牙在治疗后仍可见唇倾，由于唇侧阻生尖牙占据，骨质较少，控根效果不理想。但治疗后半年复查，没有明显复发。

表 9-1　治疗前后头影测量数据比较

测量项目	治疗前	治疗后	正常验均值及标准差
SNA	80.9	84.4	82.8 ± 4.0
SNB	78.1	80.5	80.1 ± 3.9
ANB	2.8	3.9	2.7 ± 2.0
Wits（mm）	− 1.1	2.4	− 1.3 ± 2.9
U1-SN	107.1	113.6	105.7 ± 6.3
U1-L1	105.3	106.9	125.4 ± 7.9
FMA（MP-FH）	26.9	24.1	31.3 ± 5.0
IMPA（L1-MP）	113.8[*]	110.1	93.9 ± 6.2
FMIA（L1-FH）	39.2	45.8	54.9 ± 6.1
L1-APo（mm）	4.3	3.0	4.9 ± 2.1

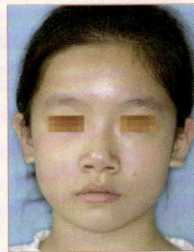
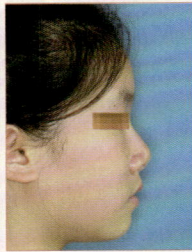
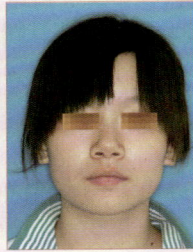
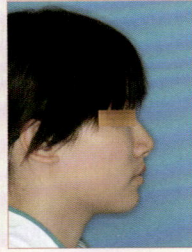

（1） （2） （3） （4）

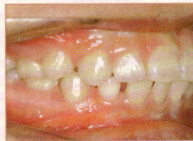
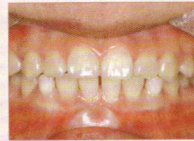
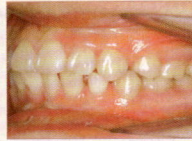
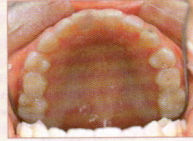
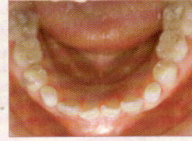
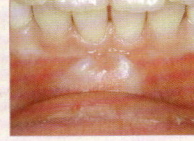

（5） （6） （7） （8） （9） （10）

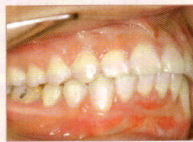
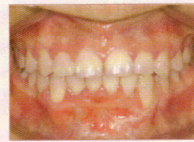
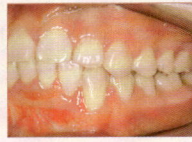
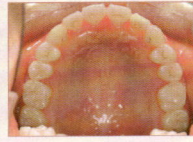
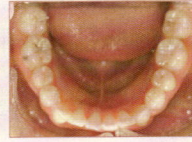
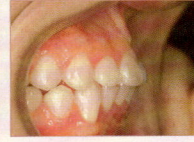

（11） （12） （13） （14） （15） （16）

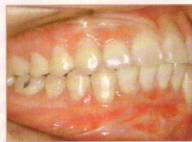
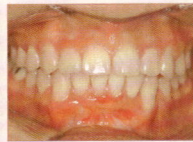
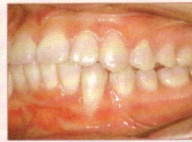
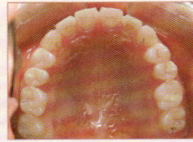
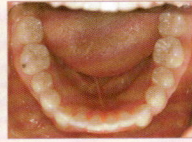

（17） （18） （19） （20） （21）

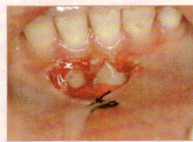
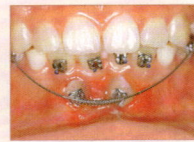
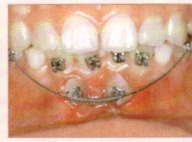
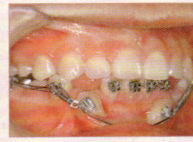
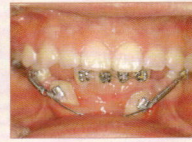
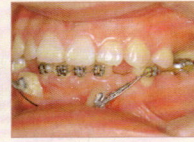

（22） （23） （24） （25） （26） （27）

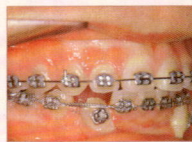
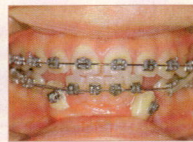
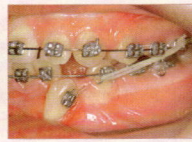
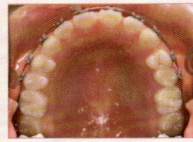
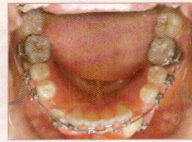

（28） （29） （30） （31） （32）

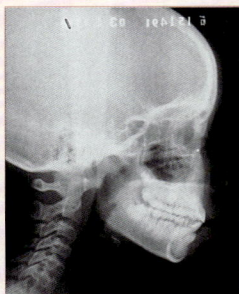
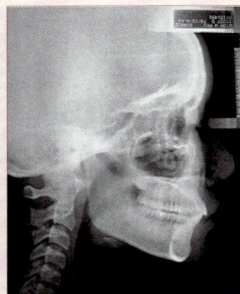
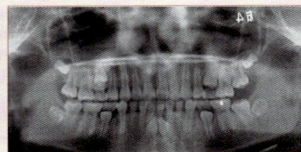
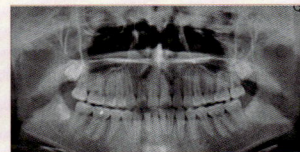

（33） （34） （35） （36）

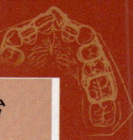

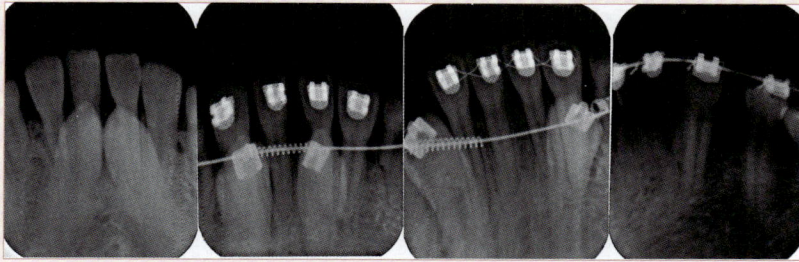

（37）

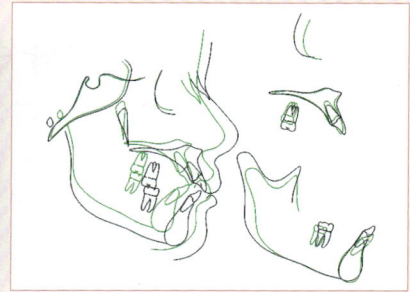

（38）

图 9-1　治疗前、中、后面𬌗像及 X 线片

（1）～（2）治疗前面像；（3）～（4）治疗后面像；（5）～（10）治疗前𬌗像；（11）～（16）治疗后𬌗像；（17）～（21）治疗后半年𬌗像；（22）～（32）治疗中下颌尖牙的开窗牵引；（33）～（36）治疗前、后头颅侧位片及全景片；（37）牵引过程中下切牙根尖片；（38）治疗前后重叠图

② 减数第一双尖牙矫治左上颌尖牙阻生

诊治医师：刘 怡

病 例 简 介

女，13 岁，要求治疗牙列不齐。临床检查双侧磨牙中性关系，左侧上颌乳尖牙滞留，上颌中度拥挤，前牙对刃。影像学检查可见，上颌切牙明显唇倾，左上尖牙骨内阻生，CT 显示尖牙牙冠阻生于切牙根尖唇侧。手术开窗牵引阻生尖牙进入牙弓，减数另外 3 个第一双尖牙，排齐上下牙列，关闭拔牙间隙。治疗结束牙列中性关系，尖牙中性关系，覆𬌗覆盖理想，侧貌直面型。

关键词：尖牙阻生，安氏Ⅰ类

一般信息 女，13 岁，要求治疗牙列不齐。

临床检查 双侧磨牙中性关系，右侧尖牙中性关系，右上侧切牙舌向，左侧上颌乳尖牙滞留，上颌中度下颌轻度拥挤，前牙对刃，上切牙唇倾明显，侧貌理想。

X 线片检查及分析 曲面断层片可见左上尖牙骨内阻生，牙冠向近中倾斜，左上乳尖牙滞留，4 个第三磨牙存在。

CT 片上可见阻生尖牙位于中切牙与侧切牙根尖唇侧，根直，长度理想。头颅侧位片：Ⅰ类骨型，上下切牙唇倾。

病史及家族史 无相关病史。

诊断
面型：直面型
骨型：Ⅰ类骨型
牙型：安氏Ⅰ类，左上尖牙阻生

患者存在问题
1. 左上尖牙阻生。
2. 左上乳尖牙滞留。
3. 上下切牙唇倾。
4. 牙弓轻度拥挤。

治疗设计
1. 上颌设计牵引装置，手术开窗暴露左上尖牙，牵引出龈；
2. 拔除左上滞留乳尖牙；
3. 减数上下第一双尖牙，排齐上下牙列，关闭拔牙间隙；
4. 精细调整。

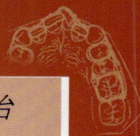

矫治过程

1. 1～9 个月，上颌设计牵引装置，从唇侧手术开窗暴露左上尖牙，将尖牙冠向远中牵引，同时施加轻度向唇侧力量，让尖牙冠远离切牙牙根。

2. 10～32 个月，尖牙牙冠出龈，并且彻底离开切牙牙根后，拔除左上滞留乳尖牙，减数 4 个第一双尖牙，继续牵引尖牙的同时排齐上下牙列，关闭拔牙间隙。

3. 精细调整。

矫治结果见图表 9-2。

分析小结　该病例最严重畸形为上颌尖牙阻生，由于有 CT 的辅助诊断，尖牙阻生情况清晰。阻生尖牙以牙冠移位为主，根尖位置基本正确；牙冠阻生于中切牙侧切牙根尖唇侧；阻生尖牙根长度理想，根较直。从尖牙的健康状况来考虑，此阻生尖牙有保留价值。但从阻生位置来看，阻生在唇侧游离龈部位，开窗牵引后将来牙龈形态不理想；另外由于阻生位于切牙根尖唇侧，如果牵引不当，可能会对切牙根尖造成压迫，甚至造成根的吸收。病人侧貌理想，但上下切牙均较为前倾，在排齐牙列后前倾可能会进一步加重，因此选择减数治疗。由于阻生尖牙的开窗牵引存在一定风险，因此治疗步骤上我们先对阻生牙进行牵引，在确定阻生牙牵引顺利，邻牙健康状况理想的情况下，再减数双尖牙。不拔除阻生尖牙牵引不顺利的情况下，拔除尖牙，左侧需要保留双尖牙。一般来说阻生牙的位置变化很大，因此没有固定的牵引方式，需要根据临床情况设计个性化的牵引方法与装置。该病例尖牙位于切牙根尖唇侧，在最初牵引时力量应该向远中，避免向𬌗方的力量；另外，为了对切牙根不产生压迫力量，还要有一部分颊向的力量使尖牙冠在远中移动的同时离开牙弓。牵引到牙冠离开切牙根面，进入尖牙区域时，减数双尖牙，进入常规矫治阶段。阻生尖牙压迫在切牙唇侧，因此造成切牙根舌向冠唇向的前倾状态，在后期的矫治中，也需要对切牙转矩进行纠正。尖牙很长的移动距离，以及前牙转矩的控制都是造成矫治时间较长的原因。最终治疗结果可见尖牙建立中性关系，但牵引出的尖牙龈形态不理想，可以考虑将来进行牙龈移植进行修复。

表 9-2　治疗前后头影测量数据比较

测量项目	治疗前	治疗后	正常𬌗均值及标准差
SNA	82.2	81.3	82.8 ± 4.0
SNB	80.3	79.5	80.1 ± 3.9
ANB	2.0	1.8	2.7 ± 2.0
Wits（mm）	− 5.6	− 3.7	− 1.3 ± 2.9
U1-SN	118.0	115.8	105.7 ± 6.3
U1-L1	108.7	111.8	125.4 ± 7.9
FMA（MP-FH）	24.7	27.3	31.3 ± 5.0
IMPA（L1-MP）	100.7	96.9	93.9 ± 6.2
FMIA（L1-FH）	54.5	55.8	54.9 ± 6.1
Li -E（mm）	2.8	− 1.1*	1.4 ± 1.9

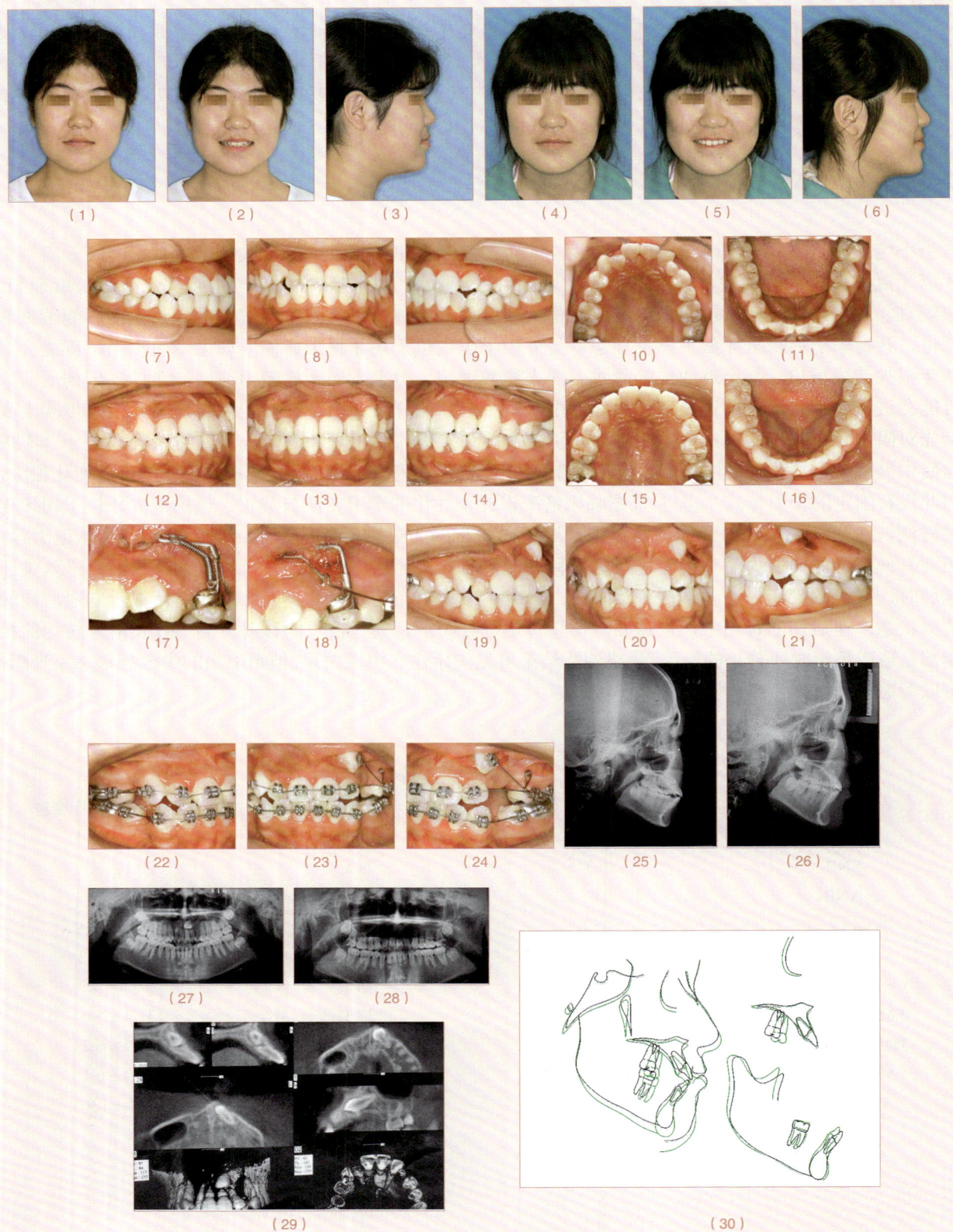

图 9-2　治疗前、中、后面𬌗像及 X 线片

（1）～（3）治疗前面像；（4）～（6）治疗后面像；（7）～（11）治疗前𬌗像；（12）～（16）治疗后𬌗像；（17）～（24）左上尖牙的牵引过程；（25）～（29）治疗前、后头颅侧位片，全景片及阻生牙CT片；（30）治疗前后重叠图

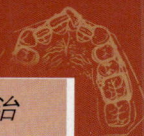

③ 左上中切牙埋伏阻生不对称减数矫治拥挤

诊治医师：钱玉芬

病 例 简 介

女，16 岁 10 个月，主诉牙齿排列不齐。Ⅰ类颌骨关系；安氏Ⅰ类磨牙关系，右侧尖牙安氏Ⅰ类、左侧尖牙安氏Ⅱ类关系；正常下颌平面角；前牙浅覆盖、浅覆𬌗，上下牙弓拥挤。患者生长发育已过高峰期。左上中切牙冠向上埋伏阻生，拔牙后固定矫治器矫治 2 年。矫治后面形改善，咬合关系理想，上中线左偏 3 mm。

关键词：安氏Ⅰ类 阻生牙 不对称拔牙 方丝弓

一般信息 女，16 岁 10 个月。2003 年 7 月 17 日因牙齿不齐而就诊。

临床检查 恒牙𬌗，磨牙关系中性，下前牙拥挤 4 mm，Spee 曲线高 3 mm 。前牙浅覆盖 1mm、浅覆𬌗。左上中切牙未萌，上中线左偏 3 mm，上下牙列拥挤。开闭口运动无异常，双侧耳屏前无压痛，开闭口无弹响。

X 线片检查及分析 左上中切牙冠向上埋伏阻生，头影测量显示上下中切牙唇倾，测量值见表 9-3。

病史及家族史 未见异常。

诊断
面型：直面型
骨型：Ⅰ类
牙型：安氏Ⅰ类

患者存在问题
1. ⌐1 埋伏阻生。
2. 上下牙弓拥挤。
3. 上中线左偏 3 mm。

治疗设计
1. 方丝弓固定矫治技术，减数 4 个第一双尖牙；
2. 左上侧切牙烤瓷冠修复代替左上中切牙。

矫治过程 减数固定矫治器治疗 2 年；Hawley 保持器保持 2 年。结果见图表 9-3。

分析小结 患者Ⅰ类颌骨关系，安氏Ⅰ类磨牙关系，正常下颌平面角，上下牙弓拥挤。左上中切牙埋伏，上中线左偏及前牙对刃𬌗。患者左上中切牙为冠向上埋伏牙，无法萌出，这就使得在牙量大于骨量的情况下，缺牙区两侧牙向缺隙侧倾斜移动，上中线左偏，该名患者的矫治设计有两种方案：①拔 4 个第一双尖牙，解决拥挤，纠正中线，修复缺失牙。②拔除埋伏的左上中切牙，侧切牙替代中切牙，尖牙改形，右侧拔第一双尖牙解决中线问题，下颌常规拔第一双尖牙治疗。患者接受第二种方案，遵循少拔牙原则。如何通过拔牙后的间隙再分配达到快速纠正中线是该病人治疗中的一大难点。作者采用右侧上颌非对称的改良片段弓矫治技术牵引右侧尖牙向远中，待其远移为纠正中线提供足够间隙后再上颌整体粘结托槽，同时右侧与治疗中的下颌呈尖牙Ⅰ类关系。治疗的早期通过关闭拔牙间隙同时按治疗计划分配拔牙间隙，较快解决了患者牙弓的不对称，缩短了治疗时间，简化了治疗过程。

表 9-3 治疗前后头影测量数据比较

测量项目	治疗前	治疗后	正常𬌗恒牙早期均值
SNA	88	86.5	82.8 ± 4.0
SNB	84	83.5	80.1 ± 3.9
ANB	4	3	2.7 ± 2.0
Wits（mm）	－ 2	－ 1	－ 1.5 ± 2.1
U1-PP	126[*]	119.5[*]	114.1 ± 3.9
L1-MP	107.5[*]	108[*]	96.5 ± 7.1
U1-L1	103	102	125.4 ± 7.9
PP-MP	23	21	34.4 ± 5.0
N-ANS（mm）	54	56	53.8 ± 2.8
ANS-Me（mm）	70	72	65.8 ± 4.1
ANS-Me / N-Me（%）	56.9	56.9	55.0 ± 2.5

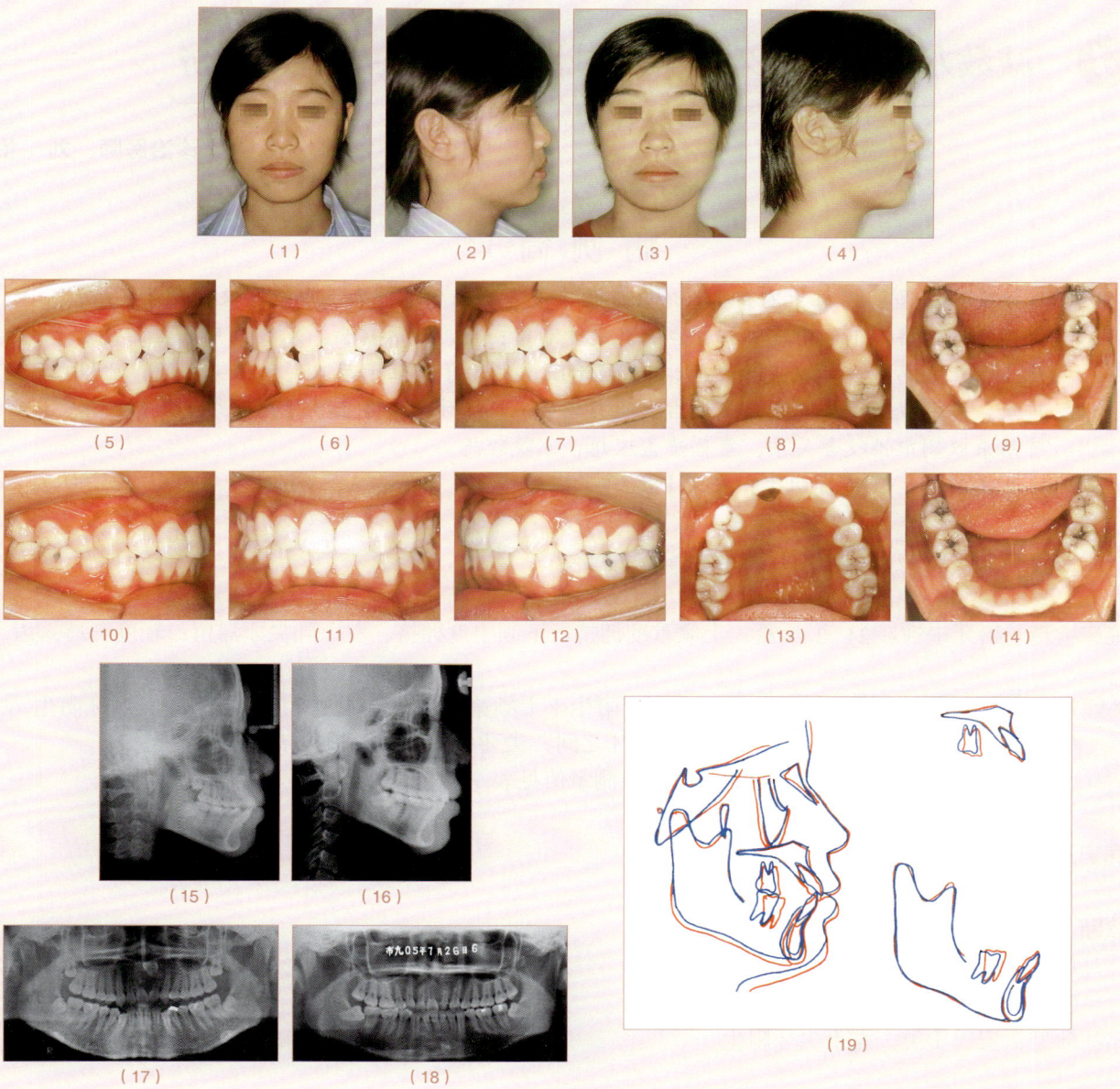

图 9-3　治疗前后面𬌗像及 X 线片

（1）～（2）治疗前面像；（3）～（4）治疗后面像；（5）～（9）治疗前𬌗像；（10）～（14）治疗后𬌗像；（15）～（19）治疗前后头颅侧位片、全景片及重叠图

④ 减数左上阻生尖牙非对称减数第一双尖牙矫治拥挤

诊治医师：刘　怡

病例简介

　　女，15岁，因前牙不齐要求治疗。临床检查磨牙Ⅰ类，右上中切及双侧切牙反𬌗，上颌重度拥挤，下颌中度拥挤，左上乳尖牙滞留；轻度开唇露齿。X线片可见左上尖牙阻生于上颌第一、二双尖牙之间，CT显示阻生尖牙牙冠位于两双尖牙根尖之间，牙根较短。手术拔除阻生尖牙，减数右上及下颌第一双尖牙，排齐上下牙列，纠正反𬌗，治疗结束双侧中性咬合关系，覆𬌗覆盖理想，侧貌理想。

　　关键词：上尖牙阻生　安氏Ⅰ类

一般信息　女，15岁，要求治疗牙列不齐。

临床检查　磨牙中性，<u>21|2</u>反𬌗，上颌重度拥挤，下颌中度拥挤，左上乳尖牙滞留；轻度开唇露齿。

X线片检查及分析　曲面断层片可见左上尖牙阻生于上颌第一、二双尖牙之间。右上第三磨牙阻生。
　　CT可见阻生尖牙牙冠位于第一、二双尖牙之间，尖牙根较短，冠根比接近1∶1。
　　头颅侧位片：Ⅰ类骨型，上中切牙唇倾。测量值见表9-4。

病史及家族史　无相关病史。

诊断
　　面型：直面型
　　骨型：Ⅰ类骨型
　　牙型：安氏Ⅰ类，左上尖牙阻生

患者存在问题
　　1.左上尖牙阻生。
　　2.上下牙列拥挤。
　　3.前牙反𬌗。
　　4.左上乳尖牙滞留。

治疗设计
　　1.拔除左上阻生尖牙及滞留乳尖牙；
　　2.减数右上及下颌第一双尖牙；
　　3.上下颌固定矫治器，排齐上下牙列，矫治前牙反𬌗；
　　4.保持。

矫治过程　拔除左上阻生尖牙及滞留乳尖牙，减数右上及下颌第一双尖牙，上下颌固定矫治器，排齐上下牙列，矫治前牙反𬌗。矫治结果见图9-4。

分析小结　病人因前牙不齐要求矫治，在临床检查中发现阻生左上尖牙。尖牙阻生于第一、二双尖牙之间，增加了牵引的难度，并且CT显示阻生尖牙根较短。但由于病人拥挤度较大，是拔牙矫治的适应证，因此决定拔除阻生尖牙，同时配合双尖牙的减数。这种设计的结果将阻生牙治疗的复杂简化为减数拔牙治疗。这种治疗的结果是上颌双尖牙与下颌尖牙形成中性关系，左侧没有侧方尖牙保护𬌗，虽并不一定会成为病理性的𬌗因素，但在治疗设计中需要考虑到这一点。

表 9-4　治疗前后头影测量数据比较

测量项目	治疗前	治疗后	正常𬌗均值
SNA	83.2	78.8	82.8 ± 4.0
SNB	81.3	80.1	80.1 ± 3.9
ANB	1.9	－ 1.3	2.7 ± 2.0
Wits（mm）	－ 2.2	－ 5.6	－ 1.3 ± 2.9
U1-SN	118.6**	110.0*	105.7 ± 6.3
U1-L1	120.5	128.7	125.4 ± 7.9
FMA（MP-FH）	31.5	32.3	31.3 ± 5.0
IMPA（L1-MP）	91.2	89.2	93.9 ± 6.2
FMIA（L1-FH）	57.4	58.6	54.9 ± 6.1

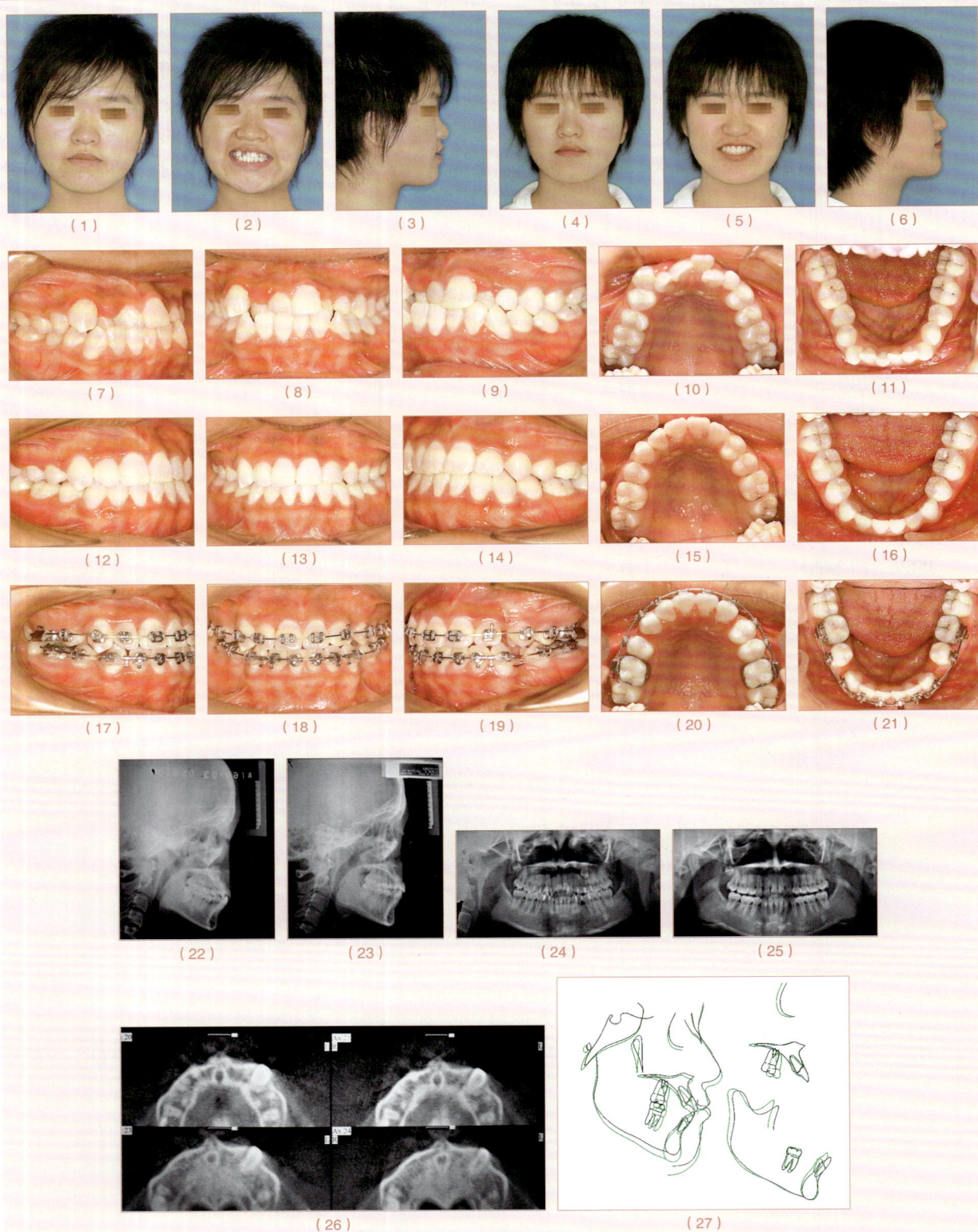

图9-4　治疗前、中、后面𬌗像及X线片

（1）～（3）治疗前面像；（4）～（6）治疗后面像；（7）～（11）治疗前𬌗像；（12）～（16）治疗后𬌗像；（17）～（21）治疗中𬌗像；（22）～（27）治疗前后头颅侧位片、全景片、阻生尖牙CT片及重叠图

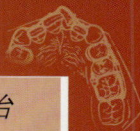

⑤ 右下尖牙埋伏阻生伴牙骨质瘤减数治疗牙列拥挤

诊治医师：刘 怡

病 例 简 介

女，12 岁，要求治疗牙列不齐。直面型，磨牙中性关系，上颌 9 mm 拥挤，下颌右侧乳尖牙滞留，X 线片显示右下尖牙骨内埋伏阻生。减数上颌及左下双尖牙，开窗拔除右下阻生尖牙，排齐上下牙列，关闭排牙间隙。

关键词：阻生牙 安氏 I 类 恒牙早期

一般信息 女，12 岁，要求治疗上下牙列不齐。

临床检查 直面型，磨牙中性关系，上颌 9 mm 拥挤，下颌右侧乳尖牙滞留，远中银汞充填体。深覆𬌗 II°，上颌侧切牙完全舌向反𬌗，上颌第二恒磨牙未完全萌出建𬌗。

X 线片检查及分析 曲面断层片可见右下尖牙阻生于骨内，几乎呈水平位，牙冠在切牙根尖下方，牙根未见明显弯曲，牙冠上方有低密度囊性阴影，边界清晰，以滞留的乳尖牙根尖为中心。阻生尖牙下方可见团块状高密度阴影，牙骨质瘤可能性大。牙列完整，第三磨牙均存在。
头影测量显示无明显异常，详见表 9-5。

病史及家族史 无相关病史。

诊断
面型：直面型
骨型：I 类骨型
牙型：安氏 I 类，右下尖牙阻生

患者存在问题
1. 右下乳尖牙滞留，右下尖牙阻生。
2. 阻生尖牙区囊性及团块状阴影待查。
3. 上下颌重度拥挤，深覆𬌗。

治疗设计
1. 拔除右下阻生尖牙与滞留乳尖牙，囊肿刮治，去除牙骨质瘤。
2. 减数上颌及左下第一双尖牙。
3. 上下固定矫治器，排齐上下牙列。

矫治过程
1～3 个月，拔除右下阻生尖牙与滞留乳尖牙，囊肿刮治，去除牙骨质瘤。X 线片复查。
3～12 个月，拔除上颌及左下第一双尖牙，直丝弓矫治器，排齐上下牙列，关闭拔牙间隙。

12 ～ 15 个月，精细调整。

矫治结果见图 9-5。

分析小结　该病例为单纯拥挤畸形，是典型减数 4 个双尖牙病例。下颌阻生尖牙使畸形的诊断设计变得复杂。下尖牙阻生的病因可能为乳尖牙的根尖病变，乳尖牙可见银汞充填体，根尖炎症发展成根尖囊肿后，加重了尖牙的移位，因此曲面断层片上可见阻生尖牙以牙冠移位为主。此外，阻生尖牙下方可见高密度团块状阴影可能为牙骨质瘤。如果保留此阻生尖牙，除了需要传统的开窗牵引外，还需要考虑目前的病理因素：根尖囊肿和牙骨质瘤。根尖囊肿在拔除滞留乳尖牙后，可能还需要根尖手术才能得到治愈，但手术的恢复不但需要时间，还有造成阻生尖牙根骨粘连的可能。从简化治疗的角度出发，最终选择拔除滞留乳牙与阻生尖牙，同时消除根尖囊肿与牙骨质瘤。这种设计方案从手术的角度来说较为复杂，阻生尖牙的拔除需要去部分骨质，囊肿与牙骨质瘤消除后也造成骨的缺损，术后 3 个月 X 线片复查，骨质得到恢复后才开始进行矫治；此外，由于下尖牙的缺失，矫治结束后上颌尖牙与下第一双尖牙形成中性关系，但由于下第一双尖牙的解剖形态不能与上颌尖牙形成尖牙保护𬌗，因此病人在右侧的侧方运动中没有保护𬌗，两侧不对称，这种功能不对称通过自我调节可以适应，并不一定会造成明显的影响。主动矫治较为简单，12 个月完成，进入保持期，术后 X 线片见下切牙根尖未受任何手术或阻生造成的影响。

表 9-5　治疗前后头影测量数据比较

测量项目	治疗前	治疗后	正常𬌗恒牙早期均值
SNA	81.4	81.0	82.8 ± 4.0
SNB	76.9	77.7	80.1 ± 3.9
ANB	4.5	3.4	2.7 ± 2.0
Wits（mm）	2.0*	－ 2.5	－ 1.3 ± 2.9
U1-NA（mm）	7.6	9.1	3.1 ± 1.6
U1-NA	27.1	25.9	22.4 ± 5.2
L1-NB（mm）	16.3	11.7	6.0 ± 1.5
L1-NB	29.5	26.1	32.7 ± 5.0
U1-L1	118.9	124.6	122.0 ± 6.0
FMA（MP-FH）	31.8	30.2	31.3 ± 5.0
IMPA（L1-MP）	94.7	93.0	93.9 ± 6.2
FMIA（L1-FH）	53.5	56.8	54.9 ± 6.1

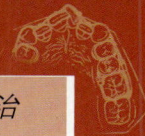

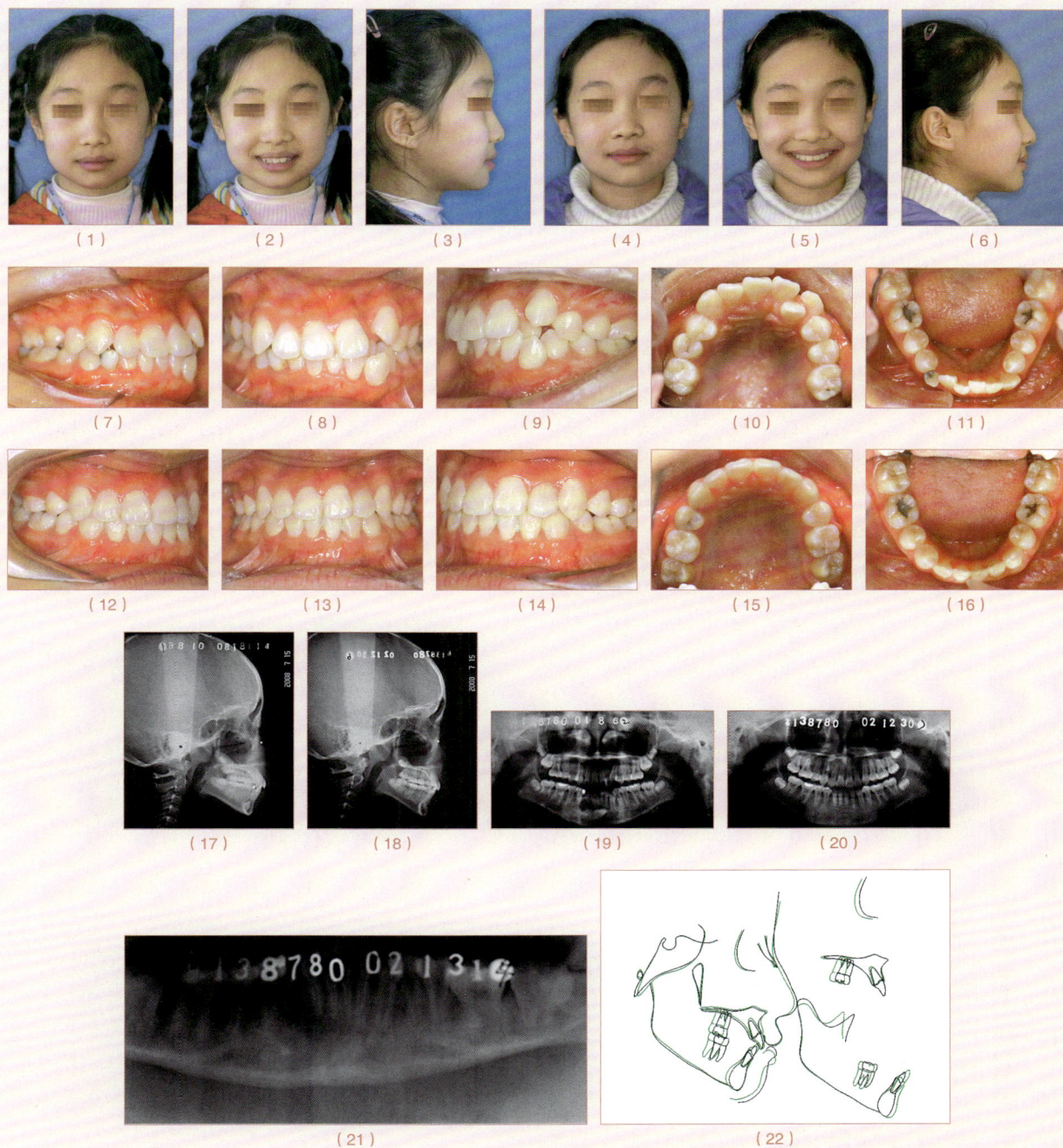

图 9-5　治疗前、中、后面𬌗像及 X 线片

（1）～（3）治疗前面像；（4）～（6）治疗后面像；（7）～（11）治疗前𬌗像；（12）～（16）治疗后𬌗像；（17）～（22）治前后头颅侧位片，全景片，治疗前下颌体腔片及描记重叠图

第 10 章

面部偏斜的矫治

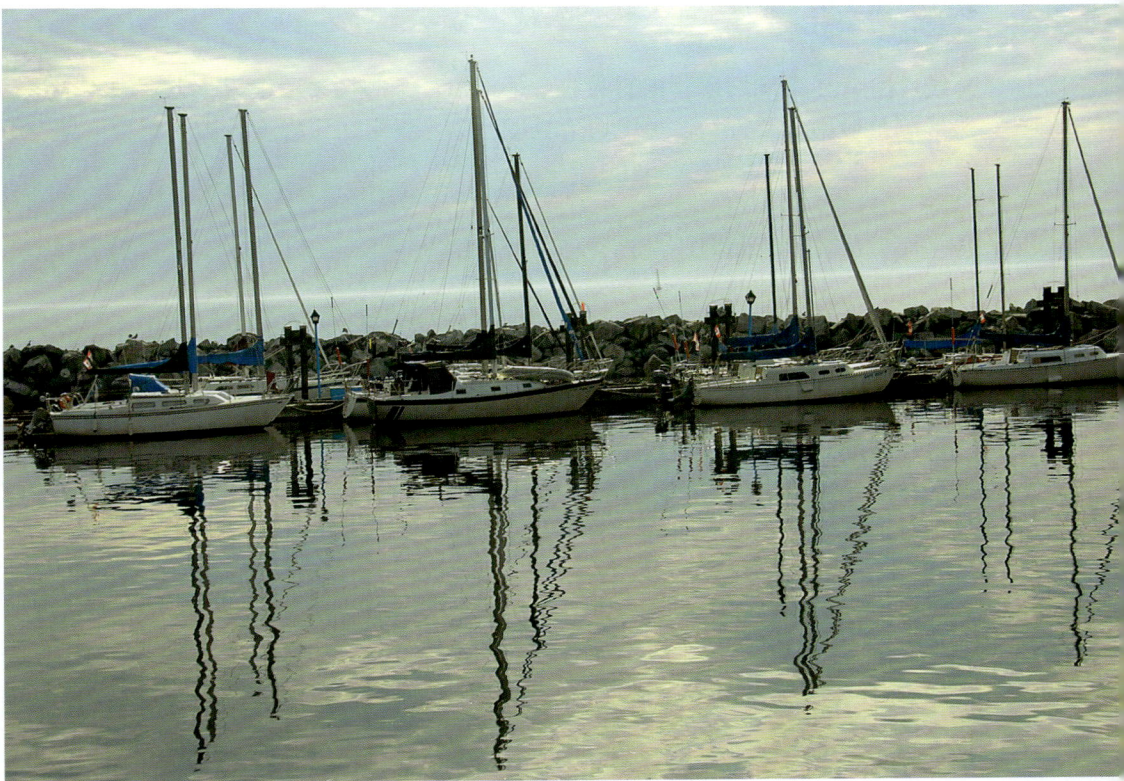

傅民魁 摄

① 减数下切牙矫治安氏Ⅲ类面部偏斜

诊治医师：谷 岩

病 例 简 介

女，15 岁，主诉前牙兜齿，面部偏斜要求治疗。Ⅰ类颌骨畸形，安氏Ⅲ类磨牙关系；下颌平面陡；前牙对刃，上下牙弓轻中度拥挤。减数一个下颌右中切牙，固定矫治器矫治 1.5 年。矫治后面型得到改善，咬合关系理想。

关键词： 安氏Ⅲ类 恒牙早期 不对称拔牙 偏斜

一般信息 女，15 岁，主诉前牙兜齿，面部偏斜。

临床检查 恒牙𬌗，双侧近中磨牙关系，上前牙拥挤 3.5 mm，下前牙拥挤 6.0 mm。前牙对刃。上中线右偏 0.5 mm，下中线左偏 1.5 mm。颏部左偏 2.0 mm。开闭口运动无异常，双侧耳屏前无压痛，开闭口无弹响。

病史及家族史 家族中无类似错𬌗畸形。

X 线片检查 上颌切牙牙根有吸收，牙根短，下颌切牙牙根短。上下颌 4 个第三磨牙牙胚正在发育中。头影测量显示Ⅰ类骨型，上中切牙轻度唇倾，下中切牙轻度舌倾。测量值见表 10-1。

诊断
面型：轻度凹面型
骨型：Ⅰ类
牙型：安氏Ⅲ类

患者存在问题
1. 轻度凹面型，上颌发育不足，颏部左偏。
2. 前牙对刃，单侧后牙反𬌗；安氏Ⅲ类磨牙关系。
3. 上下牙弓轻中度拥挤，上下中线不正。

治疗设计 直丝弓固定矫治技术，减数下颌右中切牙

矫治过程 减数下颌右侧中切牙，固定矫治器治疗 1.5 年；Hawley 保持器保持 2 年。结果见图表 10-1。

分析小结 从颈椎形态分析，患者生长发育接近完成。正面观患者面部偏斜，口内观前牙对刃，单侧后牙反𬌗。向患者及家长提出两种治疗方案：①正畸＋正颌手术矫治牙𬌗畸形及面部偏斜；②单纯正畸矫治，改善咬合及侧貌。患者及家长拒绝手术治疗牙𬌗畸形。由于治疗前患者上颌切牙有根吸收，下颌切牙根短，因此在正畸治疗设计上考虑在矫治过程中，尽可能减少上下切牙的移动，以防牙根吸

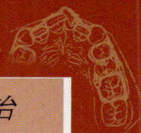

收加重，导致牙齿进一步松动脱落。故矫治方案为采用全口直丝弓矫治器矫治，由于下颌中线左偏，因此拔除下颌右侧中切牙。矫治过程中，密切注意上下牙弓宽度的协调性。由于患者左侧后牙反𬌗，上颌牙弓左侧略窄，在矫治过程中改变弓丝宽度，进行单侧扩弓，使后牙达到正常覆盖，并且分别通过前、后牙段的垂直牵引，建立良好咬合及覆𬌗覆盖关系。同时适当地使用中线牵引和Ⅲ类牵引，改善双侧磨牙和尖牙关系。矫治后双侧尖牙呈Ⅰ类关系。拔牙矫治后下切牙略舌倾，上颌切牙倾斜度基本保持不变，牙根没有发生进一步吸收。正面观患者颏部左偏有改善，患者及家长对疗效满意。

　　但从治疗后的 X 线片看：牙根平行程度不够好，特别是下颌切牙区，应注意完善。

表 10-1　治疗前后头影测量数据比较

测量项目	治疗前	治疗后	正常𬌗恒牙期均值
SNA	81.2	81.2	82.8 ± 4.0
SNB	80.0	79.2	80.1 ± 3.9
ANB	1.2	2.0	2.7 ± 2.0
Wits（mm）	− 4.2[*]	− 3.3	− 1.5 ± 2.1
U1-PP	119.2[*]	123.2[**]	114.1 ± 3.9
L1-MP	87.1[*]	80.2[**]	96.5 ± 7.1
U1-L1	117.9	125.9	125.4 ± 7.9
SN-MP	40.4[*]	43.6[*]	34.4 ± 5.0
FH-MP	32.1[*]	35.5[*]	27.2 ± 4.7
L1-APo（mm）	5.1	3.8	4.9 ± 2.1
Li-E（mm）	3.3	2.1	0.6 ± 1.9

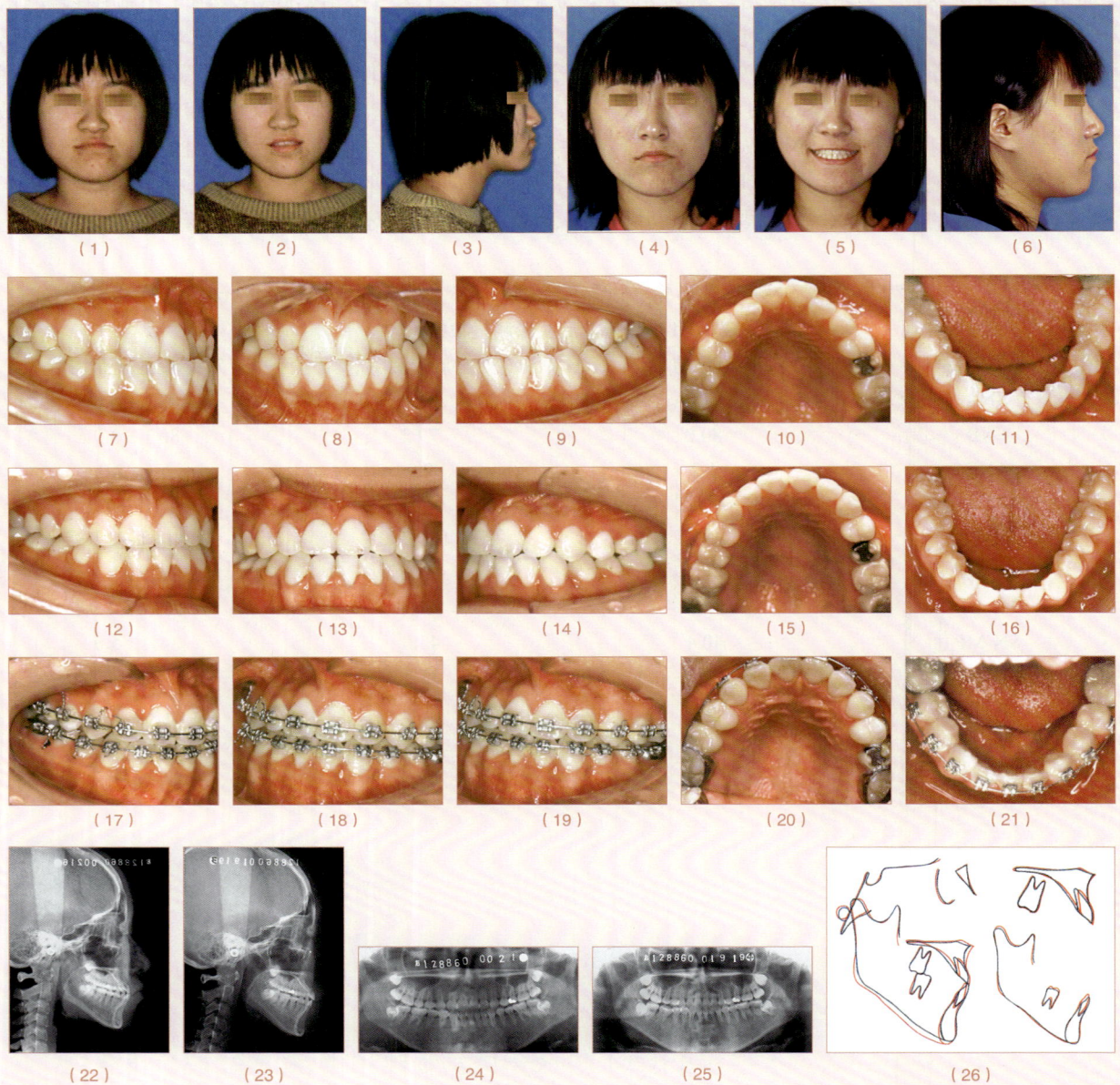

图 10-1　矫治前、中、后面𬌗像及 X 线片

（1）～（3）治疗前面像；（4）～（6）治疗后面像；（7）～（11）治疗前𬌗像；（12）～（16）治疗后𬌗像；（17）～（21）治疗中𬌗像；（22）～（26）治疗前后头颅侧位片、曲面断层片及重叠图

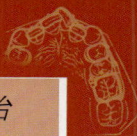

② 不对称减数矫治安氏 Ⅲ 类中线偏斜随访 2.5 年

诊治医师：张若芳

病 例 简 介

女，13 岁 1 个月，主诉牙齿反𬌗和偏斜。下颌颏部向左偏斜约 2.0 mm；Ⅲ 类颌骨关系，安氏 Ⅲ 类磨牙和尖牙关系；前牙反覆𬌗 Ⅱ°、反覆盖 Ⅰ°，左侧牙弓反𬌗。上颌中线右偏 1.5 mm，下颌中线左偏 3.0 mm。拔除上颌和左下第二双尖牙以及右下第一双尖牙，固定矫治器矫治 2 年 6 个月。矫治后面形良好，牙列排齐，咬合和中线改善。追踪 2 年 5 个月，结果稳定。

关键词： 安氏 Ⅲ 类 偏斜 不对称拔牙 恒牙早期

一般信息 女，13 岁 1 个月，主诉牙齿反𬌗和偏斜。

临床表现 面中部略凹陷，下颌向左偏斜约 3 mm。磨牙、尖牙近中关系，$\frac{1}{2}\Big|\frac{5}{5}$ 反覆𬌗 Ⅱ°、反覆盖 Ⅰ°。

上中线右偏 1.5 mm，下中线左偏约 3.0 mm。开闭口运动无异常，关节无弹响，无压痛。

病史及家族史 未发现类似畸形。

X 线片检查 上颌发育不足，骨型 Ⅲ 类。颈椎分析处于 CS4 期。4 个第三磨牙可见。

诊断

面型：凹面型
骨型：Ⅲ 类
牙型：安氏 Ⅲ 类

患者存在问题

1.骨性 Ⅲ 类，上颌发育不足，凹面型。
2.前牙及左侧牙弓反𬌗。
3.安氏 Ⅲ 类磨牙、尖牙关系。
4.上中线右偏，下中线左偏。
5.牙列轻度拥挤。
6.颏部轻度左偏。

治疗设计 拔除 $\frac{5}{4}\Big|\frac{5}{5}$，固定矫治器。上颌𬌗垫式扩弓矫治器扩展上牙弓。

矫治过程

治疗时间 2 年 6 个月。Hawley 保持器进行保持。结果见图表 10-2。

分析小结　患者颈椎分期处于 CS4 期，推断患者发育阶段位于生长发育高峰后约一年左右，因此选择正畸代偿治疗（患者不考虑手术方案）。上颌选择拔除第二双尖牙是由于面中部已经有凹陷，拔牙主要为改善中线，所以靠后拔牙。下颌不对称拔牙，主要是为了调整中线。患者上颌牙弓窄于下颌牙弓，前牙反𬌗，因此戴𬌗垫式扩弓矫治器扩展牙弓的同时，解除前牙干扰便于下前牙内收。治疗后上前牙有一定唇倾，下前牙代偿性舌倾，咬合关系良好。通过追踪观察，咬合稳定，面形协调，第三磨牙也在正常萌出中。

此病例也可能可以通过不拔除前牙而选择拔除第三磨牙的方法进行代偿矫治。考虑到中线的差距很大，拔牙会有利于中线的调整和稳定，因此选择了拔牙方案。

表 10-2　治疗前后头影测量数据比较

测量项目	治疗前	治疗后	治疗后 2 年 5 个月	正常𬌗恒牙早期均值
SNA	75.6*	75.3*	75.4*	82.8 ± 4.0
SNB	79.5	77.3	76.5	80.1 ± 3.9
ANB	− 3.9*	− 2.0*	− 0.9*	2.7 ± 2.0
Wits（mm）	− 7.0*	− 5.5*	− 5.5*	− 1.5 ± 2.1
U1-PP	110.5	117.1	117.2	114.1 ± 3.9
L1-MP	87.5*	78.0*	76.3*	96.5 ± 7.1
U1-L1	136.5*	138.5*	143.5*	125.4 ± 7.9
PP-MP	25.3	27.9	26.3	27.6 ± 4.6
N-ANS（mm）	58.5*	59.0*	60.0*	53.8 ± 2.8
ANS-Me（mm）	68.5	70.0	69.0	65.8 ± 4.1
ANS-Me / N-Me（%）	53.9	54.3	53.5	55.0 ± 2.5
L1-APo（mm）	7.6*	2.5	1.5	4.9 ± 2.1
Li-E（mm）	2.0	1.0	1.5	0.6 ± 1.9

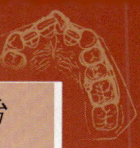

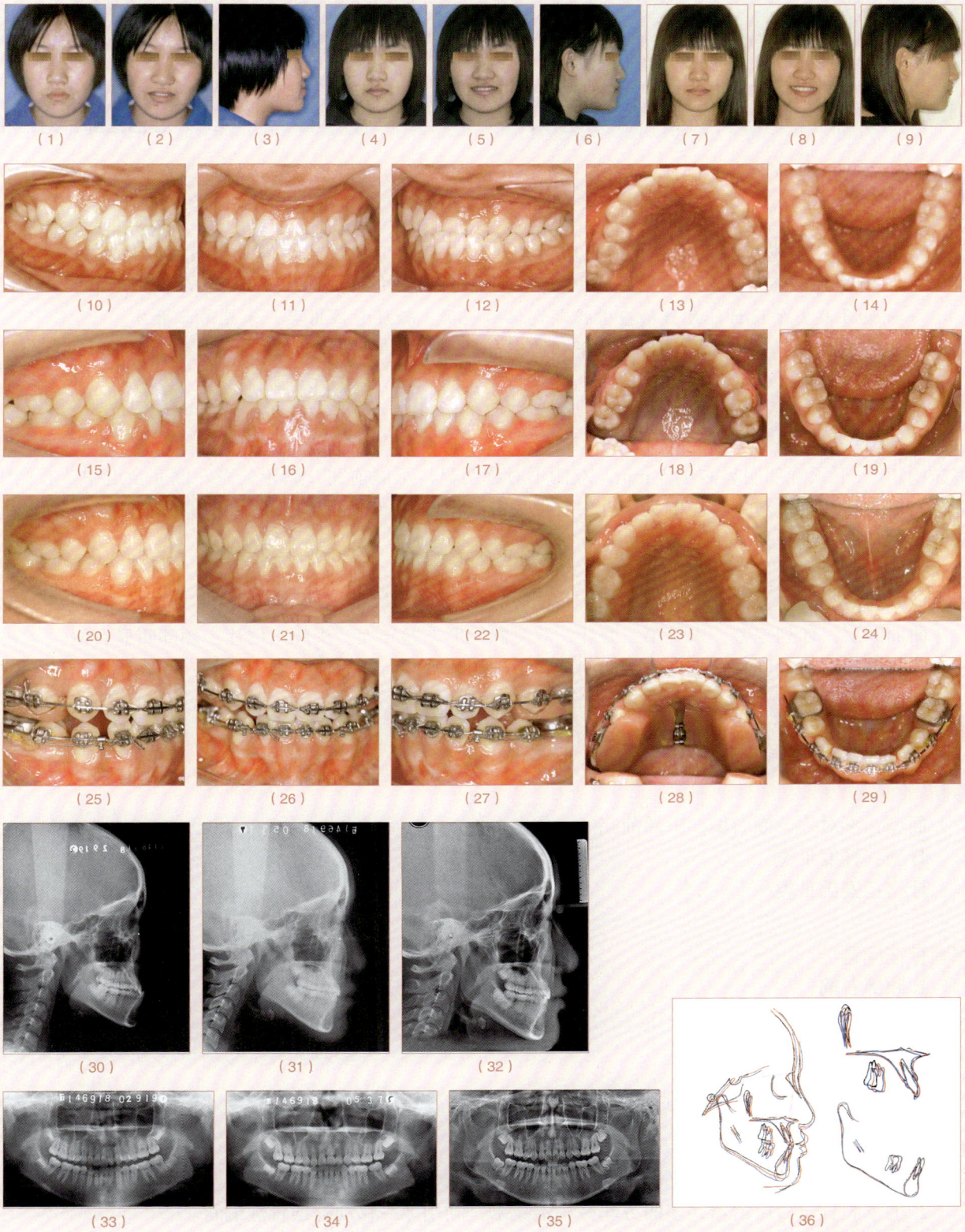

图 10-2 治疗前、中、后、随访面𬌗像及 X 线片

（1）～（3）治疗前面像；（4）～（6）治疗后面像；（7）～（9）治疗后2年5个月面像；（10）～（14）治疗前𬌗像；（15）～（19）治疗后𬌗像；（20）～（24）治疗后2年5个月𬌗像；（25）～（29）治疗中12个月𬌗像；（30）～（36）治疗前、后、随访头颅侧位片，曲面断层片及重叠图

③ 上颌平面𬌗垫多曲方丝弓非减数矫治下颌偏斜

诊治医师：刘　怡

病 例 简 介

　　女，11 岁，要求治疗牙列反𬌗。临床检查可见下颌明显右偏，双侧不对称明显，下颌前突。磨牙关系左侧完全近中，右侧中性，上下中线相差近一个下切牙，上颌右侧侧切牙及尖牙反𬌗。X 线检查骨性颏部偏斜明确，轻度骨性Ⅲ类，未见第三磨牙。

　　关键词：偏斜　骨性Ⅲ类　下颌前突

一般信息　女 11 岁，要求治疗牙列反𬌗。

临床检查　下颌颏部明显右偏 5 mm，双侧不对称明显，下颌前突。磨牙关系左侧完全近中，右侧中性；右侧尖牙远中尖对尖，左侧尖牙近中。上下中线相差近一个下切牙，上颌右侧侧切牙及尖牙反𬌗。右上第二乳磨牙未替换。

X 线片检查及分析

　　曲面断层：牙列完整，未见第三磨牙，双侧髁突形态差异大。头颅正位片：颏部明显右偏。
　　头颅侧位片：轻度骨性Ⅲ类，下颌前突，下中切牙舌倾。测量值见表 10-3。

病史及家族史　母亲有类似畸形。

诊断

　　面型：不对称，颏右偏，下颌前突
　　骨型：轻度Ⅲ类
　　牙型：安氏Ⅲ类

患者存在问题

　　1. 颏部右偏。
　　2. 安氏Ⅲ类。
　　3. 下颌前突。
　　4. 上下中线不正。

治疗设计

　　1. 上颌平面𬌗垫，分离上下咬合，消除功能性的偏侧移位。
　　2. 上下颌直丝弓矫治器，多曲方丝弓矫治技术，利用牙弓移动补偿骨性偏斜。
　　3. 随访观察生长发育情况，不排除将来手术的可能。

矫治过程

　　1. 1～2 个月，上颌平面𬌗垫，分离上下咬合，消除功能性的偏侧移位，可见下颌轻度向左侧移动，

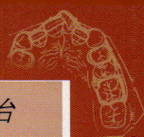

中线改善 0.5 mm 左右。

　　2. 3 ～ 17 个月，上下直丝弓矫治器，排齐上下牙列，下颌多曲方丝弓，双侧不对称调整，右侧垂直牵引，左侧Ⅲ类牵引，旋转下颌牙弓。

　　3. 上下中线对齐，精细调整。颏部仍有偏斜，侧貌改善。进入保持。

　　4. 一年后复查，颏部偏斜未加重，中线正，左右中性咬合关系。

　　矫治结果见图 10-3。

分析小结　该病例偏斜畸形明显，有家族史，骨性为主，骨性Ⅲ类。牙𬌗畸形严重，左侧磨牙完全近中，上下中线相差近一个下切牙的距离。由于患者还在生长发育期间，偏斜和骨性Ⅲ类都可能在后期的生长中加重，因此治疗上尽可能采取保守方式，慎重作拔牙的决定。由于患者存在单侧的反𬌗，考虑偏斜有牙𬌗因素导致的功能性移位，在治疗开始利用上颌全牙列平导分离上下牙列，下颌在脱离咬合接触后，轻度向左侧复位，但量并不大，说明以骨性偏斜为主。多曲方丝弓矫治技术对于骨性畸形有很好的治疗效果，下颌牙弓利用多曲方丝弓向远中左侧移动，补偿偏斜。合理的弓丝调整加上病人颌间牵引的配合是治疗成功的关键。上颌并未使用多曲方丝弓，也并未利用粗的方弓来增强支抗，而是采用圆丝，希望牙颌补偿中以下颌的移动为主，但同时上颌有一定的自由度，可以加快治疗的进度。最终结果证明牙颌的移动是理想的，补偿治疗的结果在矢状向的改善更为明显，偏斜畸形有部分改善，但还是十分明显。建议长期观察，如果牙颌在生长发育后没有明显变化，将来可以通过简单的颏成形手术来改善面型。

表 10-3　治疗前后头影测量数据比较

测量项目	治疗前	治疗后	正常𬌗均值
SNA	72.4	72.9	82.8 ± 4.0
SNB	72.7	76.2	80.1 ± 3.9
ANB	− 0.3*	− 3.3**	2.7 ± 2.0
Wits（mm）	− 8.9**	− 6.7*	− 1.3 ± 2.9
U1-SN	108.7	111.2	104.8 ± 5.3
Pog-NB（mm）	− 3.5**	− 0.8**	0.2 ± 1.3
U1-L1	119.2	116.1	122.0 ± 6.0
FMA（MP-FH）	33.1	38.1	31.3 ± 5.0
IMPA（L1-MP）	84.5*	87.2	93.9 ± 6.2
FMIA（L1-FH）	62.4	54.7	54.9 ± 6.1
Y-Axis	78.7**	75.8**	65.8 ± 3.1
Li-E（mm）	2.5	4.9*	1.4 ± 1.9

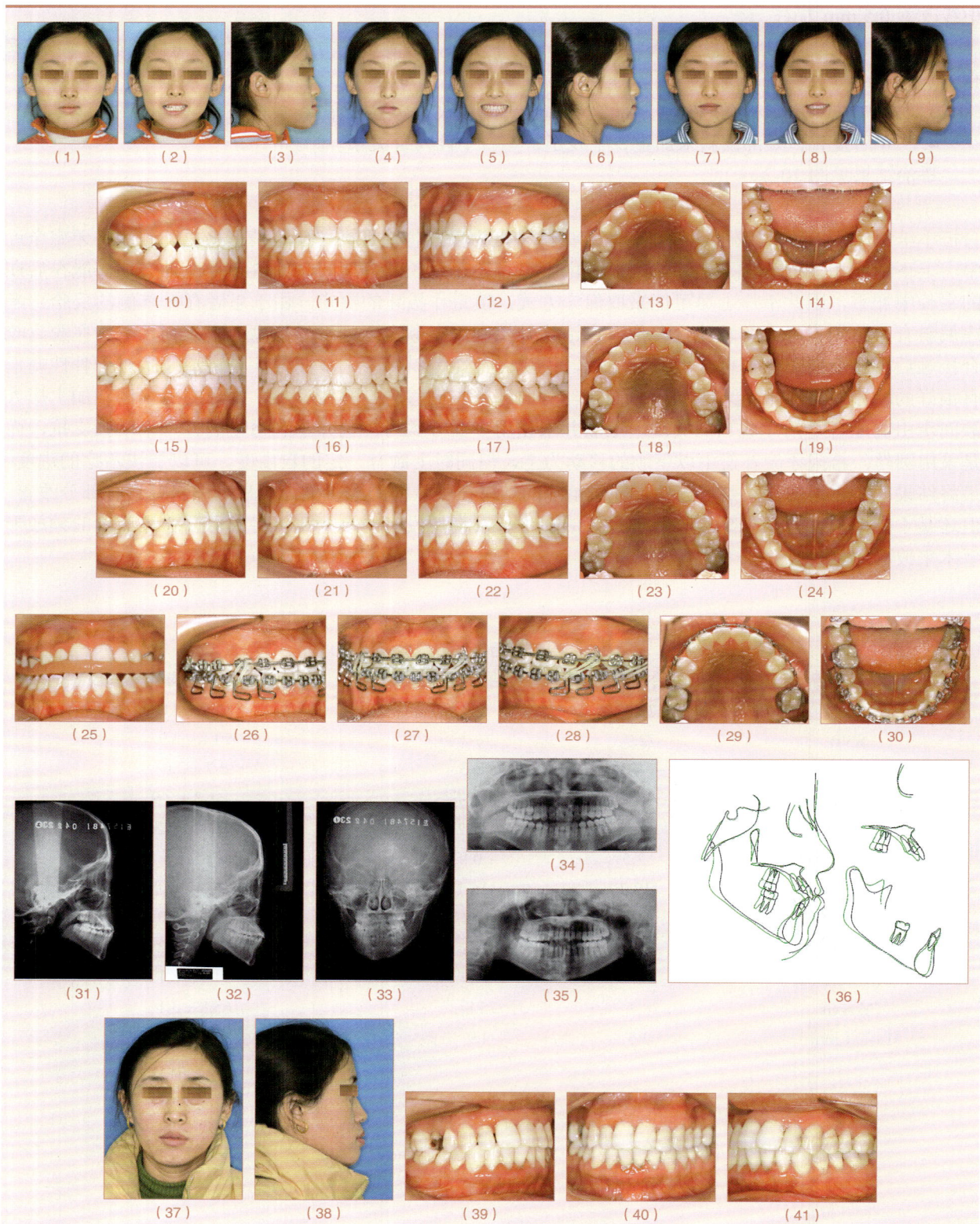

图 10-3　治疗前、中、后面殆像及 X 线片

（1）～（3）治疗前面像；（4）～（6）治疗后面像；（7）～（9）治疗后一年面像；（10）～（14）治疗前殆像；（15）～（19）治疗后殆像；（20）～（24）治疗后一年殆像；（25）上颌全牙列殆垫；（26）～（30）治疗中殆像；（31）～（36）治疗前头颅侧位、正位片，治疗后头颅侧位片，曲面断层片及描记重叠图；（37）～（38）母亲面像；（39）～（41）母亲殆像

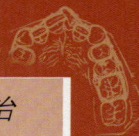

4 偏斜畸形的不对称减数治疗

诊治医师：刘　怡

病 例 简 介

　　男，12 岁，要求治疗牙列不齐。临床检查颏左偏 3 mm，侧貌略显前突。右侧磨牙关系中性，左侧远中尖对尖，上下中线相差 3 mm，覆𬌗、覆盖Ⅰ°，上下拥挤Ⅰ°。上下切牙略唇倾。不对称拔牙，减数上颌双侧及下颌右侧第一双尖牙，排齐上下牙列，双侧建立尖窝关系，左侧磨牙完全远中关系。

　　关键词：下颌偏斜　安氏Ⅱ类

一般信息　　男，12 岁，要求治疗牙列不齐。

临床检查　　正面颏左偏 3 mm，侧貌略突，颏部轻度后缩。右侧磨牙关系中性，左侧磨牙远中尖对尖；右侧尖牙中性，左侧尖牙远中尖对尖；上下中线相差 3 mm，覆𬌗、覆盖Ⅰ°，上下拥挤Ⅰ°。口腔卫生差，牙脱矿明显，上中切牙近中切角外伤后折断。

X 线片检查及分析

　　曲面断层：根长度理想，可见左上及下颌双侧第三磨牙牙胚；

　　头颅侧位：均角，上下前牙唇倾。测量值见表 10-4。

病史及家族史　　无相关病史。

诊断

　　面型：凸面型

　　骨型：骨性Ⅰ类

　　牙型：安氏Ⅱ类

患者存在问题

　　1.面部偏斜。

　　2.凸面型。

　　3.安氏Ⅱ类。

　　4.中线偏斜 3 mm。

　　5.上下轻度拥挤。

　　6.釉质脱矿。

治疗设计

　　1.不对称拔牙，减数下颌右侧及上颌双侧第一双尖牙；

　　2.直丝弓矫治技术；

　　3.排齐上下牙列，纠正中线，关闭拔牙间隙，改善侧貌；

4.左侧建立完全远中磨牙关系。

矫治过程

1.1～6个月，减数下颌右侧及上颌双侧第一双尖牙，上下直丝弓矫治器，排齐上下牙列，下颌排齐时向拔牙间隙移动，中线得到改善。

2.7～15个月，关闭拔牙间隙，由于下颌为单侧拔牙，关闭间隙时上下不对称，上颌磨牙需要部分前移，来取得上下牙弓在宽度上的协调。

3.16～19个月，精细调整。

矫治结果见图10-4。

分析小结　该病例的诊断上没有难点，明确的面部偏斜，牙列中线不正，双侧磨牙关系不一致，突面型。治疗方案倾向于拔牙矫治，如果没有偏斜畸形的存在，一般选择拔除4个双尖牙进行矫治，左侧下颌可以减数第一或第二双尖牙，减数第二双尖牙对磨牙关系的纠正更有利。但因为面部偏斜的存在，左侧下颌双尖牙的减数需要移动磨牙近中来建立中心𬌗关系，磨牙的前移需要前牙更多的支抗，这样中线的纠正就会变得十分困难。另外，左下尖牙冠向远中倾斜，牙根在正常的位置，因此只需向近中直立尖牙，远中的尖牙关系就会得到改善，同时尖牙的近中移动会增加造成与处于远中位置后牙之间的间隙，如果再加上拔牙的间隙，左下后牙的间隙会很难关闭。基于上述原困，我们选择不对称拔牙矫治，左下牙弓不减数，矫正完成后建立完全远中的磨牙关系。这种拔牙方式减化了对牙列的控制，但由于上下颌牙弓长度的不对称，在建立咬合关系时前牙覆𬌗覆盖的建立会比较困难，为了让较小的上牙弓适合较大的下牙弓，需要上磨牙前移，由于病人面部前突并不严重，因此上颌磨牙的前移关闭间隙是可以接受的。从最后的治疗结果也可以看出，后牙建立尖窝关系，但前牙覆𬌗覆盖还是比较浅的，侧貌的改善理想。主动治疗时间只有19个月。

表 10-4　治疗前后头影测量数据比较

测量项目	治疗前	治疗后	正常𬌗均值
SNA	79.1	78.8	82.8 ± 4.0
SNB	75.6	75.3	80.1 ± 3.9
ANB	3.5	3.4	2.7 ± 2.0
Wits（mm）	1.4	0.7	− 1.3 ± 2.9
U1-SN	116.2**	106.1	104.8 ± 5.3
U1-L1	105.6	107.8	122.0 ± 6.0
FMA（MP-FH）	34.7	32.7	31.3 ± 5.0
IMPA（L1-MP）	101.0*	109.5*	93.9 ± 6.2
FMIA（L1-FH）	44.3	37.9	54.9 ± 6.1
Y-Axis	72.2*	73.4*	65.8 ± 3.1
Li-E（mm）	3.1*	2.8	1.4 ± 1.9

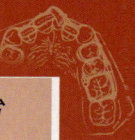

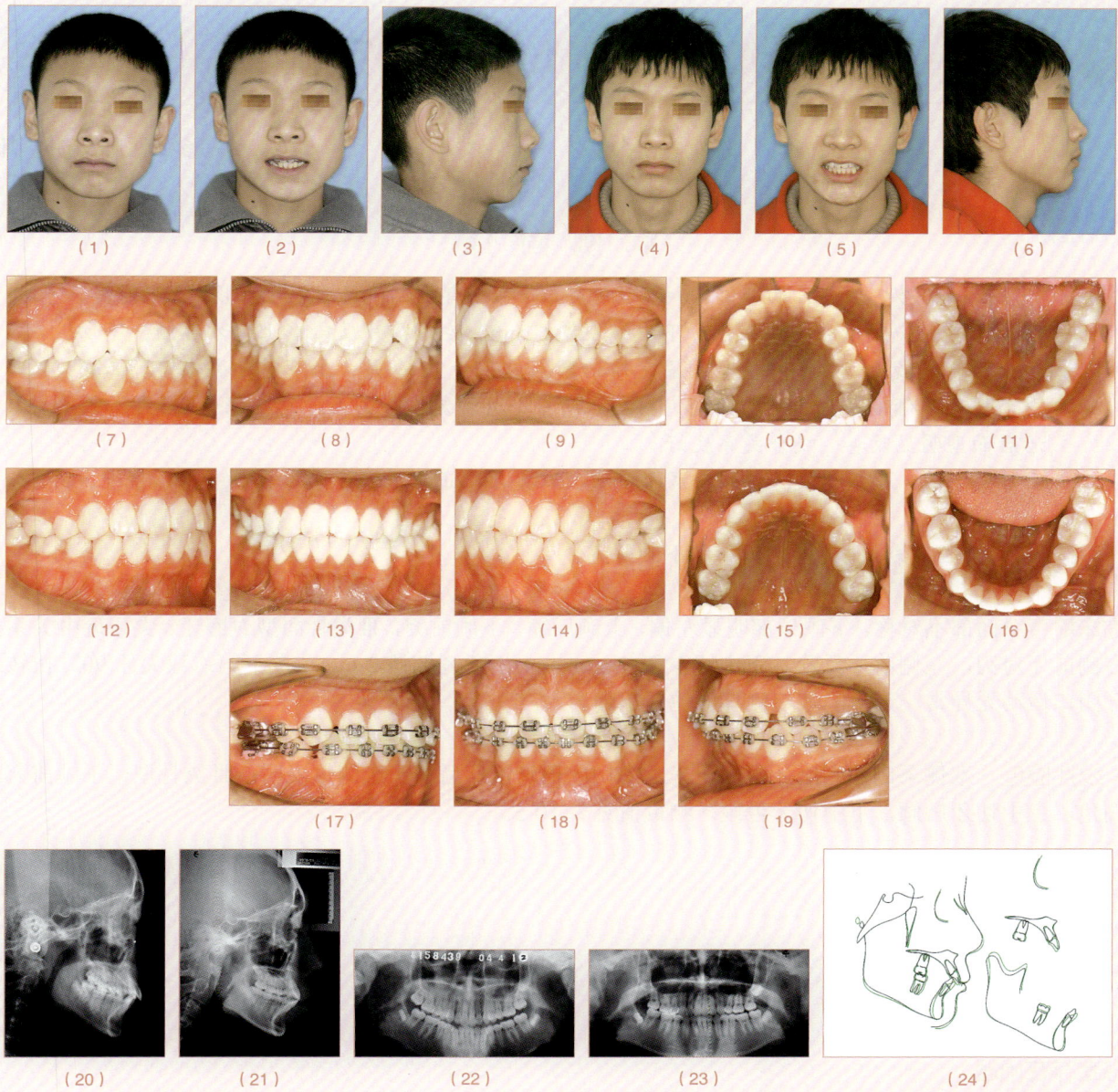

图 10-4 治疗前、中、后面验像及 X 线片

（1）~（3）治疗前面像；（4）~（6）治疗后面像；（7）~（11）治疗前验像；（12）~（16）治疗后验像；（17）~（19）治疗中验像；（20）~（24）治疗前后头颅侧位片、全景片及描记重叠图

5 正畸－正颌联合矫治安氏 Ⅲ 类下颌偏斜和前突

诊治医师：胡 炜

病 例 简 介

女，20 岁，主诉：面部偏斜和下颌前突。下颌颏部左偏，Ⅲ 类颌骨畸形，上颌后缩、下颌前突；安氏 Ⅲ 类磨牙关系；下中线左偏 6 mm，左侧前牙反𬌗，上切牙唇倾，下切牙舌倾。减数上颌第一双尖牙，固定矫治器术前正畸 22 个月，上下前牙去代偿。正颌手术矫治下颌偏斜和 Ⅲ 类骨面型。术后正畸 6 个月稳定咬合关系。总疗程为 2.5 年。矫治后面型明显改善，咬合关系良好。

关键词： 安氏 Ⅲ 类 偏斜 成人 减数双尖牙 正颌手术

一般信息 女，20 岁，主诉面部偏斜和下颌前突。

临床检查 面部不对称，下颌颏部明显左偏，上颌后缩，下颌前突，Ⅲ 类骨面型。磨牙、尖牙近中关系，右侧前牙对刃，左侧前牙反𬌗。下中线左偏 6 mm。上下牙列拥挤 2 mm，左下第二双尖牙 90°扭转。开闭口运动无异常，无弹响，双侧耳屏前无压痛。

X 线片检查 双侧下颌第三磨牙阻生，左上中切牙根管治疗后。头影测量表明：Ⅲ 类骨型，下颌前突，高角，上中切牙唇倾，下中切牙舌倾。测量值见表 10-5。

诊断

面型：凹面型
骨型：Ⅲ 类
牙型：安氏 Ⅲ 类

患者存在问题

1. 下颌偏斜伴前突，上颌后缩。
2. 前牙对刃或反𬌗。
3. 上切牙唇倾，下切牙舌倾。
4. 安氏 Ⅲ 类磨牙关系。
5. 下中线左偏。

治疗设计 拔除上颌第一双尖牙和下颌双侧第三磨牙，直丝弓固定矫治技术术前正畸去代偿；正颌手术矫治颌骨畸形；术后正畸稳定咬合关系。

矫治过程 术前正畸 22 个月；正颌手术 2 个月，术后正畸 6 个月，总疗程 2.5 年；上下可摘保持器。结果见图表 10-5。

322

分析小结 本例为成人下颌偏斜患者，通过正颌手术改善面部不对称。为了去除前牙代偿，拔除上颌

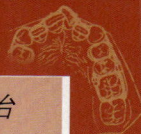

第一双尖牙，术前正畸内收上前牙，唇向移动下前牙，增大前牙反覆盖。矫治中需注意上后牙支抗（第二磨牙纳入矫治序列，使用Ⅱ类颌间牵引），尽量使上前牙内收，减小上切牙唇倾。术前正畸中还需注意上下牙弓宽度的协调，多需在内收前牙时适度减小上牙弓宽度，保持下牙弓宽度。术前正畸后，模型外科拼对时应获得尖牙中性关系，磨牙完全远中关系和前牙正常覆𬌗覆盖。正颌手术矫治颌骨畸形。术后正畸中应注意保持手术后良好的咬合关系。由于患者仅拔除上颌第一双尖牙，因此治疗后患者的磨牙关系为完全远中。

表 10-5　治疗前后头影测量数据比较

测量项目	治疗前	治疗后	正常𬌗恒牙期均值
SNA	82.2	82.5	82.8 ± 4.0
SNB	86.8*	77.9	80.1 ± 3.9
ANB	− 4.6*	3.6	2.7 ± 2.0
Wits（mm）	− 11.0*	− 1.2	− 1.5 ± 2.1
U1-PP	135.7*	109.0	114.1 ± 3.9
L1-MP	82.5*	95.8	96.5 ± 7.1
U1-L1	121.0	116.8	125.4 ± 7.9
SN-MP	40.0*	29.2	34.4 ± 5.0
FH-MP	33.6*	28.3	27.2 ± 4.7
L1-APo（mm）	6.8	2.2	4.9 ± 2.1
Li-E（mm）	0.0	− 0.5	0.6 ± 1.9

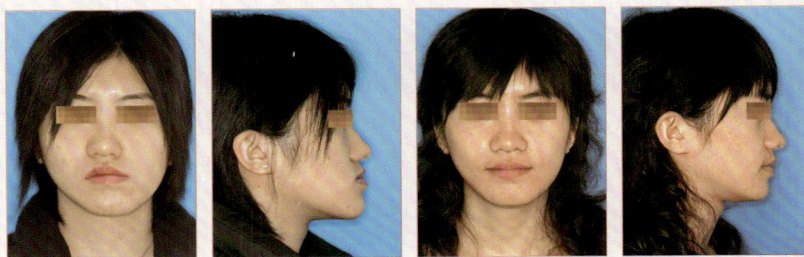

（1） （2） （3） （4）

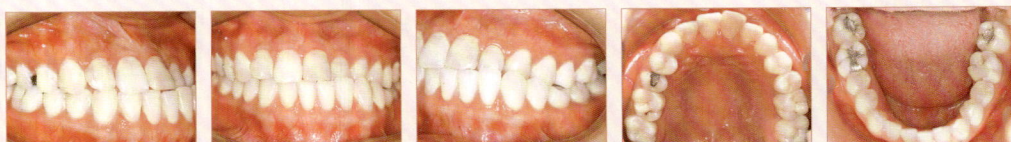

（5） （6） （7） （8） （9）

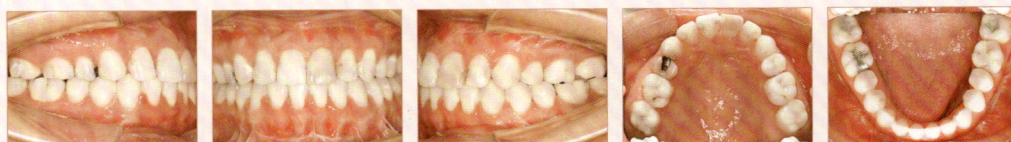

（10） （11） （12） （13） （14）

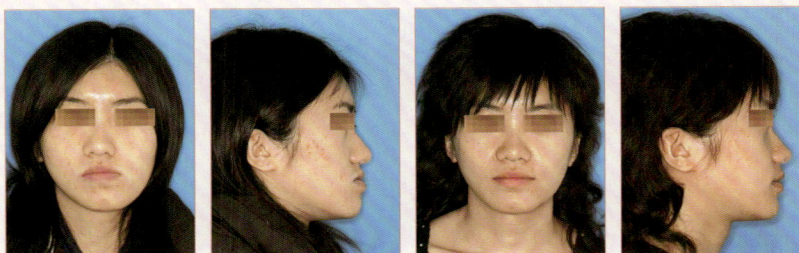

（15） （16） （17） （18）

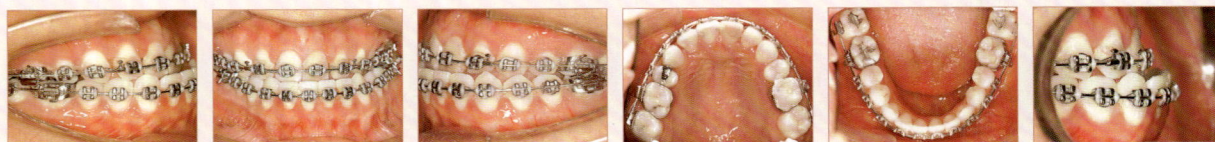

（19） （20） （21） （22） （23） （24）

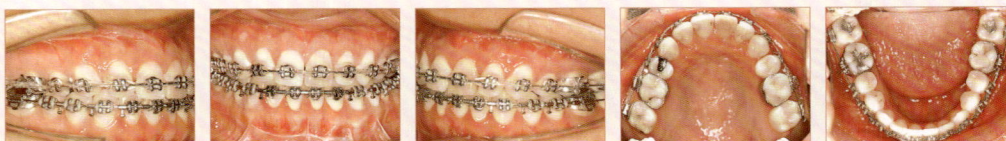

（25） （26） （27） （28） （29）

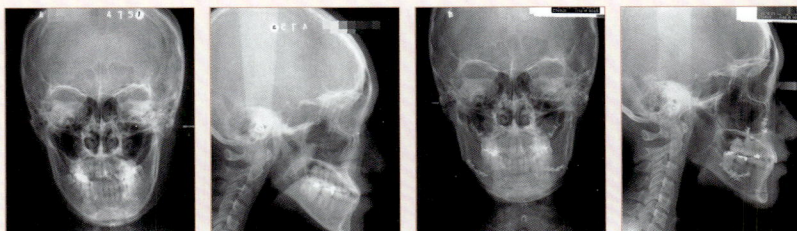

（30） （31） （32） （33）

（34）　　　　　　　（35）　　　　　　　（36）

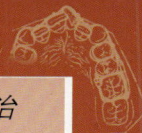

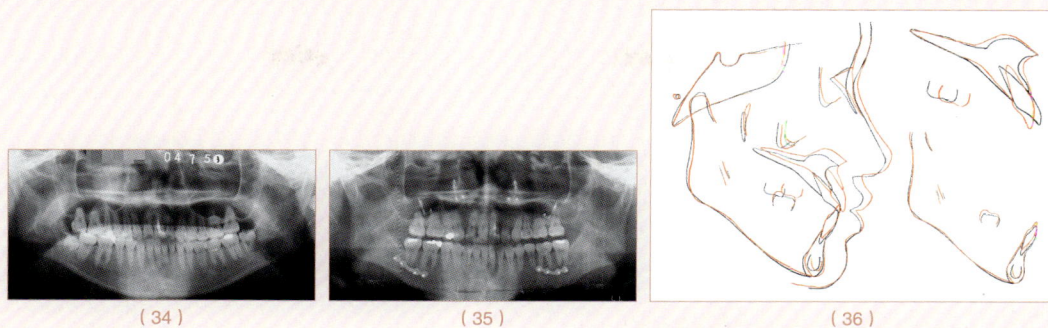

图 10-5　治疗前、中、后面𬌗像及 X 线片

（1）～（2）治疗前面像；（3）～（4）治疗后面像；（5）～（9）治疗前𬌗像；（10）～（14）治疗后𬌗像；（15）～（16）术前正畸后面像；（17）～（18）正颌手术后面像；（19）～（24）术前正畸后𬌗像；（25）～（29）正颌手术后𬌗像；（30）～（35）治疗前后头颅正、侧位片及曲面断层片；（36）治疗前后重叠图

第 11 章

牙周病的正畸治疗

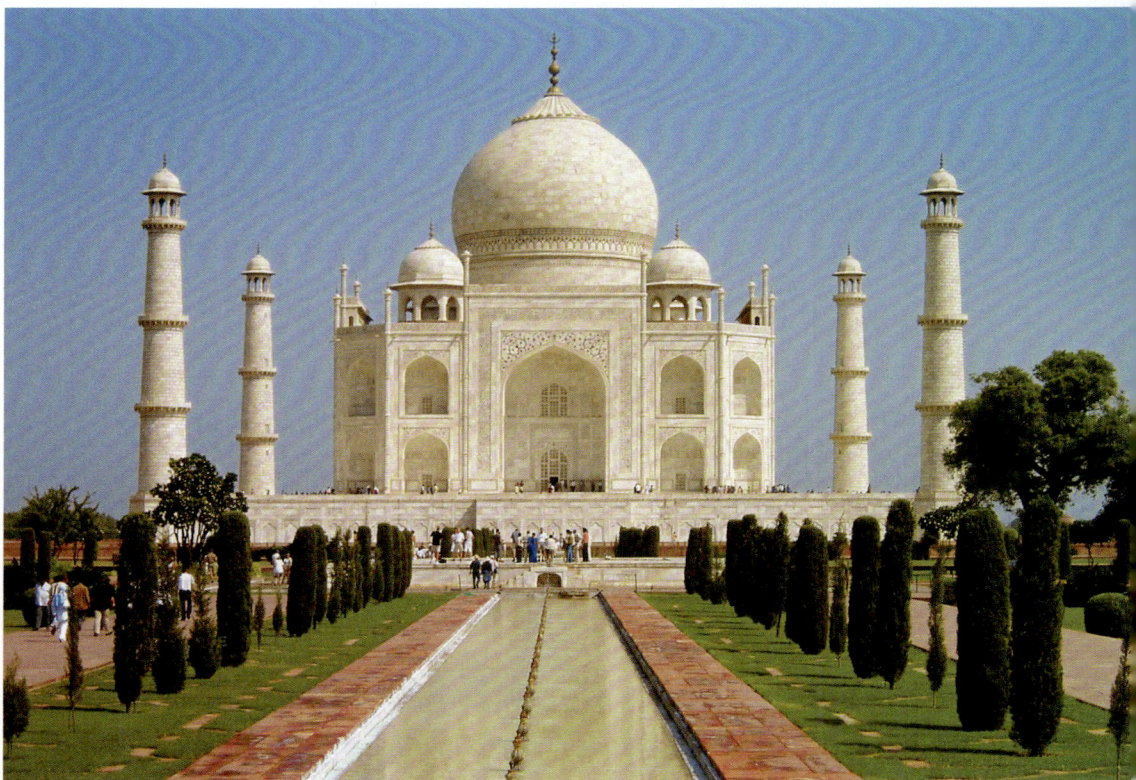

傅民魁 摄

1 侵袭性牙周炎导致前牙唇向散开的矫治（CT 观察）随访 6 年

诊治医师：施 捷

病 例 简 介

男，31 岁，主诉近期出现前牙明显移位和松动。侵袭性牙周炎，牙槽骨吸收 2/3 至根尖，上前牙为重。固定矫治器治疗，牙龈环切配合正畸压入，疗程 8 个月。舌侧保持。咬合关系改善，牙周状况稳定。追踪 6 年牙周健康，矫治结果稳定。

关键词：侵袭性牙周炎 固定矫治 舌侧保持

一般信息 男，31 岁，主诉近期出现前牙明显移位和松动。

临床检查 磨牙远中关系，上前牙唇向散开。前牙Ⅲ°深覆𬌗、深覆盖，咬合创伤，松动度Ⅲ°。牙槽骨吸收 2/3 至根尖，尤上前牙最重。开唇露齿，覆盖下唇。

病史 诉近期出现前牙明显移位和松动，在牙周科就诊建议拔除 1̲ 后作活动修复，修复科建议拔除 4 颗上切牙后进行固定修复。患者不愿拔牙来正畸科就诊。

X 线片检查 根尖片示侵袭性牙周炎，牙槽骨吸收 2/3，1̲ 牙槽骨吸收已达根尖。

诊断
侵袭性牙周炎
安氏Ⅱ类 1 分类

患者存在问题 牙槽骨吸收明显，患牙松动，咬合创伤。

治疗设计
1. 牙周系统治疗；
2. 牙龈环切配合正畸压入 1̲ ；
3. 使用直丝弓矫治器，轻力关闭前牙散隙，解除咬合创伤；
4. 舌侧固定保持；
5. 定期牙周维护；

矫治过程 固定矫治器矫治 8 个月；粘接舌侧保持器。结果见图 11-1。

分析小结 患者经牙龈环切配合正畸压入保留的 1̲ 至今已经成功保持了 6 年。以往正畸治疗内收唇向移位的牙周炎患牙可以改善其排列和咬合关系，但不能使牙槽骨增加或形态恢复，治疗后牙周支持组织保持病变吸收后的状态，内收后的前牙在不平衡的唇舌肌力作用下容易出现复发。为了突破正畸移动无法改变附着水平的限制，通过压入治疗使患牙牙槽骨高度增加，在完善的牙周系统治疗后，病人良好的口腔卫生维护的情况下，在压入伸长了的患牙之前离断牙槽嵴顶纤维，就产生了牙槽嵴顶高度

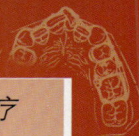

增加。因为离断了牙槽嵴顶纤维，就去除了这些纤维对牙槽嵴顶的牵制作用，在正畸压入过程中，随着牙齿向根向移动，而牙槽嵴顶在没有纤维的牵拉限制作用下不随之吸收。也就是说牙齿向根向移动，而牙槽嵴顶不吸收，不向根方移动保持原有高度，那么对于被压入的患牙来说牙槽嵴顶高度就会增加。

　　需要注意的是这一结果是建立在良好的口腔卫生维护和炎症控制基础上的，对患牙施行牙龈环切并进行正畸持续压入，上皮领圈和牙槽嵴顶就始终是一个薄弱的部位。如果不进行完善的口腔卫生维护，去除牙颈部附着的菌斑和软垢，在正畸压入的过程中就会将细菌带入龈下，不仅不能改善牙周支持组织使牙槽骨高度增加，反而会加重牙周破坏。只有在良好的口腔卫生维护和炎症控制下，离断牙槽嵴顶纤维后正畸压入，在改善牙周支持组织使牙槽骨高度增加的同时，对牙周组织健康没有不良影响。

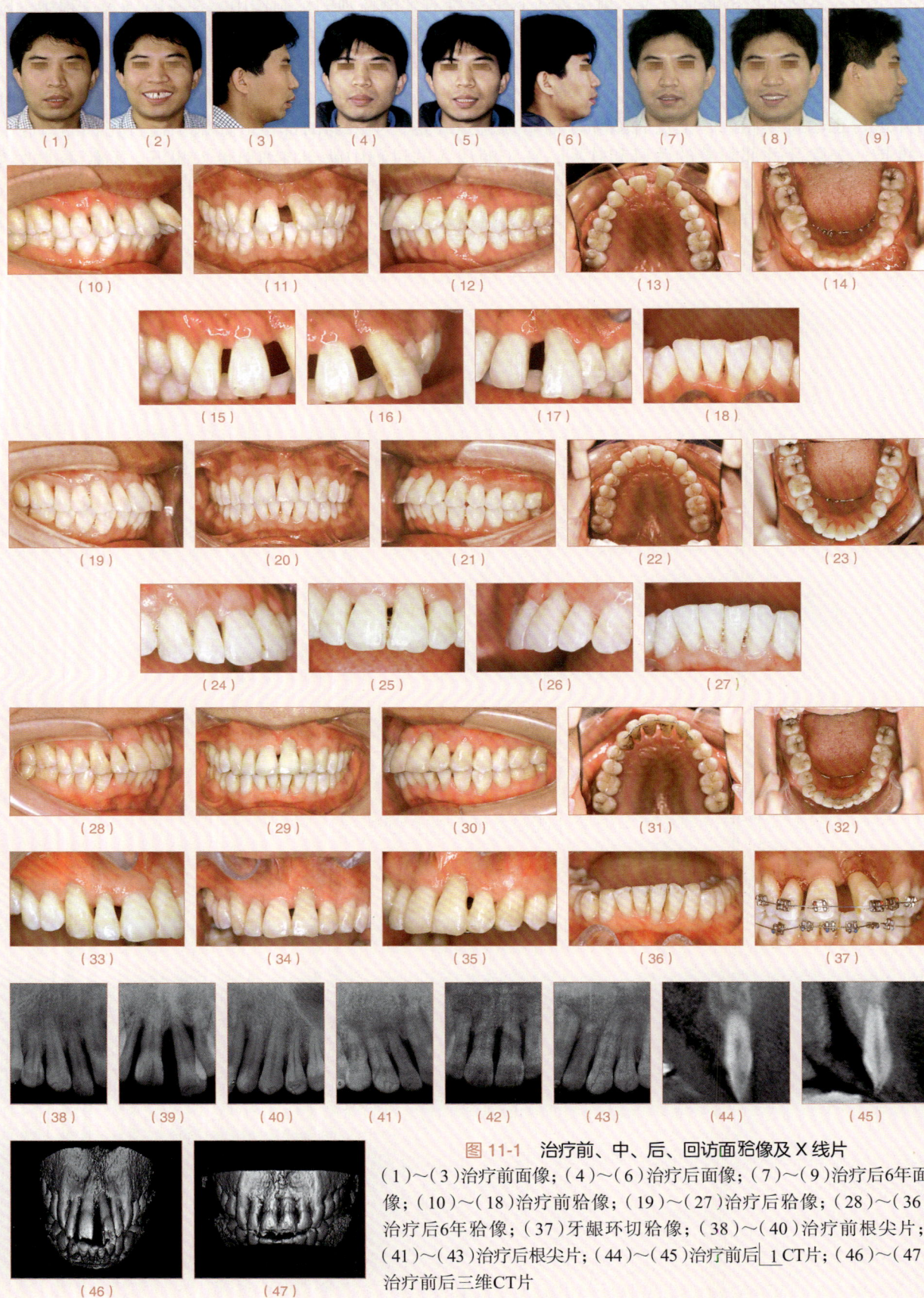

图 11-1　治疗前、中、后、回访面殆像及 X 线片

（1）～（3）治疗前面像；（4）～（6）治疗后面像；（7）～（9）治疗后6年面像；（10）～（18）治疗前殆像；（19）～（27）治疗后殆像；（28）～（36）治疗后6年殆像；（37）牙龈环切殆像；（38）～（40）治疗前根尖片；（41）～（43）治疗后根尖片；（44）～（45）治疗前后 ⌐1 CT片；（46）～（47）治疗前后三维CT片

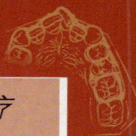

② 老年患者牙周病导致前牙唇向散开的矫治随访 5 年

诊治医师：施　捷

病 例 简 介

女，62 岁，主诉前牙唇向散开多年。牙周炎，牙槽骨吸收 1/2 ～ 2/3，以前牙为重。固定矫治器治疗 9 个月，舌侧保持。咬合关系改善，牙周状况稳定。5 年后随访，疗效稳定。

关键词：老年患者　牙周炎　固定矫治　舌侧保持

一般信息　女，62 岁，主诉前牙唇向散开多年。

临床检查　磨牙中性关系，上下前牙唇向散开。前牙对刃，咬合创伤，松动度 Ⅱ°～Ⅲ°。牙槽骨吸收 1/2 ～ 2/3，尤以前牙最重。

病史　曾进行过牙周治疗，并使用活动矫治器进行过正畸治疗，但出现多次复发。

诊断

　　牙周炎

　　安氏 Ⅰ 类

患者存在问题　牙槽骨吸收明显，患牙松动，咬合创伤。

治疗设计

　　1. 牙周系统治疗；

　　2. 使用直丝弓矫治器，轻力关闭前牙散隙，解除咬合创伤；

　　3. 舌侧固定保持；

　　4. 定期牙周维护。

矫治过程　固定矫治器矫治 9 个月；粘接舌侧保持器。结果见图 11-2。

分析小结　患者现年 68 岁，经正畸固定矫治器治疗，并戴用舌侧保持器保持已经 6 年，治疗效果和保持效果均满意。此病例正畸治疗成功的关键在于：①牙周系统治疗及定期牙周维护；②正畸轻力关闭间隙；③舌侧固定保持；④患者积极配合治疗和定期回访。这四点也是成人牙周炎患者正畸治疗成功需要遵循的基本要点。

此病例治疗的成功也破除了"老年人不能接受正畸治疗"的错误观念。我们在评价一个患者是否可以接受正畸治疗时，应该以其牙周支持组织的健康状况作为标准。也就是说如果牙周组织健康，年龄大并不是正畸治疗的禁忌，相反如果一个年轻患者、甚至是一个青少年，若其牙周组织处在炎症状态下，则不能够进行正畸加力和牙齿移动。

值得注意的是这位患者在治疗过程中积极配合，在治疗结束后的回访过程中同样非常配合，这也是牙周炎患者正畸治疗成功不可缺少的重要一点。临床工作中有一些成人患者，正畸治疗的效果很好，但在回访阶段不能做到定期复查和积极的配合，出现了牙周炎复发、舌侧保持器松脱未及时粘固，导致了复发的出现。

另外需要指出的是这位患者在此次固定矫治之前曾经接受过多次活动矫治器治疗，治疗效果可但均以复发告终，最根本的原因是没有进行固定保持。前面我们已提到牙周炎患者正畸治疗成功四要素中包括进行固定保持，通常是指使用固定粘接的舌侧保持器。此病例之前的多次复发也从反面证明了舌侧固定保持的重要性。

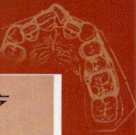

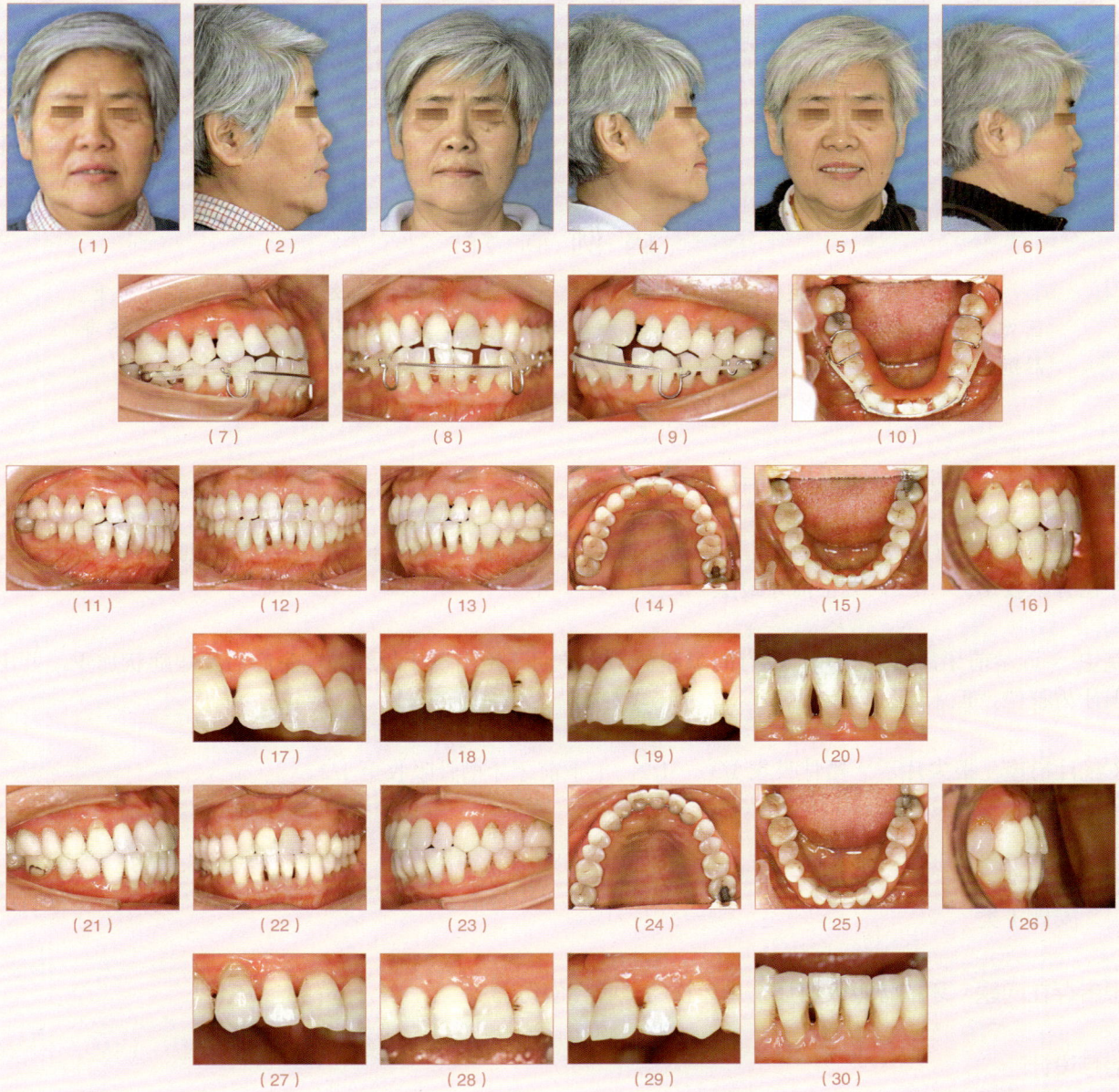

图 11-2 治疗前、后、回访面殆像

（1）～（2）治疗前面像；（3）～（4）治疗后面像；（5）～（6）治疗后5年面像；（7）～（10）治疗前殆像；（11）～（20）治疗后殆像；（21）～（30）治疗后5年殆像

③ 妊娠期牙周炎导致前牙唇向散开的矫治随访 5 年

诊治医师：施　捷

病 例 简 介

女，32 岁，主诉生产后出现前牙移位。牙周炎，牙槽骨吸收 1/3 ～ 1/2，前牙为重。固定矫治器治疗 13 个月，舌侧保持。咬合关系改善，美观改善，牙周状况稳定。5 年后随访，咬合稳定。

关键词：妊娠期牙周炎　固定矫治　舌侧保持

一般信息　女，32 岁，主诉生产后出现前牙移位。

临床表现及检查　磨牙中性关系，上前牙唇向散开。前牙 Ⅱ°深覆𬌗、深覆盖，咬合创伤，松动度 Ⅱ°。牙槽骨吸收 1/3 ～ 1/2，尤上前牙最重。

病史　诉孕前牙齿排列整齐，没有间隙和松动。孕期开始出现牙龈红肿，生产后牙龈症状加重，并出现牙齿移位，但未进行牙周治疗。

X 线片检查　根尖片示牙槽骨吸收 1/3 ～ 1/2，上下前牙牙槽骨吸收至 1/2。

诊断

牙周炎

安氏 Ⅰ 类

患者存在问题　牙槽骨吸收明显，患牙松动，咬合创伤。

治疗设计

1. 牙周系统治疗；
2. 使用直丝弓矫治器，轻力关闭前牙散隙，解除咬合创伤；
3. 上切牙区邻面去釉，尽量消除三角间隙；
4. 舌侧固定保持；
5. 定期牙周维护。

矫治过程　固定矫治器矫治 13 个月；粘接舌侧保持器。矫治结果见图 11-3。

分析小结　患者经牙周治疗，正畸固定矫治器治疗，并戴用舌侧保持器进行保持 5 年余，治疗效果和保持效果均满意。成功的治疗需要遵循成人牙周炎患者正畸治疗基本的要点同上例所述。

此病例是妊娠期牙周炎未加以重视和治疗，导致牙周破坏加重并出现了前牙的病理性移位。妊娠期由于激素水平的变化和孕妇饮食喜好的变化容易出现牙龈问题，如果不加以重视，不给予及时的牙周治疗和维护则会导致妊娠期牙周炎。加之自古沿袭的一些错误的"坐月子"的陋习：如月子里不能

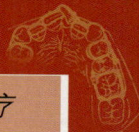

洗澡不能刷牙，至今还影响着一些人们的观念。妊娠期的牙周炎则会因为产后的口腔卫生维护差而进一步加重。产后的母亲由于照顾婴儿、哺乳和恢复上班后等繁琐事务经常不能及时就诊，也就导致了像这位患者一样出现了明显的患牙病理性移位，严重地影响了工作和生活才不得不到医院就诊的状况。这时已经失去了治疗的最佳时机。如果在孕期进行牙周健康的监控和适时的牙周治疗，就不需要进行较为复杂的牙周—正畸联合治疗了。

另外需要指出的是此患者上前牙切缘宽，而牙颈部缩窄明显，如果只是关闭了唇向散开的间隙，虽然接触点已经恢复，但会遗留很明显的三角间隙。这时我们可以采用邻面去釉的方法消除三角间隙。牙周炎的患者之所以适用邻面去釉有以下几个原因：①易患牙周炎的口腔环境不易患龋病；②牙槽骨吸收导致牙龈附着下降、临床冠增长，可在直视下进行去釉操作；③牙周炎正畸治疗的患者口腔维护意识较强；④可以消除或部分消除因牙周炎牙龈退缩产生的三角间隙，对美观有益。

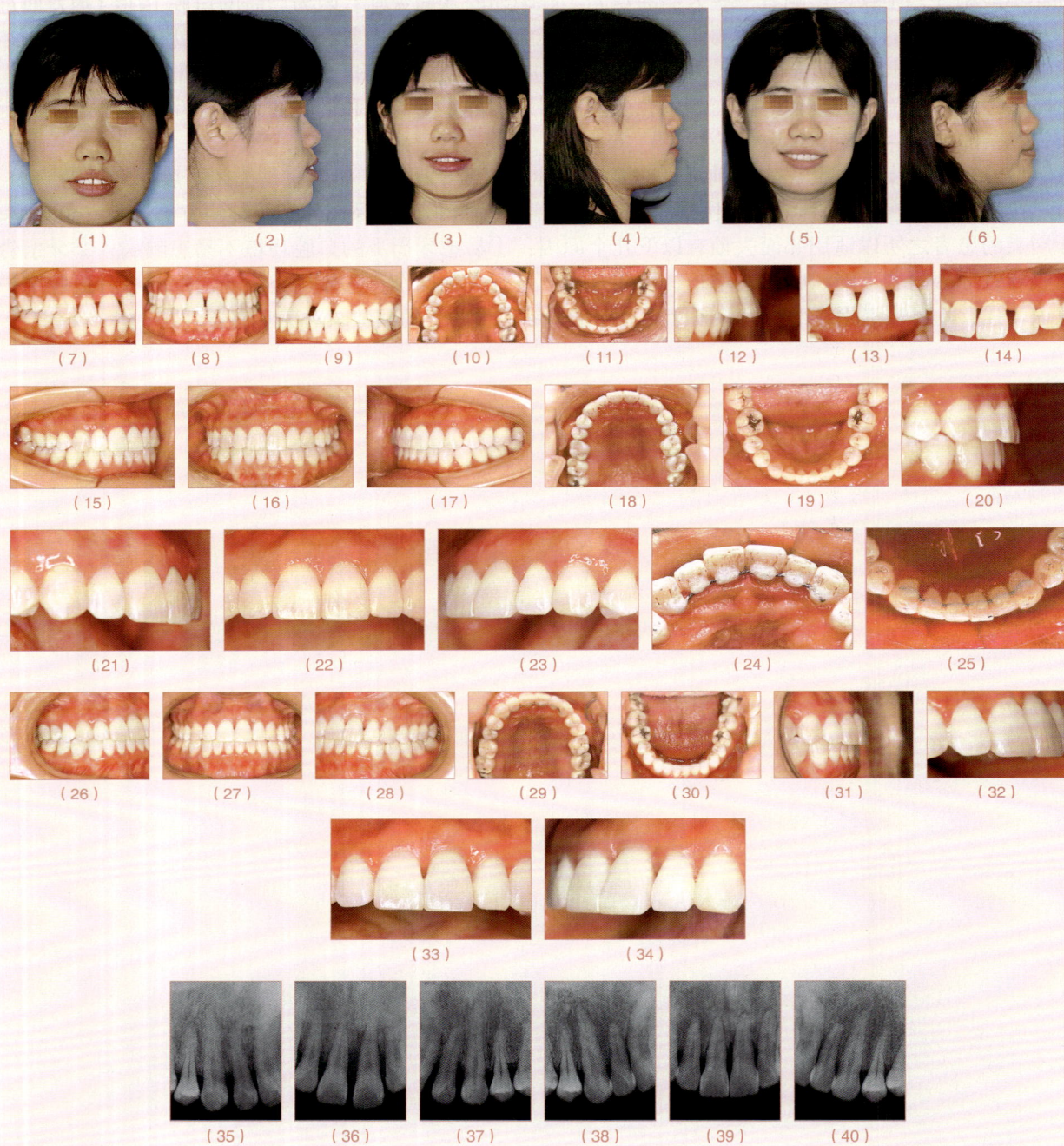

图 11-3　治疗前、后、回访面殆像及 X 线片

（1）～（2）治疗前面像；（3）～（4）治疗后面像；（5）～（6）治疗后5年面像；（7）～（14）治疗前殆像；（15）～（25）治疗后殆像；（26）～（34）治疗后5年殆像；（35）～（37）治疗前根尖片；（38）～（40）治疗后根尖片

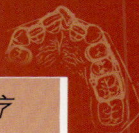

点　评

傅民魁

　　口腔正畸治疗近年来的发展还表现在与口腔其他分支学科间的相互交融。由牙周病造成的牙间隙及牙齿移位已成为正畸治疗的一个重要方面。本章 3 例牙周病人前牙间隙及牙齿移位的正畸治疗非常成功，经 5 年以上的追踪，一些严重齿槽吸收、松动的牙齿经过正畸治疗得以排齐及保留。

　　牙周病正畸治疗中的关键点是：

　　1. 牙周病正畸治疗应是正畸医师和牙周科医师紧密合作（国外有些从事牙周病正畸治疗的医生是取得正畸和牙周双学位的）。正畸医师应有牙周病的基本知识，在正畸治疗前患者应由牙周医生进行完善的牙周治疗后再开始正畸治疗。若在牙周问题未得到治疗和控制的情况下作正畸，则必失败无疑。

　　2. 矫治必须采取轻力，在治疗过程中及时调𬌗去除创伤。

　　3. 保持器宜选用舌侧固定保持器。

第 12 章

唇腭裂序列治疗中的正畸治疗

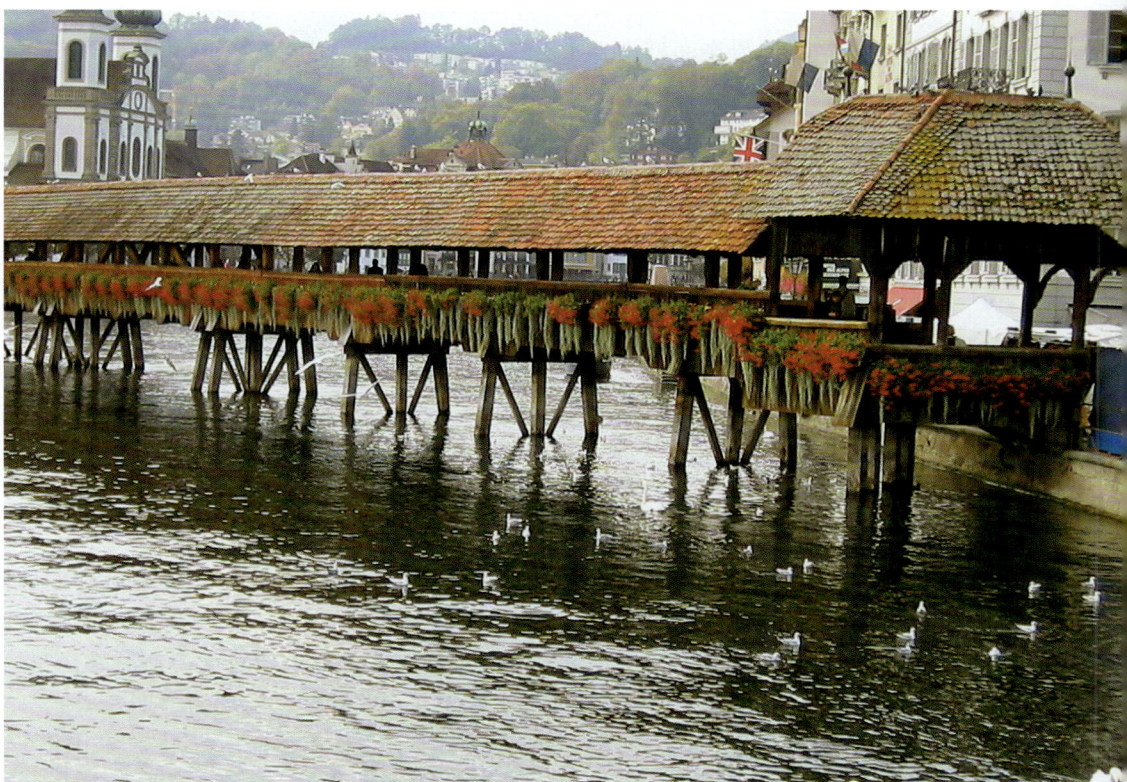

傅民魁 摄

① 双侧完全性唇腭裂婴儿期整形治疗

诊治医师：李巍然

病 例 简 介

男，1个月，唇裂修复前整形。双侧完全性唇腭裂，上颌前颌骨及前唇前突，上唇组织欠丰满。患者为新生儿，生长发育处于活跃时期。戴用弹力带及上颌腭托，对于前突的上颌骨及前唇组织进行整形治疗，回收前颌骨及前唇、促进前唇组织的生长，为唇裂的修复创造条件。患者及家属对于治疗配合良好，治疗2个月后，上颌前颌突显著回收，前唇组织生长显著。

关键词：唇腭裂　整形治疗

一般信息　男，1个月，唇裂修复前整形。

临床检查　双侧完全性唇腭裂，上颌骨前颌骨及前唇严重前突，上颌牙弓形态基本正常无明显塌陷，上唇组织欠丰满。

病史及家族史　父母亲面型均为Ⅰ类骨面型，无唇腭裂家族史。

诊断　双侧完全性唇腭裂

患者存在问题
1. 前颌骨前突、前唇前突。
2. 上颌骨侧段无明显塌陷。
3. 上唇组织欠丰满。

治疗设计　唇腭裂婴儿期整形治疗。

矫治过程　戴用弹力带及上颌腭托治疗2个月，结果见图表12-1。

分析小结　双侧完全性唇腭裂患者，由于上唇不连续、缺乏对上颌骨必要的唇侧压力，患者在舌肌及颊肌的作用下经常出现上颌骨的前颌骨段连带前唇的前突、两侧颌段的塌陷，使唇裂修复手术难度加大。患者前唇组织的前突使手术缝合时唇部组织张力过大，进而增加唇裂修复后复裂的可能性；另外，在高张力情况下，唇部易产生较重的瘢痕组织，影响唇裂修复的远期效果。唇裂修复前，应用腭托加弹力带对患者移位的前颌骨进行矫形治疗，使前颌骨后移同时促进前唇组织的生长，有效地降低唇部修复时的组织张力，使得唇裂修复手术较易进行且提高唇裂修复的远期效果。该患者及其家属对于治疗配合良好，治疗时间为2个月，达到了治疗预期的目标。完全性唇腭裂患者婴儿期整形治疗，也不主张过度内收前颌骨，因患者上颌的生长在唇腭裂手术后会受到影响而发育不足。在婴儿期整形治疗中腭托起着支持上颌骨及引导上颌骨改形的作用，治疗中需要在复诊时适时缓冲调磨。在弹力带使用中应注意力量应很轻，戴用时不能过度压迫唇部软组织，戴好弹力带后唇部组织不应变色。

表 12-1　治疗前后软组织侧貌比较

侧量项目	治疗前	治疗后	正常殆均值
Ns-Sn-Pos	164.4	162.7	164.6 ± 4.2
Cm-Sn-UL	11.6	60.5	97.1 ± 10.7

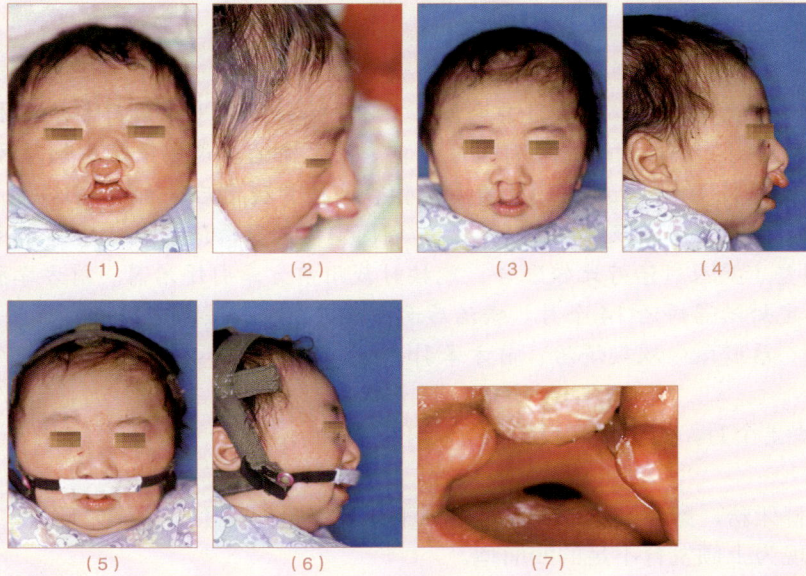

图 12-1　治疗前、中、后面殆像

（1）～（2）治疗前面像；（3）～（4）治疗后面像；（5）～（6）治疗中面像；（7）治疗中配合戴用腭托

② 前方牵引双期矫治唇腭裂术后前牙反𬌗

诊治医师：李巍然

病 例 简 介

女，9岁1个月，左侧完全性唇腭裂，唇腭裂修复后。主诉前牙反𬌗、牙列不齐。Ⅲ类颌骨畸形，上颌后缩；安氏Ⅲ类磨牙、尖牙关系；下颌平面角正常；前牙反𬌗，反覆盖3 mm。左侧上中切牙远中倾斜舌倾严重。固定矫治器调整上颌中切牙牙轴，治疗时间7个月，保持10个月后进行牙槽突植骨。待植骨稳定后进行双期治疗：第一期前方牵引矫治上颌发育不足及颌间关系；第二期固定矫治器矫治完成牙列排齐及咬合关系的近一步调整。病人对治疗比较配合，能按时戴用前方牵引矫治器。前方牵引治疗约8个月后，固定矫治器矫治14个月。矫治后面型改善，咬合关系理想。

关键词：唇腭裂　双期矫治　前方牵引

一般信息　女，9岁1个月，主诉前牙反𬌗、牙列不齐。

临床表现及检查　替牙𬌗，磨牙及尖牙关系近中，下牙列小量间隙Ⅰ°。前牙反𬌗，反覆盖3 mm，反覆𬌗Ⅱ°。侧貌表现为上颌发育不足的凹面型。

病史及家族史　左侧完全性唇腭裂，唇裂9个月修复、腭裂2岁3月修复、父母无类似病史，面型为直面型。

X线片检查　替牙期，恒牙胚发育正常，未见第三磨牙牙胚。左侧牙槽突裂隙较大，左上尖牙牙根发育大于1/3，侧切牙正在萌出，头影测量显示：Ⅲ类骨型，上颌后缩，上前牙唇倾；下切牙及下唇前突。具体数值见表12-2。

诊断

面型：凹面型

骨型：Ⅲ类

牙型：安氏Ⅲ类

患者存在问题

1. 侧貌表现上颌后缩。
2. 上切牙严重舌倾。
3. 牙槽突植骨未进行。
4. Ⅲ类颌骨畸形。
5. 前牙反𬌗。
6. 安氏Ⅲ类磨牙、尖牙关系。
7. 下颌牙弓少量间隙。

治疗设计　植骨前正畸治疗 + 双期矫治。

植骨前正畸：上颌 2×4 矫治器进行牙槽突植骨前正畸，为植骨创造条件。

第一期：口内 Hyrax 矫治器加前方牵引面弓，前方牵引上颌骨，矫治颌间关系异常。

第二期：直丝弓固定矫治技术，近一步调整咬合关系，创造上颌缺失牙修复条件。

矫治过程　牙槽突植骨前正畸治疗 7 个月，完成牙槽嵴裂侧严重斜轴的中切牙的矫正；保持后进行牙槽突植骨手术，术后 2 年患者复诊开始进行错𬌗畸形的综合治疗。前方牵引治疗 8 个月，固定矫治器治疗 14 个月。结果见图表 12-2。

分析小结　患者为单侧完全性唇腭裂已经完成唇、腭裂的手术修复，表现出较明显的由于上颌发育不足所致的颌间矢状关系不调（ANB − 4.5°），同时患侧上颌切牙出现严重的向裂隙侧倾斜和扭转，在牙槽突植骨前如不进行正畸治疗将会影响植骨手术的成功。植骨前正畸患者一般为替牙期，治疗的目的多为解决影响植骨效果的畸形，一般不作复杂治疗。在植骨中需要注意的是应有控制地加力，调整裂隙附近牙齿的移动，避免牙根从牙槽裂的骨皮质穿出，造成牙齿损失。唇腭裂患者牙槽突植骨一般在尖牙牙根发育 1/2 以上时进行，为尖牙从植骨区萌出创造条件。患者原设计为在植骨稳定后进行前方牵引治疗，解决颌间关系不调，但是患者的再次复诊为植骨后 2 年，已经是恒牙初期。由于患者仍表现出上颌发育不足造成的颌间矢状关系不调，设计为通过前方牵引解决部分关系不调，避免矢状关系的矫治完全通过上下前牙的代偿完成。经过前方牵引治疗，上颌骨向前移动，患者颌间矢状关系及侧面形态得到改善（ANB − 1.5°），但是前牙仍处于对刃状态、后牙关系仍未正常。二期治疗需要通过固定矫治器进一步调整上下颌间的咬合关系，建立正常的前牙覆𬌗覆盖关系。由于下颌存在小量间隙，二期固定矫治器治疗时，可以通过下颌间隙的关闭完成部分覆盖关系的调整。患者裂侧侧切牙在牙槽突植骨时由于位于术区内被拔除，尖牙在植骨后萌出在侧切牙位置。由于尖牙牙体较小、形态不突出，故治疗后接受尖牙的易位，开拓间隙在原有尖牙的远中，待患者成年后进行修复治疗。

在第一期前方牵引治疗中，应特别注意将上颌连成整体防止上颌前牙的唇倾，同时需要患者良好的合作。此患者的牵引治疗中上颌前牙的唇倾控制较好，治疗后患者侧貌得到明显改善。二期治疗中内收下颌切牙时注意了转矩控制，所以下颌切牙未发生进一步的舌倾。

从治疗后的 X 线片看：左侧上颌侧尖牙牙根与同侧中切牙牙根欠平行，由于尖牙仍然应用的为尖牙托槽，其近远中轴倾度大于侧切牙，治疗中应适当进行调整。另外，上颌前牙在固定矫治器治疗后有较明显的唇倾，下颌切牙有一定的舌倾，这是对上下颌骨间矢状关系不调的一种补偿。患者如果较早开始前方牵引的治疗，将有可能增加前方牵引治疗的矫形效果，减小固定矫治器治疗时上下前牙的代偿。

表 12-2　治疗前、前牵引后、治疗后头影测量数据比较

测量项目	治疗前	前牵引后	治疗后	正常𬌗替牙期均值	正常𬌗恒牙早期均值
SNA	77.0*	79.0	80.0	82.8 ± 4.0	82.8 ± 4.0
SNB	81.5	80.5	82.0	80.1 ± 3.9	80.1 ± 3.9
ANB	− 4.5**	− 1.5**	− 2.0	2.7 ± 2.0	2.7 ± 2.0
Wits（mm）	− 5.0*	− 3.0*	− 4.2	− 1.5 ± 2.1	− 1.5 ± 2.1
U1-PP	121.0*	123.0	129.0	114.1 ± 3.9	114.1 ± 3.9
L1-MP	94.5	88.0	87.0	96.5 ± 7.1	96.5 ± 7.1
U1-L1	129.0	134.0	127.5	125.4 ± 7.9	125.4 ± 7.9
SN-MP	29.5	31.0	28.5	34.4 ± 5.0	34.4 ± 5.0
FH-MP	24.0	26.0	25.0	27.2 ± 4.7	27.2 ± 4.7
L1-APo（mm）	8.0	4.5	4.5	4.9 ± 2.1	4.9 ± 2.1
Li-E（mm）	3.0	0	0	0.6 ± 1.9	0.6 ± 1.9

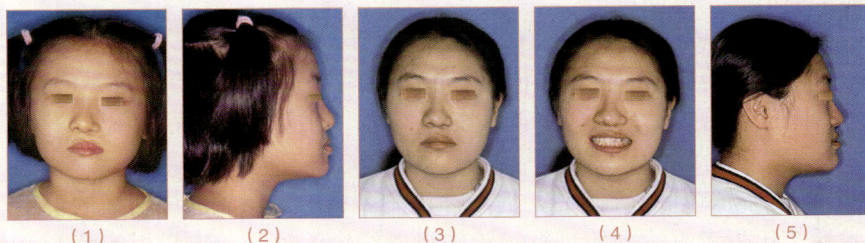

（1）　　　（2）　　　（3）　　　（4）　　　（5）

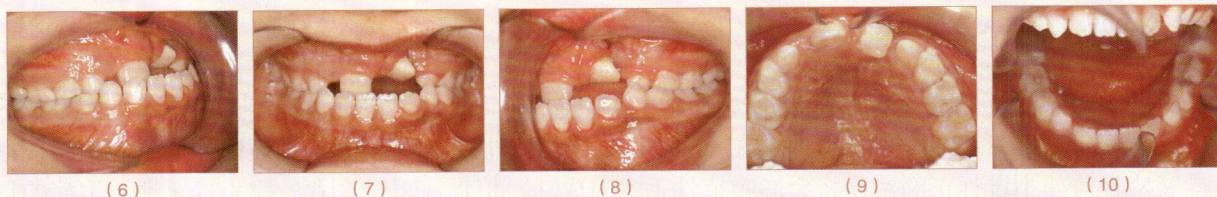

（6）　　　（7）　　　（8）　　　（9）　　　（10）

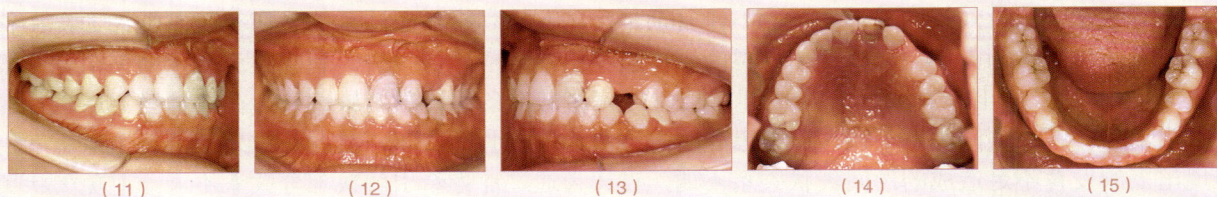

（11）　　　（12）　　　（13）　　　（14）　　　（15）

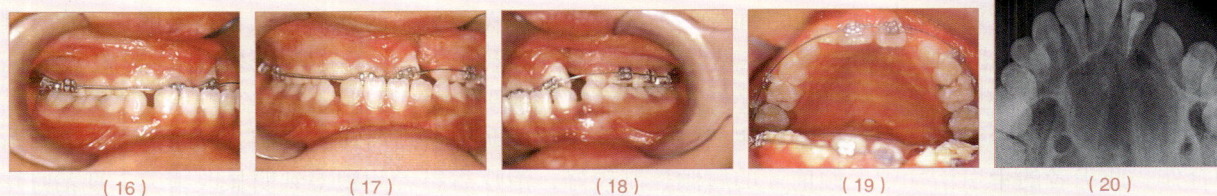

（16）　　　（17）　　　（18）　　　（19）　　　（20）

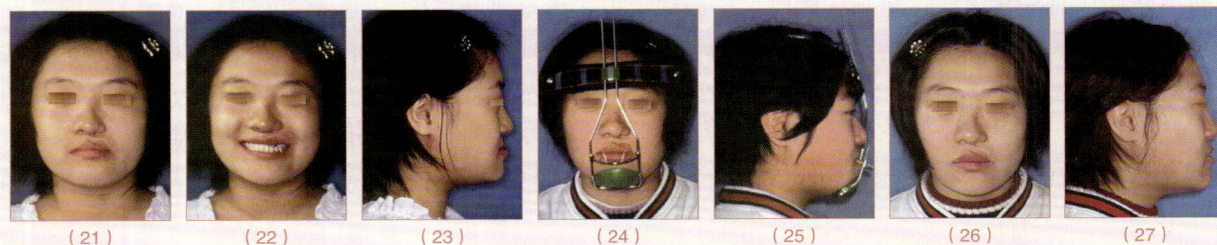

（21）　（22）　（23）　（24）　（25）　（26）　（27）

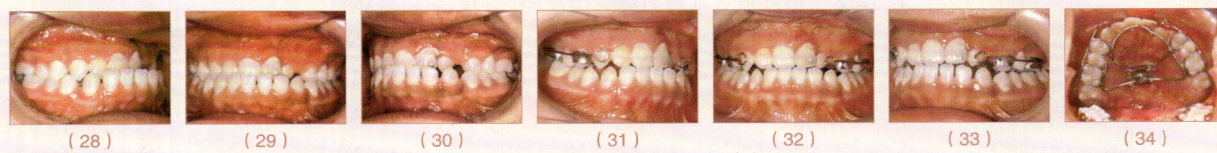

（28）　（29）　（30）　（31）　（32）　（33）　（34）

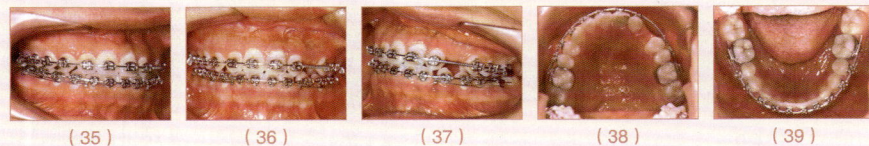

（35）　　　（36）　　　（37）　　　（38）　　　（39）

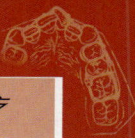

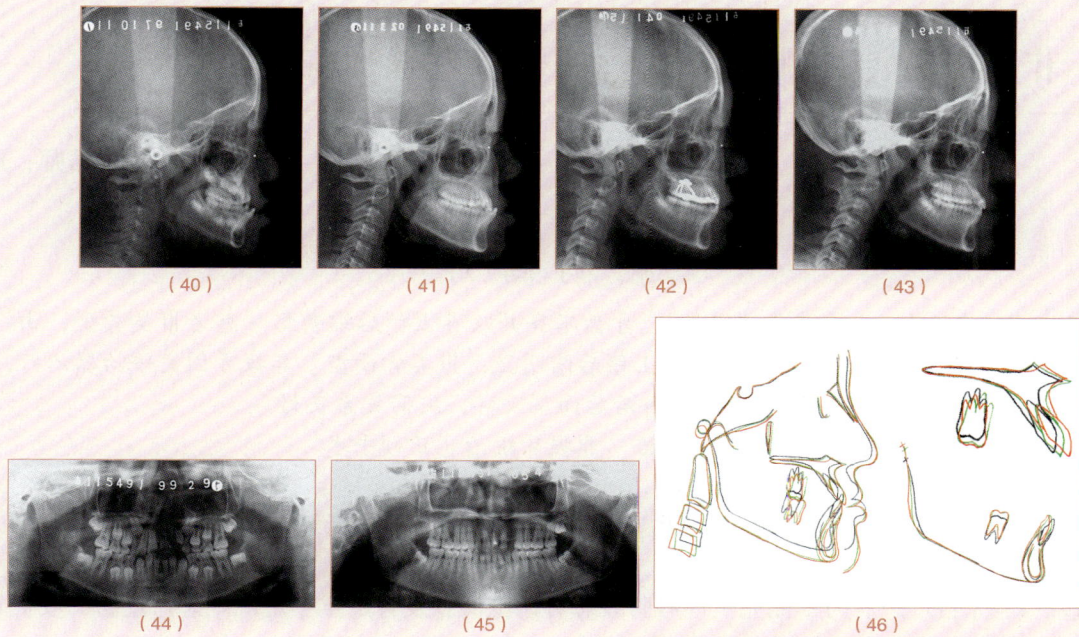

图 12-2　治疗前、中、后面殆像及 X 线片

（1）～（2）治疗前面像；（3）～（5）治疗后面像；（6）～（10）治疗前殆像；（11）～（15）治疗后殆像；（16）～（19）植骨前正畸殆像；（20）牙槽突植骨区；（21）～（27）前方牵引前、中、后面像；（28）～（34）前方牵引前、后殆像；（35）～（39）固定矫正中殆像；（40）～（43）治疗前、前方牵引前、前方牵引后、治疗后头颅侧位片；（44）～（45）治疗前后全口曲面断层片；（46）治疗前后头颅侧位片描记重叠图

③ 非减数矫治单侧完全性唇腭裂严重骨性安氏Ⅲ类畸形

诊治医师：贾绮林

病 例 简 介

女，25岁，主诉前牙"兜齿"，牙齿不齐并改善上颌后缩畸形。患者Ⅲ类骨型，由于患者为单侧完全性唇腭裂患者，上颌后缩明显，Ⅲ类骨面型。非拔牙固定矫治器治疗配合正颌手术治疗。疗程2.5年。矫治后面型改善，尖窝关系良好。

关键词 唇腭裂 骨性Ⅲ类错𬌗 非拔牙矫治 正颌手术

一般信息 女，25岁，主诉前牙反𬌗，牙齿不齐，并要求矫治上颌后缩。

临床检查 恒牙𬌗，患者为单侧完全性唇腭裂患者，上颌骨发育严重不足，全牙弓反𬌗。安氏Ⅲ类错𬌗，左侧尖牙为中性关系，右侧尖牙为近中关系。双侧下颌第一磨牙缺失，第二磨牙近中倾斜。Spee曲线正常，前牙反覆盖5 mm，反覆𬌗1 mm。开闭口运动未见明显异常及弹响，双侧关节区无压痛。

病史及家族史 否认唇腭裂史。

X线片检查 未见埋伏阻生牙，双侧下颌第一磨牙缺失，左侧上颌中切牙、侧切牙缺失，牙槽突植骨后，裂隙侧牙槽突高度为Ⅱ型。头影测量显示：Ⅲ类骨型。高角，上颌后缩，上下前牙均舌倾。具体数值见表12-3。

诊断
面型：上颌后缩
骨型：Ⅲ类
牙型：安氏Ⅲ类

患者存在问题
1. 前牙反𬌗。
2. 上颌后缩。
3. 唇腭裂。
4. 全牙弓反𬌗。
5. 上下牙弓不齐，双侧下颌第一磨牙、左侧上颌中切牙及侧切牙缺失，下颌第二磨牙近中倾斜。

治疗设计 非拔牙矫治，直丝弓固定矫治器配合正颌手术治疗，以后修复左侧上颌中切牙。

矫治过程 非拔牙，固定矫治器排齐上下牙弓，关闭下颌第一磨牙间隙，保留左侧上颌中切牙间隙。配合正颌手术矫治上颌后缩，正畸治疗结束后修复左侧上颌中切牙。结果见图12-3。

分析小结 患者为成人单侧完全性唇腭裂患者，上颌骨发育严重不足，Ⅲ类骨面型明显，另外患者多个牙齿缺失。患者主诉为改善上颌后缩并解除前牙"兜齿"、排齐牙齿。由于单纯的正畸治疗无法达到患者满意的治疗效果，因此需要配合正颌手术。正畸治疗的难点在于患者多个牙齿缺失，正畸治疗要使下颌第二、第三磨牙前移，而不使下前牙舌倾，以及调整上下牙弓的宽度，使之在宽度上相互匹配，这样既能够简化正颌手术避免上颌分块，又能够减少手术造成的创伤，有利于术后的稳定。

表 12-3　治疗前后 X 线头影测量分析

测量项目	治疗前	治疗后	正常均值及标准差
SNA	76.6[*]	82.2	82.8 ± 4.0
SNB	81.1	80.2	80.1 ± 3.9
ANB	− 4.5[**]	2.0	2.7 ± 2.0
MP-SN	45.0[*]	45.0[*]	34.4 ± 5.0
U1-SN	99.1[*]	105.1	105.7 ± 6.3
L1-MP	80.4[*]	75.6[**]	92.6 ± 7.0
U1-L1	135.2[*]	142.0[**]	125.4 ± 7.9

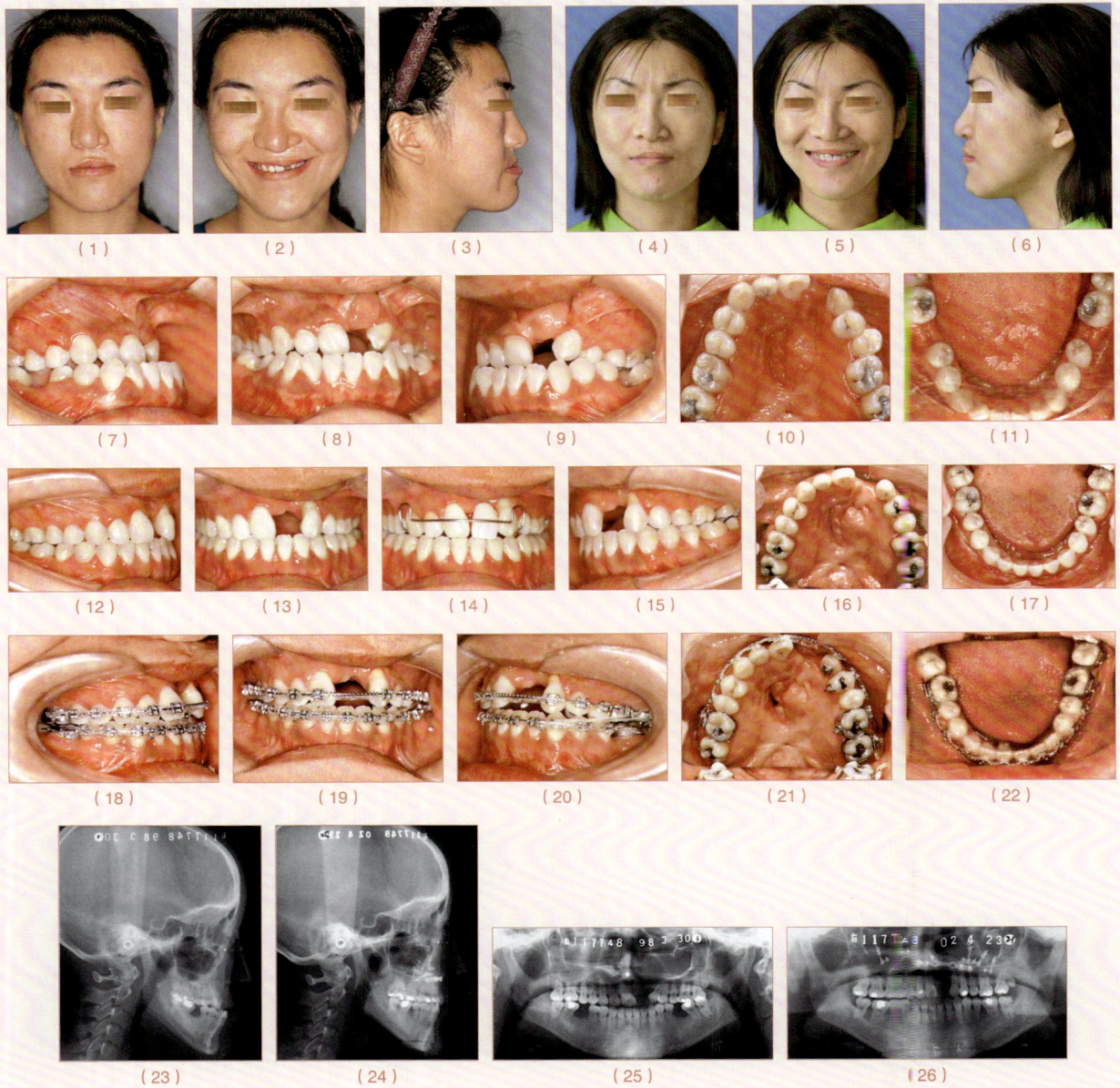

图 12-3　治疗前、中、后面殆像及 X 线片

（1）～（3）治疗前面像；（4）～（6）治疗后面像；（7）～（11）治疗前殆像；（12）～（17）治疗后殆像；（18）～（22）治疗中殆像；（23）～（26）治疗前后头颅侧位片及曲面断层片

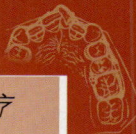

4 牙槽植骨后正畸矫治唇腭裂错𬌗畸形

诊治医师：贾绮林

病 例 简 介

　　女，16 岁，主诉牙齿不齐，左侧上颌侧切牙缺失。患者 Ⅰ 类骨型，上牙弓中线左偏，前牙深覆𬌗。非拔牙固定矫治器治疗。疗程 1.5 年。矫治后尖窝关系良好。
　　关键词： 牙槽突裂　骨性 Ⅰ 类错𬌗　非拔牙矫治

一般信息　　女，16 岁，主诉牙齿不齐，左侧上颌侧切牙缺失。

临床表现及检查　　恒牙𬌗，磨牙中性关系，患者为 Ⅰ 类骨面型。左侧上颌侧切牙缺失，患者为单侧牙槽突裂。Spee 曲线正常 4 mm，前牙覆盖正常，覆𬌗 7 mm。开闭口运动未见明显异常及弹响，双侧关节区无压痛。

病史及家族史　　否认唇腭裂史。

X 线片检查　　未见埋伏阻生牙，左侧上颌侧切牙缺失，牙槽突裂，头影测量显示为高角病例，其余无特殊表现。数值见表 12-4。

诊断
　　面型：基本正常
　　骨型：Ⅰ 类
　　牙型：安氏 Ⅰ 类

患者存在问题
　　1. 左侧上颌侧切牙缺失。
　　2. 牙齿不齐。
　　3. 牙槽突裂。
　　4. 前牙深覆𬌗。

治疗设计　　首先进行牙槽突植骨，植骨后采用非拔牙矫治，直丝弓固定矫治器治疗，以后种植修复左侧上颌侧切牙。

矫治过程　　首先进行牙槽突植骨，植骨成功后，采用固定矫治器非拔牙矫治，排齐上下牙弓，改善前牙深覆𬌗，保留左侧上颌侧切牙间隙。正畸治疗结束后修复左侧上颌侧切牙。矫治结果见图 12-4。

分析小结　　此病例为恒牙期牙槽突裂患者，颌骨发育正常，Ⅰ 类骨面型。患者主诉为牙齿不齐，左侧上颌侧切牙缺失。由于患者面形良好，正畸治疗即可得到良好的咬合关系，不需正颌手术。由于患者有牙槽突裂，首先需要进行牙槽突植骨，待植骨成功后，进行固定矫治器正畸治疗，排齐牙齿，打开

349

咬合，此患者牙槽突植骨效果良好，正畸治疗后种植修复左侧上颌侧切牙。

表 12-4　治疗前后 X 线头影测量分析

测量项目	治疗前	治疗后	正常验均值及标准差
SNA	84.4	84.5	82.8 ± 4.0
SNB	79.2	79.2	80.1 ± 3.9
ANB	5.2	5.3	2.7 ± 2.0
MP-SN	43.0*	43.2*	34.4 ± 5.0
U1-SN	106.1	105.1	105.7 ± 6.3
L1-MP	95.5	99.3	92.6 ± 7.0
U1-L1	125.0	123.4	125.4 ± 7.9

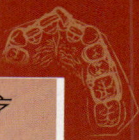

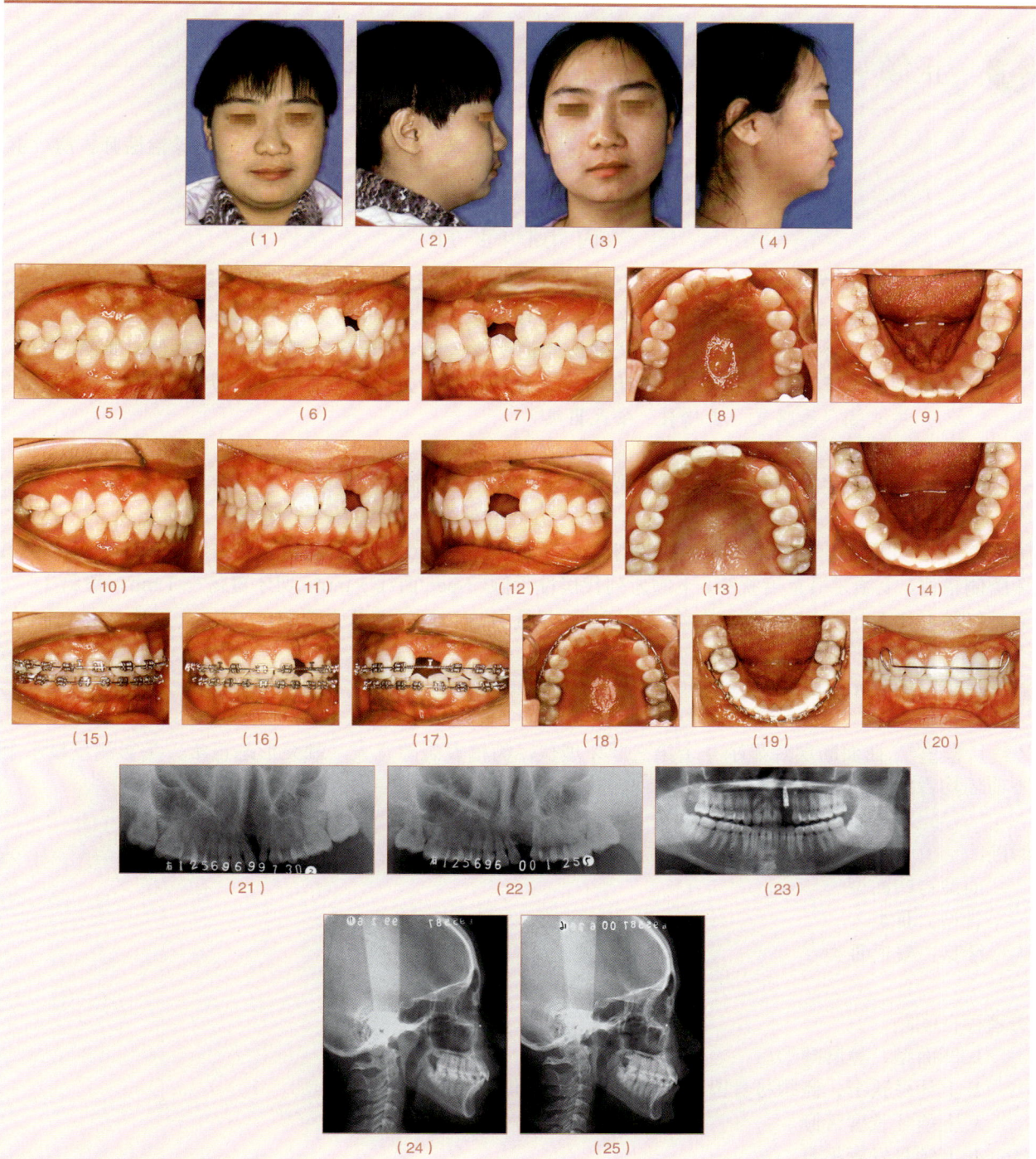

图 12-4　治疗前、中、后面𬌗像及 X 线片

（1）～（2）治疗前面像；（3）～（4）治疗后面像；（5）～（9）治疗前𬌗像；（10）～（14）治疗后𬌗像；（15）～（19）治疗中𬌗像；（20）保持期𬌗像；（21）～（22）牙槽突植骨前、后上颌体腔片；（23）牙种植后全口曲面断层片；（24）～（25）治疗前、后头颅侧位片

5 正颌－正畸联合矫治唇腭裂术后继发牙颌畸形

诊治医师：房　兵

病 例 简 介

女，16岁8个月，主诉唇腭裂继发牙列紊乱，反殆，口鼻瘘。Ⅲ类颌骨畸形，Ⅲ类磨牙关系，上牙弓塌陷成三角形牙弓，前颌骨及上前牙舌倾，全牙弓反殆；非减数矫治，固定矫治器矫治2年9个月，骨皮质切开扩弓，正畸排齐牙列，调整上前牙唇倾，正颌手术调整上下颌骨关系及面型，Hawley式保持器保持，咬合关系理想，面形可接受。

关键词：唇腭裂　齿槽裂　安氏Ⅲ类

一般信息　女，16岁8个月，主诉唇腭裂继发牙列紊乱，反殆，口鼻瘘。

临床检查　凹面型，面部左右对称；磨牙、切牙Ⅲ类关系；上颌2个侧切牙缺失，上颌2个第一双尖牙腭侧错位，上颌牙弓重度狭窄，下颌牙列代偿性舌倾，Spee曲线3 mm，切牙覆盖－1 mm，覆殆Ⅰ°。牙龈红肿，牙石（++），口腔卫生差。开闭口运动无异常，颞颌关节无弹响。

病史及家族史　无家族史。

X线片检查　曲面断层片显示4个第三磨牙埋伏，齿槽裂裂隙宽大，髁突形态正常，头影测量显示上下前牙均舌倾。数值见表12-5。

诊断

面型：凹面型
骨型：Ⅲ类
牙型：安氏Ⅲ类

患者存在问题

1.凹面型，鼻唇畸形。

2.上牙弓狭窄，侧腭弓骨段嵌顿在前颌骨的腭侧。

3.上前牙重度舌倾。

4.上颌骨发育不足。

5.全牙弓反殆。

治疗设计

1.非拔牙矫治，MBT固定矫治器矫治。

2.骨皮质切开辅助上颌快速扩弓，使用扇形固定扩弓器，解除上颌第一双尖牙的腭侧嵌顿，排齐整平牙列。

3.正颌手术调整上下颌骨关系。

4.口鼻瘘较难矫治。

矫治过程 固定矫治器矫治 2 年 9 个月，Hawley 式保持器保持。矫治结果见图 12-5。

分析小结 本病例为唇腭裂继发骨性Ⅲ类错𬌗，凹面型；上牙弓狭窄，齿槽裂，全牙弓反𬌗。矫治设计为正颌－正畸联合治疗，治疗的目的就是达到侧貌美观、理想的上下牙弓形态、理想的咬合关系。矫治的重点之一是怎样设计上颌扩弓，唇腭裂患者由于没有腭中缝，腭部不是一个整体，因此常规的快速扩弓方法，扩开的只是腭部的黏膜，一旦扩弓器拆除黏膜会像橡皮筋一样收缩回弹。因此在本病例中设计了骨皮质切开辅助的快速扩弓，以保证扩弓的稳定性，扩弓器的选择为扇形扩开，达到双尖牙段的扩弓量大于磨牙段；术前正畸排齐和整平上牙列，下颌牙列去代偿排齐；正颌手术设计为下颌骨双侧升支矢状劈开后退，矫正反𬌗，按照患者的上下颌骨数据应该行上颌前移，但是考虑到上颌前移可能造成腭裂语音的加重，另外该患者由于口鼻瘘曾多次行腭部手术，腭部瘢痕严重，上颌前移手术后复发率高，最后设计为下颌后退手术解除反𬌗。术后无颌间结扎，保持Ⅲ类牵引至术后 10 个月，然后更换为 0.018 英寸不锈钢圆丝精细调整咬合。使用 Hawley 保持器进行保持。

表 12-5 治疗前、后及治疗后随访半年头影测量数据比较

测量项目	治疗前	治疗后	随访半年	正常𬌗恒牙期均值
SNA	82.0	79.5	80.8	82.8 ± 4.0
SNB	78.2	75.5	76.0	80.1 ± 3.9
ANB	3.8	3.9	4.7	2.7 ± 2.0
A6-PP	20.9	20.8	21.3	22.0 ± 3.0
U1-PP	24.2	22.0	21.8	28.0 ± 2.1
L1-MP	84.3	76.0	75.3	96.5 ± 7.1
U1-L1	150.7	138.5	142.4	125.4 ± 7.9
U1-SN	83.9	103.3	101.1	105.7 ± 6.3
SN-MP	43.7	42.1	42.0	34.4 ± 5.0
FMIA	59.7	67.6	69.3	55.0 ± 2.0
O-Meridian to Sn （mm）	3.9	6.1	3.7	8.0 ± 2.0
O-Meridian to Pog'（mm）	－ 3.1	－ 4.0	－ 5.2	0.0 ± 2.0

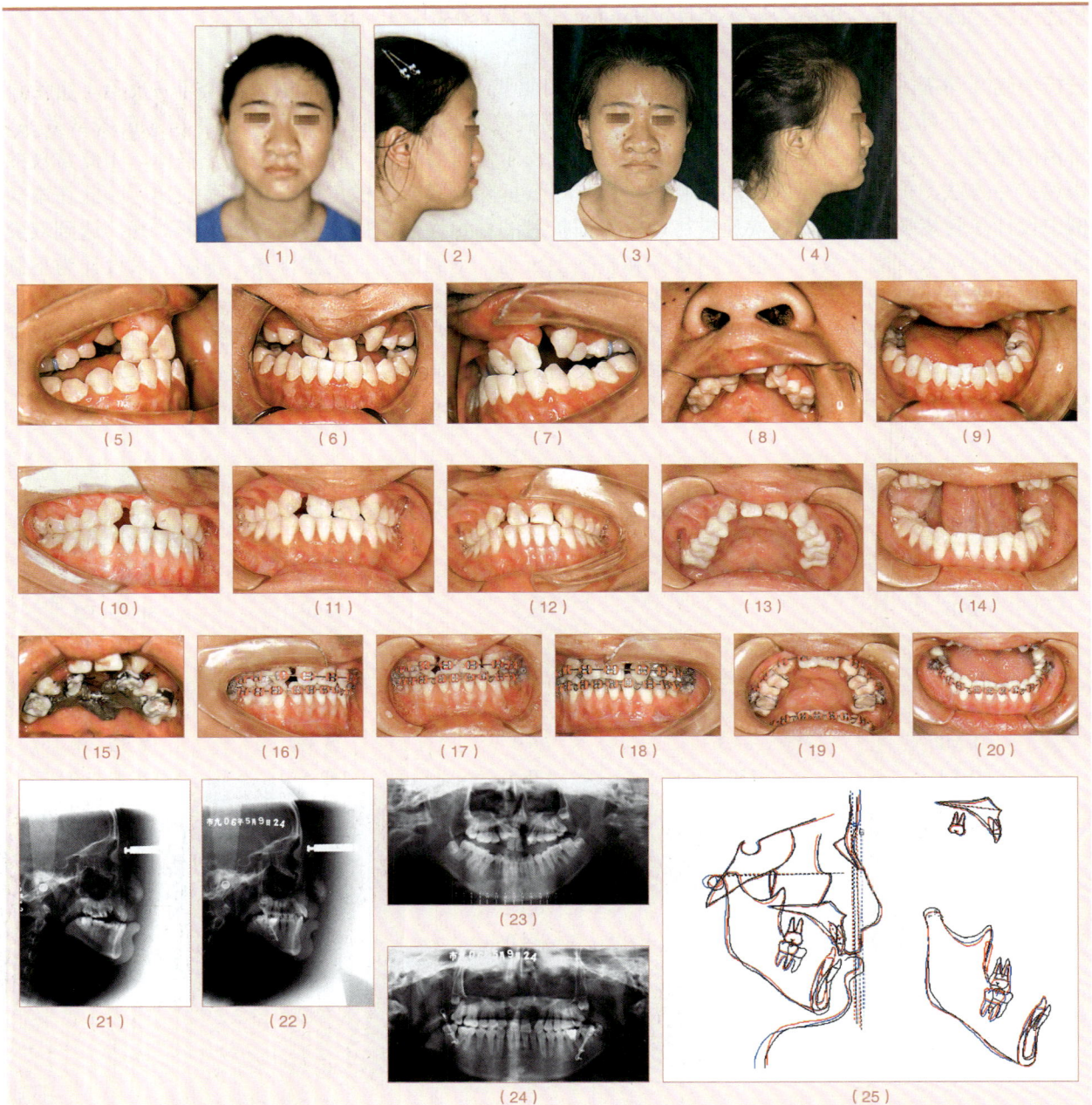

图 12-5　治疗前、中、后面𬌗像及 X 线片

（1）～（2）治疗前面像；（3）～（4）治疗后面像；（5）～（9）治疗前𬌗像；（10）～（14）治疗后𬌗像；（15）治疗中骨皮质切开𬌗像；（16）～（20）治疗中𬌗像；（21）～（24）治疗前、后头颅侧位片及曲面断层片；（25）治疗前后头颅侧位片描记重叠图

第13章

颞下颌关节紊乱病的正畸治疗

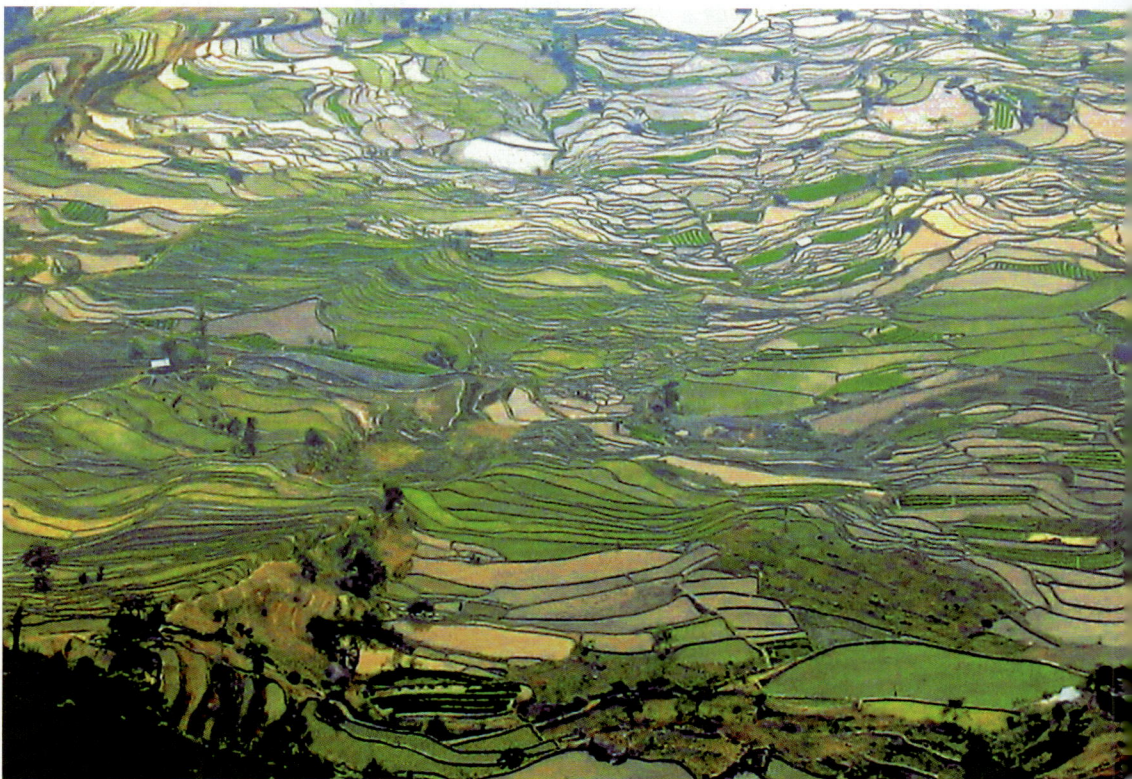

傅民魁 摄

① 后牙锁𬌗致颞下颌关节紊乱病的矫治

诊治医师：刘　怡

病 例 简 介

男，17岁，因开口受限一周就诊于关节门诊，常规检查后确诊为颞下颌关节左侧急性不可复性盘前移位，患者有弹响史，时间不详。治疗采用保守治疗，理疗同时配合药物治疗。4周后疼痛消失、弹响消失，开口度恢复。转正畸门诊治疗右侧后牙锁𬌗，临床检查可见右侧第一和第二磨牙锁𬌗，前牙轻度拥挤。病人对前牙没有治疗要求，治疗目标只能集中在解决右侧后牙锁𬌗上。采用交互牵引、扩大下颌牙弓等方式没有良好效果的情况下，采用种植体支抗，下颌升支外斜线部位植入种植体，将下颌磨牙压低并牵引向颊侧。3个月后，锁𬌗得到矫治。

关键词：锁𬌗　种植体　安氏Ⅰ类　成人　颞下颌关节紊乱病

一般信息　男性，17岁，要求治疗右侧后牙锁𬌗。

临床检查　左侧Ⅰ类磨牙关系，右侧第一及第二磨牙锁𬌗，尖牙中性关系，前牙Ⅰ°覆𬌗、覆盖，Ⅰ°拥挤。上下中线相差1 mm。开口度近三指，无明确弹响，无疼痛。

X线片检查及分析　曲面断层片上显示4个第三磨牙存在并伴有不同程度阻生，以右下第三磨牙阻生最重，头影测量显示均角，上下切牙轴倾度好，侧貌较理想。

病史及家族史　无相关病史。

诊断
　　面型：直面型
　　骨型：Ⅰ类骨面型
　　牙型：安氏Ⅰ类，右下第一、二双尖牙阻生

患者存在问题
　　1. TMD病史。
　　2. 右侧第一、二磨牙正锁𬌗，以下颌磨牙舌倾为主。
　　3. 第三磨牙阻生，右下第三磨牙前倾阻生。

治疗设计
　　1. 减数右下阻生第三磨牙，解决右下后牙段牙弓拥挤；
　　2. 右下牙列片段弓，辅助排齐；
　　3. 交互牵引，矫治锁𬌗；
　　4. 在交互牵引效果不理想后，改用种植体支抗；
　　5. 病人对前牙拥挤没有治疗要求，保留原始畸形不予处理。

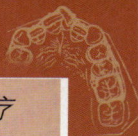

矫治过程　片段弓及交互牵引 3 个月后，效果不理想，改用种植体支抗，在右下颌升支外斜线的部位植入种植体，同时压低右下第一及第二磨牙，矫治锁𬌗。结果见图表 13-1。

分析小结　该病例为 TMD 𬌗因素的正畸治疗，治疗前病人因急性不可复性盘前移位进行关节－正畸联合治疗，𬌗垫治疗 3 周后，关节盘复位，开口度恢复。下一步的正畸治疗需要去除其病理性的𬌗因素——锁𬌗，畸形诊断明确，右侧第一、二磨牙正锁𬌗，以下颌磨牙的舌向倾斜为重，下颌第二磨牙颊侧完全被上颌磨牙遮盖。锁𬌗矫治之前，拔除右下第三磨牙，缓解右下后牙段拥挤。采用交互牵引先矫治上下第一磨牙锁𬌗，但经过 3 个月治疗，效果并不理想，上下颌第一磨牙轻度松动，咬合时有明显创伤，配合下颌舌弓扩大下颌牙弓，但由于锁𬌗不但是牙弓宽度的异常，同时垂直向也存在过度的伸长，舌弓在垂直向不能压低伸长的磨牙，因此未对锁𬌗的矫治产生明显效果。下颌片段弓的使用目的在于"松解"下颌牙齿，片段弓从右下颌尖牙到第一磨牙，第二磨牙由于牙冠颊侧完全被上颌磨牙遮挡，没有放置矫治器的空间。曾考虑使用𬌗垫帮助减轻上下磨牙的锁结程度，但患者有 TMD 病史，𬌗垫治疗对颌间高度的改变可能会加重关节负担，因此未予采用。在上述方式矫治锁𬌗效果不明显后，采用种植体支抗技术，用微螺旋种植体，植入部位选择下颌升支外斜线的部位，在第一、二磨牙上放置带环，舌侧焊牵引钩，利用 NiTi 簧直接牵引。由于加力点位于磨牙的颊侧及龈向，2 个磨牙同时受到颊向及压低的力量，2 个月后，下磨牙压低效果明显，锁𬌗得到矫治。从始至终，由于上颌磨牙位置较理想，上颌除了交互牵引外，没有进行其他的治疗。右侧磨牙区开始建𬌗初期，磨牙的伸长使覆𬌗变浅，但随着建𬌗后功能性的咬合运动，覆𬌗逐渐恢复到治疗前的水平。由于种植支抗力量方向准确，治疗过程中最大限度减小了咬合的创伤。治疗后未采用任何保持措施，良好的咬合关系是稳定的基础。治疗 4 年后随访，患者咬合关系稳定，无关节症状。

表 13-1　治疗前后软组织侧貌比较

测量项目	治疗前	治疗后
鼻唇角	90.6	100.4
上唇—审美平面	0	0.5
下唇—审美平面	1.1	1.5
上唇长 / 下面高比	34.5%	34%
下唇长 / 下面高比	65.5%	66%
下面高 /Ns-Mes	55.28%	55.79%

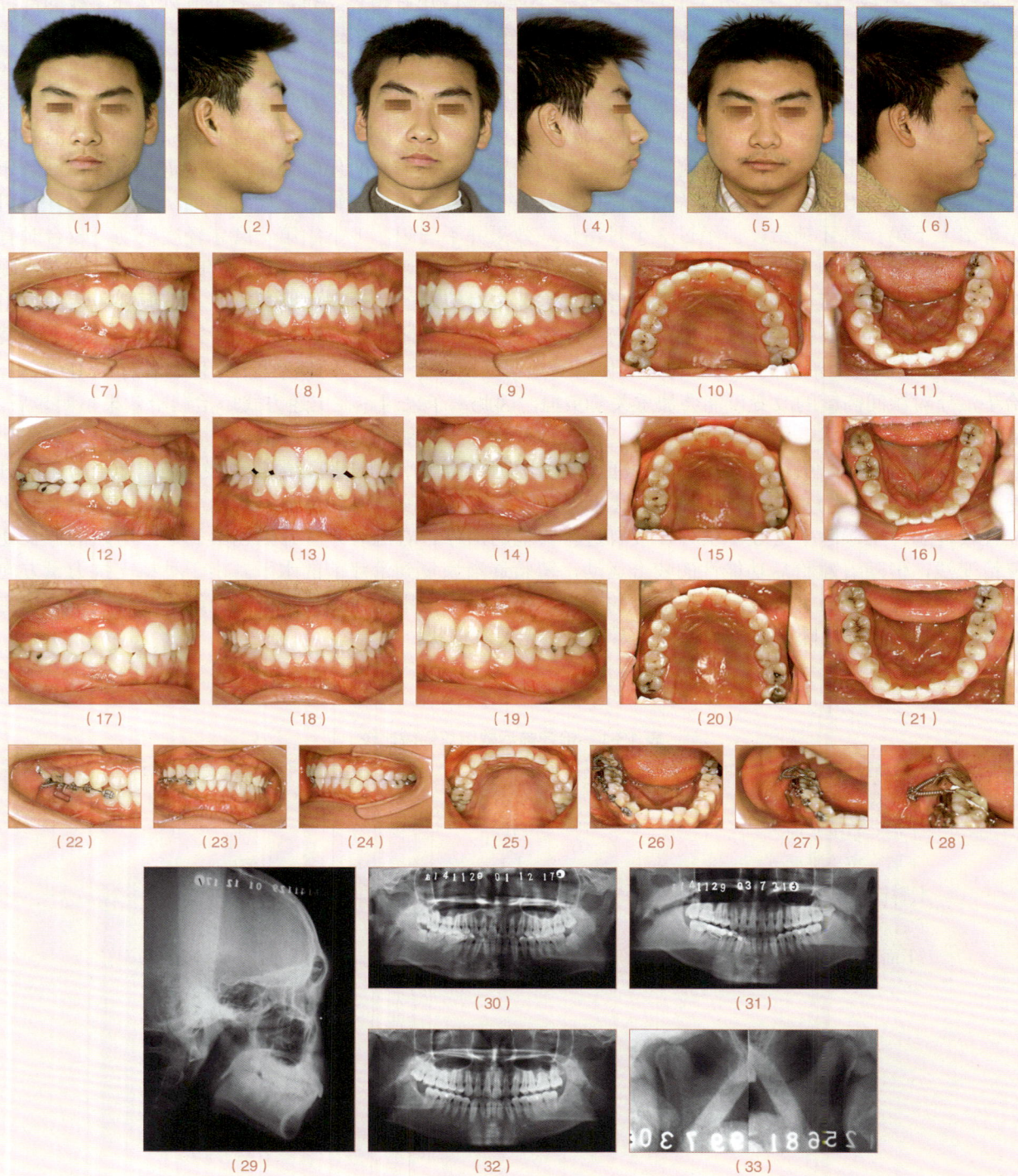

图 13-1　治疗前、中、后面殆像及 X 线片

（1）～（2）治疗前面像；（3）～（4）治疗后面像；（5）～（6）治疗后4年面像；（7）～（11）治疗前殆像；（12）～（16）治疗后殆像；（17）～（21）治疗后4年殆像；（22）～（28）治疗中殆像；（29）～（33）治疗前头颅侧位片，治疗前、中、后曲面断层片及治疗前关节片

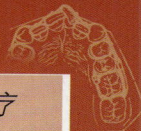

② 闭锁性深覆殆后牙锁殆致颞下颌关节紊乱病的矫治

诊治医师：刘　怡

病 例 简 介

女，19岁，关节科转诊要求殆治疗。临床检查下面高低，下颌后缩。右侧磨牙远中尖对尖，左侧第一、二磨牙正锁殆，前牙闭锁性深覆殆，双侧关节弹响。减数上颌第一双尖牙，种植体支抗，矫治左侧正锁殆，内收前牙。治疗后磨牙完全远中，覆殆Ⅰ°，侧貌改善。

关键词： 颞下颌关节紊乱病　闭锁性深覆殆　后牙锁殆　安氏Ⅱ类

一般信息　女，19岁，关节科转诊要求殆治疗。

临床检查　下面高低，下颌后缩，颏唇沟明显。右侧磨牙远中尖对尖，左侧第一、二磨牙正锁殆，前牙闭锁性深覆殆，双侧关节开口初及闭口末有弹响。

X 线片检查及分析　曲面断层片：双侧髁突形态不对称。第三磨牙均存在，左下第三磨牙近中阻生。上中切牙根较短。冠根比接近1：1。头影测量：Ⅱ类骨型，上颌稍突，低角；上切牙直立。测量值见表13-2。

病史及家族史　因双侧关节弹响及疼痛就诊于本院关节门诊，在疼痛缓解后，转诊正畸科作殆治疗。曾在外院进行前牙美容治疗，前牙及部分双尖牙被邻面去釉。

诊断

面型：直面型，下颌后缩
骨型：骨性Ⅱ类
牙型：安氏Ⅱ类

患者存在问题

1. 闭锁性深覆殆。
2. 骨性Ⅱ类。
3. 双侧关节弹响。
4. 左侧第一、二磨牙正锁殆。
5. 左下第三磨牙阻生。
6. 上颌大量邻面去釉后牙体缺损。

治疗设计

1. 上颌固定矫治器＋平导，矫治闭锁性深覆殆；
2. 交互牵引，矫治左侧磨牙锁殆；
3. 减数上颌第一双尖牙，种植体支抗，内收上颌前牙，控制前牙转矩；

4. 控制关节症状;

5. 建立完全远中磨牙关系,保持。

矫治过程

1. 1～5 个月,上颌固定矫治器、平导,解除闭锁,同时左侧磨牙上下交互牵引,矫治锁𬌗。

2. 6～20 个月,减数上颌双侧第一双尖牙,种植体支抗,内收上前牙。上前牙较直立,因此在内收时需控制牙根转矩。

3. 21～24 个月,精细调整,保持。

矫治结果见图表 13-2。

分析小结 病人因关节问题就诊,以关节弹响为主。造成关节问题的𬌗因素可能为闭锁,或后牙锁𬌗。这也是该病人最严重的畸形。在整个治疗过程中,应当控制治疗方式及过程,不能加重关节的负担。闭锁性深覆𬌗一般转化为安氏Ⅱ类 1 分类来治疗,解除闭锁之前并不拔牙,可以增加支抗,在固定矫治器解除前牙闭锁的同时,上颌配合平导进行左侧磨牙的交互牵引来矫治锁𬌗。平导的高度不易过大,防止给关节增加过大负担。利于平导的另一目的在于增加下面高,改善面部美观。在闭锁𬌗解除后,减数上颌双尖牙治疗。由于骨性Ⅱ类明显,上颌前突明显,在内收上前牙时需要较大支抗,因此选择种植体支抗,尽可能少用颌间牵引,防止可能引起的关节不适。由于病人曾在外院治疗时上前牙进行大量邻面去釉,在最后精细调整中存在上下前牙大小失调的现象。在治疗结束后,由于消除了病理性𬌗因素,关节弹响消明显减轻,面型也得到改善。

表 13-2　治疗前后及头影测量数据比较

测量项目	治疗前	治疗后	正常𬌗均值
SNA	88.6*	86.1	82.8 ± 4.0
SNB	82.7	82.6	80.1 ± 3.9
ANB	5.9*	3.9	2.7 ± 2.0
Wits（mm）	4.3*	－ 1.2	－ 1.2 ± 2.5
U1-SN	93.5*	93.3*	105.7 ± 6.3
U1-L1	140.9*	126.2	125.4 ± 7.9
FMA（MP-FH）	17.5	28.1	31.3 ± 5.0
IMPA（L1-MP）	103.4	108.6	93.9 ± 6.2
FMIA（L1-FH）	59.1	43.4	54.9 ± 6.1
Y-Axis（SGn-SN）	64.8	69.4	65.8 ± 4.2
Li -E（mm）	1.3	2.3	4.9 ± 2.1

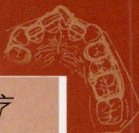

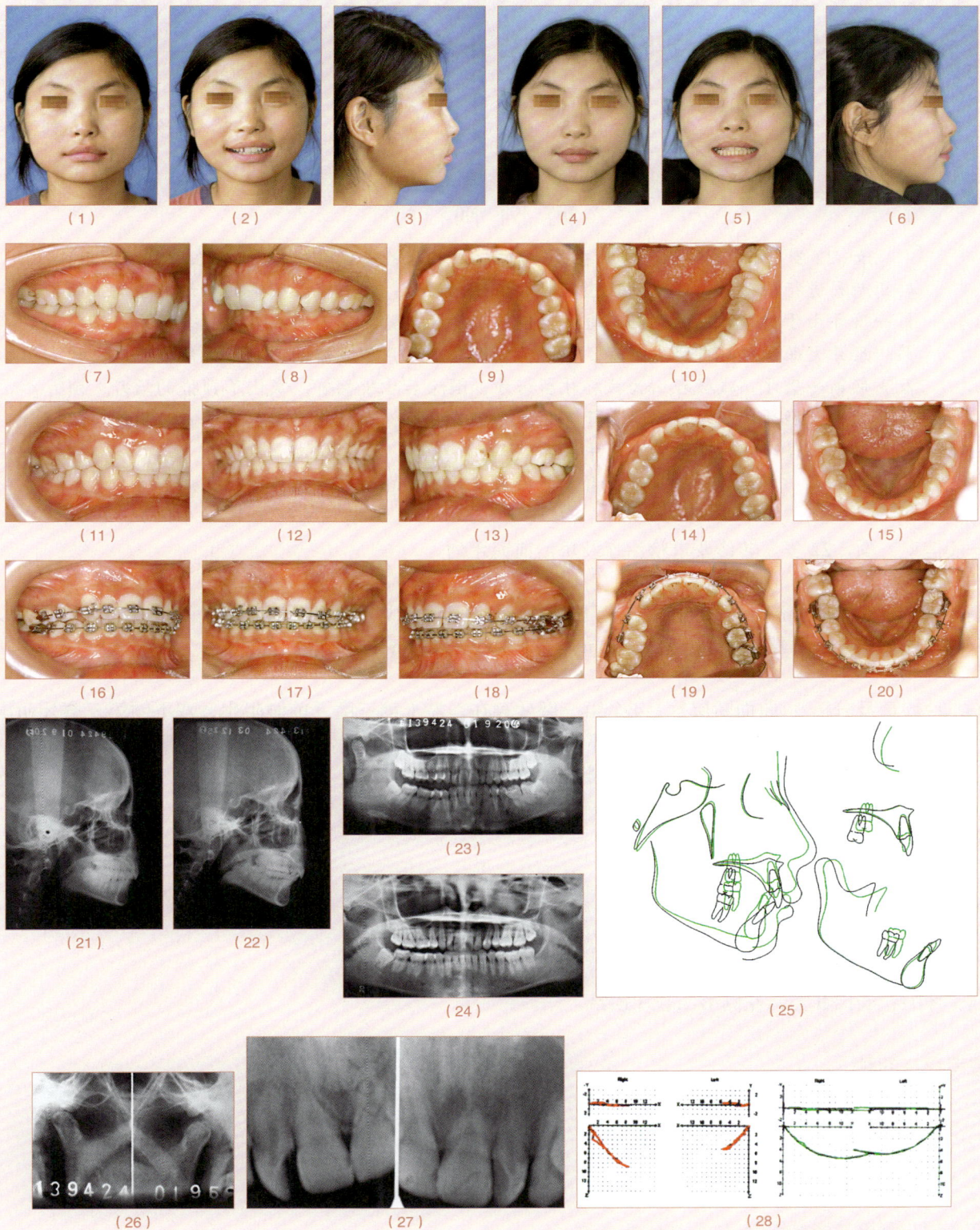

图 13-2 治疗前、中、后面𬌗像及 X 线片

（1）～（3）治疗前面像；（4）～（6）治疗后面像；（7）～（10）治疗前𬌗像；（11）～（15）治疗后𬌗像；（16）～（20）治疗中𬌗像；（21）～（25）治疗前后头颅侧位片，曲面断层片及描记重叠图；（26）～（27）治疗前关节片与上中切牙牙片；（28）治疗前后髁突运动轨迹图

3 不对称减数治疗颞下颌关节紊乱病

诊治医师：刘　怡

病例简介

　　女，22 岁，因关节弹响伴疼痛在关节科就诊，临床检查发现咬合紊乱，在关节治疗后，转正畸科进行𬌗治疗。患者对面型及咬合有矫治要求。该患者最明显的畸形为左侧上颌第一磨牙由于对颌牙冠缺损而下垂，左侧第二磨牙锁𬌗，同时存在Ⅱ类咬合关系；下颌第一磨牙大面积龋坏伴根尖病变，侧貌为突面型。采用拔牙矫治，减数上颌第一双尖牙及下颌第一磨牙。减数理由为拔坏牙留好牙、解除后牙段拥挤，减化了锁𬌗的治疗，消除了对伸长磨牙的压入移动。由于下颌减数位置靠后，对改善面型而言有一定难度。治疗后病人咬合理想，磨牙完全远中关系。

　　关键词：成人　锁𬌗　安氏Ⅱ类　减数磨牙　Roth　颞下颌关节紊乱病

一般信息　女，22 岁，转诊要求𬌗治疗及矫治前突牙列。

临床检查　患者右侧磨牙Ⅱ类咬合，左侧下颌第一恒磨牙冠龋坏大面积缺损，上颌第一恒磨牙过长下垂，双侧尖牙远中关系，覆𬌗Ⅰ°，覆盖 5 mm。上下中线差 1 mm。

X 线片检查及分析　曲面断层片：4 个第三磨牙存在，左上第三磨牙前倾阻生，双下颌第三磨牙萌出间隙不足，双下颌第一恒磨牙大面积龋坏，根尖周有阴影。上中切牙牙根较短，双侧髁突骨质改变。

　　头颅侧位片：双牙弓前突，均角，侧貌突。

病史及家族史　无相关病史。

诊断
　　面型：凸面型
　　骨型：骨性Ⅱ类
　　牙型：安氏Ⅱ类，左侧第二磨牙锁𬌗

患者存在问题
　　1. TMD 病史。
　　2. 骨性Ⅱ类畸形。
　　3. 双牙弓前突。
　　4. 安氏Ⅱ类磨牙关系。
　　5. 左侧第二磨牙锁𬌗。
　　6. 左上第一恒磨牙下垂。
　　7. 凸面型。

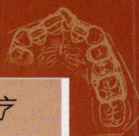

治疗设计

1. 减数上颌第一双尖牙及下颌第一磨牙，减小面部突度；
2. 交互牵引矫治左侧第二磨牙锁𬌗；
3. 关闭上下拔牙间隙，因为拔牙位置上下差异较大，注意上下用不同的支抗控制；
4. 治疗中保护关节。

矫治过程　关节症状减轻后，减数下颌第一磨牙，交互牵引矫治左侧第二磨牙锁𬌗，3个月后，锁𬌗矫治后发现由于锁𬌗牙的建𬌗，覆𬌗减小，牙𬌗关系趋向Ⅰ类变化。继续减数上颌第一双尖牙，直丝弓矫治技术，内收上下前牙，减小面型突度，整体矫治时间在19个月，矫治后磨牙为完全远中关系，尖牙中性关系，上下牙列覆𬌗覆盖Ⅰ°。牙弓突度明显减小，面型有一定的改善，治疗完成后，关节症状未加重。

矫治结果见图表13-3。

分析小结　该患者有正畸治疗要求，但在正畸之前有关节病史，弹响伴疼痛，开口受限，在关节门诊经保守治疗，疼痛消失后开始正畸治疗。患者为骨性Ⅱ类畸形，安氏Ⅱ类咬合，突面型，从改善面型的角度而言，减数双尖牙是最好的选择。但由于患者同时还存在左侧第二磨牙的锁𬌗与左上第一磨牙的下垂，磨牙区的𬌗障碍也可能是导致关节症状的一个重要原因，因此矫治磨牙区的咬合是另一个重要的治疗目标。由于2个下颌第一恒磨牙均大面积龋坏，并伴有不同程度的根尖病变，从拔坏留好的原则出发，决定减数下颌第一磨牙。这种拔牙方式的好处在于消除了坏牙、减轻了后牙段的拥挤，有利于锁𬌗的矫治，但这种拔牙方式由于下颌减数过于靠后，不利于面型的矫治，并且上下减数位置差距较大，治疗过程支抗控制的差异大，可能会使用较多的颌间牵引，颌间牵引可能对颞下颌关节产生负担。除了正常的减数外，患者4个第三磨牙都有不同程度的阻生，其中以左上第三磨牙前倾阻生、左下垂直向阻生最重，建议病人拔除所有的第三磨牙。由于病人下颌平面角适中，因此锁𬌗的矫治采用最简单的交互牵引方式。锁𬌗矫治后，由于第二磨牙伸长的原因，在刚建𬌗时整体咬合被抬高，左上第一磨牙相对下垂减轻，整体咬合关系趋向于Ⅰ类，后期的治疗变得更为简单。Roth直丝弓矫治器，上下滑动关闭间隙，控制上下间隙的不对称，尽可能后收前牙，减小面型突度，但同时又要维持颌间高度。一般情况下，减数治疗会减小颌间高度，下颌因此会产生逆时针的旋转，不利于盘突关系的稳定，尤其是减数靠后的磨牙，这种情况更有可能发生。该病例由于在解除锁𬌗时，磨牙的伸长导致咬合的抬高，相对抵消了一部分由于减数磨牙造成的影响。

表 13-3　治疗前后头影测量数据比较

测量项目	治疗前	治疗后	正常𬌗均值
SNA	89.4	90.6	82.8 ± 4.0
SNB	83.5	83.0	80.1 ± 3.9
ANB	6.0	7.6	2.7 ± 2.0
Wits（mm）	3.8	4.3	－ 1.3 ± 2.9
U1-SN	118.8	114.0	105.7 ± 6.3
U1-L1	104.3	106.7	125.4 ± 7.9
FMA（MP-FH）	23.8	22.0	31.3 ± 5.0
IMPA（L1-MP）	110.2	112.8	93.9 ± 6.2
FMIA（L1-FH）	45.9	45.2	54.9 ± 6.1
Lower Lip to E-Plane（mm）	4.7	2.3	1.4 ± 1.9

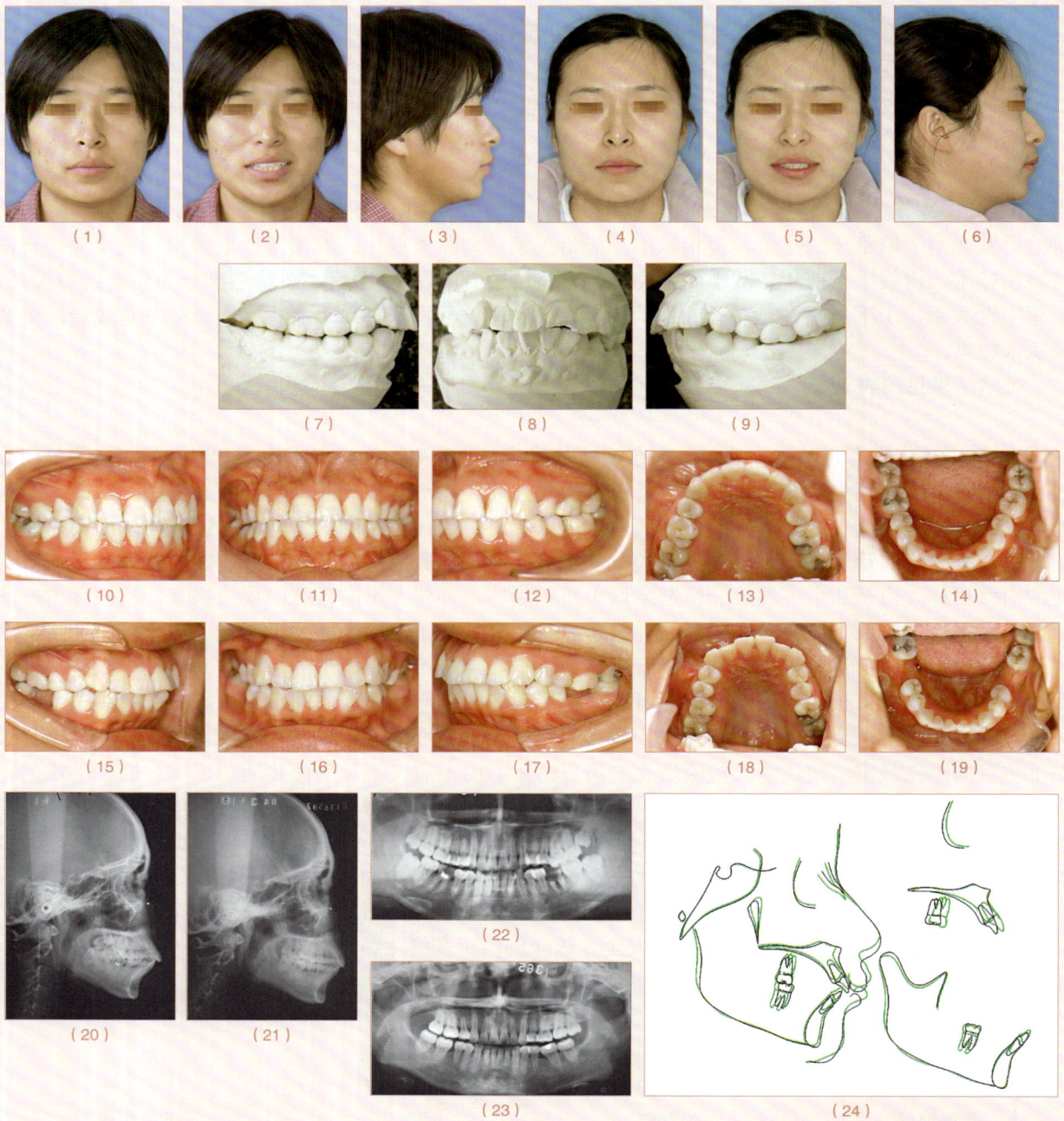

图 13-3　治疗前、中、后面𬌗像及 X 线片

（1）～（3）治疗前面像；（4）～（6）治疗后面像；（7）～（9）治疗前𬌗像（模型）；（10）～（14）治疗后𬌗像；（15）～（19）治疗中𬌗像；（20）～（24）治疗前、后头颅侧位片，全景片及重叠图

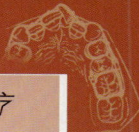

④　关节盘可复性前移复位术后的正畸矫治

诊治医师：房　兵

病 例 简 介

　　女，15 岁 3 个月，主诉牙前突，双侧颞颌关节区不适，弹响。Ⅱ类颌骨畸形，下颌后缩，双侧关节盘可复性前移；安氏Ⅱ类磨牙关系。外院转入时已拔除 4 个第二双尖牙；关节盘复位术；固定矫治器矫正 23 个月。矫正后面形改善，咬合关系理想，颞颌关节症状消失，髁突有新骨生长。

　　关键词：安氏Ⅱ类　颞颌关节紊乱　恒牙早期　减数双尖牙

一般信息　女，15 岁 3 个月，主诉牙前突。

临床检查　面部左右对称，唇休息位露齿约 5 mm，微笑露齿 8 mm，凸面型，鼻唇角约 90°。磨牙尖牙关系Ⅱ类，上前牙拥挤 4 mm，下前牙拥挤 4 mm，上牙中线右偏 0.5 mm，Spee 曲线 2 mm，前牙覆盖Ⅰ°、覆𬌗Ⅰ°，开闭口运动无异常，开口末闭口初弹响。

病史及家族史　母亲有相似的面形。

X 线片检查　曲面断层片显示牙槽骨正常，4 个第三磨牙埋伏阻生，磁共振显示双侧颞颌关节盘可复性前移，髁突形态轻度吸收，头影测量显示Ⅱ类骨型，下颌后缩，高角，下前牙唇倾。具体数值见表 13-4。

诊断
　　面型：凸面型
　　骨型：Ⅱ类
　　牙型：安氏Ⅰ类

患者存在问题
　　1. 侧貌突，闭唇紧张。
　　2. 颞颌关节弹响，髁突轻度吸收。
　　3. 安氏Ⅱ类磨牙关系。
　　4. 上牙中线右偏，上下牙弓轻度拥挤。

治疗设计　关节镜关节盘复位术，拔除上下第二双尖牙，MBT 直丝弓固定矫治技术。Ⅱ类牵引调整磨牙关系。

矫治过程　关节镜手术后 3 个月开始正畸治疗，固定矫治 23 个月。透明牙套保持器。每年复诊随访咬合稳定性以及髁突的吸收恢复情况。结果见图表 13-4。

分析小结　本例从表面上看是常规的安氏Ⅱ类错𬌗，下颌骨发育不良，治疗目的是矫治上前牙前突，闭唇困难，下颌后缩的侧貌。但是在临床检查中发现其开口末闭口初弹响，磁共振检查发现双侧关节盘前移，髁突前斜面轻度吸收，提示临床将面临治疗结果稳定性和正畸治疗中症状加重的挑战。经过关节-正畸科联合会诊讨论确定其治疗过程为，关节镜关节盘复位术，恢复颞颌关节的正常结构，关节盘是为髁突分散和承受咀嚼力的重要结构，恢复关节盘到正常及稳定的位置，对髁突的健康以及消除颞颌关节的症状均有积极意义。因此关节盘复位术后 3 个月开始正畸治疗，由于患者在外院已拔除了 4 个第二双尖牙，治疗计划没有选择，上颌必须强支抗，下颌弱支抗。上颌口外弓加强支抗，上下颌颌内牵引，先将第一双尖牙远中移动到位后再应用 Kim 关闭曲整体移动前牙关闭间隙。测量数据可见上颌前牙得到充分的内收，下颌以磨牙前移为主，最后达到磨牙和尖牙的Ⅰ类关系，正常的覆𬌗覆盖。下颌升支有进一步生长。磁共振影像可见髁突顶部有新骨沉积。Ⅱ类错𬌗畸形的矫治中应该警惕颞颌关节的健康状况，对避免矫治长期不能结束，或治疗结果不稳定都具有非常重要的意义。

表 13-4　治疗前后头影测量数据比较

测量项目	治疗前	治疗后	正常𬌗恒牙期均值
SNA	77.6	79.0	82.8 ± 4.0
SNB	70.6*	71.2*	80.1 ± 3.9
ANB	6.9**	7.8**	2.7 ± 2.0
A6-PP	22.3	23.4	22.0 ± 3.0
U1-PP	31.7	31.2	28.0 ± 2.1
L1-MP	100.5	99.6	96.5 ± 7.1
U1-L1	109.4	124.0	125.4 ± 7.9
U1-SN	106.2	94.2	105.7 ± 6.3
SN-MP	45.1**	43.5*	34.4 ± 5.0
FMIA	43.9**	45.9**	55.0 ± 2.0
O-Meridian to Sn （mm）	7.0	4.7	8.0 ± 2.0
O-Meridian to Pog'（mm）	− 11.4	− 13.2	0.0 ± 2.0

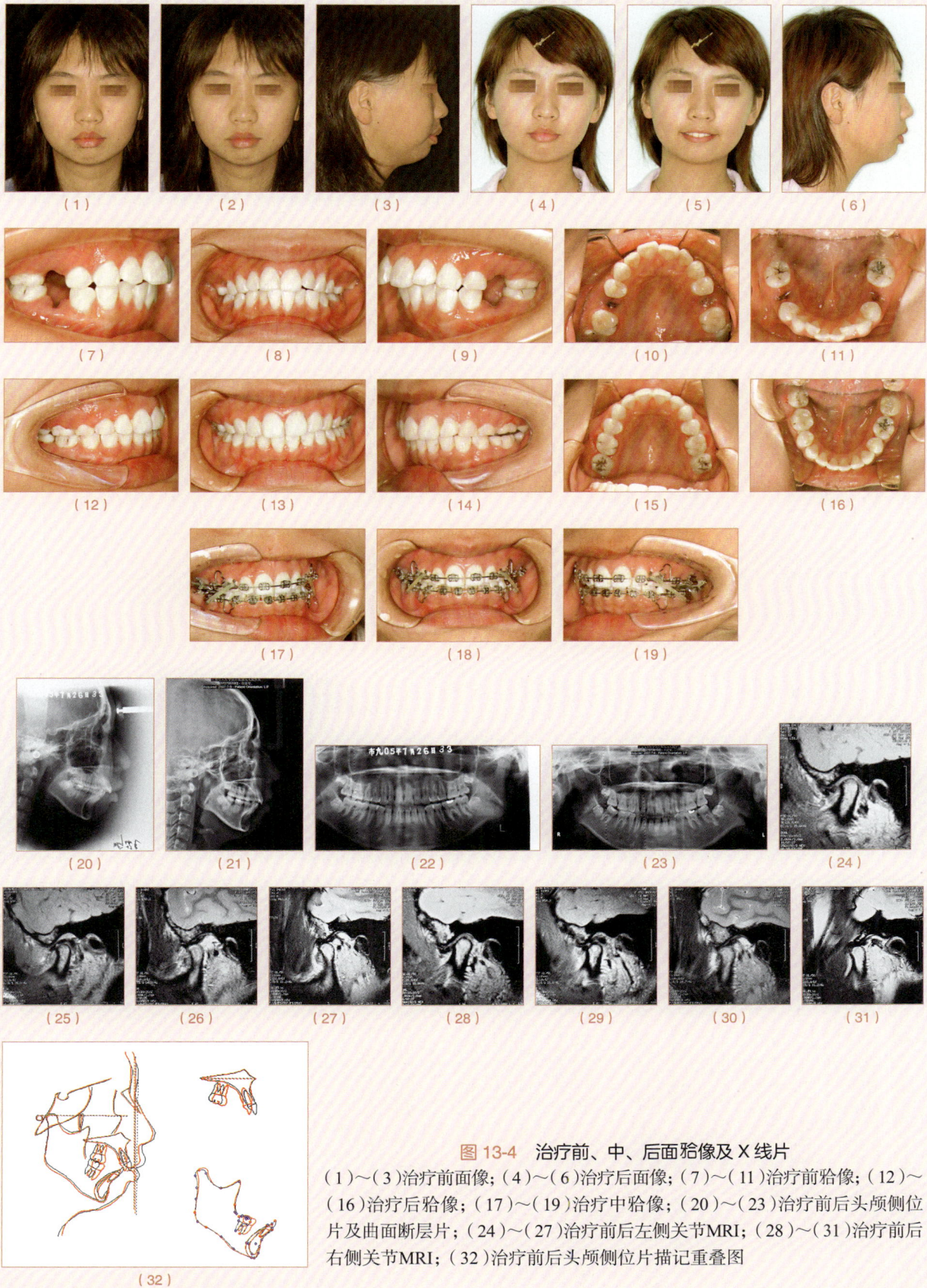

图 13-4　治疗前、中、后面𬌗像及 X 线片
（1）～（3）治疗前面像；（4）～（6）治疗后面像；（7）～（11）治疗前𬌗像；（12）～（16）治疗后𬌗像；（17）～（19）治疗中𬌗像；（20）～（23）治疗前后头颅侧位片及曲面断层片；（24）～（27）治疗前后左侧关节MRI；（28）～（31）治疗前后右侧关节MRI；（32）治疗前后头颅侧位片描记重叠图

第 *14* 章

修复前的正畸治疗

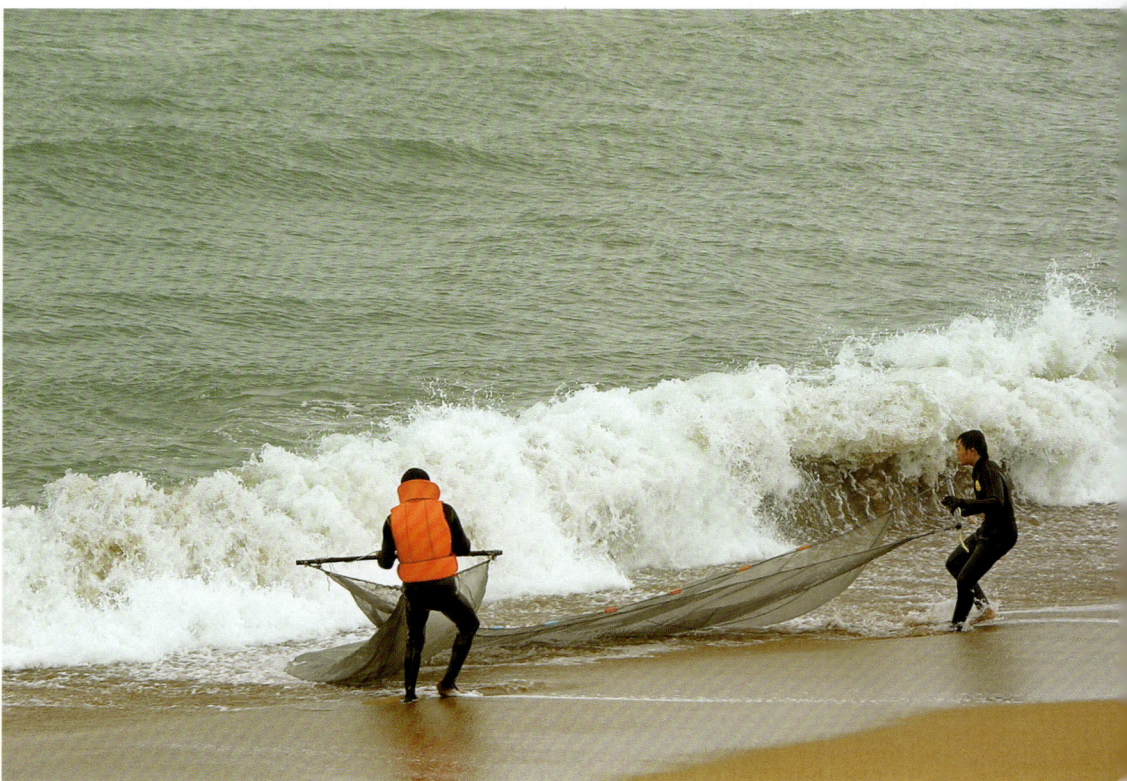

傅民魁 摄

① 种植体支抗压低磨牙矫治Ⅱ类高角伴多颗下后牙缺失

诊治医师：欧阳莉　周彦恒

病 例 简 介

女，42 岁，主诉牙突嘴突。Ⅱ类高角骨面型；⌐5，6⌐，⌐6 缺失，Ⅱ类尖牙关系；前牙Ⅱ°深覆𬌗，Ⅰ°深覆盖；上牙列拥挤。MBT 直丝弓矫治技术：减数上颌 2 颗第二双尖牙，微螺钉种植体支抗压低上颌磨牙。总疗程 35 个月，矫治后患者正侧貌均显著改善，咬合关系理想。

关键词：深覆𬌗　成人　减数双尖牙　种植体　MBT

一般信息　女，42 岁，主诉牙突嘴突。

临床检查　正貌基本对称，侧貌凸面型，面下 1/3 偏长，颏部后缩；前牙Ⅱ°深覆𬌗，Ⅰ°深覆盖；双侧尖牙关系远中尖对尖；上中线左偏约 1 mm，下中线右偏约 1 mm；左下第二双尖牙和第一磨牙、右下第一磨牙缺失；右上第二双尖牙为死髓牙，尚未行根管治疗；上牙列Ⅰ°拥挤；颞下颌关节未见异常。

X 线片检查及分析　头影测量显示轻度Ⅱ类骨型，高角，上下前牙唇倾。测量值见表 14-1。

诊断

　面型：凸面型

　骨型：Ⅱ类高角

　牙型：磨牙缺失，尖牙及双尖牙呈远中关系

患者存在问题

1. 侧貌突，面下 1/3 偏长，颏部后缩。

2. Ⅱ类高角骨面型。

3. 前牙深覆𬌗，深覆盖。

4. 上牙列拥挤。

5. 中线不齐。

6. 左下第二双尖牙和第一磨牙，右下第一磨牙缺失。

治疗设计

1. 拔牙矫治，减数上颌第二双尖牙；MBT 直丝弓矫治技术。

2. 上颌微螺钉种植体支抗：矢状向——回收上前牙，减小突度；

　　　　　　　　　　　　　垂直向——压低上颌磨牙，前上旋转下颌平面。

3. 左侧后牙区种植钉支抗，调整下颌中线及内收下前牙。

4. 矫治后左下第二双尖牙和第一磨牙行种植牙修复。

矫治过程　于上颌第一、第二磨牙间颊侧植入微螺钉种植体，并于上颌第一磨牙间置横腭杆，利用种植体支抗以持续轻力压低第一、第二磨牙，力值为 50～70 g。9 个月后牙列排齐，换 0.019 英寸 ×0.025 英寸的不锈钢方丝，利用种植体支抗以滑动法关闭间隙，同时继续压低磨牙。17 个月间隙关闭，精细调整 9 个月。主动治疗时间 35 个月，压膜保持器。结果见图表 14-1。

分析小结　该病例的治疗难点主要表现在两个方面：一是垂直向控制，由于其治疗前即为Ⅱ°深覆𬌗，如何在压低磨牙进行后牙垂直向控制的同时打开咬合是一个问题；二是关闭右下象限的间隙，由于患者右下第一磨牙已缺失多年，牙槽骨明显萎缩，加之治疗前下中线已经存在右偏，如何在关闭该间隙的同时矫正下中线的右偏也是一个问题。

　　首先，对该病例的后牙垂直向控制我们选择了单颌控制。理论上讲对高角病例进行后牙垂直向控制时双颌控制应该要比单颌控制更合理更有效。然而，在应用种植体支抗压低磨牙进行垂直向控制的临床实践中，能否进行双颌垂直向控制却往往要视患者的错𬌗类型、矫治设计以及种植体的稳定性等具体情况而定。就该病例而言，尽管其下颌双侧第一磨牙均缺失，但根据其尖牙及双尖牙的远中关系，认定这是一个 Angle Ⅱ病例，加之其双侧下颌第一磨牙缺失的情况，治疗过程中特别是右下象限，后牙的近中移动是必须的，这一情况决定了对该病例进行上颌磨牙的单颌垂直向控制更具可行性。

　　而另一方面，尽管种植体能够为压低磨牙提供可靠的垂直向支抗，在理论上完全可以实现所需的磨牙压低量，但下颌平面的前旋潜力往往会受到前牙覆𬌗情况及前牙唇齿关系的制约，这将导致必要的上下颌磨牙总压低量，即引发下颌平面前上旋转所需的上下颌磨牙总压低量是有限的。本病例即一方面应用种植体对其上颌磨牙进行主动的垂直向控制，另一方面通过避免Ⅱ类颌间牵引的应用对其下颌磨牙进行被动的垂直向控制。最终上颌磨牙压低 3.54 mm，上下颌磨牙高度总和绝对减小，下颌平面前上旋转 3.04°，患者正侧貌均显著改善。

　　为了能在关闭右下间隙的同时矫正右偏的下中线，在关闭间隙过程中当左下第二磨牙前移至预定位置后，我们择机于左下象限也植入了一枚螺纹钉。在以后的治疗中即利用这枚螺纹钉在回收前牙的同时左移前牙，至此右下间隙的关闭开始主要由第二、第三磨牙的近中移动来实现，而拉其前移的力量则主要由左下象限的微螺钉间接提供，而不是传统手段的Ⅱ类颌间牵引。最终矫治结果上下中线对齐，右侧为完全远中磨牙关系。

表 14-1　治疗前后头影测量数据比较

测量项目	治疗前	治疗后	正常值均值	标准差
SNA	81.84	82.36	82.80	4.00
SNB	76.57	78.70	80.10	3.90
ANB	5.28*	3.66	2.70	2.00
SNPo	76.51	78.63	82.00	7.50
Y	66.94	63.59	66.30	7.10
SN/MP	40.04*	37.00	32.50	5.20
FH/MP	31.46	28.19	31.10	5.60
U1/PP	124.13*	109.90*	115.80	5.70
L1/MP	108.04**	96.80	93.90	6.20
U1-NA（mm）	11.14*	4.04	3.50	6.50
L1-NB（mm）	13.96**	6.36	6.70	2.10
U1-PP（mm）	38.93**	33.38*	30.50	2.10
U6-PP（mm）	30.88**	27.34	26.20	2.00
L1-MP（mm）	51.45**	46.16	45.00	2.10
L6-MP（mm）	36.48	36.09	35.80	2.60
Z	47.45**	70.06**	76.00	1.50

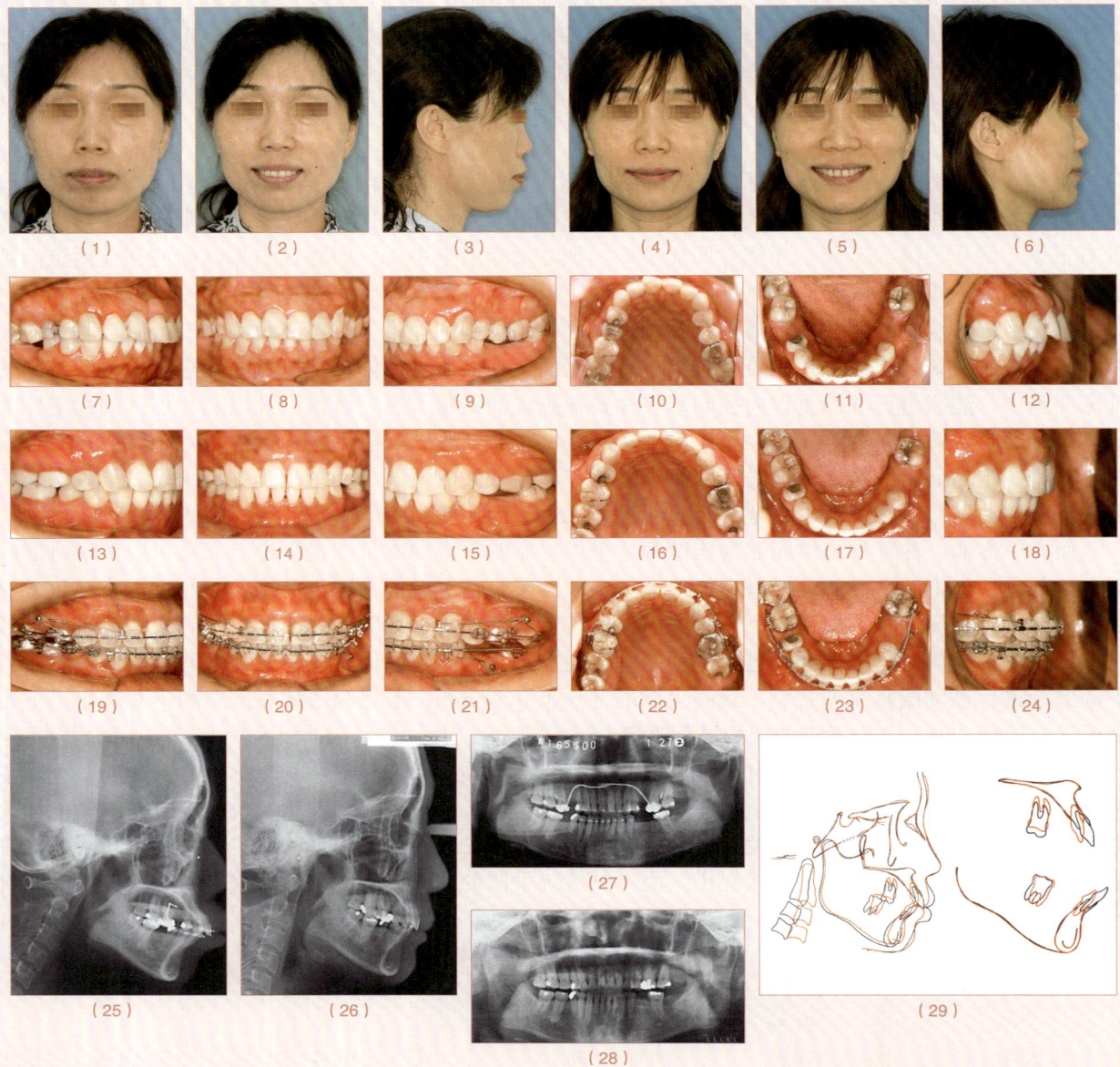

图 14-1　治疗前、中、后面𬌗像及 X 线片

（1）～（3）治疗前面像；（4）～（6）治疗后面像；（7）～（12）治疗前𬌗像；（13）～（18）治疗后𬌗像；（19）～（24）治疗中𬌗像；（25）～（26）治疗前后头颅侧位片；（27）～（28）治疗前后曲面断层片；（29）治疗前后头颅侧位片描记重叠图

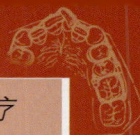

② 多数缺牙的修复前矫治

诊治医师：卢海平 金 晶

病 例 简 介

女，36 岁，主诉：要求关闭牙列散隙。牙型和骨型均为Ⅰ类。上下牙弓稍前突，散在间隙。$\underline{5}|$ 缺失，$\frac{4}{7}\Big|\frac{4}{47}$ 残冠已作根管治疗。舌体较大，有舔牙习惯。固定矫治器 11 个月排齐并内收前牙，修复后上下前牙均采用固定保持器。

关键词： 上下牙列间隙

一般信息 女，36 岁，主诉要求关闭牙列散隙。

临床检查

口内检查 恒牙𬌗，磨牙关系中性，上下牙弓有散隙各约 4 mm。右上第二双尖牙缺失，$\frac{4}{7}\Big|\frac{4}{47}$ 残冠已作根管治疗。前牙覆𬌗、覆盖基本正常，舌体较大，有舔牙习惯。

口外检查 凸面型，上下牙弓前突，下颌后缩。开唇露齿。下颌开闭口运动无异常，关节区无弹响，双侧耳屏前无压痛。

病史及家族史 无特殊。

X 线片检查 全景片显示右上第二双尖牙缺失，$\frac{4}{7}\Big|\frac{4}{47}$ 残冠已作根管治疗。头影测量显示上下前牙稍前突，数值见表 14-2。

诊断

面型：正常

骨型：Ⅰ类

牙型：安氏Ⅰ类

患者存在问题

1. 上下牙列散隙。
2. 上下牙弓稍前突。
3. 右上第二双尖牙缺失，$\frac{4}{7}\Big|\frac{4}{47}$ 残冠。
4. 舌体较大，舔牙习惯。

治疗设计

1. 直丝弓矫正器排齐内收前牙后修复；
2. 舌肌训练；
3. 长期固定保持。

矫治过程　固定矫治器治疗 11 个月；上下颌固定保持器保持。矫治结果见图 14-2。

分析小结　该患者为伴有舌习惯的上下前牙散隙成年患者，关闭散隙、前牙内收后面形得到改善。由于存在不良舌习惯，故采用上下固定保持器，需长期保持。另制作压膜透明保持器备用，防止固定保持器脱落不能按时就诊而复发。

表 14-2　治疗前后头影测量数据比较

测量项目	治疗前	治疗后	正常𬌗恒牙期均值
SNA	86.1	85.8	82.8 ± 4.0
SNB	82.2	81.5	80.1 ± 3.9
ANB	3.8	4.3	2.7 ± 2.0
Wits（mm）	− 2.4	− 2.1	− 1.2 ± 2.5
U1-PP	122.9**	114.8	114.1 ± 3.9
L1-MP	95.0	87.3	92.6 ± 7.0
U1-L1	126.0	141.0*	125.4 ± 7.9
SN-MP	32.0	33.0	34.4 ± 5.0
FH-MP	20.0*	21.0*	27.2 ± 4.7
L1-APo（mm）	2.9	1.7*	4.9 ± 2.1
Li-E（mm）	0.0	1.0	0.6 ± 1.9

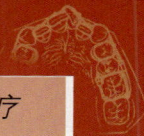

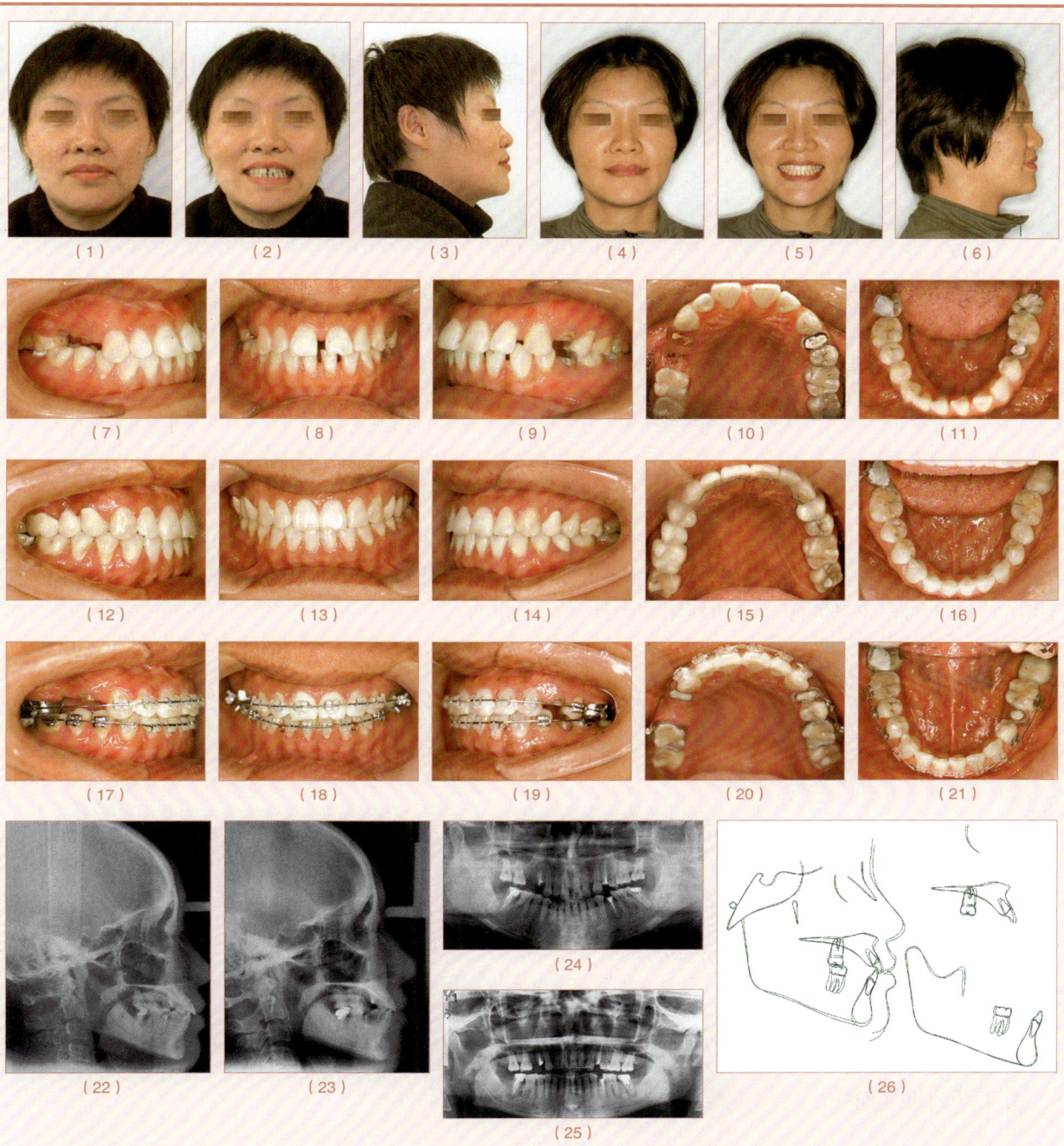

图 14-2　治疗前、中、后面骀像及 X 线片

（1）～（3）治疗前面像；（4）～（6）治疗后面像；（7）～（11）治疗前骀像；（12）～（16）正畸治疗完成修复后骀像；（17）～（21）上下颌内间隙关闭，待修复；（22）～（26）治疗前后头颅侧位片、曲面断层片及重叠图

③ 种植体支抗压低伸长后牙种植修复前正畸减数辅助性矫治

诊治医师：胡 炜

病 例 简 介

女，27 岁，主诉要求修复左下后牙。左下第一和第二磨牙长期缺失，左上第一和第二磨牙过长；安氏Ⅰ类尖牙关系。固定矫治器配合种植体支抗压低左上后牙，矫治疗程 2 年。矫治后左上后牙恢复正常高度，左下后牙种植体修复。

关键词： 辅助修复　种植体　成人

一般信息　女，27 岁，主诉要求修复左下后牙。

临床检查　尖牙关系中性，前牙覆𬌗、覆盖正常。下前牙拥挤 2 mm。左下第一和第二磨牙缺失，左上第一和第二磨牙下垂，以左上第二磨牙明显。左上第一磨牙残冠。右上第一磨牙缺失，右上第二磨牙前倾，与第二前磨牙间有少量间隙。开闭口运动无异常，无弹响。

病史及家族史　不详。

X 线片检查　右下第一前磨牙根尖病变，右下第三磨牙前倾。

诊断
　　面型：直面型
　　诊断：Ⅰ类
　　牙型：安氏Ⅰ类

患者存在问题
　　1. 左上后牙过长，左下后牙缺失。
　　2. 右上后牙倾斜，牙弓间隙。
　　3. 下牙列轻度拥挤。

治疗设计　拔除左上第一磨牙和第三磨牙，种植体支抗协助压低左上第二磨牙，固定矫治技术排齐上下牙列，关闭右上牙列间隙。

矫治过程　种植支抗钉植入后使用弹性牵引压低左上第二磨牙，同时固定矫治器排齐牙列关闭间隙。后牙压低 12 个月，种植植骨、种植体植入和义齿修复 12 个月；总疗程 2 年；上下可摘保持器。结果见图表 14-3。

分析小结　本例为成人修复前辅助正畸治疗，由于患者尚需要排齐牙列关闭牙列间隙，因而还是进行了综合性正畸治疗。患者左下后牙长期缺失导致左上后牙严重过长。为了压低过长的后牙需要一定的牙列间隙，因而拔除左上第三磨牙。由于左上第一磨牙牙冠破损严重，长期保留价值不大，因而也选

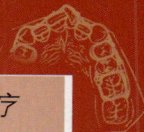

择拔除。治疗中利用种植体支抗钉辅助弹性牵引压低左上后牙，恢复其正常高度，为种植修复左下后牙获得修复空间。压低过程中需要注意作用力线尽可能通过被压低牙的阻抗中心，使其整体压入，避免出现压低过程中的倾斜。在被压低牙齿的近远中、颊舌向均应放置种植支抗钉。牙齿压低后使用种植体支抗进行保持，直至对颌牙修复完成。

表 14-3　治疗前后头影测量数据比较

测量项目	治疗前	治疗后	正常𬌗恒牙期均值
SNA	79.2	79.6	82.8 ± 4.0
SNB	76.3	76.5	80.1 ± 3.9
ANB	2.9	3.1	2.7 ± 2.0
Wits（mm）	0.8	1.0	− 1.5 ± 2.1
U1-PP	118.6	119.3	114.1 ± 3.9
L1-MP	91.3	93.1	96.5 ± 7.1
U1-L1	118.0	116.4	125.4 ± 7.9
SN-MP	37.6	38.2	34.4 ± 5.0
FH-MP	28.9	29.8	27.2 ± 4.7
L1-APo（mm）	4.9	5.4	4.9 ± 2.1
Li-E（mm）	0	0.5	0.6 ± 1.9

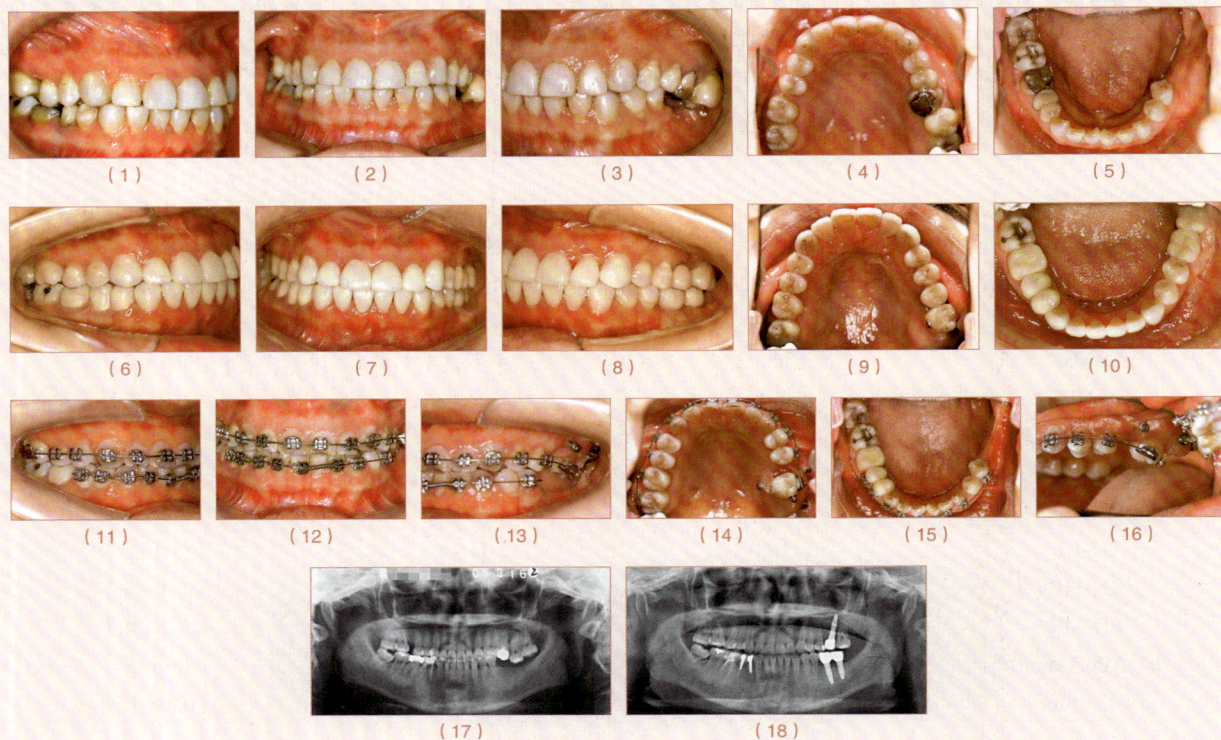

图 14-3　治疗前、中、后殆像及 X 线片

（1）~（5）治疗前殆像；（6）~（10）治疗后殆像；（11）~（16）治疗中殆像；（17）~（18）治疗前、后曲面断层片

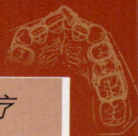

4　种植体支抗压低伸长后牙前移上颌第二第三磨牙的矫治随访 2 年

诊治医师：朱胜吉

病 例 简 介

男，25 岁，因右上后牙残冠求治。经种植科转诊，接受正畸治疗。检查显示为直面型，唇齿关系自如，均角；安氏 I 类磨牙及尖牙关系，覆𬌗覆盖正常；右上第一磨牙残冠，右上第三磨牙因没有对颌牙过长 4 mm。拔除右上第一磨牙残冠，应用微螺钉种植体支抗压低右上第三磨牙后，近中移动右上第二、三磨牙关闭拔牙间隙。疗程 24 个月，治疗结束后 2 年复查疗效稳定。

关键词：成人　磨牙压低　磨牙前移　种植体支抗

一般信息　男，25 岁，主诉右上后牙残冠。

临床检查　直面型，均角，颜面对称，唇齿关系自如。右上第一磨牙残冠，剩余牙体组织薄弱。右上第三磨牙没有对颌牙过长 4 mm。其余牙齿咬合正常，双侧磨牙尖牙关系中性，覆𬌗覆盖正常。上前牙轻度拥挤。

病史及家族史　否认与错𬌗有关的病史以及家族史。

X 线片检查　曲面断层片显示右上第一磨牙牙体大面积龋坏，左上第一磨牙已作根管治疗，左上和右下第三磨牙缺失，右下第三磨牙水平低位阻生。牙根以及牙槽骨高度正常，未见埋伏多生牙。头影测量显示下颌稍后缩，数值见表 14-4。

诊断
　　面型：直面型
　　骨型：I 类
　　牙型：安氏 I 类

患者存在问题
　　1. 右上第三磨牙过长。
　　2. 右上第一磨牙残冠。
　　3. 上前牙轻度拥挤。

治疗设计
　　1. 拔除右上第一磨牙残冠；
　　2. 应用种植体支抗压低右上第三磨牙；
　　3. 应用种植体支抗前移右上第二、三磨牙关闭间隙。

矫治过程

1.2003 年 12 月在右上第一、二双尖牙之间以及右上第二磨牙的近中颊侧和远中腭侧共植入 3 枚 MAS 种植体，并开始应用后牙种植体压低右上第二磨牙。

2.2004 年 4 月压低接近完成，粘接上颌固定矫治器，开始排齐，同时继续压低右上第二磨牙。

3.2004 年 7 月，上颌排齐，换成 0.018 英寸 ×0.025 英寸不锈钢方丝。去除后牙区两枚种植体，开始用右上第一、二双尖牙间种植体，拉右上第二磨牙向前，关闭右上第一磨牙的缺牙间隙。

4.2005 年 6 月右上间隙基本关闭，开始精细调整。

5.2005 年 12 月，治疗结束，去除右上种植体。

6.治疗结束后 2 年复查疗效稳定。

矫治结果见图表 14-4。

分析小结　在压低右上第二磨牙的过程中，应用了两枚种植体，分别位于磨牙的近中颊侧和远中腭侧，两枚种植体尖端连线通过磨牙的抗力中心，因此可以保证牙齿将被垂直压低而不会发生倾斜；同时通过带环固定在磨牙上的颊舌侧两枚舌侧扣，其定位应该保证在通过种植体施加压入力时，不会产生使磨牙旋转的分力。压低牙齿的力量通过连续的链状圈施加，每 2 周更换一次，磨牙承受的压低力量大约为 50 g。

在右上第二磨牙完全压低到正常位置后，才可以开始近中移动右上第二、三磨牙。去除压低右上第二磨牙的两枚种植体，否则近中的种植体将会阻挡牙齿移动。更换至 0.018 英寸 ×0.025 英寸不锈钢方丝后，开始应用种植体以滑动法移动右上第二、三磨牙关闭间隙。在关闭间隙的过程中，始终保持种植体与弓丝前端的牵引钩之间进行被动结扎，目的是保持前牙的矢状向位置。采用镍钛拉簧施加持续的力量牵引磨牙关闭间隙，力量大小约为 200 g。在 12 个月的时间里，右上第二、三磨牙近中移动约 12 mm（第一磨牙的宽度）。经过 24 个月的治疗，患者重新获得了完整的牙列和良好的咬合。通过应用种植体支抗，避免了种植手术，保留了健康的牙齿。治疗结束后 27 个月复查，咬合关系稳定，拔牙间隙没有复发。

表 14-4　治疗前后头影测量结果

测量项目	治疗前	治疗后	正常骀均值
SNA	80.0	80.5	82.8 ± 4.0
SNB	75.5*	76.0*	80.1 ± 3.9
ANB	4.5	4.5	2.7 ± 2.2
FH-NP	77.5*	78.0*	85.4 ± 3.7
NA-PA	9.0	9.5	6.0 ± 4.4
U1-SN	102.0	98.0*	105.7 ± 6.3
U1-L1	134.0*	130.0	124.2 ± 8.2
L1-MP	96.5	98.0	93.9 ± 6.2
MP-SN	33.5	34.0	34.5 ± 5.0
MP-FH	32.0	32.0	27.2 ± 4.7

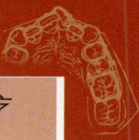

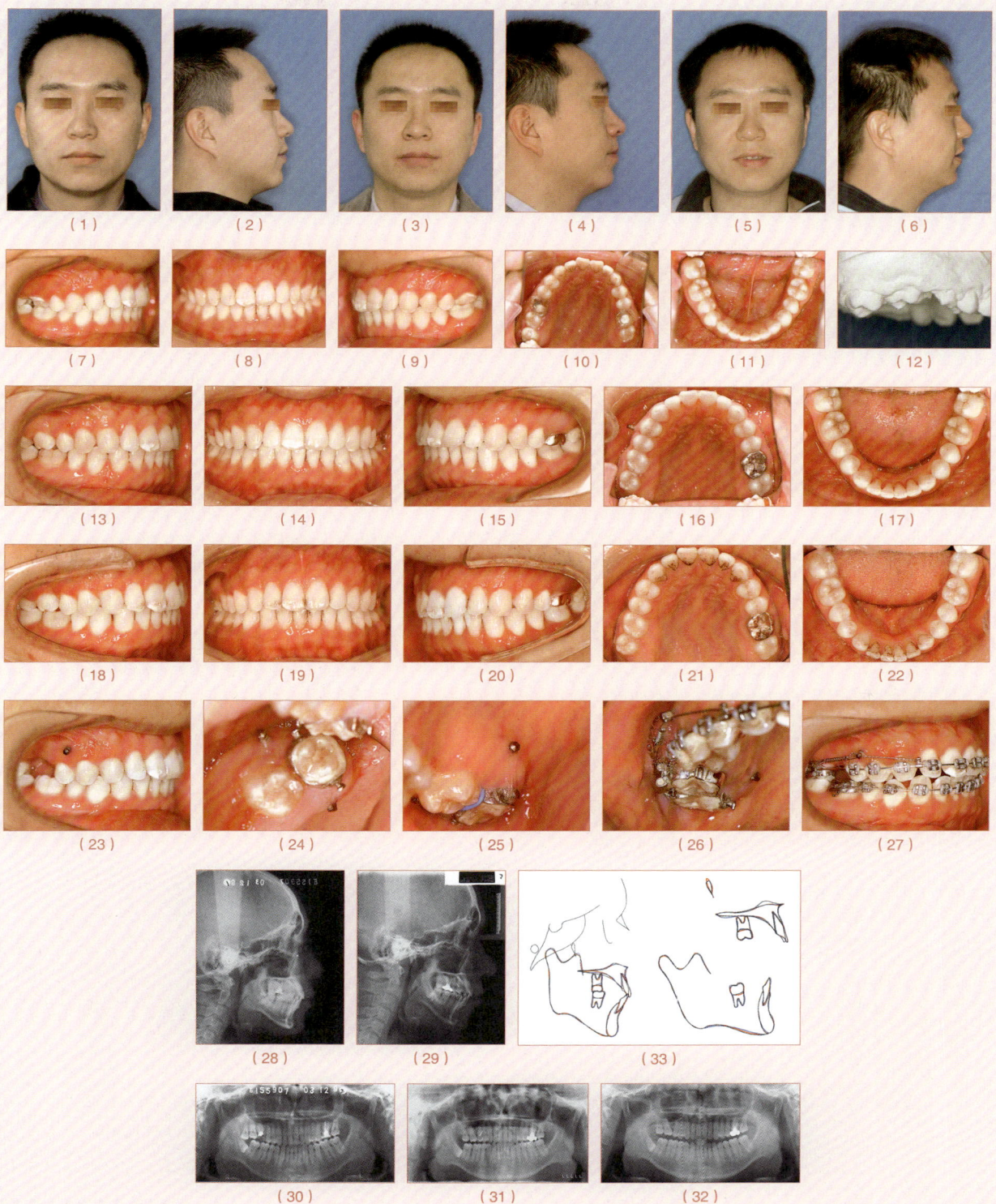

図 14-4 治疗前、中、后以及复查的面𬌗像及 X 线片

（1）～（2）治疗前面像；（3）～（4）治疗后面像；（5）～（6）治疗后27个月面像；（7）～（12）治疗前𬌗像；（13）～（17）治疗后𬌗像；（18）～（22）治疗后2年𬌗像；（23）种植体植入于颊侧 54| 间；（24）种植体植入于过长磨牙近中颊侧以及远中腭侧；（25）应用链状圈加力压低磨牙；（26）压低磨牙6个月后；（27）应用种植体前移后牙；（28）～（29）治疗前后头颅侧位片；（30）～（32）治疗前、后、治疗后2年曲面断层片；（33）治疗前、后头颅侧位片描记重叠图

第 15 章

阻塞性睡眠呼吸暂停低通气综合征的口腔矫治器治疗

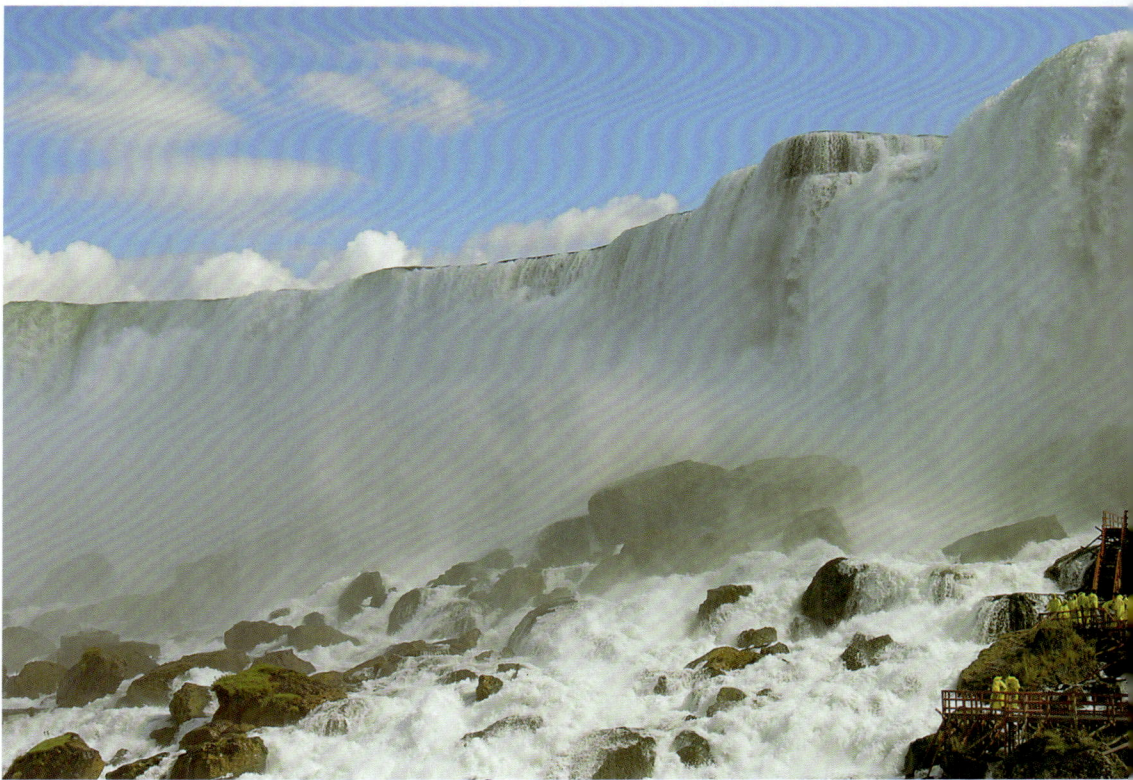

傅民魁 摄

1 口腔矫治器治疗阻塞性睡眠呼吸暂停低通气综合征（一）

诊治医师：高雪梅

病 例 简 介

男，59岁，主诉打鼾，有睡眠窒息现象。为重度阻塞性睡眠呼吸暂停低通气综合征（obstructive sleep apnea and hypopnea syndrome， OSAHS）、重度低氧血症患者。腭咽组织肥大，舌骨位置低，高角，下颌后缩，牙周和颞颌关节的状态不佳。采用压膜式矫治器治疗，睡眠呼吸暂停低通气指数恢复正常。

关键词：睡眠呼吸障碍　成人　压膜矫治器

一般信息　男，初次就诊时59岁。身高172 cm，体重79 kg，体重指数（body mass index， BMI）26.7 kg/m^2。主诉打鼾20余年，发现睡眠呼吸暂停2月余。

病史及家族史　患者30多岁发现睡眠打鼾，鼾声音调粗，音量不大，基本不影响同床者；仰卧时鼾重，侧卧稍轻。2个月前家人发现睡眠中有半至1分钟的憋气现象，同伴唤醒（+），伴出汗，每夜频繁发作，偶有自觉惊醒起坐。晨起头晕，下午困倦重，无工作中入眠情况。职业为设计师，工作紧张度高。1个月前经外院整夜多导睡眠监测，诊断为"阻塞性睡眠呼吸暂停综合征"，未采纳治疗。自述21岁时有风湿性心脏病史，无烟酒史。无明显家族倾向。

临床检查　软腭低，腭垂粗大。舌体宽度厚度尚可，无明显后置。

磨牙关系远中，前牙Ⅲ°深覆𬌗，Ⅲ°深覆盖，两下切牙因龋缺失，全口牙根暴露约1/2，松动度（－）。下颌最大前伸11 mm，最适前伸9 mm；最大张口28 mm，最适张口17 mm。

关节区无压痛，双髁突动度对称适中，开口中有摩擦音，开口度三指余，开口型略偏向左。

X线片检查　左侧关节后间隙增大，髁突前斜面磨耗并有骨质增生；全口牙槽骨水平吸收，但骨边缘线明晰；下颌高角，上气道狭窄，软腭绵长，舌骨位置极低。

诊断

整夜多导睡眠监测诊断：阻塞性睡眠呼吸暂停（重度），低氧血症（重度）

上气道阻塞部位诊断：腭咽、舌咽全程狭窄

口颌系统诊断：高角，慢性牙周炎，颞下颌关节器质性改变

患者存在问题

1. 夜间存在重度睡眠呼吸暂停，重度低氧。
2. 上气道阻塞范围广。
3. 下颌高角、后缩。
4. 软腭长，舌位低。
5. 牙槽骨水平吸收。
6. 颞下颌关节有器质性改变。

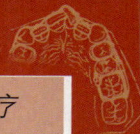

治疗设计　1996 年 10 月戴用压膜式口腔矫治器，左侧前伸 5 mm，右侧前伸 10 mm，上下切缘相距 3.5 mm。

治疗过程　戴用矫治器当夜，家人观察到鼾声明显减小，未观察到睡眠呼吸中断现象。次晨患者本人感到睡眠质量提高，头脑清醒，但有轻度脸颊酸胀，3 天内逐步适应。数月后患者自行回到原睡眠实验室进行复查。多导睡眠监测结果详见图表 15-1。

结果分析　头颅侧位片和上气道磁共振影像均显示，戴用口腔矫治器后，下颌发生了向前下方的移位，软腭后、舌背后的上气道明显扩张，舌骨上抬，舌体由直立变为较平卧。多导睡眠监测（polysomnography，PSG）结果显示全部阻塞性成分的暂停和低通气均消除为零，偶发的中枢性和混合性暂停导致残留 1.4 次 / 小时的呼吸暂停低通气指数（apnea and hypopnea index, AHI），但已低于 5 次 / 小时的正常标准，属于临床治愈水平。最低血氧饱和度为 89%，稍低于正常值 90%，不超过 21 秒，缺氧对机体的危害大为降低。

治疗体会

1. 压膜式矫治器可用于治疗 OSAHS。压膜式矫治器的优点是舒适、固位好、便于摘戴和携带，是目前最受欢迎的矫治器，缺点是成形后不能随意调改。

2. 对口腔矫治器适应证的探讨：该患者在初诊时并不表现为口腔矫治器的适应证：病情重（AHI 为重度），上气道明显狭窄的区域较广泛，下颌高角，颞下颌关节和牙周状况不十分理想。但患者具有一个明显优势，即下颌前伸度大，可至 11 mm。虽然患者垂直开口度不大，并且双侧不能均匀前伸，但下颌前伸对上气道影响的滴定式研究表明，前伸是对腭咽舌咽均有益的影响因素，在该患者可以充分地表现出来。所以，虽然口腔矫治器的适应证是轻中度 OSAHS 患者，但重度 OSAHS 并不是口腔矫治器的禁忌证，医生接诊时要根据患者的全面情况，谨慎对待。

3. 对上气道阻塞部位的治疗考虑：从常理推导，下颌前移型矫治器在前移下颌时，藉舌—舌骨之间的肌、韧带连结而前移舌骨（舌基底），从而前移舌体，扩张舌咽，所以对舌咽的扩张效果应该较好。但上气道磁共振结果显示，下颌前移型矫治器对上气道的横向扩张大于矢向扩张。所以虽然前移的是下颌，但是上颌后方的腭咽扩张效果更明显。其原因可能是伴随下颌前移，咽侧壁肌、韧带对腭咽亦有扩张作用。因此，口腔矫治器在应用时，医生较少考虑阻塞存在的部位，更多地要考虑的是颌位的变化带来的上气道变化，比如下颌随张口是否有后旋。

表 15-1A　整夜多导睡眠监测结果

测量项目	未戴口腔矫治器（诊断）	戴用口腔矫治器（治疗结果）
AHI（次/小时）	71	1.4
AI（次/小时）	68	1.4
HI（次/小时）	3	0
OSA 总次数	274	0
CSA 总次数	0	2
MSA 总次数	0	4
低通气总次数	11	0
最长呼吸暂停时间（秒）	71	21
平均呼吸暂停时间（秒）	29	16
最长低通气时间（秒）	36	0
平均低通气时间（秒）	20	0
全夜呼吸暂停总时（分）	135	1.6
全夜低通气总时间（分）	4	0
最低血氧饱和度（%）	75	89

注：AHI（apnea hypopnea index），AI（apnea index），HI（hypopnea index），OSA（obstructive sleep apnea），CSA（central sleep apnea），MSA（mixed sleep apnea）

表 15-1B　口腔矫治器治疗 OSAHS 效果的上气道头影测量分析　（单位：mm）

测量项目	未戴口腔矫治器	戴口腔矫治器	改变量	正常参考值
PNS-R	24	24	0	27.72 ± 3.11
PNS-UPW	37	36.5	− 0.5	28.25 ± 3.13
SPP-SPPW	4	8.5	4.5	11.88 ± 2.70
U-MPW	5	7.5	2.5	9.16 ± 1.95
PAS	5.5	8.5	3	9.16 ± 3.74
V-LPW	9	11.5	2.5	15.06 ± 5.76
覆盖（OJ）	10.5	6.5	− 4	
覆𬌗（OB）	6	− 3	9	

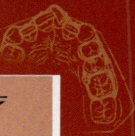

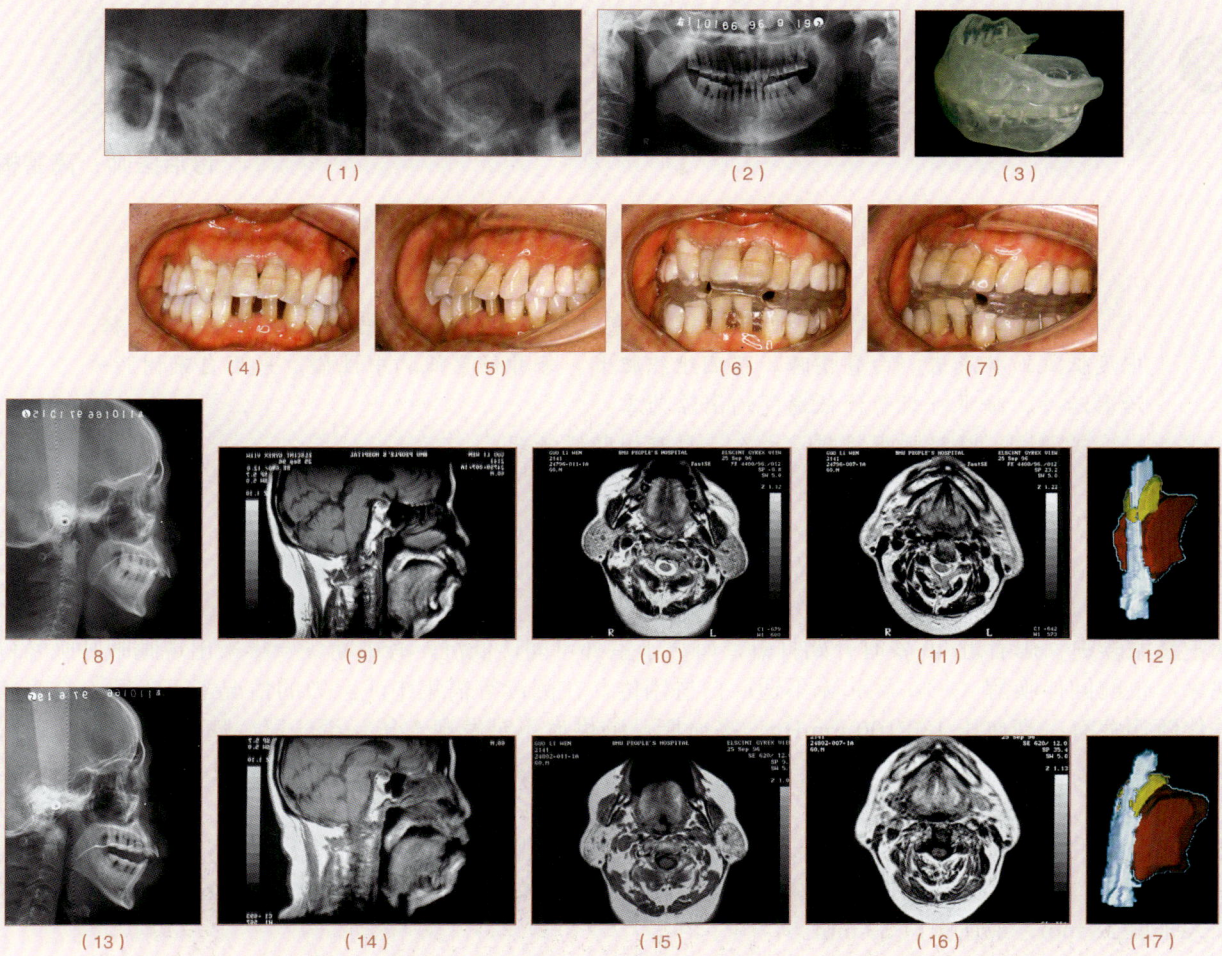

图 15-1　压膜矫治器治疗阻塞性睡眠呼吸暂停低通气综合征口颌表现及上气道改变

（1）治疗前颞下颌关节许勒氏位片，可见关节后间隙增大，以左侧较为明显；（2）治疗前曲面断层片，可见全口牙槽骨水平吸收，但骨边缘线清晰，另可见双侧髁突前斜面磨耗；（3）压膜式口腔矫治器；（4）～（5）治疗前口腔内情况；（6）～（7）戴用压膜口腔矫治器后拾像；（8）未戴用口腔矫治器时头颅侧位片，可见软腭肥大，舌骨极低，腭咽、舌咽均狭窄；（9）～（11）未戴用口腔矫治器时上气道磁共振影像；（12）未戴用口腔矫治器时上气道（白色）、舌体（红色）、软腭（黄色）的磁共振影像的计算机三维重建；（13）戴用口腔矫治器后的头颅侧位片改变：可见上气道腭咽、舌咽均有明显增大，上气道影像的通透性增强，舌骨上抬，舌体变平伏；（14）～（16）戴用口腔矫治器后上气道磁共振影像改变：可见上气道在正中矢状面、腭咽轴截面、舌咽轴截面上均有明显增宽；（17）戴用口腔矫治器后，上气道磁共振影像的计算机三维重建显示，白色的上气道部分明显增宽

② 口腔矫治器治疗阻塞性睡眠呼吸暂停低通气综合征（二）

诊治医师：高雪梅

病例简介

男，就诊时 59 岁。主诉打鼾、睡眠窒息现象。为中度睡眠呼吸暂停低通气综合征、中度低氧血症患者。白昼嗜睡。腭咽组织肥大，舌骨位置低。中性殆。采用自凝树脂矫治器治疗，睡眠呼吸暂停低通气均消除为零。

关键词：睡眠呼吸障碍　成人　自凝树脂矫治器

一般信息　男，初次就诊时 59 岁。身高 160 cm，体重 74 kg，体重指数（body mass index，BMI）为 28.9 kg/m²。主诉打鼾 20 余年，睡眠呼吸暂停 1 年，脑供血不足，应医生要求就诊。

病史及家族史　患者近 40 岁时开始打鼾，鼾声于室外可闻，低沉，有中断。一年来出现睡眠呼吸暂停现象，夜间同伴唤醒（+）。晨起无不适。白昼困倦，在阅读等需集中注意力的情况下可入睡。全身相关伴随病症有：高血压 130/100 mmHg，高血脂，脑供血不足发现 2 年，否认冠心病。否认烟酒嗜好。家族史不详。

临床检查　舌体巨大，后缩，软腭低垂，腭垂偏大，扁桃腺 I 度，咽红。

中性殆，下前牙区轻度拥挤，覆盖、覆殆浅，下中线右偏 1 mm。最大前伸 8.5 mm，最适 7 mm；最大张口 38 mm，最适张口 33 mm。

关节区压痛（－），双侧对称，弹响（－），开口 4 指，开口型正中。

X 线检查　髁突在关节窝内略前移，双髁突前斜面存在磨耗。软腭肥大，舌骨位置低。

诊断

整夜多导睡眠监测诊断：阻塞性睡眠呼吸暂停综合征（中度），低氧血症（中度）
上气道阻塞部位诊断：腭咽
口颌系统诊断：颞下颌关节器质性改变

患者存在问题

1. 夜间存在中度睡眠呼吸暂停，中度低氧。
2. 上气道阻塞部位于腭咽。
3. 软腭长，舌位低。
4. 颞下颌关节有器质性改变。

治疗设计　1996 年 5 月戴自凝树脂矫治器，左右前伸 7 mm，切缘 6 mm。

治疗过程　最初戴用矫治器后效果不明显，复习头颅侧位片，分析下颌角偏高，舌体与软腭贴近面积大，于是降低垂直打开度，进行矢向前移。调整后，原有舌、唇麻木，口干，白天困倦明显好转，看报读

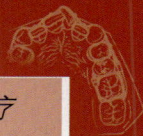

书不入眠，鼾声有所减小，于室外不可闻及，但仍有床伴证实似有睡眠呼吸不顺畅。1997 年 8 月自行前往原监测医院，PSG 效果良好（表 15-2A）。

结果分析　头颅侧位片上气道扩张情况见图 15-2 和表 15-2B。戴用口腔矫治器后，上气道明显扩张，并且通透性明显增强。整夜多导睡眠监测显示，全部睡眠呼吸暂停及低通气均消除为零。属于临床治愈。最低血氧饱和度由治疗前 77% 上升到治疗后 95%，大大高于 90% 的诊断值。血压由治疗前 140/100 mmHg 降低到 130/90 mmHg。

治疗体会

1. 自凝树脂矫治器治疗 OSAHS：该患者的治疗体现了自凝树脂矫治器便于修改的特点，可以在矢向和垂直向上多次反复修改，而无需重新进行技工制作。自凝树脂矫治器还有材料普通、价格低廉的优点，缺点是矫治器首次戴入口内时需医生有丰富的临床经验进行调磨，且材质较硬个别患者不适应。

2. 对患者戴用口腔矫治器的长期追访十分重要。该患者在戴用初期出现不适症状：唾液增多，约一个月左右缓解。这段时期内的不适症状需医生鉴别，根据程度和性质决定是继续戴用以期逐步适应，还是中断治疗更改下颌定位。戴用一段时间后，该患者在矫治器戴用中出现松脱情况，造成病情反复，提示医生应安排长期的定期复查，检查矫治器是否因变形而发生固位欠佳非常重要。

表 15-2A　整夜多导睡眠监测结果

测量项目	未戴口腔矫治器（诊断）	戴用口腔矫治器（治疗结果）
AHI（次 / 小时）	23.97	0
AI（次 / 小时）	13.73	0
HI（次 / 小时）	10.24	0
OSA 总次数	72	0
CSA 总次数	5	0
MSA 总次数	1	0
低通气总次数	68	0
最长呼吸暂停时间（秒）	84	0
最长低通气时间（秒）	19	0
全夜呼吸暂停总时间（分）	30	0
全夜低通气总时间（分）	15	0
最低血氧饱和度（%）	77	95
戴用前后血压（mmHg）	140/100	130/90

注：AHI（apnea hypopnea index），AI（apnea index），HI（hypopnea index），OSA（obstructive sleep apnea），CSA（central sleep apnea），MSA（mixed sleep apnea）

表 15-2B　口腔矫治器治疗 OSAHS 效果的上气道头影测量分析　（单位：mm）

测量项目	未戴口腔矫治器	戴口腔矫治器	改变量	正常参考值
PNS-R	23	23	0	27.72 ± 3.11
PNS-UPW	25	25	0	28.25 ± 3.13
SPP-SPPW	7	14	7	11.88 ± 2.70
U-MPW	10	12	2	9.16 ± 1.95
PAS	8.5	13	4.5	9.16 ± 3.74
V-LPW	15	16	1	15.06 ± 5.76
覆盖（OJ）	1	— 4	5	
覆𬌗（OB）	— 1	— 3	4	

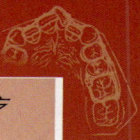

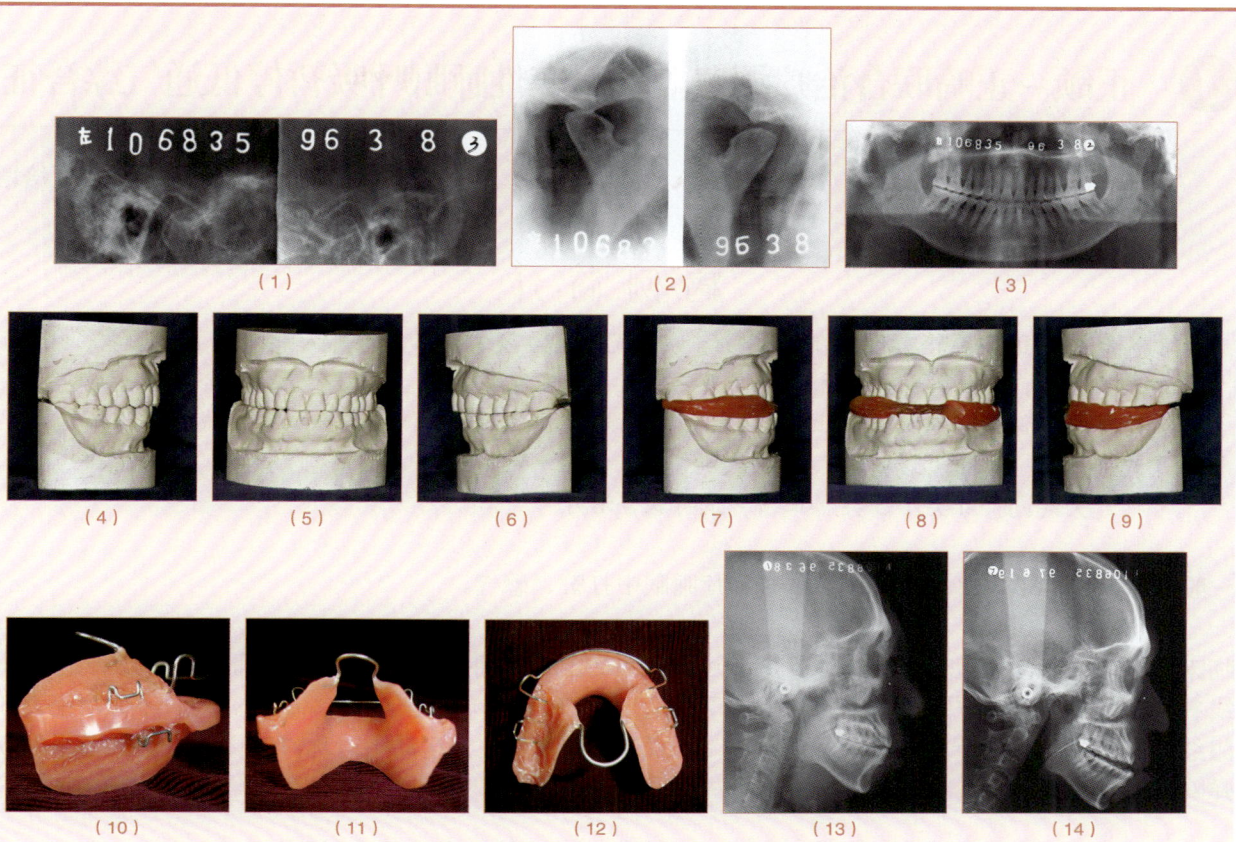

图 15-2　自凝树脂矫治器治疗阻塞性睡眠呼吸暂停低通气综合征口颌表现及上气道改变

（1）治疗前颞下颌关节许勒氏位片，可见关节后间隙增大，左侧明显；（2）治疗前双髁突经咽侧位片，可见髁突前斜面存在磨耗；（3）治疗前曲面断层片表现；（4）～（6）治疗前咬合情况；（7）～（9）下颌定位情况；（10）～（12）自凝树脂矫治器各向观；（13）～（14）戴用口腔矫治器前后头颅侧位片表现：可见上气道腭咽、舌咽均明显增大，上气道通透性增强，下颌前下移位，舌骨略有上移

3 正颌－正畸联合治疗深覆盖伴阻塞性睡眠呼吸暂停低通气综合征

诊治医师：贾培增

病 例 简 介

男，30 岁 8 个月，主诉睡眠中打鼾、憋气。Ⅱ类颌骨畸形，下颌后缩；安氏Ⅱ类磨牙、尖牙关系；高角病例；前牙深覆𬌗、深覆盖，上下牙弓拥挤。正颌—正畸联合治疗，减数下颌双侧第一双尖牙，上颌 Le Fort Ⅰ型截骨术，下颌双侧升支矢状劈开截骨术，颏成形术。

关键词： Ⅱ类 1 分类　正颌—正畸联合治疗

一般信息　男，30 岁 8 个月，主诉要求治疗睡眠中打鼾、憋气。

临床检查　双侧磨牙完全远中关系，尖牙远中关系。上牙列拥挤 3 mm，下牙列拥挤 7 mm，上牙弓中线右偏 1 mm，下牙弓中线左偏 1 mm。前牙覆盖Ⅲ°（7 mm），覆𬌗Ⅱ°。开唇露齿，下颌后缩。牙龈红肿，菌斑少量，牙石（+ ～ ++）。开口型偏斜，双侧髁状突运动不对称，双侧颞下颌关节未发现弹响和压痛。

病史及家族史　多导睡眠呼吸监测示：睡眠呼吸暂停低通气指数（AHI）53.6 次 / 小时，阻塞性为主，夜间最低血氧饱和度 76%，家族无类似畸形。

X 线片检查　头影测量表明：重度Ⅱ类骨型，下颌后缩，高角。测量值见表 15-3。

诊断
阻塞性睡眠呼吸暂停低通气综合征（OSAHS）
面型：突面型
骨型：Ⅱ类
牙型：安氏Ⅱ类

患者存在的问题
1. 睡眠中出现呼吸暂停和反复的低氧血症。
2. 侧貌突，下颌后缩，开唇露齿。
3. Ⅱ类骨骼型，高角。
4. 前牙深覆𬌗、深覆盖。
5. 安氏Ⅱ类磨牙关系。
6. 下牙弓中线偏斜，上下牙弓拥挤

治疗设计
1. 牙周基础治疗。
2. 正颌—正畸联合治疗。

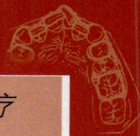

3. 术前正畸，减数拔除下颌第一双尖牙。

4. 正颌外科手术（上颌 Le Fort Ⅰ型截骨术，下颌双侧升支矢状劈开截骨术，颏成形术）。

5. 术后正畸，精细调整。

矫治过程　术前正畸 12 个月，术后正畸 15 个月，总疗程 29 个月。上下颌 Hawley 保持器保持。结果见图表 15-3。

分析小结　本例为骨性Ⅱ类错𬌗患者，以改善夜间睡眠中的呼吸功能为主诉，要求消除睡眠中的呼吸暂停和低氧血症。与普通正畸患者的主诉完全不同。

　　本例患者为骨性Ⅱ类患者，下颌后缩明显，下颌骨后方的空间明显减小，但是气道周围的肌、血管、脂肪等组织依然存在，所以很容易侵入气道，造成上气道狭窄甚至阻塞，引起睡眠中的呼吸暂停和低氧血症，当然，该综合征患者也存在上颌少量后缩畸形。此时，如果依然选择呼吸机持续正压通气（continuous positive airway pressure, CPAP）等保守治疗方法也只能是治标。因此最终选择正颌-正畸联合治疗，解决双颌后缩的颌骨畸形，达到标本兼治。治疗前后的多导睡眠监测报告显示，AHI（呼吸暂停低通气指数）从治疗前的 57.6 次 / 小时降至治疗后的 1.7 次 / 小时，而夜间最低血氧饱和度也从治疗前的 78% 上升至 96%，达到治愈。

　　如果该患者不合并有 OSAHS，他与普通患者的正颌外科治疗并无不同。但是，由于呼吸暂停和低氧血症的存在使得正颌外科的术式有很大不同。除了下颌双侧升支矢状劈开截骨术纠正下颌后缩以外，由于上颌后缩的存在，上颌也要通过 Le Fort Ⅰ型截骨术进行适当前移（这与骨性Ⅱ类普通患者手术截骨向后移动前突的上颌骨完全不同）。但是，蒙古人种面中部通常比较丰满，所以前移上颌的幅度通常不大，移动距离过大则容易破坏软组织面中部侧貌轮廓。

　　重度 OSAHS 患者由于长期存在低氧血症，机体对于手术打击的抵抗能力下降很多，而且手术后初期，口周、上气道周围软组织的反应性水肿都会造成危险，影响正常呼吸。因此，这类患者必须在手术前的一段时间即开始使用持续正压通气（CPAP），消除机体缺氧，改善身体状况，提高抵抗力。围手术期，更要重视 CPAP 的重要作用。

　　除了上述的特殊考虑以外，OSAHS 的正颌外科治疗与普通患者骨性畸形的正颌外科治疗并没有很大不同，也需要完备的术前正畸，手术后咬合关系的精细调整。治疗结束，这类患者的复查内容要复杂一些，除了牙齿、颌骨等口颌系统的内容外，更重要的是复查患者的睡眠呼吸功能状况，这必须要进行多导睡眠呼吸监测（PSG）才能了解。

表 15-3A 治疗前后头影测量数据比较

测量项目	治疗前	治疗后	正常骀值均值 ± 标准差
SNA	80.31	82.49	82 ± 84.0
SNB	72.07**	78.23*	80.1 ± 3.9
ANB	8.24**	4.26	2.7 ± 2.0
U1-NA	7.16	2.31	3.5 ± 6.5
U1-NA	22.47	24.28	22.8 ± 5.7
L1-NB	13.82	7.96	6.7 ± 2.1
L1-NB	41.54	30.75	30.5 ± 5.8
U1-L1	114.4	129.55	124.2 ± 8.2
U1-SN	107.09	101.82	105.7 ± 6.3
MP-SN	45.34**	45.88	32.5 ± 5.2
MP-FH	38.21	38.51	31.1 ± 5.6
L1-MP	98.69	89.74	93.9 ± 6.2

表 15-3B 治疗前后多导睡眠呼吸监测数据比较

	治疗前	治疗后
AHI（次 / 小时）	57.6	1.7
SaO$_2$（%）	78	96

AHI：呼吸暂停低通气指数；SaO$_2$：最低血氧饱和度（%）

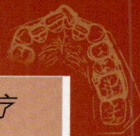

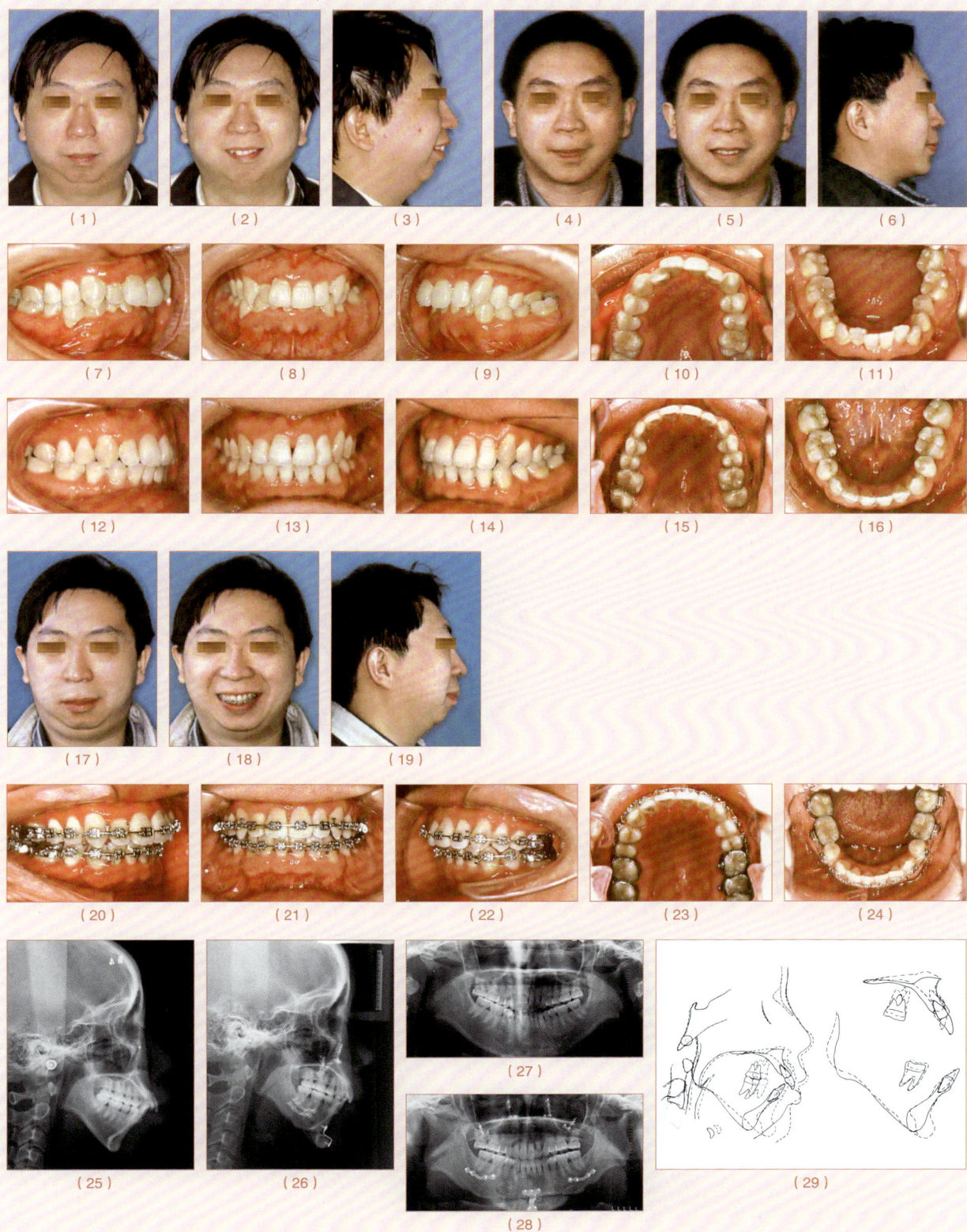

图 15-3　正颌－正畸联合治疗前、中、后面殆像及 X 线片

（1）～（3）治疗前面像；（4）～（6）治疗后面像；（7）～（11）治疗前殆像；（12）～（16）治疗后殆像；（17）～（19）治疗中面像；（20）～（24）治疗中殆像；（25）～（28）治疗前后头颅侧位片及曲面断层片；（29））治疗前后头颅侧位重叠图

点 评

傅民魁

阻塞性睡眠呼吸暂停低通气综合征（OSAHS）是内科系统病，可影响心、脑、血管功能，严重的可致猝死。随着对这一疾病的研究深入，对其的诊断及治疗进展很快。口腔矫治器治疗 OSAHS 在我国正畸科起始于上世纪 90 年代中期，对于轻中度的 OSAHS 口腔矫治器治疗有较高疗效，也成为患者非手术治疗的首选。

OSAHS 在我国 40 岁以上人群中的发生率为 3.1%；单纯鼾症为 51%。虽然两类患者的致病机制不同，但 OSAHS 均伴有鼾症，两者的口腔矫治疗法是基本相似的。这两类患者的人数很多，我们应该把口腔矫治器治疗 OSAHS 和鼾症的医疗工作广泛开展起来。

第 16 章

隐形矫治

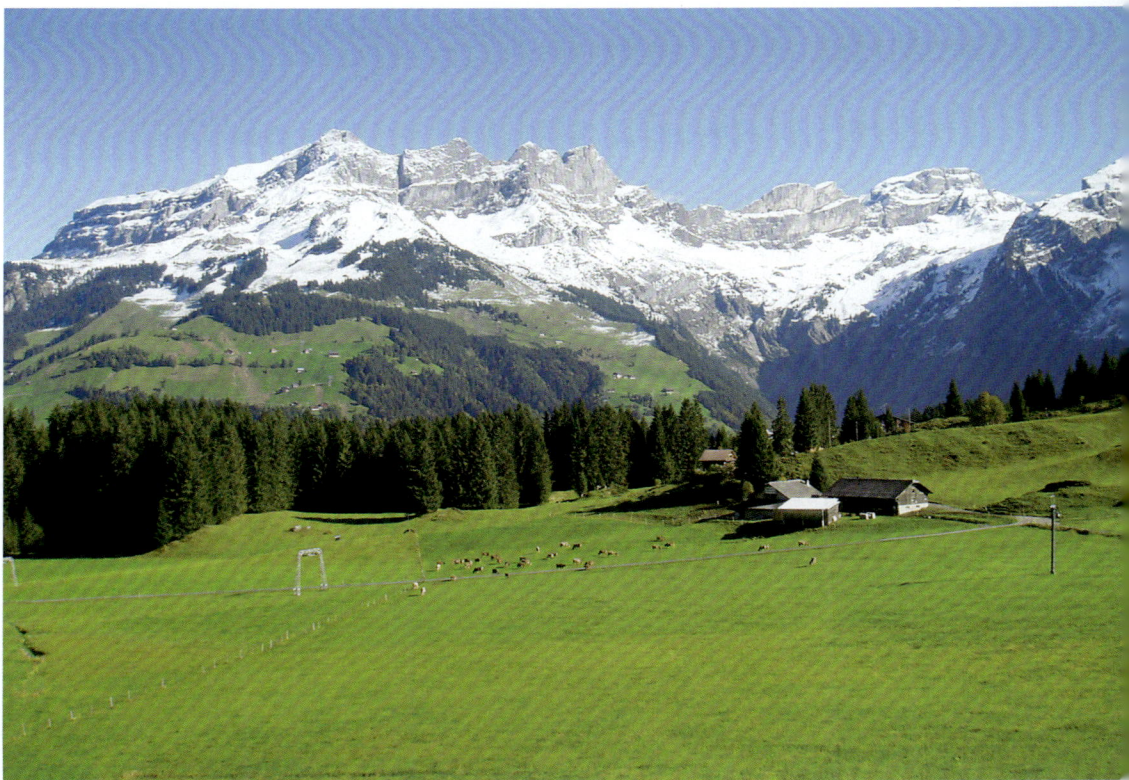

傅民魁 摄

1 个性化舌侧矫治技术减数下颌切牙矫治牙列拥挤

诊治医师：丁　云

病例简介

女，33岁2个月，主诉牙列拥挤，要求进行隐形矫治，排齐牙齿。Ⅰ类颌骨关系；均角病例；安氏Ⅰ类磨牙、尖牙关系；上下牙弓中度拥挤，牙槽骨Ⅰ°～Ⅱ°吸收。上颌邻面片切，下颌拔除左下中切牙，采用个性化舌侧隐形矫治器，矫治时间为13个月。矫治后维持患者原有面型，咬合关系理想。

关键词：个性化舌侧矫治器　减数矫治

一般信息　女，33岁2个月，主诉牙列拥挤。

临床表现及检查　磨牙、尖牙关系中性，凸面型，轻度开唇露齿。上颌拥挤6 mm，下颌拥挤5.5 mm，上中线左偏2.5 mm，下中线左偏1 mm。Spee曲线1.5 mm，前牙覆盖正常，覆𬌗为Ⅰ°。开闭口运动无异常，患者自述偶有关节区弹响，双侧耳屏前无压痛。

病史及家族史　父亲、母亲牙列均不齐。

X线片检查　未见埋藏阻生牙，牙槽骨Ⅰ°～Ⅱ°吸收。头影测量值见表16-1。

诊断
面型：凸面型
骨型：Ⅰ类
牙型：安氏Ⅰ类

患者存在问题
1. 安氏Ⅰ类磨牙关系。
2. 牙列中度拥挤、不齐。
3. 上、下中线均左偏。
4. 牙槽骨Ⅰ°～Ⅱ°吸收。

治疗设计　个性化舌侧矫治技术，上颌邻面片切，下颌拔除左下中切牙。

矫治过程　个性化舌侧矫治的疗程为13个月；上下颌尖牙之间粘结式固定保持器保持。结果见图16-1。

分析小结　舌侧矫治技术以其在矫治过程中具有绝对的美观性而受到了广大患者的青睐。然而，由于传统舌侧矫治器较厚，患者的舌体具有强烈不适感，而且发音也明显受到影响，因此，在一定程度上降低了患者对舌侧矫治的接受程度。另外，由于其临床操作时间长，弓丝弯制繁杂，矫治的精确性较

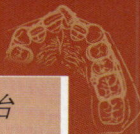

低等因素，也让许多正畸医师望而却步。个性化舌侧矫治技术是在传统舌侧矫治技术的基础上进行了改良，采用了 CAD/CAM 技术，为每位患者每个牙齿量体定做个性化的舌侧矫治器，并通过机械手弯制精确的矫治弓丝，极大地提高了患者的舒适度以及矫治的精确性，降低了临床操作的繁杂性，使得舌侧矫治技术不再是"象牙塔"式的矫治技术。目前，在发达国家中，个性化舌侧矫治技术已经作为常规的固定矫治技术供患者选择。

　　本病例的矫治，在拔除左下中切牙以及上颌 5|5 邻面片切后，粘接上、下颌个性化隐形舌侧矫治器，上下颌均使用 0.016 英寸的铜镍钛圆丝开始整平排齐。于 1| 和 |3 之间放置镍钛推簧开拓 2| 间隙，待 2| 有足够的间隙后，粘接 2| 舌侧托槽，继续排齐上牙列。待上下牙列初步排齐后，换用 0.016 英寸 ×0.022 英寸的铜镍钛方丝，进一步排齐牙列以及整平牙弓。然后，上下颌均换用 0.016 英寸 ×0.022 英寸的方钢丝，关闭牙列间隙，并进行颌间牵引。最后，上、下颌均换用完成弓丝，即 0.0182 英寸 × 0.0182 英寸的 TMA 丝，进行牙位以及颌间关系的精细调整。矫治结束后上下颌均采用了尖牙间粘结式固定舌侧保持器进行保持。

表 16-1　治疗前后头影测量数据比较

测量项目	治疗前	治疗后	正常𬌗恒牙期均值
SNA	83.27	82.66	82.8 ± 4.0
SNB	78.73	78.18	80.1 ± 3.9
ANB	4.54	4.48	2.7 ± 2.0
Wits（mm）	− 1.0	− 0.8	− 1.5 ± 2.1
U1-PP	120.0*	118.5*	114.1 ± 3.9
L1-MP	105.23*	98.08	96.5 ± 7.1
U1-L1	109.23**	117.9	125.4 ± 7.9
SN-MP	39.16	39.05	34.4 ± 5.0
FH-MP	29.89	29.95	27.2. ± 4.7
L1-APo（mm）	8.6*	6.6	4.9 ± 2.1

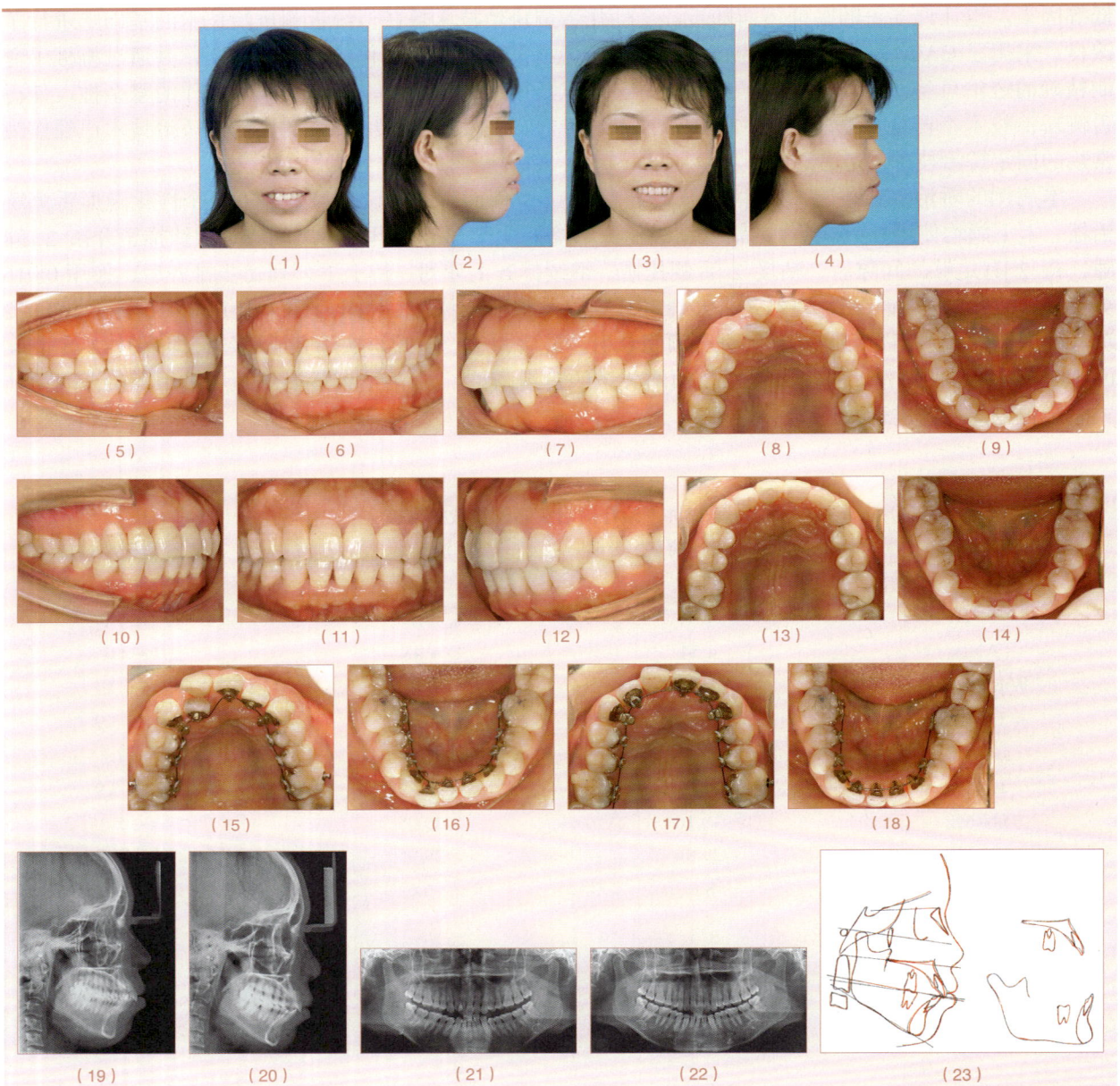

图 16-1　治疗前、后面𬌗像及 X 线片

（1）～（2）治疗前面像；（3）～（4）治疗后面像；（5）～（9）治疗前𬌗像；（10）～（14）治疗后𬌗像；（15）～（18）治疗中𬌗像；
（19）～（20）治疗前后头颅侧位片；（21）～（22）治疗前后曲面断层片；（23）治疗前后头颅侧位片描记重叠图

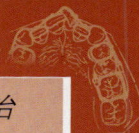

② 个性化舌侧矫治技术减数上下第二双尖牙矫治牙列拥挤

诊治医师：丁　云　Dirk Wiechmann

病 例 简 介

女，36 岁 3 个月，主诉牙列拥挤，要求进行隐形矫治，排齐牙齿。Ⅱ类颌骨关系；高角病例；安氏Ⅰ类磨牙、尖牙关系；上下牙弓拥挤，牙槽骨Ⅰ°吸收。减数上下第二双尖牙，采用个性化舌侧矫治器，矫治时间为 1 年 6 个月。矫治后维持原有的直面型，咬合关系理想。

关键词：个性化舌侧矫治器　减数双尖牙

一般信息　女，36 岁 3 个月，主诉牙列拥挤。

临床检查　磨牙、尖牙关系中性，直面型，无开唇露齿。上颌拥挤 4.5 mm，下颌拥挤 6 mm，上中线正，下中线右偏 1 mm。Spee 曲线 2 mm，前牙覆𬌗覆盖正常。牙龈略红肿，牙石（+）。开闭口运动无异常，且无弹响，双侧耳屏前无压痛。

病史及家族史　父母亲牙列不齐。

X 线片检查　未见埋伏阻生牙，牙槽骨Ⅰ°吸收。头影测量显示为高角的下颌后缩患者。具体数值见表 16-2。

诊断
　　面型：直面型
　　骨型：Ⅱ类
　　牙型：安氏Ⅰ类

患者存在问题
　　1. Ⅱ类颌骨关系。
　　2. 高角病例。
　　3. 安氏Ⅰ类磨牙关系。
　　4. 牙列拥挤、不齐，下中线右偏。
　　5. 牙槽骨Ⅰ°吸收，牙龈炎。

治疗设计　个性化舌侧矫治技术，拔除上下第二双尖牙。

矫治过程　个性化舌侧矫治的疗程为 1.5 年；上下颌尖牙之间粘结式固定保持器保持。结果见图表 16-2。

分析小结　在舌侧矫治内收前牙关闭拔牙间隙时，前牙所受的内收力和垂直向压低力的合力则位于前牙阻抗中心的舌侧，很容易导致前牙转矩的丢失以及垂直向支抗失控。因此，前牙转矩的有效控制就成为舌侧矫治能否成功的关键因素之一。对前牙进行有效的转矩控制主要取决于以下两个方面，首先，在关闭间隙之前要充分建立前牙转矩；其次，在关闭拔牙间隙时，要注意牵引力的大小，力量不可过大，将每月关闭间隙的量控制在 1.5 mm 之内。

本病例上下颌的第一根矫治弓丝均为 0.016 英寸 ×0.022 英寸的热激活镍钛丝，进行牙列的排齐以及牙弓的整平。在此阶段使用链状圈牵引第一双尖牙远中移动，为前牙的排齐提供间隙。待牙列排齐后，换用第二根弓丝，上下颌均为 0.016 英寸 ×0.022 英寸的不锈钢方丝，使用滑动法关闭拔牙间隙，同时配合 Ⅱ 类颌间牵引。待拔牙间隙关闭后，换用第三根完成弓丝，上下颌均为 0.0182 英寸 ×0.0182 英寸的 TMA 丝，进行牙位以及颌间关系的精细调整。矫治结束后采用了上下颌尖牙之间粘结式固定保持器进行保持。

表 16-2　治疗前后头影测量数据比较

测量项目	治疗前	治疗后	正常𬌗恒牙期均值
SNA	83.0	82.0	82.8 ± 4.0
SNB	76.0[*]	75.0[*]	80.1 ± 3.9
ANB	7.0[**]	7.0[*]	2.7 ± 2.0
Wits（mm）	6.0[**]	2.7[*]	− 1.5 ± 2.1
U1-PP	115.5	112.5	114.1 ± 3.9
L1-MP	85.5[*]	84.0[*]	96.5 ± 7.1
U1-L1	120.0	130.0	125.4 ± 7.9
SN-MP	41.0[*]	41.0[*]	34.4 ± 5.0
FH-MP	34.0[*]	35.0[*]	27.2 ± 4.7
L1-APo（mm）	7.3[*]	6.0	4.9 ± 2.1
Li-E（mm）	− 4.0[*]	− 5.3[**]	0.6 ± 1.9

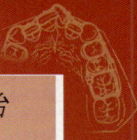

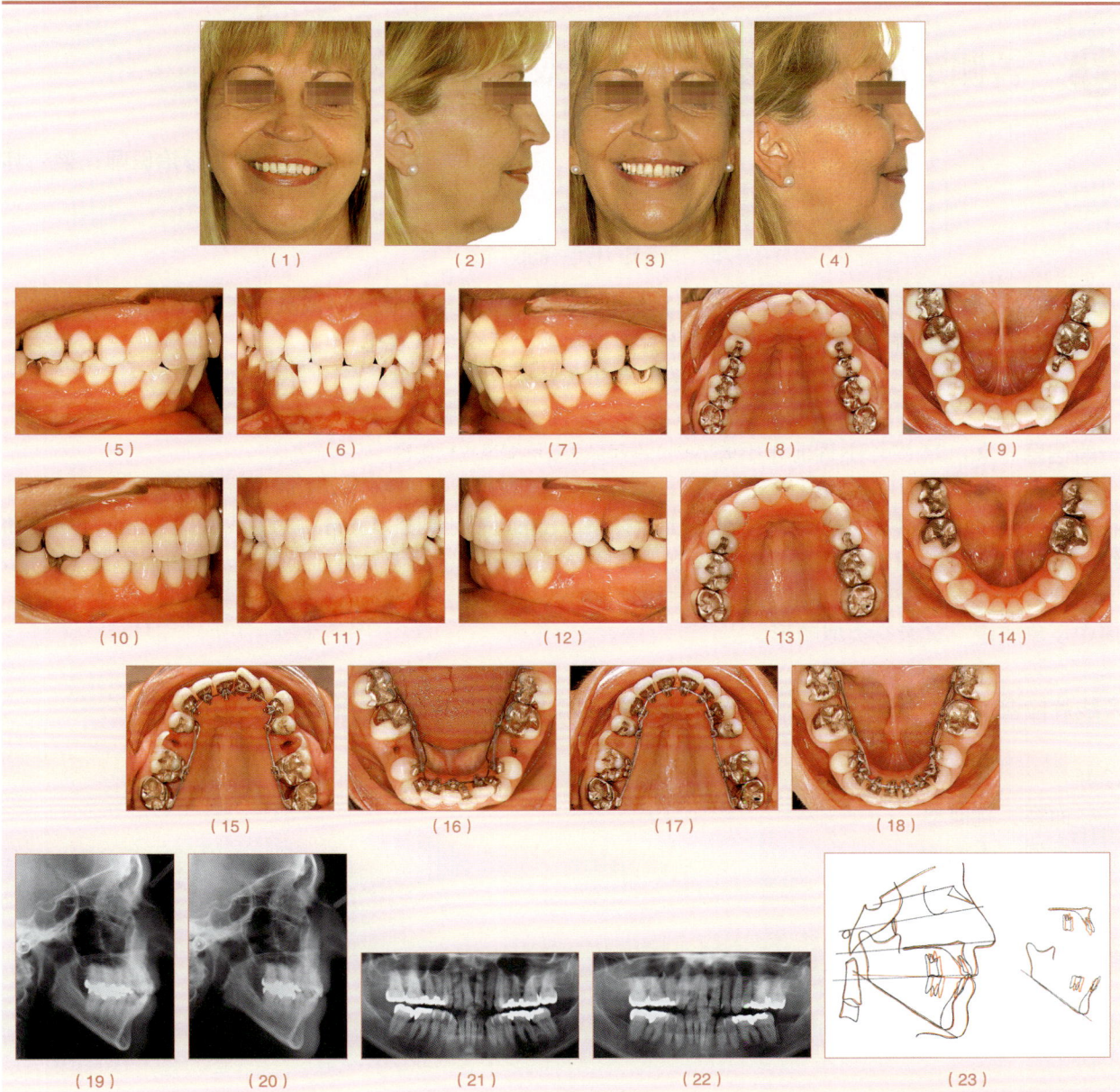

图 16-2 治疗前、后面𬌗像及 X 线片

（1）～（2）治疗前面像；（3）～（4）治疗后面像；（5）～（9）治疗前𬌗像；（10）～（14）治疗后𬌗像；（15）～（18）治疗中𬌗像；（19）～（22）治疗前后头颅侧位片、曲面断层片；（23）治疗前后头颅侧位片描记重叠图

③ 舌侧矫治技术减数上下第二双尖牙矫治拥挤

诊治医师：梁　炜

病 例 简 介

女，24岁，主诉前牙不齐。Ⅰ类骨型；安氏Ⅰ类磨牙关系。减数上下第二双尖牙，舌侧矫治器矫治2年4个月。矫治后面形改善，咬合关系理想。

关键词：舌侧技术　安氏Ⅰ类　减数双尖牙

一般信息　女，24岁，主诉前牙不齐。

临床检查　面部基本对称，磨牙中性。上牙拥挤5 mm，下牙拥挤9 mm。上中线右偏3 mm。Spee曲线4 mm，前牙覆盖Ⅰ°，覆𬌗Ⅱ°。牙龈基本正常。开闭口运动无异常，无弹响，双侧耳屏前无压痛。

病史及家族史　父亲有类似畸形。

X线片检查　$\frac{8|8}{8|}$ 阻生。$\overline{8}$缺失。头影测量显示上前牙稍唇倾，具体数值见表16-3。

诊断

面型：直面型
骨型：Ⅰ类
牙型：安氏Ⅰ类

患者存在问题　上牙弓中度、下牙弓重度拥挤。

治疗设计　拔除上下第二双尖牙，舌侧矫治技术。

矫治过程　上下颌粘接舌侧矫治器（Kurz第7代托槽，0.018英寸系列）。初始弓丝上下颌均为0.012英寸镍钛丝。依次用0.014英寸镍钛丝，0.016英寸镍钛丝，0.016英寸不锈钢丝，0.016英寸×0.022英寸TMA丝排齐整平上下牙弓。8个月后，上颌用0.017英寸×0.025英寸TMA丝，下颌用0.016英寸×0.022英寸不锈钢丝，滑动法关闭拔牙间隙。7个月后在0.016英寸TMA丝上进行精细调整。6个月后上下颌戴用透明保持器，定期复查。矫治结果见图表16-3。

分析小结　本例为成人安氏Ⅰ类拥挤病例。拔除4个第二双尖牙采用舌侧矫治器以解除牙齿拥挤。矫治过程中的美观效果患者很满意。矫治后上下前牙排列整齐，上前牙前倾改善，侧貌更为协调，咬合良好，磨牙基本保持中性。矫治中因为患者配合欠佳，精细调整比较困难，耗时较长。另外，舌侧正畸过程中口腔卫生的维护比较困难，需要反复对患者进行口腔卫生宣教，并且建议作定期的洁治。

表 16-3 治疗前后头影测量数据比较

测量项目	治疗前	治疗后	正常骀恒牙期均值
SNA	77	77	82.8 ± 4.0
SNB	76	76	80.1 ± 3.9
ANB	1	1	2.7 ± 2.0
S-N/ANS-PNS	13	13	8 ± 3
S-N/Go-Gn	36	36.5	33 ± 2.5
ANS-PNS/Go-Gn	23	23.5	25 ± 6
U1-PP	117.0	108	114.1 ± 3.9
L1-MP	96	95	96.5 ± 7.1
U1-L1	125	132	125.4 ± 7.9
L1-APo（mm）	4.5	3.5	4.9 ± 2.1

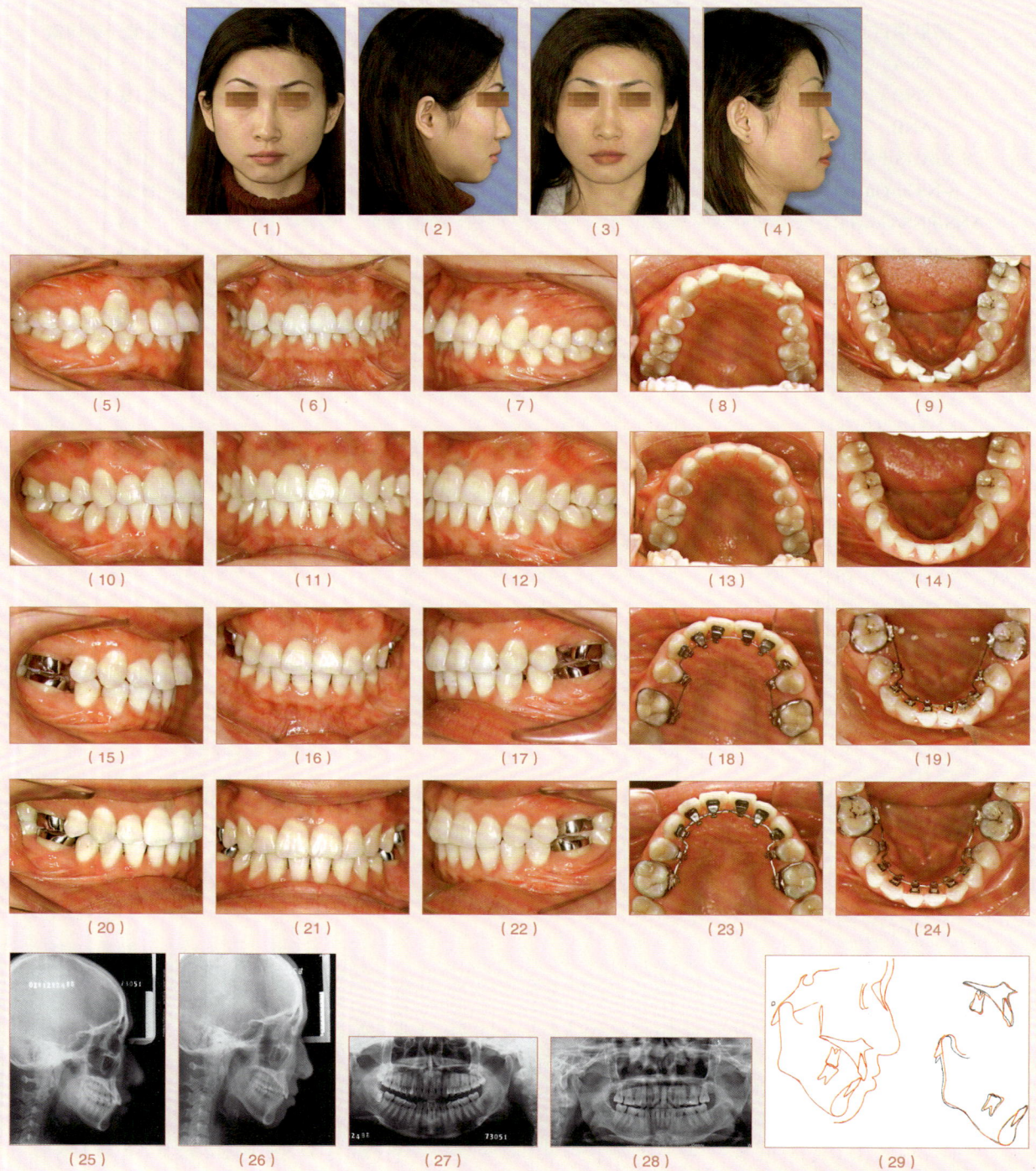

图16-3 治疗前、中、后面验像及X线片

（1）～（2）治疗前面像；（3）～（4）治疗后面像；（5）～（9）治疗前验像；（10）～（14）治疗后验像；（15）～（19）治疗中验像，排齐阶段；（20）～（24）治疗中验像，关闭间隙阶段；（25）～（26）治疗前后头颅侧位片；（27）～（28）治疗前后曲面断层片；（29）治疗前后头颅侧位片描记重叠图

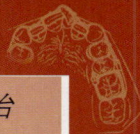

4 舌侧矫治技术减数下颌第二双尖牙矫治下颌严重拥挤

诊治医师：梁　炜

病 例 简 介

　　女，23 岁，主诉前牙拥挤，要求美观正畸。Ⅰ类骨面型；安氏Ⅱ类磨牙关系。上颌第一双尖牙缺失，减数下颌第二双尖牙，舌侧矫治器矫治 2 年 7 个月。矫治后牙列整齐，磨牙中性，咬合关系理想。

　　关键词：舌侧技术　安氏Ⅱ类　减数双尖牙

一般信息　　女，23 岁，主诉前牙拥挤。

临床检查　　面部基本对称，直面型，磨牙远中尖对尖关系。上颌双侧缺失第一双尖牙（外院拔除）；下牙弓拥挤 16 mm。上中线右偏 2 mm。Spee 曲线 3 mm，前牙覆𬌗覆盖基本正常。口腔卫生良好。开闭口运动无异常，无弹响，双侧耳屏前无压痛。

病史及家族史　　母亲有类似畸形。

X 线片检查　　第三磨牙阻生。头影测量显示上下前牙稍舌倾。具体数值见表 16-4。

诊断
　　面型：直面型
　　骨型：Ⅰ类
　　牙型：安氏Ⅱ类

患者存在问题
　　1. 下牙弓重度拥挤。
　　2. 磨牙远中关系，咬合不佳。

治疗设计　　拔除下颌第二双尖牙（上颌第一双尖牙缺失），舌侧矫治技术。

矫治过程　　使用改良间接粘接法，上下颌粘接 Ormco 第 7 代舌侧矫治器（0.018 英寸系列）。排齐牙齿依次使用 0.012 英寸镍钛丝、0.014 英寸镍钛丝、0.016 英寸镍钛丝。4 个月后用 0.016 英寸不锈钢丝、0.016 英寸 ×0.022 英寸 TMA 丝整平上下牙弓。2 个月后，上颌用 0.017 英寸 ×0.025 英寸 TMA 丝，下颌用 0.016 英寸 ×0.022 英寸不锈钢丝，滑动法关闭拔牙间隙。10 个月后用 0.0175 英寸 ×0.0175 英寸 TMA 丝精细调整转矩和轴倾角度。5 个月后上下颌戴用透明保持器进行保持。矫治结果见图表 16-4。

分析小结　　本例为成人骨性Ⅰ类，牙性安氏Ⅱ类严重拥挤病例。上颌第一双尖牙由于拥挤已经在外院拔除，下颌第二双尖牙几乎完全在牙弓外。拔除下颌 2 个第二双尖牙结合邻面去釉采用舌侧矫治器来解除牙列拥挤。矫治过程中的难点是牙齿拥挤的解除和磨牙关系的调整，因为虽然下颌拔除 2 个双尖牙，但获得的间隙仍不够，因此要辅助一些前牙区的邻面去釉。同时，由于患者面型偏直面型，允许上下前牙一定程度的唇倾，也有利于排齐牙齿和调整咬合关系。矫治后上下前牙排列整齐，咬合良好，磨牙基本保持中性。矫治中因为患者不按时就诊，总疗程较长。

表 16-4　治疗前后头影测量数据比较

测量项目	治疗前	治疗后	正常殆恒牙期均值
SNA	81.0	81	82.8 ± 4.0
SNB	77.5	78	80.1 ± 3.9
ANB	3.5	3	2.7 ± 2.0
U1-PP	107.5[*]	107[*]	114.1 ± 3.9
L1-MP	94	87[*]	96.5 ± 7.1
U1-L1	140	128	125.4 ± 7.9
PP-MP	31	30	34.4 ± 5.0

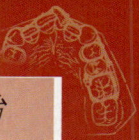

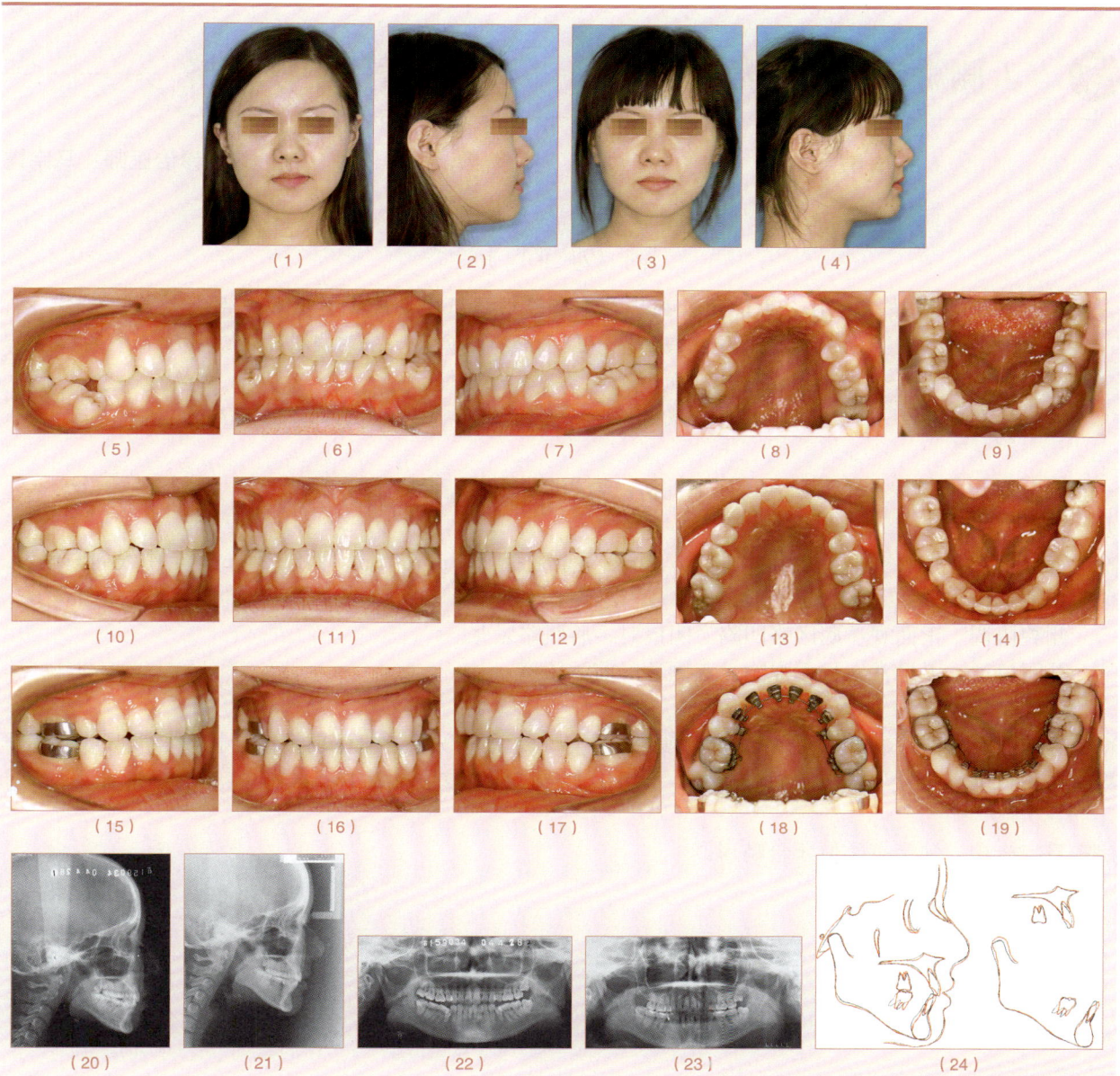

图 16-4　治疗前、中、后面𬌗像及 X 线片

（1）～（2）治疗前面像；（3）～（4）治疗后面像；（5）～（9）治疗前𬌗像；（10）～（14）治疗后𬌗像；（15）～（19）治疗中𬌗像；（20）～（21）治疗前后头颅侧位片；（22）～（23）治疗前后曲面断层片；（24）治疗前后头颅侧位片描记重叠图

⑤ 舌侧矫治技术减数上下颌第二双尖牙矫治中度拥挤

诊治医师：马宗霆

病 例 简 介

　　女，25 岁 7 个月，主诉牙齿拥挤，希望隐形矫正。安氏 Ⅰ 类磨牙关系，上下颌前牙中度拥挤。上唇及鼻底区稍显凹陷。下颌平面角略偏高。采用减数矫治，拔除 4 个第二双尖牙，舌侧矫治器。矫治后面形及咬合关系较理想。

　　关键词：安氏 Ⅰ 类　拥挤　减数矫治　舌侧技术

一般信息　女，25 岁 7 个月，主诉牙齿拥挤，希望隐形矫正。

临床检查　磨牙中性关系。上前牙拥挤 6 mm，下前牙拥挤 7 mm，Spee 曲线 2 mm。上中线向右偏斜。覆𬌗覆盖正常。口腔卫生状况一般。

　　侧貌协调。正面观鼻底区略凹陷。闭口时，唇肌略紧张。

　　开闭口运动无异常，且无弹响，双侧耳屏前无压痛。

X 线片检查及分析　曲面断层片显示无埋伏阻生牙，牙根状况可，上下前牙区牙槽嵴轻度吸收。头影测量显示轻度 Ⅲ 类骨型，下颌相对前突，下切牙舌倾。具体数值见表 16-5。

病史及家族史　父亲有类似牙𬌗畸形。

诊断

　　面型：直面型

　　骨型：Ⅲ 类

　　牙型：安氏 Ⅰ 类

患者存在问题

　　1. 侧貌协调，闭口时唇肌紧张；

　　2. 上下前牙拥挤；

　　3. 骨性 Ⅲ 类关系；

　　4. 上中线偏斜；

　　5. 前牙区牙槽骨轻度吸收。

治疗设计　拔除 4 个第二双尖牙，舌侧矫治器（Ormco 第 7 代）

矫治过程　由于前牙较拥挤，采取逐步粘接矫治器。矫治总疗程 26 个月。Hawley 保持器常规保持。结果见图表 16-5。

分析小结　患者牙冠长度较充足，口腔卫生尚可，且有强烈的主观要求，适合采用舌侧矫治。

该病例为安氏 I 类前牙拥挤病例，采取常规治疗并不复杂，值得注意的是拔牙的设计。该病例下颌角偏高，且治疗前唇肌紧张，不宜选择非拔牙矫治。但治疗前患者侧貌理想，并且骨关系有 III 类倾向，因此拔牙治疗应尽量不要导致切牙的过度内收，以免破坏面形。根据患者的拥挤度，决定拔除 4 个第二双尖牙，并且在关闭拔牙间隙时，将前牙进行连续结扎以增加支抗。结果患者的侧貌基本得以保持，但是嘴唇似乎仍显得轻度凹陷。

由于前牙较为拥挤，故在初期的排齐过程中，采取逐步粘结矫治器。这在舌侧矫治技术中是比较常见的，因为舌侧托槽的槽间距比唇侧更小。处理方式则与唇侧矫治一样，用螺旋弹簧等方式扩大空间后，再行粘结。

舌侧矫正，不仅对于医生是一定程度的挑战，同样对患者来说，也要面临某些方面比常规矫正更多的问题。选择合适的舌侧矫正病例，除了错𬌗畸形的各种临床表现，良好的口腔卫生与饮食习惯，以及自身的强烈要求是非常重要的。

表 16-5　治疗前后头影测量数据比较

测量项目	治疗前	治疗后	正常𬌗恒牙期均值
SNA	81.9	81.7	82.8 ± 4.0
SNB	82.3	82.5	80.1 ± 3.9
ANB	− 0.4*	0.8*	2.7 ± 2.0
Wits（mm）	− 7.2*	− 6.2*	− 1.5 ± 2.1
U1-PP	117.7	116.6	114.1 ± 3.9
L1-MP	81.2*	81.0*	96.5 ± 7.1
U1-L1	137.7*	139.0*	125.4 ± 7.9
SN-MP	37.5	36.9	34.4 ± 5.0
FH-MP	30.2	29.5	27.2 ± 4.7
L1-APo（mm）	2.9	1.2*	4.9 ± 2.1
Li-E（mm）	− 2.06*	− 4.56*	0.6 ± 1.9

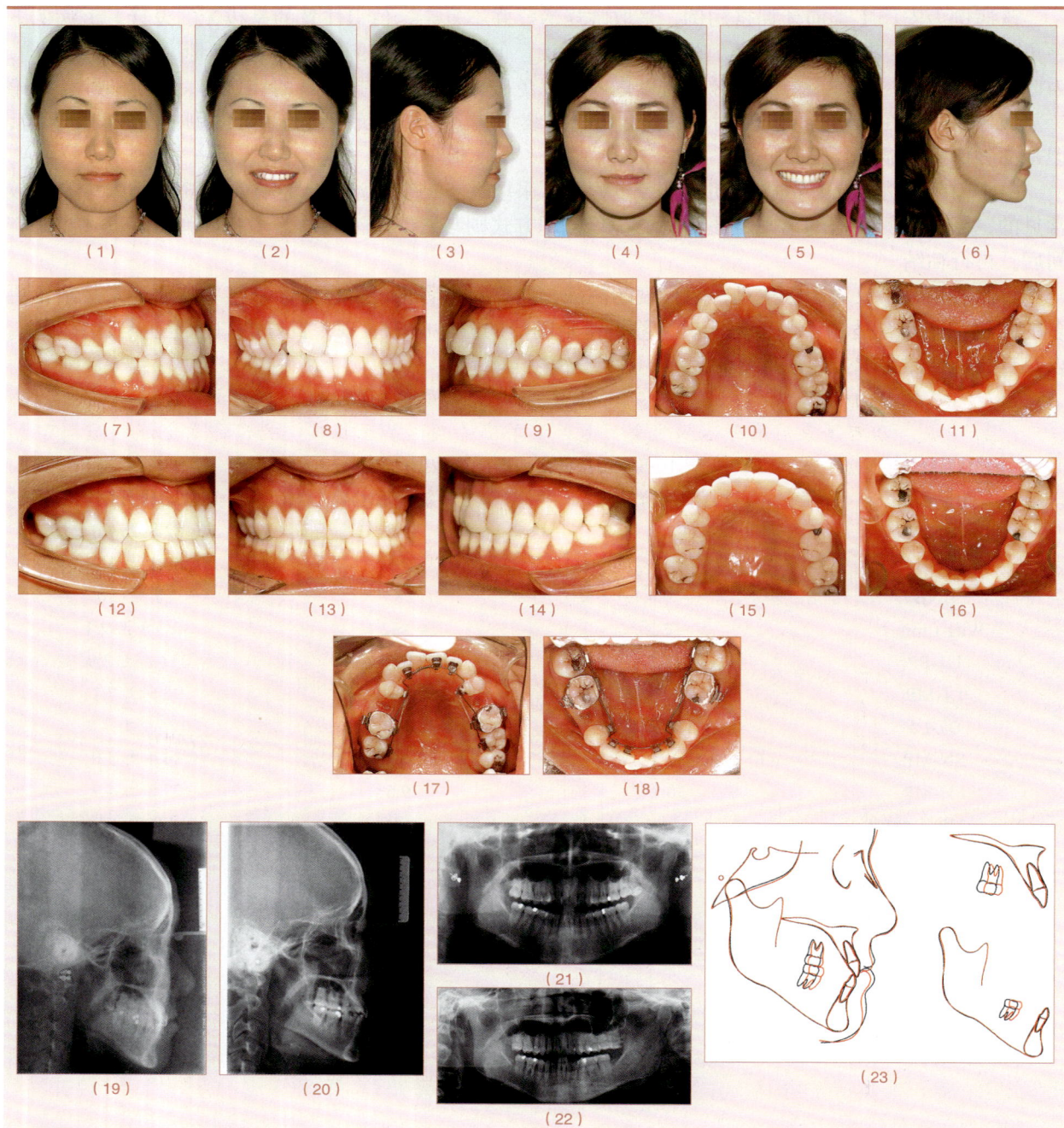

图 16-5　治疗前、中、后面殆像及 X 线片

（1）~（3）治疗前面像；（4）~（6）治疗后面像；（7）~（11）治疗前殆像；（12）~（16）治疗后殆像；（17）~（18）治疗中殆像；（19）~（20）治疗前后头颅侧位片；（21）~（22）治疗前后曲面断层片；（23）治疗前后头颅侧位片描记重叠图

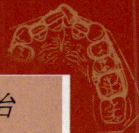

⑥ 舌侧矫治技术种植体支抗减数上下颌双尖牙矫治前牙拥挤及轻度前突

诊治医师：卢海平　朱国平

病 例 简 介

　　女，21 岁，主诉要求矫正牙齿不齐及前突。轻度的Ⅱ类骨面型，上下牙弓稍前突；上下牙列拥挤；左侧上下第二磨牙正锁𬌗，上颌中线右偏，下颌中线左偏，左下第二磨牙不完善的根管治疗。拔除上颌第一双尖牙和下颌第二双尖牙，舌侧技术矫治。疗程27 个月。治疗结束后磨牙达到Ⅰ类关系，前牙覆𬌗覆盖关系正常，咬合关系良好，面形改善。2 年后随访，结果稳定。

　　关键词： Ⅱ类错𬌗　双牙弓前突　减数双尖牙　舌侧矫治技术　种植体支抗

一般信息　　女，21 岁，主诉牙列不齐及前突。

临床检查

　　口内检查　　磨牙、尖牙关系远中，上下牙列拥挤各约 7 mm，前牙深覆𬌗、深覆盖均为Ⅱ°。上颌中线右偏 2 mm，下颌中线左偏 2.5 mm，左侧上下第二磨牙正锁𬌗。多颗牙银汞充填。

　　口外检查　　上下唇稍凸，颏部略显后缩。下颌开闭口运动无异常，关节区无弹响，双侧耳屏前无压痛。

病史及家族史　　其家族无类似畸形。

X 线片检查　　下颌第三磨牙阻生，上颌第三磨牙正常萌出。右下第二磨牙根管治疗不完全。头影测量表明患者为Ⅱ类骨型，上颌及上牙弓前突。测量值见表 16-6。

诊断

　　面型：凸面型
　　骨型：Ⅱ类
　　牙型：安氏Ⅱ类 1 分类

患者存在问题

　　1. 上颌及上牙弓前突。
　　2. 上下牙列拥挤。
　　3. 左侧上下第二磨牙正锁𬌗。
　　4. 上颌中线右偏，下颌中线左偏。
　　5. 下颌第三磨牙近中倾斜阻生。
　　6. 右下第二磨牙根管治疗不完全。

治疗设计

　　1. 右下第二磨牙根管治疗后拔除上颌第一双尖牙和下颌第二双尖牙，以及 4 个第三磨牙；

2. 舌侧技术矫正；

3. 种植体支抗。

矫治过程　初戴后上下颌均采用 0.012 英寸镍钛丝排齐，左侧上下第二磨牙同时开始交互牵引。5 个月后上颌换用 0.016 英寸 ×0.022 英寸 β- 钛丝，下颌换用 0.018 英寸镍钛丝再过渡到 0.016 英寸 ×0.022 英寸 β- 钛丝。上下颌第一、二磨牙颊侧均使用 0.019 英寸 ×0.025 英寸不锈钢片段方丝联结，以加强控制。关闭上下颌间隙使用 0.017 英寸 ×0.025 英寸不锈钢方丝闭合曲，在上颌腭侧种植体支抗上加力内收前牙，同时保持上颌磨牙位置不变。配合双侧Ⅱ类牵引及中线牵引，调整咬合关系。最后上下颌换用 0.014 英寸不锈钢圆丝进行精细调整。疗程共 27 个月。上下颌均采用活动保持器保持。结果见图 16-6。

分析小结　本例为上颌及上下牙弓前突的Ⅱ类错𬌗患者。该病例的难点是上颌磨牙位置的控制、上前牙内收时的转矩控制和中线的调整。上颌拔除第一双尖牙，采用种植体支抗内收上前牙，下颌拔除第二双尖牙，配合Ⅱ类牵引通过下颌磨牙的近中前移建立磨牙的Ⅰ类关系（舌侧矫治技术下颌后牙支抗不易消耗）。

该病例在第一、二磨牙颊侧使用片段弓丝控制第二磨牙的位置，在上颌尖牙上粘接树脂突起挂Ⅱ类牵引，对美观并没有较大影响。治疗结束后磨牙达到Ⅰ类关系，前牙覆𬌗覆盖关系正常，咬合关系良好，面形改善。

表 16-6　治疗前后头影测量数据比较

测量项目	治疗前	治疗后	正常𬌗恒牙期均值
SNA	82.7	82.1	82.8 ± 4.0
SNB	76.0[*]	74.6[*]	80.1 ± 3.9
ANB	6.8[**]	7.6[**]	2.7 ± 2.0
Wits（mm）	0.7	1.8[*]	− 1.2 ± 2.5
U1-PP	111.2	103.6[**]	114.1 ± 3.9
L1-MP	90.2	83.5[*]	92.6 ± 7.0
U1-L1	128.3	142.0[**]	125.4 ± 7.9
SN-MP	45.4[**]	46.3[**]	34.4 ± 5.0
FH-MP	34.3[*]	35.2[*]	27.2 ± 4.7
L1-APo（mm）	4.2	2.0[*]	4.9 ± 2.1
Li-E（mm）	− 5.6[**]	− 2.7	0.6 ± 1.9

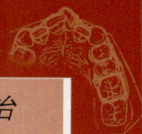

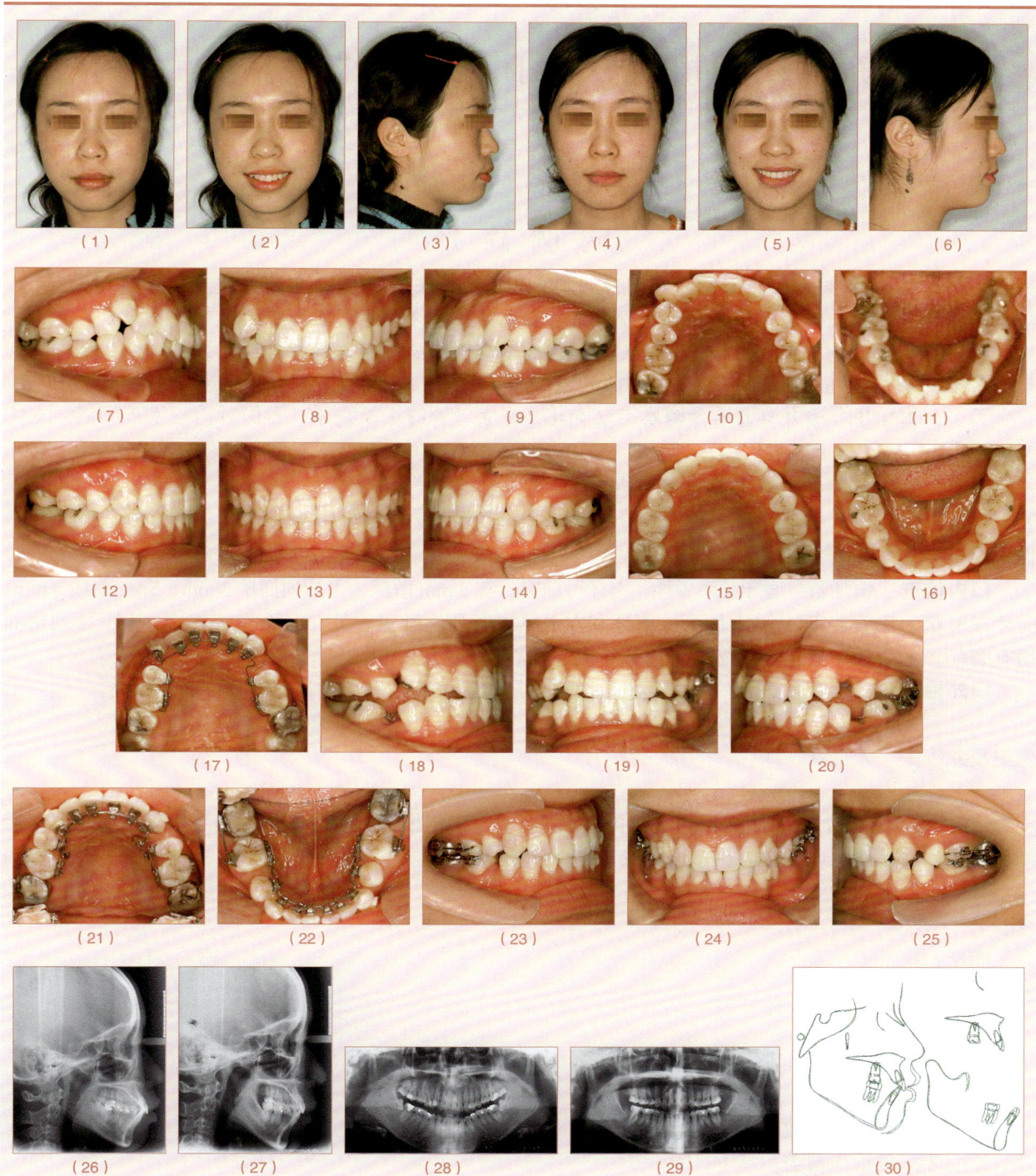

图 16-6　治疗前、中、后面𬌗像及 X 线片

（1）～（3）治疗前面像；（4）～（6）治疗后面像；（7）～（11）治疗前𬌗像；（12）～（16）治疗后𬌗像；（17）～（20）上颌舌侧矫治器戴入，0.012 英寸镍钛丝排齐；（21）～（25）上下颌第一、二磨牙颊侧均使用 0.019 英寸×0.025 英寸不锈钢片段方丝联结，以加强控制；关闭上下颌间隙使用 0.017 英寸×0.025 英寸不锈钢方丝闭合曲，在上颌腭侧种植体支抗上加力内收前牙，同时保持上颌磨牙位置不变；（26）～（30）治疗前后头颅侧位片、曲面断层片及重叠图

7 舌侧矫治技术种植体支抗关闭上前牙散隙

诊治医师：卢海平　卢晓帆

病 例 简 介

男，38岁，主诉上前牙有间隙。安氏Ⅰ类磨牙尖牙关系；前牙深覆盖、深覆殆，上牙弓有散在间隙，下牙稍拥挤。低角。上颌第一磨牙、左上第二磨牙为冠修复。上下牙列殆面均有磨耗。上颌选择舌侧矫正器，下颌透明陶瓷固定矫正器，上颌腭侧第二双尖牙和第一磨牙间种植体支抗，固定矫治器矫治1年。关闭前牙散隙，咬合关系理想。

关键词：前牙深覆盖深覆殆　舌侧矫治技术　种植体支抗

一般信息　男，38岁，主诉上前牙有间隙。

临床检查

口内检查　恒牙殆，磨牙关系中性，上牙弓前突，有5mm散隙，下牙列拥挤3mm，Spee曲线4mm。前牙深覆殆、深覆盖Ⅲ°。上颌第一磨牙和左上第二磨牙已做冠修复，但无临床症状。上下牙列殆面均有磨耗。上前牙牙龈轻度退缩，下前牙舌侧牙结石Ⅰ°。

口外检查　轻度开唇露齿。下颌开闭口运动无异常，关节区无弹响，双侧耳屏前无压痛。

病史及家族史　无特殊。

X线片检查　全景片可见上颌第一磨牙不完善髓病治疗，但根尖无阴影，下颌第三磨牙未萌出。头影测量显示上前牙前倾，低角。测量值见表16-7。

诊断

面型：正常
骨型：Ⅰ类
牙型：安氏Ⅰ类

患者存在问题

1. 上前牙唇倾，有散隙。
2. 前牙深覆殆深覆盖。
3. 上颌第一磨牙和左上第二磨牙冠修复，上颌第一磨牙不完善根管治疗。
4. 下前牙舌侧结石Ⅰ°。

治疗设计

1. 全口洁治及口腔卫生宣教；
2. 上颌舌侧矫正器＋腭侧种植体支抗内收前牙；
3. 下前牙邻面去釉，唇侧透明陶瓷矫正器排齐整平。

矫治过程　上颌双尖牙及前牙粘接舌侧矫治器（Ormco），分别用 0.012 英寸、0.016 英寸镍钛丝排齐，再换用 0.016 英寸不锈钢圆丝在上颌第二双尖牙远中种植体支抗钉处加小力内收上前牙；3 个月后下前牙邻面去釉，戴用透明陶瓷矫治器排齐整平。13 个月后换用上下颌固定保持器，夜间上颌戴用平导活动保持器。

　　矫治结果见图 16-7。

分析小结　这是一位成年的低角深覆𬌗深覆盖患者，上颌舌侧矫治器的平导作用有利于下牙列的整平；由于患者上颌第一磨牙虽然髓病治疗不完善，但已做冠修复（左上第一磨牙和第二磨牙为连冠），无临床症状，患者不愿拆除重做。故不在上颌第一磨牙上粘接矫正装置，而在上颌第二双尖牙远中植入种植体支抗辅助内收上前牙。但成年低角患者容易复发，除了固定保持之外，患者还需在夜间戴用平导活动保持器。

表 16-7　治疗前后头影测量数据比较

测量项目	治疗前	治疗后	正常𬌗恒牙期均值
SNA	82.4	82.2	82.8 ± 4.0
SNB	78.5	77.6	80.1 ± 3.9
ANB	3.9	4.6	2.7 ± 2.0
Wits（mm）	6.8**	6.5**	− 1.2 ± 2.5
U1-PP	118.7*	103.2**	114.1 ± 3.9
L1-MP	106.3*	104.0*	92.6 ± 7.0
U1-L1	119.0	137.0*	125.4 ± 7.9
SN-MP	24.5*	25.7*	34.4 ± 5.0
FH-MP	18.0*	19.1*	27.2 ± 4.7
L1-APo（mm）	2.7*	0.3**	4.9 ± 2.1
Li-E（mm）	5.0**	6.5**	0.6 ± 1.9

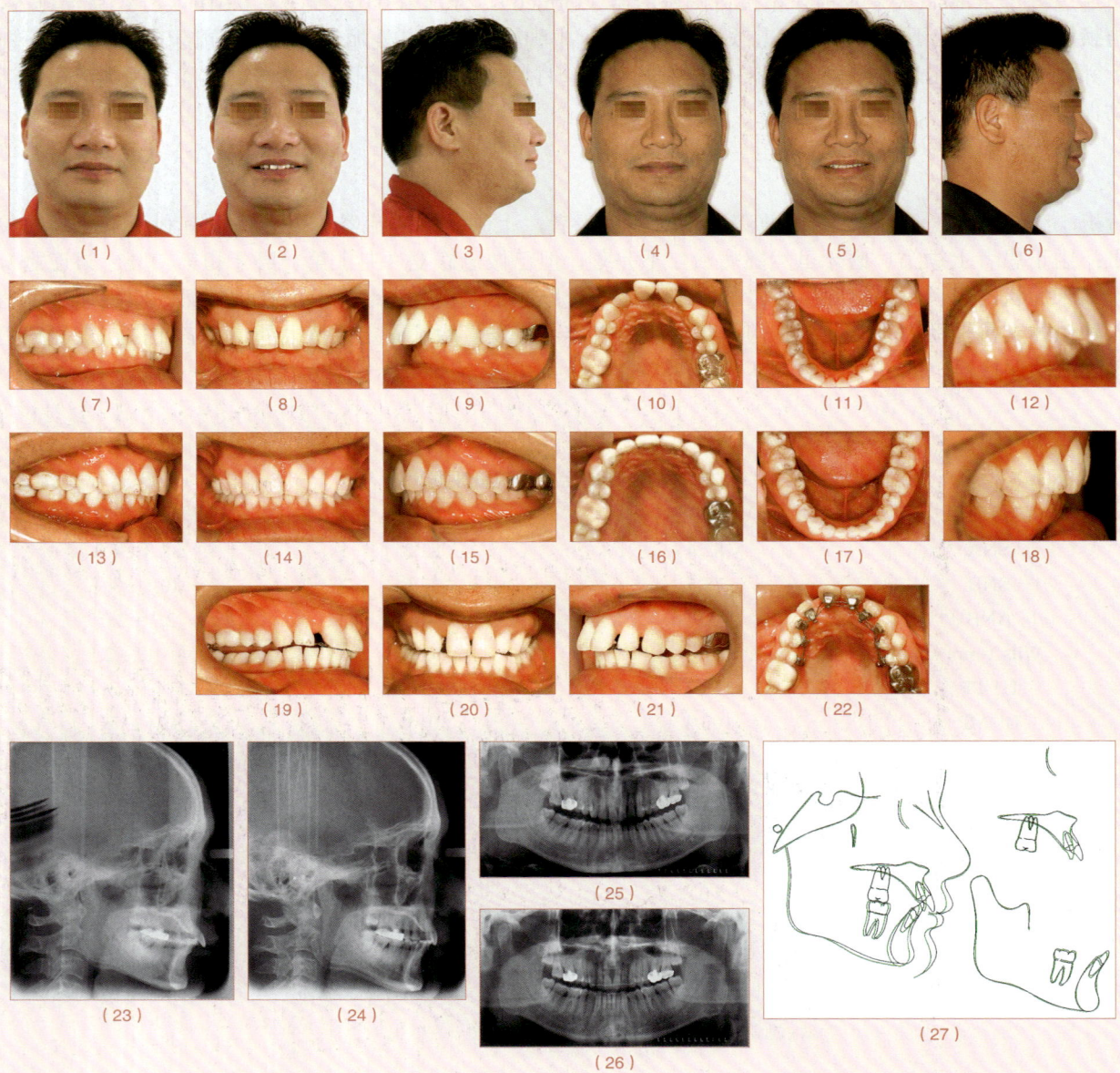

图 16-7　治疗前、中、后面𬌗像及 X 线片

（1）～（3）治疗前面像；（4）～（6）治疗后面像；（7）～（12）治疗前𬌗像；（13）～（18）治疗后𬌗像；（19）～（22）上颌舌侧矫治器戴入，0.012英寸镍钛丝排齐；（23）～（27）治疗前后头颅侧位片、曲面断层片及重叠图

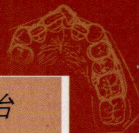

8　无托槽隐形矫治技术非减数矫治前牙反𬌗

诊治医师：张　静

病 例 简 介

　　男，23 岁，主诉兜齿，牙齿排列不齐。Ⅰ类颌骨畸形，垂直向骨型为均角。磨牙关系右侧为近中，左侧为中性；上下中切牙反𬌗，上下牙弓轻度拥挤。突面型。非拔牙矫治，下切牙邻面去釉，无托槽隐形矫治技术 9 个月。前牙反𬌗解除，牙列基本排齐。
　　关键词：安氏Ⅲ类　前牙反𬌗　非减数矫治　隐形矫治技术

一般信息　男，23 岁，主诉兜齿，牙齿排列不齐。

临床检查
　　口内检查　磨牙关系右侧为近中，左侧为中性。上下中切牙反𬌗，下牙列中线左偏 3 mm。上下牙弓轻度拥挤。
　　口外检查　侧貌稍突；正面观，下颌稍左偏。

X 线片检查　头影测量显示下切牙稍舌倾，见表 16-8。

病史及家族史　无特殊疾病史。

诊断
　　面型：突面型
　　骨型：矢状向：Ⅰ类；垂直向：均角
　　牙型：安氏Ⅲ类亚类

患者存在的问题
　　1. 上下中切牙反𬌗。
　　2. 上下牙弓轻度拥挤，下牙列中线左偏 3 mm。
　　3. 无生长潜力。

治疗设计　下前牙邻面去釉。无托槽隐形矫治技术。

矫治过程　下颌尖牙、侧切牙及中切牙的近远中面邻面去釉各约 0.35 mm，取硅橡胶模型送外加工矫治器。在矫治器制作完成之前，暂时戴用压模保持器，以防止去釉间隙的变化。第一副矫治器先将尖牙向远中移至与第一前磨牙靠拢，同时左下中切牙向近中移动；随之，侧切牙向远中移动。一般每副矫治器同时移动 2 ～ 3 颗不相邻的牙齿，移动量设定在 0.5 mm 左右。本例患者在下切牙区的移动过程是：左下侧切牙的唇向同时伴右下中切牙的远中舌向移动，与左下中切牙的近中舌向同时伴右下侧切牙的唇向移动交替进行。在上牙列，主要是左右中切牙的交替唇向移动，配合下切牙的舌向移动，解除反𬌗；并且做到近中侧的移动量大于远中侧，以利于矫治扭转。5 个月后，前牙成为对刃关系，但牙列尚未排齐。7个月后前牙建立浅覆𬌗覆盖，牙列稍有不齐。9个月后，除右上中切牙及左上尖牙轻度扭转外，牙列基本排齐，前牙覆𬌗覆盖正常，后牙关系同治疗前。但因患者表示对现矫治结果满意，要求结束治疗。矫治结束时，下牙列中线仍左偏约3 mm，后牙关系同治疗前相比变化不大，牙列基本排齐，前牙覆𬌗覆盖正常。总疗程9个月，压模保持器保持。矫治结果见图16-8。

分析小结　　本例为轻度拥挤及中切牙反𬌗的患者，是无托槽矫治技术的适应证。在本患者，矫治器还起到了𬌗垫的作用，有利于前牙反𬌗的解除。依每一步设计，矫治器能精确控制牙齿的移动量，顺利有效地完成矫治计划，疗程仅9个月。作为可摘矫治器，口腔卫生易于维持，对牙体硬组织的影响也降至最低。其缺点是对于下颌及下牙列中线的偏斜，矫治难度过大，右侧后牙近中关系也很难解决，最终保持在治疗前的状态。

表 16-8　治疗前后头颅侧位 X 线片测量分析

测量项目	治疗前	治疗后	正常值
SNA	88.0	87.0	82.8 ± 4.0
SNB	85.5	84.0	80.1 ± 3.9
ANB	2.5	3.0	2.7 ± 2.0
U1-L1	127.0	125.5	125.4 ± 7.9
U1-SN	104.0	107.5	105.7 ± 6.3
MP-SN	27.0	27.0	34.4 ± 5.0
L1-MP	100.0	99.0	92.6 ± 7.0

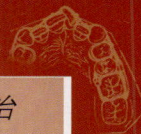

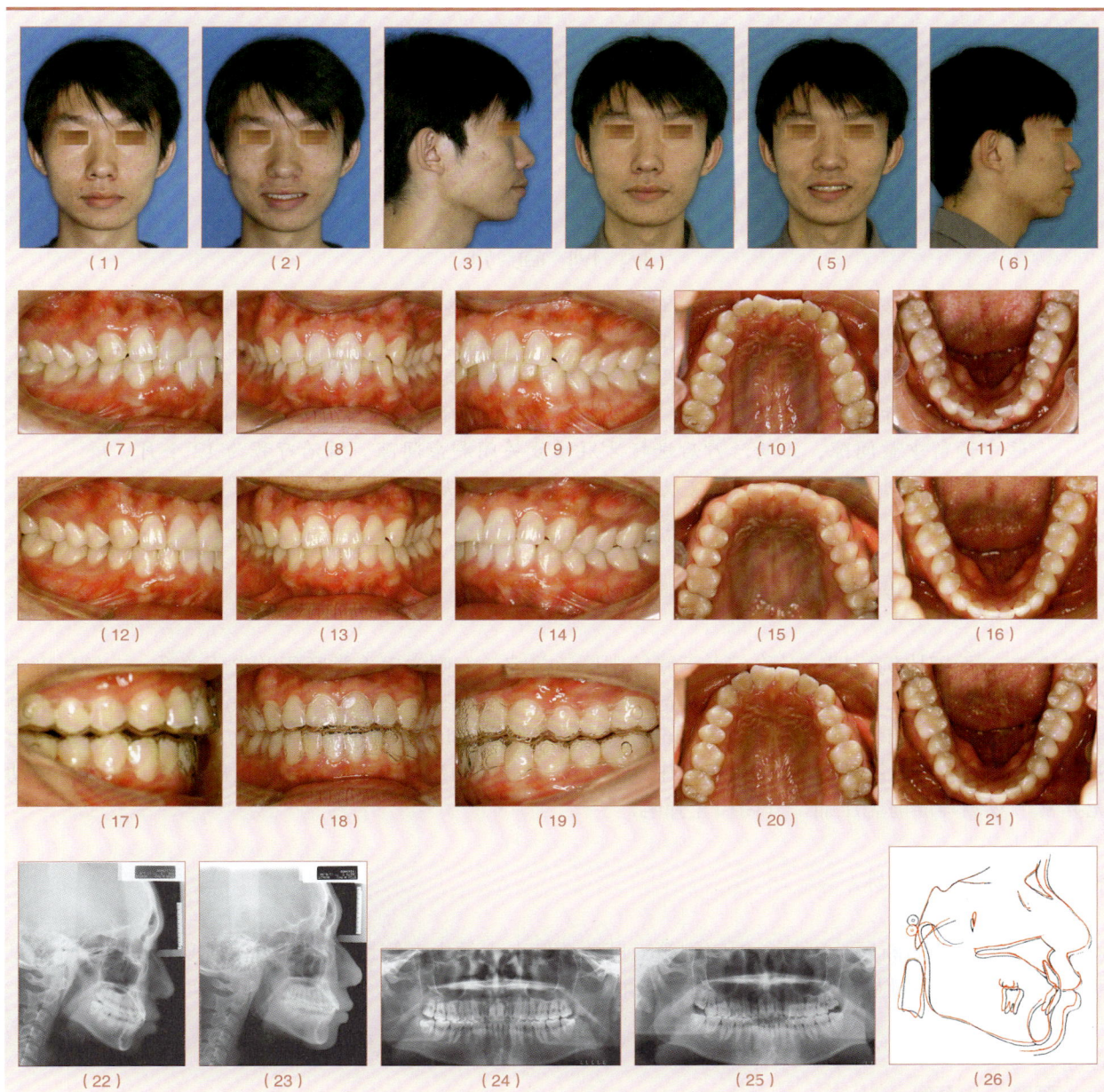

图 16-8　治疗前、中、后的面𬌗像及 X 线片

（1）～（3）治疗前面像；（4）～（6）治疗后面像；（7）～（11）治疗前𬌗像；（12）～（16）治疗后𬌗像；（17）～（21）治疗中𬌗像；（22）～（23）治疗前后的头颅侧位片；（24）～（25）治疗前后曲面断层片；（26）治疗前后的头颅侧位片描记重叠图

9 无托槽隐形矫治技术非减数矫治前牙间隙

诊治医师：白玉兴　田　杰

病 例 简 介

　　女，22 岁，主诉牙列间隙、前突。右侧安氏Ⅰ类磨牙关系，左侧轻度安氏Ⅱ类磨牙关系；低角，前牙覆𬌗、覆盖正常。上牙列间隙 6.5 mm，下牙列间隙 5.0 mm。曲面断层片示上颌切牙区牙槽骨轻度吸收。患者不接受固定矫治器，因此设计应用无托槽隐形矫治器进行治疗。治疗设计为，内收上下切牙并关闭牙列中间隙，上颌双侧侧切牙近远中预留少量间隙，正畸治疗后进行牙冠修复关闭剩余间隙。矫治疗程为 12 个月。矫治后上下牙列间隙关闭，前牙突度得到改善，磨牙、尖牙关系保持良好。

　　关键词：安氏Ⅱ类　牙列间隙　无托槽隐形矫治

一般信息　女，22 岁，主诉上下前牙间隙及前突。

临床检查　面部比例协调、对称，上下唇较肥厚、前突。右侧安氏Ⅰ类磨牙及尖牙关系，左侧轻度安氏Ⅱ类磨牙及尖牙关系；所有恒牙已完全萌出建𬌗（上颌第三磨牙除外）。上牙弓间隙 6.5 mm，上颌双侧侧切牙为过小牙；下牙弓间隙 5.0 mm。上下颌牙齿 Bolton 比不调，前牙比为 81.6%，全牙比为 93.7%。下中线左偏 2 mm（以下颌右侧中切牙的近中邻面为准）。前牙覆𬌗、覆盖正常。开闭口运动无异常，双侧耳屏前无压痛，开闭口无弹响。

病史及家族史　无特殊。

X 线片检查　曲面断层片可见上颌双侧第三磨牙牙胚。上颌中、侧切牙区牙槽骨轻度吸收。其余未见明显异常。头影测量显示上下前牙唇倾，低角，具体数值见表 16-9。

诊断
　　面型：凸面型
　　骨型：Ⅰ类
　　牙型：安氏Ⅱ类

患者存在问题
　　1. 上下牙列散在间隙。
　　2. 上下前牙轻度前突。
　　3. 上颌双侧侧切牙为过小牙。
　　4. 上颌前牙区牙槽骨轻度吸收。

治疗设计　由于患者对矫治器的美观性和隐蔽性有较高的要求，因此在上下颌设计无托槽隐形矫治器进行矫治。通过内收上下前牙，关闭上下颌牙列间隙，并减轻前牙的突度，在上颌双侧侧切牙的近远中预留少量间隙，在正畸治疗后进行牙冠修复。

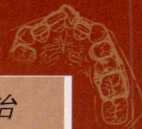

矫治过程　上颌设计使用了 18 副隐形矫治器，下颌设计使用了 22 副矫治器，牙列间隙均得到有效地关闭，前牙突度及唇突度均得到改善，矫治疗程为 12 个月。上下颌的最后一副矫治器作为保持器使用。矫治结果见图表 16-9。

分析小结　患者为女性成人患者，对矫治器的美观性和隐蔽性有很高的要求，因此设计使用了上下颌的无托槽隐形矫治器进行关闭牙列间隙，改善唇突度。鉴于上下牙齿的 Bolton 比例不调，下颌选择内收前牙关闭所有牙列间隙，上颌内收前牙，建立前牙正常覆𬌗、覆盖关系。矫治后上下前牙均得到内收和直立，牙弓突度得以改善。剩余间隙预留在上颌双侧侧切牙的近远中，正畸治疗结束后进行冠修复。牙列中线的偏斜得到纠正。磨牙、尖牙关系得到保持。开口度及开口型正常，双侧颞颌关节未发现明显弹响和压痛。对比治疗前后曲面断层片，未见明显的牙槽骨吸收和牙根吸收。治疗设计时，考虑到患者的临床牙冠高度不足，因此在尖牙和磨牙上设计了附件，以加强隐形矫治器的固位。无托槽隐形矫治完成后，暂时性将上颌双侧侧切牙进行树脂性修复，择期进行牙冠的固定修复。将最后一副隐形矫治器作为保持器而进行有效的保持。

表 16-9　治疗前后头影测量数据比较

测量项目	治疗前	治疗后	正常𬌗恒牙期均值
SNA	88.2	88.5	82.8 ± 4.0
SNB	85.2	85.5	80.1 ± 3.9
ANB	3.0	3.0	2.7 ± 2.0
U1-NA	31[*]	21.8	22.8 ± 5.7
L1-NB	39.0[*]	28.5	30.3 ± 5.8
U1-L1	106.8	127.7	124.2 ± 8.2
OP-SN	9.5[*]	13.0	16.1 ± 5.0
GoGn-SN	20.5[**]	20.0[**]	32.5 ± 5.2
U1-SN	119.5[**]	108.6	105.7 ± 6.3

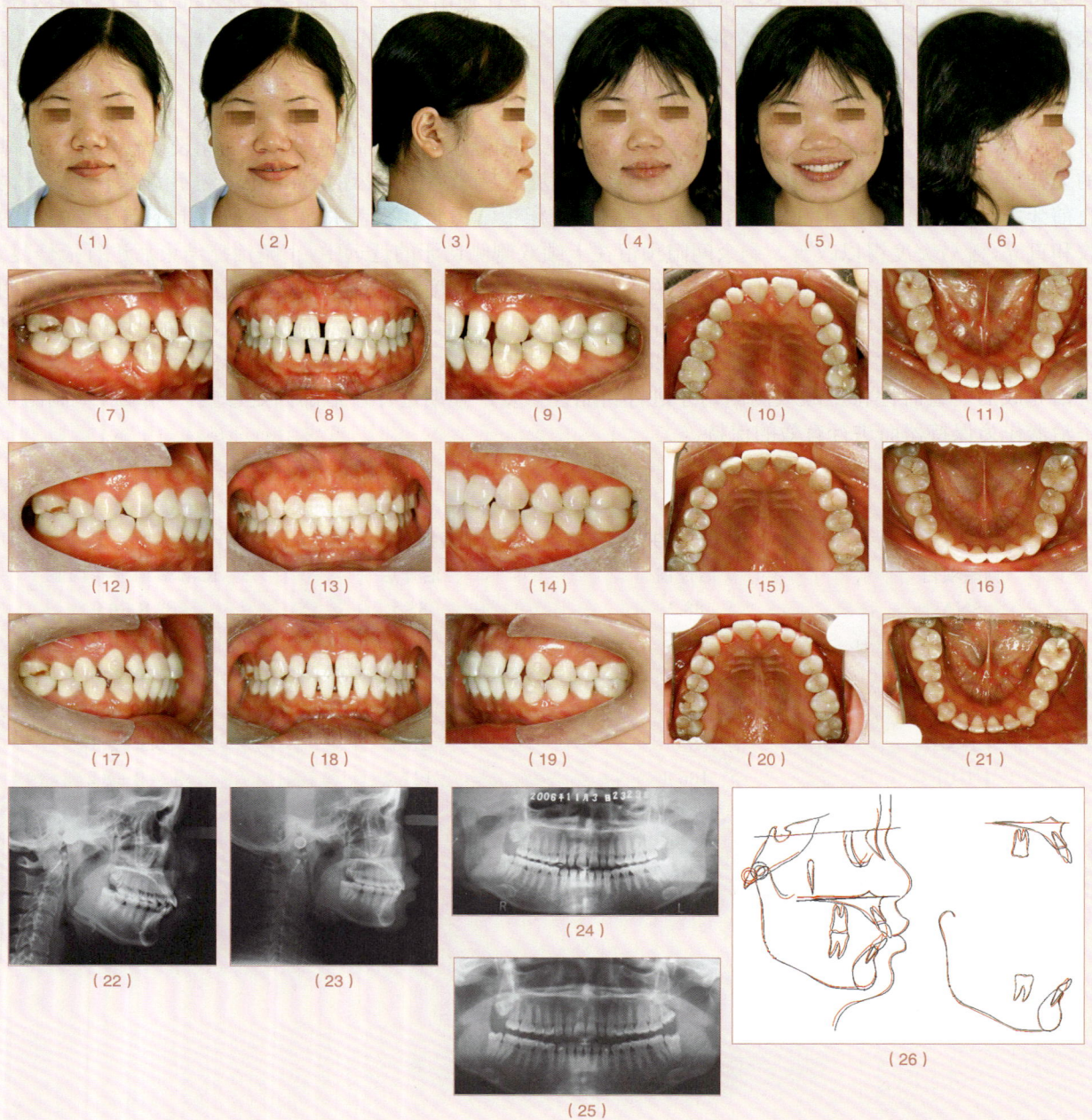

图 16-9　治疗前、中、后面𬌗像及 X 线片

（1）～（3）治疗前面像；（4）～（6）治疗后面像；（7）～（11）治疗前𬌗像；（12）～（16）治疗后𬌗像；（17）～（21）治疗中𬌗像；（22）～（23）治疗前后头颅侧位片；（24）～（25）治疗前后曲面断层片；（26）治疗前后头颅侧位片描记重叠图

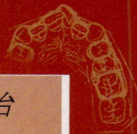

⑩　无托槽隐形矫治技术非减数矫治中切牙间隙

诊治医师：白玉兴　杨　斌

病 例 简 介

　　男，25 岁 6 个月，主诉为上颌前牙间隙。骨性 I 类，面型无异常，双侧安氏 I 类磨牙关系。下颌平面角正常，前牙覆𬌗、覆盖正常。上前牙牙列间隙 3 mm，下前牙牙列拥挤 1 mm。曲面断层片显示上下颌牙槽骨中度吸收。牙周病经系统治疗处于稳定期后，设计应用上下颌无托槽隐形矫治器进行治疗，关闭上下颌的牙列间隙并保持牙周的健康稳定。矫治疗程为 4 个月。矫治后上下颌牙齿排列整齐，牙列间隙完全关闭，磨牙关系保持良好，牙周状况稳定。

　　关键词：安氏 I 类　牙周病　牙列间隙　无托槽隐形矫治

一般信息　男，26 岁 6 个月，主诉上前牙间隙。

临床检查　面部对称协调，无明显异常。恒牙𬌗，双侧磨牙以及尖牙为安氏 I 类关系。上前牙区牙列间隙 3 mm，下前牙区拥挤 0.5 mm，Spee 曲线 2 mm。前牙覆盖 I °，覆𬌗 I °。牙龈组织健康，口腔卫生状况良好。开闭口运动无异常，无弹响，双侧耳屏前无压痛。

病史及家族史　无类似家族史。

X 线片检查　未见埋伏及阻生牙，未见明显龋坏牙。上下颌牙槽骨 II ° 吸收。头影测量可见上前牙稍唇倾，数值见表 16-10。

诊断
　　面型：直面型
　　骨型：I 类
　　牙型：安氏 I 类

患者存在问题
　　1. 上前牙间隙。
　　2. 下前牙轻度拥挤。
　　3. 上下颌牙槽骨 II ° 吸收。
　　4. 安氏 I 类磨牙关系。

治疗设计　患者为因牙周病导致上颌前牙区的牙列间隙，牙颌畸形程度较轻，患者不愿接受复杂的固定矫治。经牙周病系统治疗 3 个月后，牙周状况稳定，上下颌设计无托槽隐形矫治器解除下颌前牙区的轻度拥挤，并关闭上颌前牙区的牙列间隙，保持磨牙及尖牙的 I 类关系。

矫治过程　上下颌设计使用无托槽隐形矫治器，上颌设计 6 副、下颌设计 4 副隐形矫治器完成治疗，治疗时间为 4 个月，上下颌的最后一副矫治器作为保持器使用。矫治结果见图表 16-10。

分析小结　本例为成人牙周病导致前牙间隙患者，畸形程度较轻，患者不愿意接受传统固定矫治器的治疗，只希望通过短期及简单地关闭上颌前牙区的间隙而解决美观问题。患者口腔卫生情况良好，并且已完成了牙周科的系统治疗与牙周维护，牙周状况稳定。患者曾在前牙区烤瓷冠修复与正畸治疗间犹豫不决，最终选择了正畸治疗关闭牙列间隙。考虑到矫治器的美观性与舒适性，矫治器本身可能对口腔卫生及牙周组织带来的影响以及矫治的疗程等诸多因素，患者选择使用无托槽隐形矫治器进行治疗。经过短短 4 个月、上颌 6 副、下颌 4 副隐形矫治器的治疗，牙列间隙得到了明显的关闭，患者对治疗效果满意；同时，在矫治器设计时充分考虑到了患者的牙周状况，选用了 0.7 mm 的热成形膜片，牙齿每步移动的设计量较常规的移动量少，这样可充分保证产生牙齿移动的矫治力更加轻柔，以利于患者牙周组织的有效保护。通过对比治疗前后的曲面断层片，未发现牙槽骨组织的进一步吸收，牙周状况稳定。

对于成人因牙周病导致牙列间隙的患者，通过使用无托槽隐形矫治技术可以在美观性、舒适性、矫治力的可控性、方便保持口腔卫生等方面显示出其优越性。而且，由于无托槽隐形矫治器为全牙列包绕式矫治器，具有类似牙周夹板的作用，可以有效地维护牙周组织的健康。

表 16-10　治疗前后头影测量数据比较

测量项目	治疗前	治疗后	正常𬌗恒牙期均值
SNA	81.9	81.9	82.8 ± 4.0
SNB	81.0	81.0	80.1 ± 3.9
ANB	0.9	0.9	2.7 ± 2.0
U1-NA	29.6*	29.3	22.8 ± 5.7
L1-NB	30.8	31.0	30.3 ± 5.8
U1-L1	116.8	117.3	124.2 ± 8.2
FMA	27.4	27.4	31.3 ± 5.0
IMPA	91.5	91.5	93.9 ± 6.2
SN-MP	31.2	31.2	32.5 ± 5.2

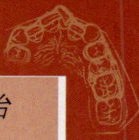

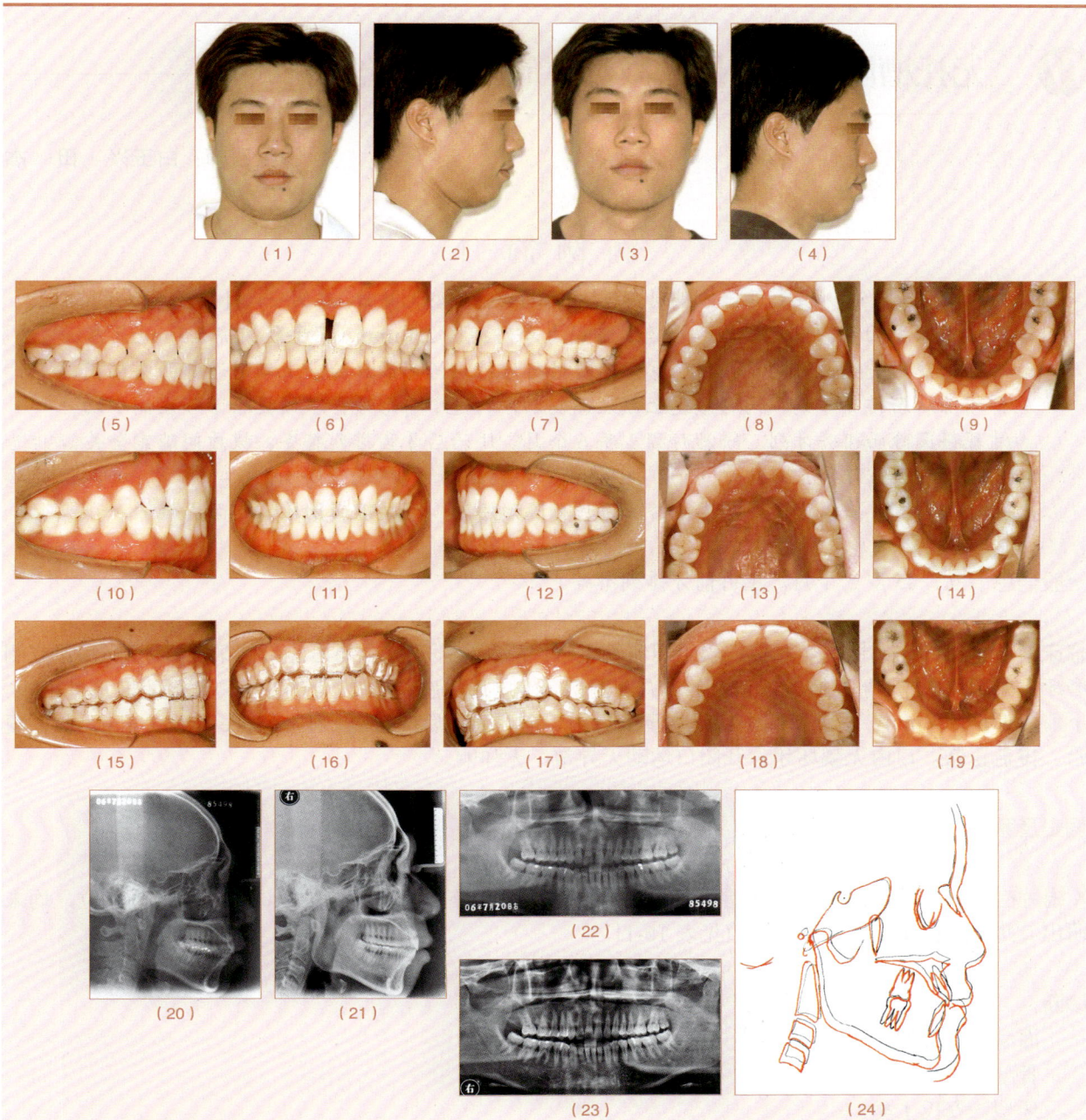

图 16-10 治疗前、中、后面𬌗像及 X 线片

（1）～（2）治疗前面像；（3）～（4）治疗后面像；（5）～（9）治疗前𬌗像；（10）～（14）治疗后𬌗像；（15）～（19）治疗中𬌗像；（20）～（21）治疗前后头颅侧位片；（22）～（23）治疗前后曲面断层片；（24）治疗前后头颅侧位片描记重叠图

11 无托槽隐形矫治技术减数下颌切牙矫治拥挤

诊治医师：白玉兴　田　杰

病 例 简 介

女，25岁5个月，主诉前牙排列不齐。骨性Ⅰ类，面型无异常。双侧安氏Ⅰ类磨牙关系；正常下颌平面角，前牙覆𬌗、覆盖正常。上牙列拥挤2.5 mm，下牙列拥挤5.5 mm。患者要求使用美观性好的无托槽隐形矫治器进行治疗。治疗设计为，上颌通过邻面去釉获得间隙从而排齐牙列，同时修复上颌左侧侧切牙的过小畸形牙；下颌拔除下颌左侧中切牙获得间隙而排齐牙列。矫治疗程1年6个月。矫治后牙齿排列整齐，拔牙间隙完全关闭，磨牙关系保持良好。

关键词：安氏Ⅰ类　牙列拥挤　无托槽隐形矫治　减数下颌切牙　邻面去釉

一般信息　女，25岁5个月，主诉前牙排列不齐。

临床检查　面部比例协调、对称，软组织侧貌正常。所有恒牙已完全萌出建𬌗（第三磨牙除外）。双侧磨牙Ⅰ类关系。上前牙拥挤2.5 mm，上颌右侧侧切牙轻度近中唇向扭转，上颌左侧侧切牙为畸形过小牙；下前牙拥挤5.5 mm，下颌双侧中切牙均重度近中舌向、远中唇向扭转。下颌Spee曲线2 mm。前牙覆𬌗、覆盖正常。口内无龋坏牙。开闭口运动无异常，无弹响。

病史及家族史　母亲有类似畸形。

X线片检查　未见明显牙体以及牙周组织异常。可见右侧下颌以及左侧上下颌第三磨牙垂直位，均未萌出。头影测量基本无异常，数值见表16-11。

诊断
面型：直面型
骨型：Ⅰ类
牙型：安氏Ⅰ类

患者存在问题
1.上下颌牙列拥挤。
2.下颌双侧中切牙的重度扭转。
3.左侧上颌侧切牙为过小牙。
4.双侧安氏Ⅰ类磨牙关系。

治疗设计　从上颌双侧第二双尖牙近中到尖牙远中，通过邻面片切获取间隙从而排齐上颌牙列。上颌左侧侧切牙近远中预留一定间隙以便于矫正完成以后进行牙冠修复。下颌拔除左侧中切牙。上下颌设计应用无托槽隐形矫治器排齐牙列、关闭拔牙间隙并保持磨牙的Ⅰ类关系。

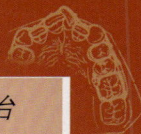

矫治过程 由于上颌双尖牙、尖牙邻接关系良好，按照矫治设计实施邻面片切，拔除下颌左侧中切牙后制取硅橡胶印模及咬合记录，设计和制作无托槽隐形矫治器。无托槽隐形矫治疗程 18 个月，上颌共使用 15 副隐形矫治器，下颌使用 24 副隐形矫治器。上下颌的最后一副矫治器作为保持器使用。矫治结果见图表 16-11。

分析小结 本病例为成人患者，患者不接受传统的固定矫治器而执意选择美观性好的无托槽隐形矫治器。患者对侧貌以及前牙的唇倾程度满意，希望维持；上颌牙弓轻度拥挤，下颌牙弓中度拥挤，且主要集中在下颌的中切牙区域，磨牙关系良好。鉴于此，上颌选择邻面片切获取间隙，下颌拔除左侧中切牙，纠正下颌右侧中切牙的扭转后关闭剩余拔牙间隙。由于下颌右侧中切牙扭转角度较大，同时在牙齿移动中需要下颌右侧中切牙、下颌双侧侧切牙一定的整体移动，因此在这三个牙齿上设计了垂直矩形的附件。由于该患者软组织面型和骨型均正常，矫治设计仅为牙齿移动，因此矫治后的面型和骨型保持不变；上下颌牙齿排列整齐，前牙覆𬌗、覆盖及两侧磨牙关系保持正常。开口度及开口型正常，双侧颞颌关节未发现明显弹响和压痛。曲面断层片未发现可见的牙槽骨吸收及牙根吸收。由于下颌切牙区的牙龈乳头发育不良，矫治后在该区域遗留少量"黑三角"间隙。无托槽隐形矫治器是一种可摘矫治器，因而患者的依从性至关重要。该患者依从性稍差，导致矫治疗程有一定的延长。矫治完成以后，可将最后一副矫治器作为保持器使用而无需再制作保持器。

表 16-11 治疗前后头影测量数据比较

测量项目	治疗前	治疗后	正常𬌗恒牙期均值
SNA	83.0	82.5	82.8 ± 4.0
SNB	79.2	78.2	80.1 ± 3.9
ANB	4.2	4.3	2.7 ± 2.0
U1-NA	14.0	14.3	22.8 ± 5.7
L1-NB	25.0	24.5	30.3 ± 5.8
U1-L1	137.4	136.0	124.2 ± 8.2
OP-SN	23.2	23.8	16.1 ± 5.0
GoGn-SN	33.0	35.0	32.5 ± 5.2
U1-SN	97.5	97.0	105.7 ± 6.3

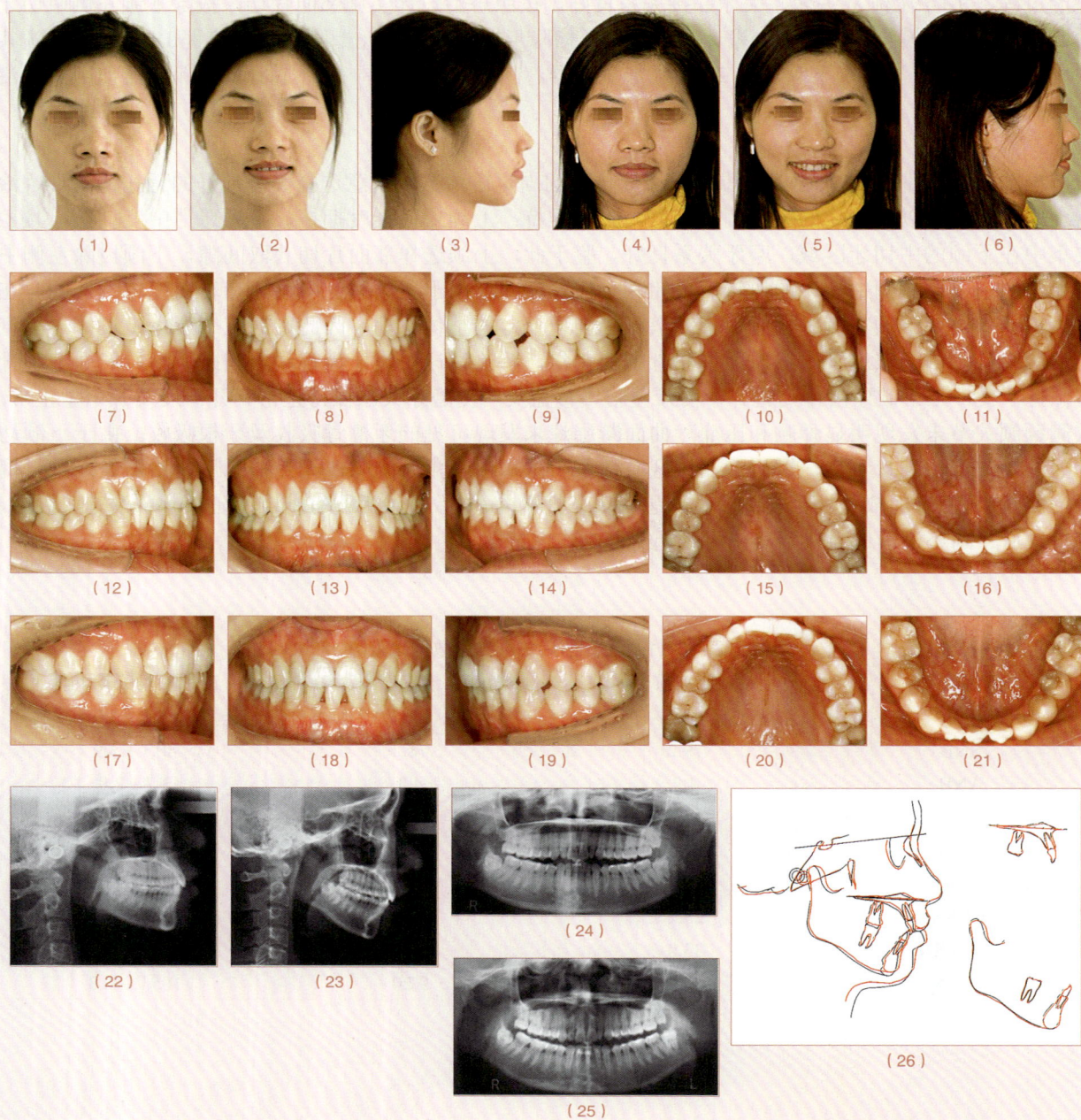

图 16-11 治疗前、中、后面殆像及 X 线片

（1）～（3）治疗前面像；（4）～（6）治疗后面像；（7）～（11）治疗前殆像；（12）～（16）治疗后殆像；（17）～（21）治疗中殆像；（22）～（26）治疗前后头颅侧位片、曲面断层片及重叠图

第 17 章

问题病例的二次矫治

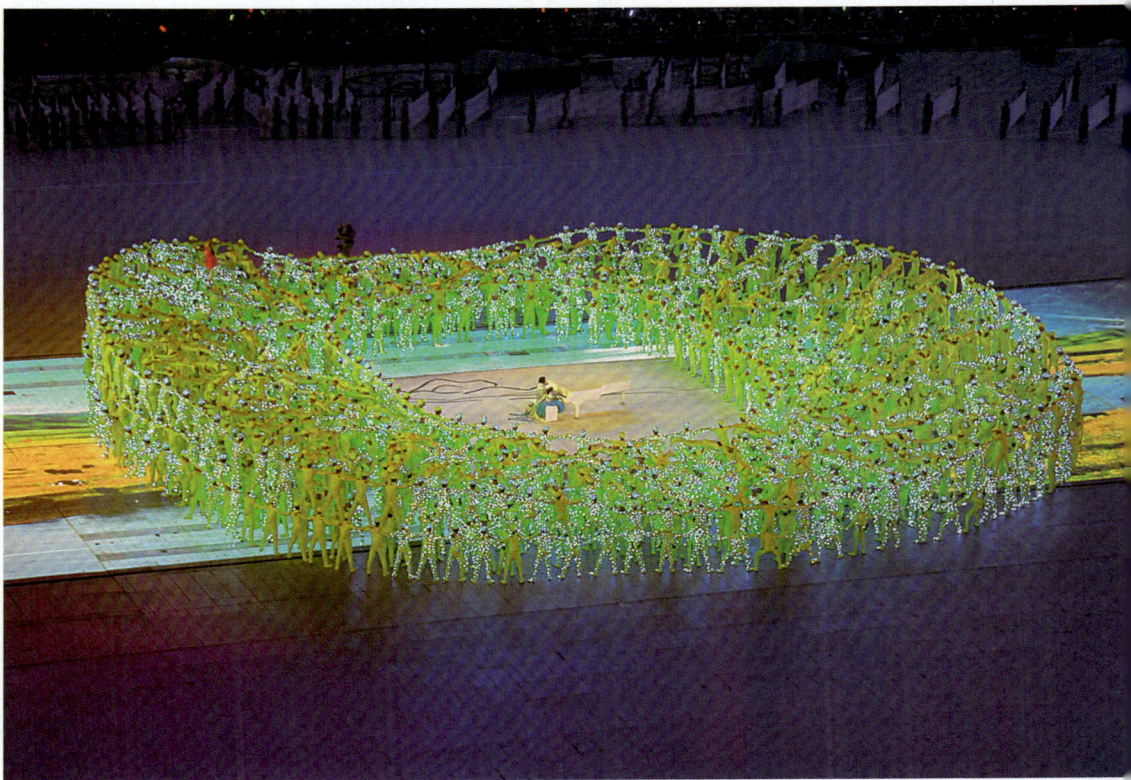

傅民魁 摄

① 外院矫治支抗丢失二次矫治深覆盖伴拥挤

诊治医师：罗卫红

病 例 简 介

女，12岁，主诉上牙前突，上下牙列不齐，3年前（1994年）曾经在美国某诊所矫治2年，拔除4个上下后牙。Ⅱ类颌骨畸形，双侧磨牙远中关系；上下4个第一双尖牙已拔除，无剩余间隙，前牙覆盖大，上下颌轻度拥挤。口外弓推上颌磨牙向远中。固定矫治器矫治1年8个月。矫治后面型改善，咬合关系理想。

关键词： 二次矫治　深覆盖　安氏Ⅱ[1]类　口外弓推磨牙

一般信息　女，12岁，主诉上牙前突，上下牙列不齐，3年前（1994年）曾经在美国某诊所矫治2年，拔除了4个上下后牙。

临床表现及检查　上颌前突，下颌后缩；磨牙、尖牙关系右侧远中尖对尖；左侧完全远中。上下第一双尖牙拔除，拔牙间隙已关闭。前牙覆盖10 mm，覆𬌗Ⅱ°。上颌拥挤1.5 mm，下颌拥挤2.5 mm，下中线左偏约2.0 mm，Spee曲线2.5 mm。开闭口运动无异常，且无弹响，双侧耳屏前无压痛。

病史及家族史　3年前有时有口呼吸。

X线片检查　上颌左侧未见第三磨牙牙胚，右侧第三磨牙牙胚过小；见下颌两侧第三磨牙牙胚。拔牙间隙处根不平行。颈椎C_3、C_4呈矩形，下缘曲度不明显。头影测量表明：Ⅱ类骨型，下颌后缩，上中切牙唇倾，下中切牙到APo线及下唇到E线距离过大，侧貌突。测量值见表17-1。

诊断

　　面型：凸面型
　　骨型：Ⅱ类
　　牙型：安氏Ⅱ[1]类

患者存在问题

　　1. 侧貌突，下颌后缩。
　　2. 前牙深覆𬌗、深覆盖。
　　3. Ⅱ类磨牙尖牙关系。
　　4. 上下牙列轻度拥挤。
　　5. 拔牙间隙已关闭。
　　6. 上颌未见形态大小正常的第三磨牙。

治疗设计

　　1. 非减数直丝弓固定矫治技术，上颌口外弓推上磨牙向后，开辟间隙，排齐牙列，减小覆盖；下颌直立拔牙间隙两侧牙齿，获得间隙，排齐牙列，调整中线。

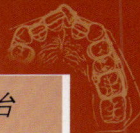

2. 支抗：口外弓，Ⅱ类牵引（白天）。刺激下颌向前，改善下颌后缩，减小覆盖。下颌方丝冠唇向转矩防止切牙过度唇倾。

3. 目标：排齐牙列，覆𬌗覆盖正常，改善面型及咬合关系尽量达到中性。

矫治过程　直丝弓固定矫治器，口外弓推磨牙，Ⅱ类牵引，治疗 1 年 8 个月；上下颌 Hawley 保持器。矫治结果见图 17-1。

分析小结　该病例尽管在先前的矫治中拔除了 4 个第一双尖牙，可是间隙关闭后上下颌仍然拥挤；覆𬌗覆盖仍大；磨牙远中关系，没有达到矫治目的，从一个畸形矫治到另一个畸形。原因是支抗严重丢失，甚至崩溃，磨牙前移占据了大部分拔牙间隙。二次矫治没有双尖牙再可以拔除以提供间隙，如果上颌有第三磨牙且大小形态类似第二磨牙，可以通过拔除第二磨牙，远中移动第一磨牙；颈椎形态提示生长发育处于加速到过渡阶段，颌骨仍有中等程度的生长,同时Ⅱ类牵引可以刺激剩余生长减小覆盖、矫正磨牙关系。但是该病例恰恰没有合适的第三磨牙可利用，只有逐一推第二、第一磨牙向远中实现目标。口外弓每天戴 12 小时左右，白天上颌口内弓丝推簧维持，Ⅱ类牵引；上下颌不锈钢方丝摇椅弓打开咬合，下颌前牙冠舌向转矩防止下切牙过度唇倾。由于患者良好的配合及有利的生长，最终矫治结果令人比较满意。

表 17-1　治疗前后头影测量数据比较

测量项目	治疗前	治疗后	正常𬌗恒牙初期均值
SNA	80.8	79.5	82.8 ± 4.0
SNB	74.0*	76.4	80.1 ± 3.9
ANB	6.8**	3.1	2.7 ± 2.0
Wits（mm）	7.6**	3.2*	− 1.3 ± 2.9
U1-PP	119.0*	111.7	114.1 ± 3.9
L1-MP	97.4	103.2*	92.6 ± 7.0
U1-L1	114.5*	118.0	125.4 ± 7.9
SN-MP	36.0	37.0	34.4 ± 5.0
FH-MP	29.5	29.9	27.2 ± 4.7
L1-APo（mm）	10.1**	6.7	4.9 ± 2.1
Li-E（mm）	6.2**	1.0	1.4 ± 1.9

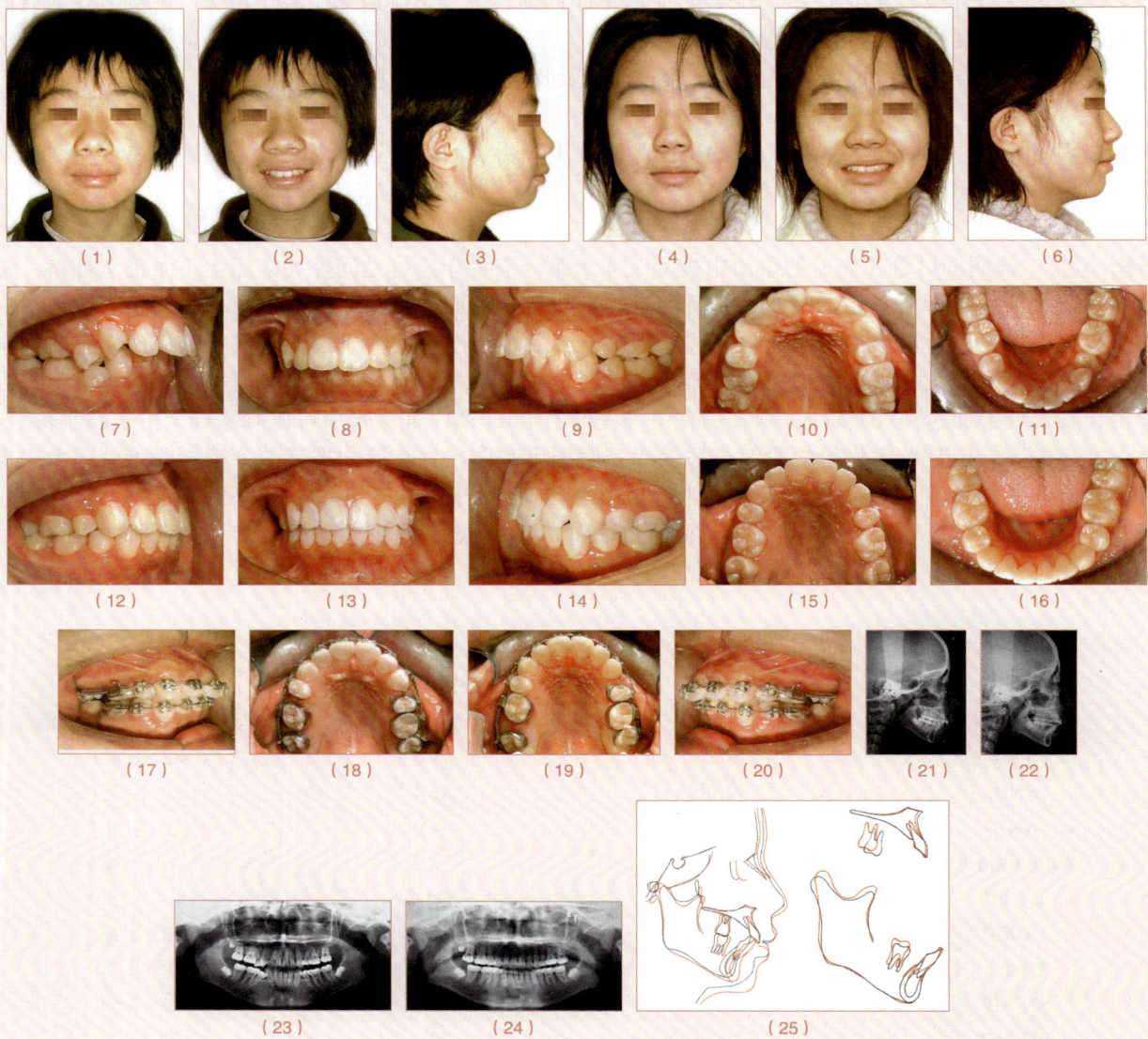

图 17-1 治疗前、中、后面殆像及 X 线片

（1）～（3）治疗前面像；（4）～（6）治疗后面像；（7）～（11）治疗前殆像；（12）～（16）治疗后殆像；（17）～（20）治疗中殆像；（21）～（25）治疗前后头颅侧位片、曲面断层片及重叠图

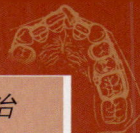

❷ 外院拔除上颌第一双尖牙仍拥挤二次矫治减数下颌第一双尖牙及第三磨牙矫治拥挤

诊治医师：卢海平　王艳欧

病 例 简 介

女，25 岁 4 个月，主诉牙列拥挤。曾在外院拔除 $\underline{4|4}$ 正畸治疗，上下牙列仍有 Ⅱ°～Ⅲ° 拥挤；安氏 Ⅱ 类磨牙关系。拔除 $\dfrac{8|8}{4|4}$ 后固定矫治器矫治，Ⅱ 类牵引 + 螺簧后移上牙列。

固定矫治器矫治 18 个月，矫治后面型改善明显，咬合关系理想。

关键词：安氏 Ⅱ 类　二次矫治　牙列拥挤　减数第一双尖牙

一般信息　女，25 岁 4 个月，主诉牙列拥挤。

临床检查

　　口内检查　磨牙关系远中。上颌第一双尖牙已在外院拔除。上、下牙列拥挤约 6～7 mm，Spee 曲线 2 mm。下牙弓中线右偏 2 mm。前牙覆盖 6.5 mm、覆𬌗 3 mm。

　　口外检查　直面型。下颌开闭口运动无异常，关节区无弹响，双侧耳屏前无压痛。

病史及家族史　无特殊。

X 线片检查　全景片可见上颌第三磨牙大小形态基本正常，下颌第三磨牙近中倾斜阻生。头影测量表明下颌稍后缩，下颌角较大。测量值见表 17-2。

诊断

　　面型：直面型

　　骨型：Ⅱ 类

　　牙型：安氏 Ⅱ 类

患者存在问题

　　1. 上下牙列拥挤，上颌第一双尖牙缺失。

　　2. 磨牙关系远中。

　　3. 下颌稍后缩，高角。

　　4. 下牙弓中线右偏 2 mm。

治疗设计

　　1. 拔除下颌第一双尖牙直丝弓固定矫治技术排齐下牙列；

　　2. 拔除上颌第三磨牙后螺簧 + Ⅱ 类牵引后移上磨牙；

3. 排齐上牙列。

矫治过程　拔除下颌第一双尖牙直丝弓固定矫治技术排齐下牙列，8 个月后换用 0.019 英寸 ×0.025 英寸不锈钢方丝；拔除上颌第三磨牙后螺簧 + Ⅱ 类牵引逐次后移上磨牙，3 个月后上颌牙齿全部粘接矫治器排齐。5 个月后上颌换用多曲唇弓调整咬合关系。2 个月后拆除固定矫治器换用上下颌局部固定保持器。矫治结果见图 17-2。

分析小结　患者虽曾经在外院拔除上颌第一双尖牙接受正畸治疗，但上下牙列仍有 6 ～ 7 mm 拥挤。作者在拔除下颌第一双尖牙后排齐下牙列，换用不锈钢方丝后用下牙列作为支抗，通过 Ⅱ 类牵引和螺旋弹簧后移上颌磨牙。在此期间矫治器对美观影响较小，符合成年女性患者的要求。上牙列取得间隙后快速排齐，调整咬合关系。达到了较好的治疗效果。

但由于上颌磨牙后移的楔形效应，虽经调整，下颌平面角仍有少量增大。由于该患者上颌第三磨牙大小形态均可，若拔除上颌第二磨牙或者上颌第一磨牙可能会取得更好的治疗效果。

表 17-2　治疗前后头影测量数据比较

测量项目	治疗前	治疗后	正常𬌗恒牙期均值
SNA	83.0	80.2	82.8 ± 4.0
SNB	75.6*	74.1*	80.1 ± 3.9
ANB	7.4**	6.1*	2.7 ± 2.0
Wits（mm）	2.7*	− 0.3	− 1.2 ± 2.5
U1-PP	104.7**	96.2**	114.1 ± 3.9
L1-MP	90.9	96.5	92.6 ± 7.0
U1-L1	125.0	139.0*	125.4 ± 7.9
SN-MP	40.1*	41.7*	34.4 ± 5.0
FH-MP	28.0	28.3	27.2 ± 4.7
L1-APo（mm）	− 0.5**	1.2*	4.9 ± 2.1
Li-E（mm）	0.0	0.0	0.6 ± 1.9

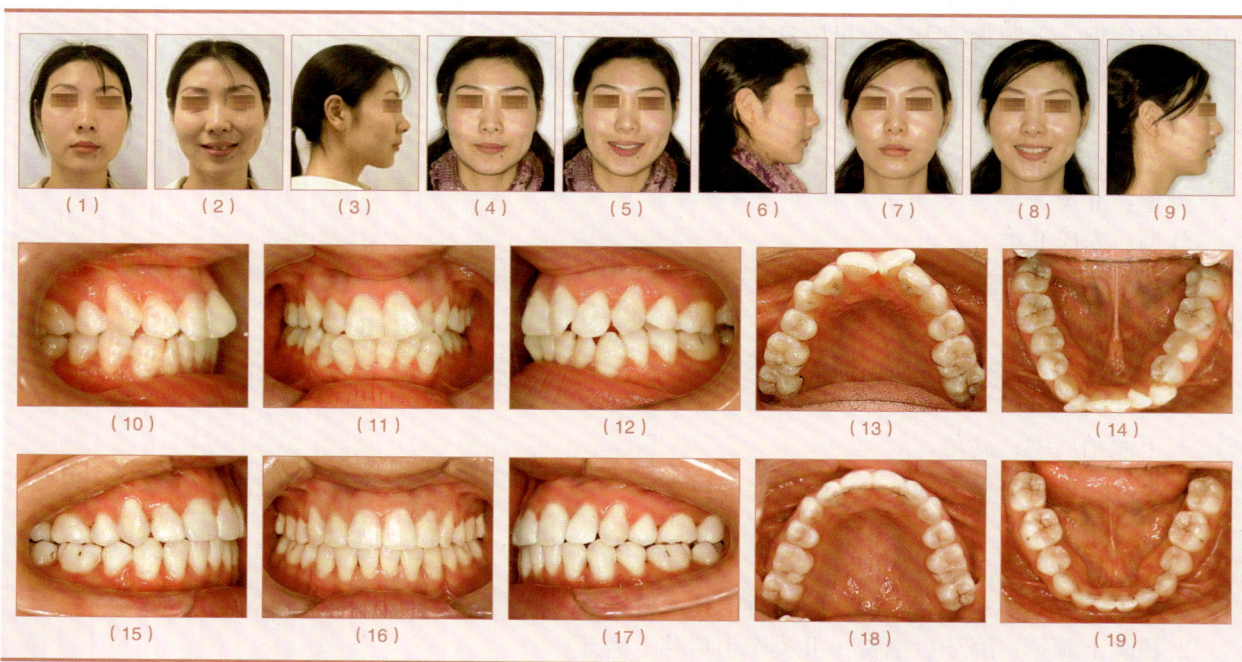

（1）（2）（3）（4）（5）（6）（7）（8）（9）

（10）（11）（12）（13）（14）

（15）（16）（17）（18）（19）

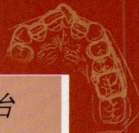

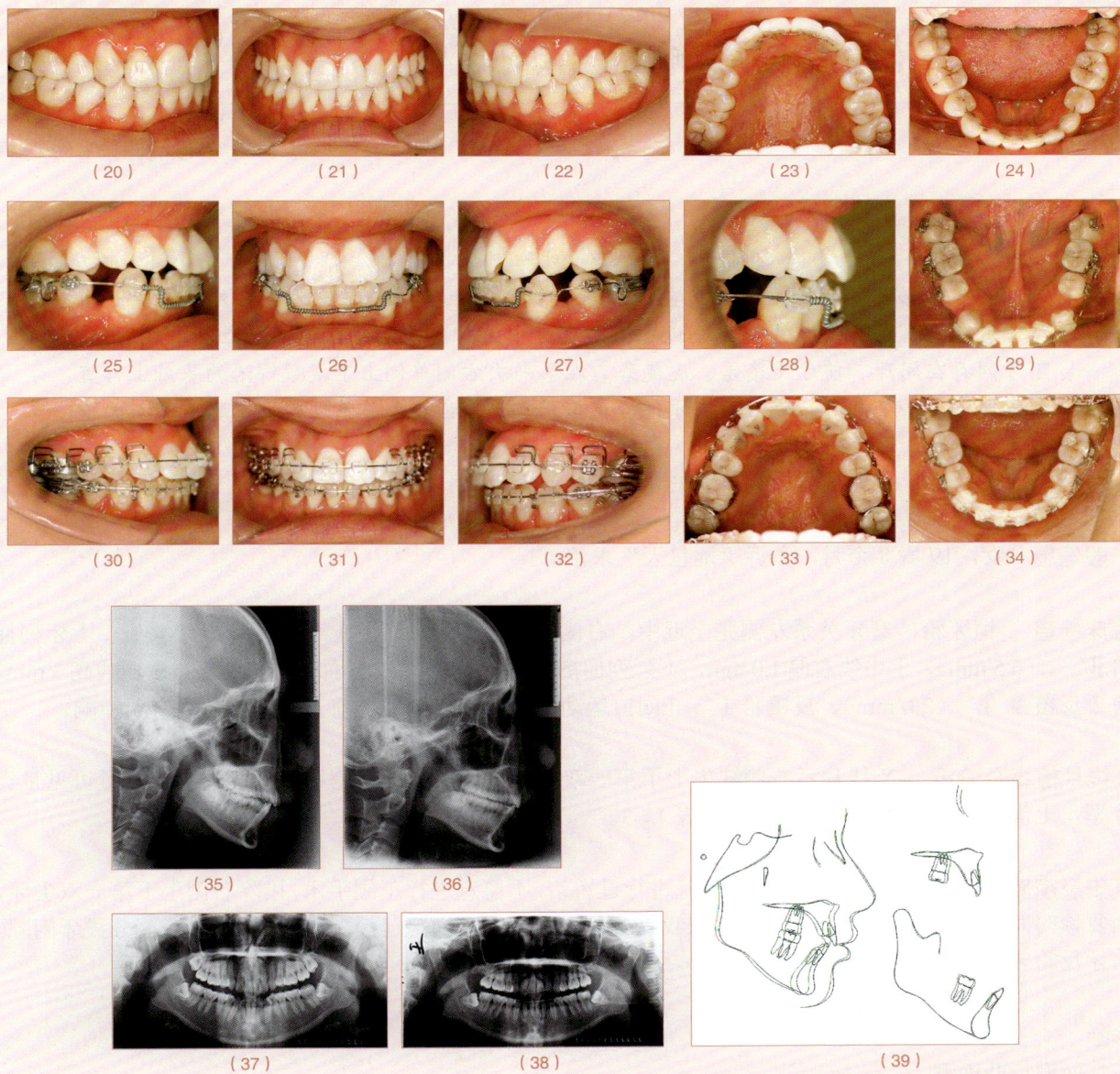

图 17-2　治疗前、中、后面𬌗像及 X 线片

（1）～（3）治疗前面像；（4）～（6）治疗后面像；（7）～（9）治疗后2年面像；（10）～（14）治疗前𬌗像；（15）～（19）治疗后𬌗像；（20）～（24）治疗2年后𬌗像；（25）～（29）下颌0.016英寸不锈钢圆丝，螺簧推 3┃3 往远中；（30）～（34）上颌换用多曲唇弓调整咬合关系；（35）～（39）治疗前后头颅侧位片、曲面断层片及重叠图

③ 外院矫治失败二次正畸矫治前牙反殆

诊治医师：华咏梅

病 例 简 介

女，19 岁 8 个月，主诉"地包天"求治。右侧上下第一双尖牙已在外院拔除。Ⅲ类颌骨畸形，磨牙关系左侧完全近中，右侧近中尖对尖，上牙列拥挤，上下中线右偏，下牙列存在间隙。前牙反覆盖、反覆殆。在第一次右侧单侧上下减数矫治的基础上行直丝弓矫治 1 年 7 个月。矫治后前牙覆殆覆盖正常，牙齿咬合关系理想，上下中线与面中线基本一致，面形有所改善。

关键词：安氏Ⅲ类 减数双尖牙 不对称拔牙

一般信息 女，19 岁 8 个月，主诉"地包天"求治。

临床检查 恒牙殆，磨牙关系左侧完全近中，右侧近中尖对尖。右侧上下第一双尖牙缺失，上牙列拥挤Ⅱ°。（6.5 mm），上中线右偏 1.0 mm，下牙列拥挤 1.2 mm，下中线与面中线一致，Spee 曲线高 3 mm。前牙反覆盖Ⅰ°（2.0 mm）、反覆殆Ⅰ° 开闭口运动无异常，双侧耳屏前无压痛，开闭口无弹响。

X 线片检查及分析 X 线片示右侧缺失上下第一双尖牙，可见上颌左侧第三磨牙。头影测量可见Ⅲ类骨型，上颌后缩，上切牙唇倾，数值见表 17-3。

病史及家族史 患者 1 年半以前曾在外院进行过矫治，不愿意进行正颌手术，拔除右侧上下第一双尖牙，因复诊时间无法协调而提前结束矫治。来我院就诊时上颌拔牙间隙已经关闭，下颌尚存在部分拔牙间隙。前牙反殆未解除，下颌过度发育。

诊断

面型：凸面型
骨型：Ⅲ类
牙型：安氏Ⅲ类

患者存在问题

1. 侧貌面型尚可，凸面型，偏高角病例。
2. Ⅲ类颌骨畸形，接近手术指征。
3. 前牙反覆盖较大，反覆殆，上切牙唇倾，下切牙舌倾。
4. 安氏Ⅲ类磨牙、尖牙关系。
5. 右侧上下第一前磨牙拔除，上牙弓拥挤，下牙弓存在间隙，上下中线不一致。

治疗设计 在第一次不对称拔牙矫治的基础上进行直丝弓固定矫治技术。

矫治过程 直丝弓固定矫治器治疗 1 年 7 个月；Hawley 保持器保持 2 年。结果见图 17-3。

分析小结 患者为成人，侧面形尚可，是较严重的Ⅲ类骨性畸形（ANB － 4.5°），前牙反覆盖 2 mm，错过了生长改良的最佳时机，接近手术适应证。同时上颌右侧第一双尖牙拔除间隙已关闭，上中线右偏 1 mm，上颌牙列仍前突拥挤（U1-PP 124.0°）。下颌右侧第一双尖牙拔除后间隙尚有 4 mm，且下前牙舌倾（L1-MP 87.0°），同时磨牙关系为近中尖对尖。

考虑拔除另一侧的上下第一双尖牙后，虽能解除上牙列拥挤，但下牙列间隙的关闭会造成下前牙过度舌倾，同时下磨牙的前移会使Ⅲ类磨牙关系的改善更加困难，不利于矫治的长期稳定性。而且患者希望采用简单治疗方法尽快结束矫治，因此我们决定在第一次非对称拔牙矫治的基础上对患者进行治疗。

在矫治过程中排齐整平牙齿后行常规Ⅲ类牵引和矫正中线牵引并控制上前牙的唇倾。在关闭下颌拔牙间隙时增强磨牙支抗，采用竖直第一和第二磨牙使下颌整体后移，同时尽量减少下前牙的舌倾。

从治疗后的 X 线片看：上颌右侧前牙牙根平行程度不够好，应在精细调整过程中拍摄 X 线片及时进行牙长轴的调整。

表 17-3 治疗前后头影测量数据比较

测量项目	治疗前	治疗后	正常𬌗恒牙期均值
SNA	77.0*	77.0*	82.8 ± 4.0
SNB	81.5	79.5	80.1 ± 3.9
ANB	－ 4.5**	－ 2.5**	2.7 ± 2.0
Wits（mm）	－ 5.0*	－ 2.0	－ 1.5 ± 2.1
U1-PP	124.0**	124.0	114.1 ± 3.9
L1-MP	87.0	85.0	92.6 ± 7.0
U1-L1	126.0	128.0	125.4 ± 7.9
SN-MP	37.0	37.0	34.4 ± 5.0
FH-MP	30.0	30.0	27.2 ± 4.7
L1-APo（mm）	8.0	2.5	4.9 ± 2.1
LL-E（mm）	1.0	1.5	0.6 ± 1.9

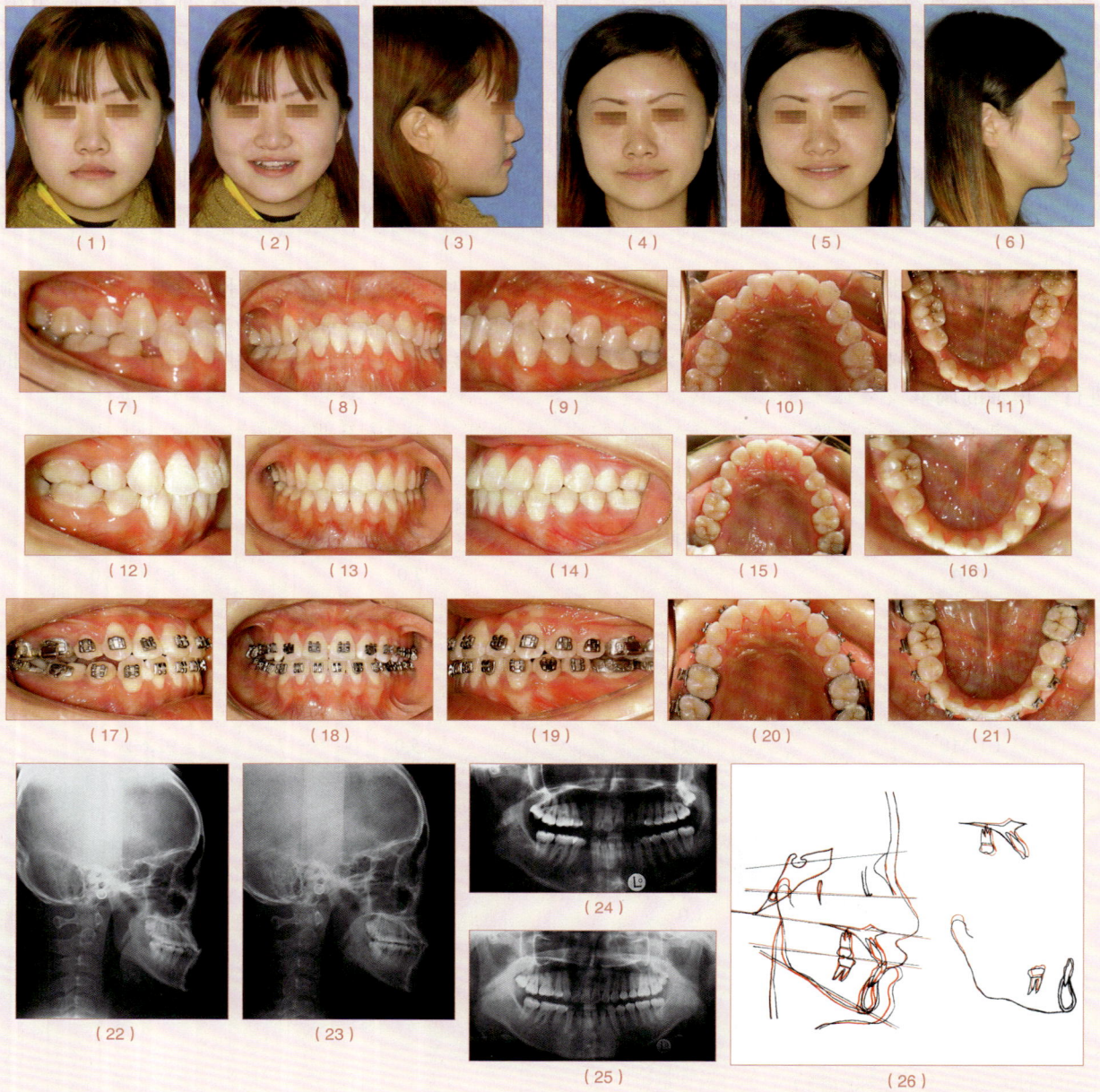

图 17-3　治疗前、中、后面殆像及 X 线片

（1）～（3）治疗前面像；（4）～（6）治疗后面像；（7）～（11）治疗前殆像；（12）～（16）治疗后殆像；（17）～（21）固定矫治器治疗中殆像；（22）～（26）治疗前后头颅侧位片、全景片及头颅侧位片描记重叠图

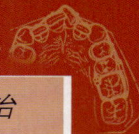

4 外院减数 4 颗双尖牙致颞下颌关节紊乱病二次多曲方丝弓矫治

诊治医师：刘　怡

病 例 简 介

　　女，16 岁，因外院正畸后咬合不适，在关节科就诊，转诊要求正畸治疗。临床检查减数 4 个双尖牙矫治后，双重𬌗明显，在牙尖接触位时，双侧后牙基本为中性关系，但前牙及双尖牙区无𬌗接触，覆𬌗浅；正中关系位时，左侧磨牙远中关系，双侧尖牙远中关系，前牙开𬌗 1 ~ 2 mm。侧貌略突。开口度三指，未及明确弹响，无开口痛及压痛。非拔牙矫治，多曲方丝弓技术矫治𬌗关系，重新建立稳定𬌗关系。一年后随访，咬合稳定。

　　关键词：颞下颌关节紊乱病

一般信息　女，16 岁，因外院正畸后咬合不适，在关节科就诊，转诊要求正畸治疗。

临床检查　减数 4 个双尖牙矫治后，双重𬌗明显，在牙尖接触位时，双侧后牙基本为中性关系，但前牙及双尖牙区无𬌗接触，覆𬌗浅；正中关系位时，左侧磨牙远中关系，双侧尖牙远中关系，前牙开𬌗 1 ~ 2 mm。侧貌略突。开口度三指，未及明确弹响，无开口痛及压痛。

X 线片检查及分析　关节片未见器质性改变。

病史及家族史　2 年前在外院拔牙正畸史。

诊断
　　面型：轻度凸面型
　　骨型：Ⅰ类骨型
　　牙型：安氏Ⅱ类，双重𬌗

患者存在问题
　　1. 双重𬌗，正中关系位时Ⅱ类咬合关系。
　　2. 前牙开𬌗。
　　3. 轻度前突的面型。
　　4. 颞下颌关节不适。

治疗设计
　　1. 多曲方丝弓矫治技术。
　　2. 直立上下颌磨牙，矫治开𬌗；远中倾斜上颌磨牙，尽可能在正中关系位上恢复𬌗关系。
　　3. 由于没有再拔牙的可能性，面型改善不明显。
　　4. 治疗中注意关节症状的变化。

矫治过程

1.1 ~ 3 个月，固定矫治器排齐上下牙列。

2.4 ~ 10 个月，多曲方丝弓矫治技术，前方垂直牵引，直立上下颌磨牙。

3.11 ~ 13 个月，开𬌗解除之后，下颌换 0.019 英寸 × 0.025 英寸不锈钢方丝，上颌调整多曲方丝，Ⅱ类牵引，远中移动上颌磨牙，尽可能在正中关系位上建立磨牙的中性关系。

4.14 ~ 18 个月，上下牙列精细调整，建立尖窝关系。

矫治结果见图表 17-4。

分析小结 该病例是一例不完善正畸治疗的典型病例，减数拔牙治疗后，上颌磨牙支抗丢失，磨牙近中前移，下颌补偿性牵引以期建立中性咬合关系，但当补偿范围大于颞下颌关节容忍范围之后，出现假性的咬合关系：牙尖交错位时，咬合关系为Ⅰ类，但在正中关系位时，呈现Ⅱ类的咬合关系。在前伸的牙尖交错位上，可以看到病人前牙及双尖牙均无咬合，仅在磨牙区有部分的咬合，这种不均匀性的咬合也是加重病人关节负担的一个原因。该病例的治疗重点在于恢复正常的上下𬌗关系，建立均匀的上下牙尖接触。但由于病人已减数 4 个双尖牙，因此不存在再减数的可能性。选择多曲方丝弓技术的原因就是其对牙弓及磨牙的移动能力较强大。另一种选择是可以考虑种植体支抗，可以在矢状向及垂直向对牙弓进行控制，甚至可以继续远中移动牙弓，对面型进行改善。但由于当时的技术原因没能使用种植支抗。

应用多曲方丝弓技术中，牙列移动被分为两个阶段，一是开𬌗的矫治，另一个是上颌磨牙远中移动。两个过程中弓丝应当进行不同的调整，调整的方式在多曲技术的介绍中有许多论述，这里不在细述。多曲技术使该病人可以完成牙列的调整，但对面型的改善并不理想。治疗完成后，咬合关系稳定，未再出现关节不适。

表 17-4　治疗前后软组织侧貌比较

测量项目	治疗前	治疗后
鼻唇角	91.8	114.4
上唇—审美平面	0	−1
下唇—审美平面	1.6	0.5
上唇长 / 下面高比	32%	35%
下唇长 / 下面高比	68%	65%
下面高 /Ns-Mes	55.52%	58.88%

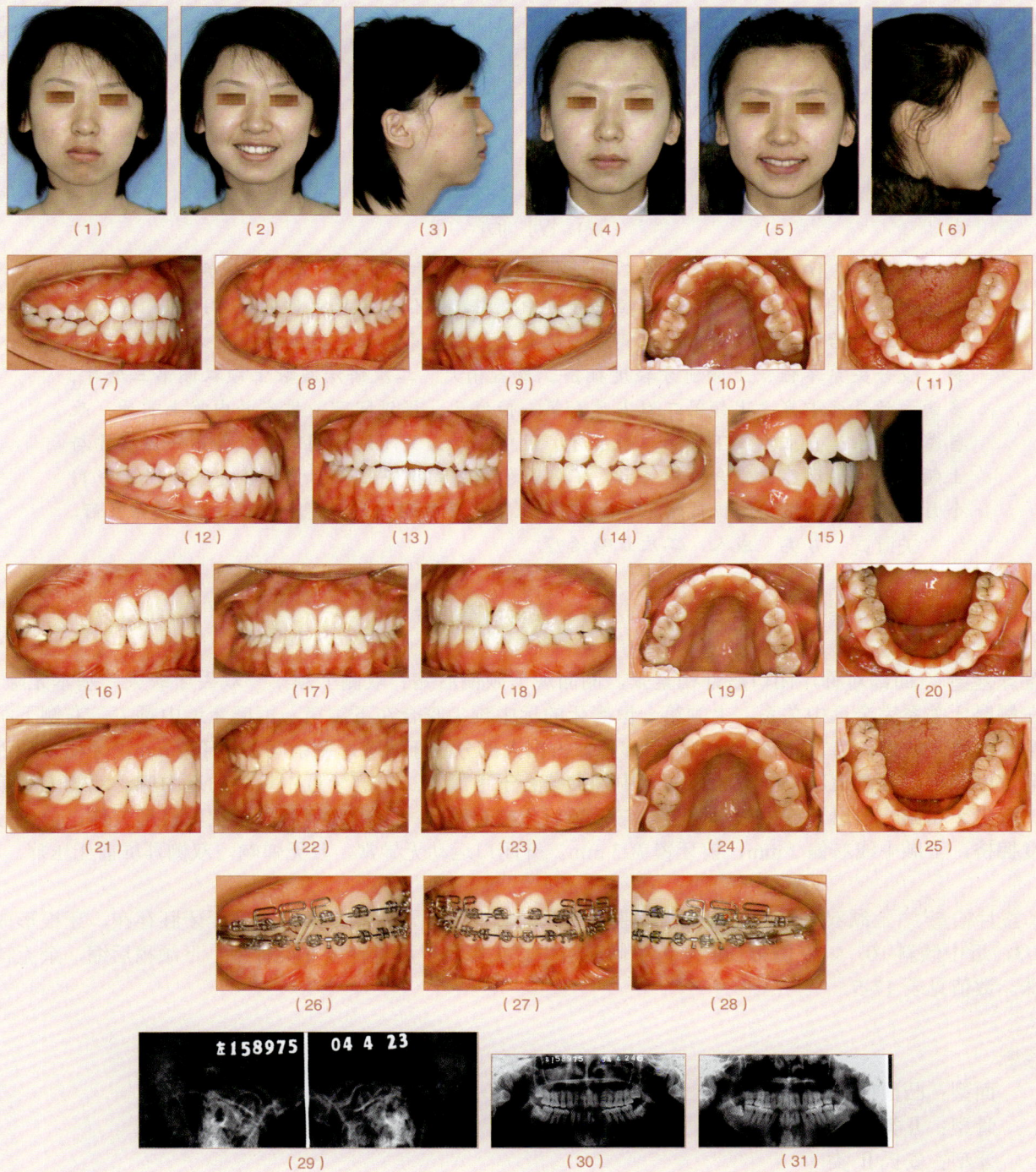

图 17-4 治疗前、中、后面𬌗像及 X 线片

（1）～（3）治疗前面像；（4）～（6）治疗后面像；（7）～（11）治疗前𬌗像；（12）～（15）下颌后退接触位时𬌗像；（16）～（20）治疗后𬌗像；（21）～（25）治疗后一年𬌗像；（26）～（28）治疗中𬌗像；（29）～（31）治疗前关节片及治疗前、后全口曲片断层

⑤ 外院矫治支抗失控磨牙倾倒二次矫治

诊治医师：李小彤

病 例 简 介

女，19岁10个月，主诉牙列不齐。Ⅱ类颌骨畸形，下颌后缩；右侧磨牙关系完全远中，右侧下颌第一恒磨牙缺失，第二恒磨牙近中倾斜、移位，占据大部分缺牙间隙。曾在外院接受正畸治疗，已拔除上颌双侧第一双尖牙，上颌第二双尖牙和第一磨牙明显近中倾斜，咬合关系不佳，上颌前牙轻度拥挤，覆盖稍大。二次矫治减数上颌双侧第三磨牙，多曲方丝弓远中直立上颌第二双尖牙和第一恒磨牙，提供间隙，排齐并内收上前牙，改善覆盖关系；直立右侧下颌第二恒磨牙、近中移动，关闭缺牙间隙，代替第一恒磨牙与上颌第一恒磨牙建立完全远中关系，下颌前牙稍唇向排齐，代偿骨性Ⅱ类。疗程1年11个月。矫治后软组织侧貌自然，牙齿整齐，上下颌牙弓形态好，覆盖改善，咬合关系良好。

关键词：Ⅱ类　成人　二次正畸治疗

一般信息　女，19岁10个月，主诉牙列不齐、要求调整咬合。

临床检查　面部对称，闭口唇部稍紧张，侧面观下颌偏后缩。双侧上颌第一双尖牙缺失，基本无隙，左侧磨牙关系完全远中关系，上颌第一恒磨牙的远中颊尖咬合在下颌第一恒磨牙近中颊尖，右侧下颌第一恒磨牙缺失、第二恒磨牙近中倾斜移位，占据大部分缺牙间隙，剩余间隙小于2 mm，牙槽骨颊舌向宽度尚可，右侧上颌第一恒磨牙的远中颊尖咬合于下颌第二恒磨牙近中颊尖的近中侧，双侧上颌第二双尖牙和第一恒磨牙近中倾斜明显，与下颌后牙咬合不佳；上颌牙列后段偏宽、弓形欠佳，前牙轻度拥挤，下颌中线右偏2 mm，前牙覆盖3 mm。开闭口运动无异常，且无弹响，双侧耳屏前无压痛。

X线片检查　上颌双侧第三磨牙位于黏膜下、近萌出，正位，右侧下颌第三磨牙牙胚存在，牙根形成1/3，近中倾斜10°，左侧第三磨牙近中倾斜阻生。头影测量可见轻度Ⅱ类骨型，下颌稍后缩，余无特殊。数值见表17-5。

诊断

面型：凸面型
骨型：Ⅱ类，下颌后缩
牙型：安氏Ⅱ类

患者存在问题

1. 侧貌突，开唇露齿。
2. 高角病例。
3. 曾经接受正畸治疗，已经拔除双侧上颌第一双尖牙，基本无隙。
4. 双侧上颌后牙近中倾斜，咬合不佳。
5. 磨牙关系远中，超过一个牙尖。
6. 上下颌牙弓轻度拥挤，前牙覆盖大。

7. 右侧下颌第一恒磨牙缺失、第二恒磨牙近中倾斜移位，占据大部分缺牙间隙。

治疗设计 拔除上颌第三恒磨牙，直丝弓固定矫治技术；治疗中配合多曲方丝弓直立近中倾斜的上颌后牙，提供间隙，排齐上颌牙列，少量内收上颌前牙，直立下颌右侧第二恒磨牙，并近中移动、关闭缺牙间隙，观察下颌右侧第三恒磨牙发育、萌出，择期拔除下颌左侧第三磨牙；下颌前牙排齐、配合上颌前牙内收，改善深覆盖。

矫治过程 拔牙后戴用固定矫治器直立后牙、内收前牙、调整磨牙关系，约 23 个月；上下颌压膜式活动保持器保持，曲面断层片显示下颌右侧第三恒磨牙基本正位，观察其发育、萌出。结果见图表 17-5。

分析小结 本例为成人骨性Ⅱ类、下颌后缩患者，骨性的畸形不是正畸治疗目标，而是通过牙齿的相对移动，上颌前牙内收、直立，允许下颌前牙一定程度唇向倾斜，改善深覆盖、代偿Ⅱ类骨型。矫治的难点一是在于患者曾在以前的正畸治疗中拔除了上颌双侧第一双尖牙，且无间隙，需要为排齐和内收上前牙创造条件；二是右侧下颌第一恒磨牙早失，第二恒磨牙前移、近中倾斜，给右侧后牙的咬合关系建立增加难度。因此设计拔除上颌第三磨牙，为直立上颌后牙提供条件，相应为前牙提供排齐和内收所需的间隙；下颌利用右侧第三磨牙牙胚发育和萌出方向基本正常的条件，设计直立、前移右侧第二恒磨牙代替第一恒磨牙与上颌第一磨牙建立完全远中的尖窝相对关系，观察第三磨牙的萌出替代第二恒磨牙的位置。在矫治过程中配合多曲方丝弓和前牙垂直、短牵引有效地向后直立了上下颌后牙，矫治后咬合关系良好。由于下颌左侧没有间隙、也不适合再拔牙提供间隙，下颌中线向右偏斜不作为矫治的目标。表 17-5 中数据可见，该患者为成年患者，矫治后颌骨关系的各项指标并没有明显改变，主要改变在上下颌前牙的唇倾角度的变化，上颌前牙相对直立、下颌前牙少量唇向倾斜，改善了前牙的深覆盖。侧貌自然，唇紧张度缓解。

表 17-5 治疗前后头影测量数据比较

测量项目	治疗前	治疗后	正常𬌗恒牙期均值
SNA	77.0	77.0	82.8 ± 4.0
SNB	72.0	72.0	80.1 ± 3.9
ANB	5.0*	5.0*	2.7 ± 2.0
Wits（mm）	4.5**	4.0**	− 1.5 ± 2.1
U1-PP	113.0	110.0	114.1 ± 3.9
L1-MP	95.0	96.0	96.5 ± 7.1
U1-L1	122.0	123.0	125.4 ± 7.9
SN-MP	40.0*	40.0*	34.4 ± 5.0
FH-MP	30.0	29.5	27.2 ± 4.7
L1-APo（mm）	2.0	2.5	4.9 ± 2.1
Li-E（mm）	0.5	− 0.5	0.6 ± 1.9

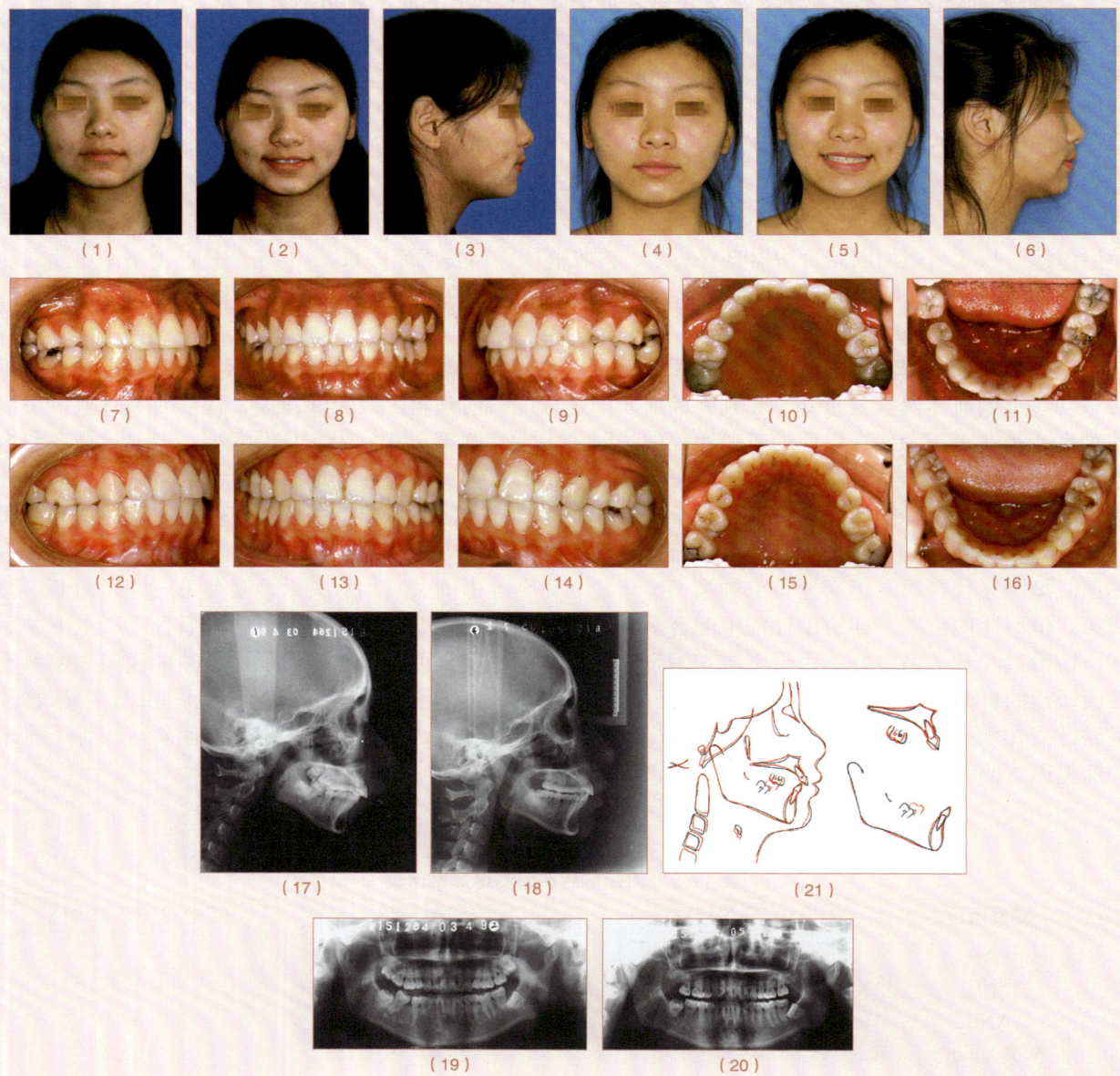

图 17-5　治疗前、中、后面𬌗像及 X 线片

（1）～（3）治疗前面像；（4）～（6）治疗后面像；（7）～（11）治疗前𬌗像；（12）～（16）治疗后𬌗像；（17）～（18）治疗前后头颅侧位片；（19）～（20）治疗前后曲面断层片；（21）治疗前后头颅侧位片描记重叠图

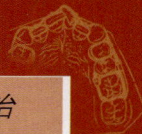

6 外院矫治面型不满意二次矫治正颌 – 正畸联合矫治双颌前突

诊治医师：罗卫红

病 例 简 介

　　女，25 岁，主诉牙齿前突，唇突，2 年前曾在外院矫治拔除 4 个上下后牙，至今效果不满意，要求转诊，短期内通过手术结束治疗，达到面形美观。安氏Ⅰ类磨牙关系；已减数上下第一双尖牙，牙槽骨Ⅰ°～Ⅱ°吸收。正颌手术，术前术后正畸。面形改善，咬合关系理想。

　　关键词： 二次矫治　安氏Ⅰ类双颌前突　减数第一双尖牙　正颌手术

一般信息　　女，25 岁，主诉牙齿前突，2 年前曾在外院矫治拔除 4 个上下后牙，至今效果不满意，要求转诊，短期内通过手术结束治疗，达到面形美观。

临床表现及检查　　面形轻度前突，双侧咬合关系基本中性；前牙覆𬌗Ⅱ°，Ⅰ°～Ⅱ°松动，牙龈萎缩出现三角间隙；上下第一双尖牙缺失（已拔除），上颌尖牙远中 1～2 mm 间隙，下颌间隙基本关闭。下颌弓丝在托槽龈向结扎于牙颈部。4 个第三磨牙正位萌出。开闭口运动无异常，且无弹响，双侧耳屏前无压痛。

病史及家族史　　母亲有牙周病史，父亲唇稍突。

X 线片检查　　牙槽骨Ⅰ°～Ⅱ°吸收。头影测量表明：Ⅰ类骨型，上中切牙稍舌倾，下唇到 E 线距离大。测量值见表 17-6。

诊断

　　面型：突面型

　　骨型：Ⅰ类

　　牙型：安氏Ⅰ类

患者存在问题

　　1. 侧貌突，开唇露齿。

　　2. 高角病例。

　　3. 上下切牙唇倾。

　　4. 下牙弓轻度拥挤。

　　5. 牙槽骨Ⅰ°～Ⅱ°吸收，轻度牙龈炎。

治疗设计

　　1. 正颌手术　术前正畸去代偿，按照正颌外科要求，上下前牙需唇向开展，使拔牙间隙达到 3 mm；上颌 Le FortⅠ型截骨术，下颌前部根尖下截骨术，颏成形术。

2. 术后正畸　邻面去釉消除前牙三角间隙。治疗过程中定期牙周维护。

矫治过程　征得患者同意去除原矫治器，牙周治疗；安装滑动直丝矫治器；术前正畸开辟间隙，每侧尖牙远中约 3 mm，正颌手术；术后正畸，前牙邻面去釉，减小三角间隙。上下舌侧固定保持器终身保持。矫治结果见图 17-6。

分析小结　患者已在外院矫治 2 年余，对目前矫治结果非常不满意，认为突度没有改善，与自己的初衷相距甚远。通过沟通了解到患者主观要求很高：对美貌期望值极大，要求尽可能内收上下唇。而原矫治不理想可能是支抗控制不足，丢失支抗造成的；此外矫治深覆𬌗方法不得当，可能加重牙周损伤。患者转诊迫切要求迅速结束治疗，要求通过正颌手术解决美观问题。通过分析，患者目前轻度骨性前突，前牙覆𬌗深，上中切牙稍舌倾，且牙周状况欠佳，前牙牙槽骨有Ⅰ°～Ⅱ°吸收，家中又有类似病史，则设计正颌手术。术后患者非常满意，并要求消除前牙的三角间隙。因此适当邻面去釉。该病例值得借鉴的是充分了解患者需求及其原有的自身条件，尽可能地满足其面部美观及牙周健康的需求。

表 17-6　治疗前后头影测量数据比较

测量项目	治疗前	治疗后	正常𬌗恒牙期均值
SNA	83.5	80.8	82.8 ± 4.0
SNB	79.5	79.0	80.1 ± 3.9
ANB	4.0	1.8	2.7 ± 2.0
Wits（mm）	− 2.0	− 0.9	− 1.2 ± 2.5
U1-PP	104.0**	109.0*	114.1 ± 3.9
L1-MP	90.5	94.0	92.6 ± 7.0
U1-L1	140.0*	128.6	125.4 ± 7.9
SN-MP	33.7	35.0	34.4 ± 5.0
FH-MP	25.6	27.0	27.2 ± 4.7
L1-APo（mm）	4.0	3.6	4.9 ± 2.1
Li-E（mm）	5.0**	0	0.6 ± 1.9

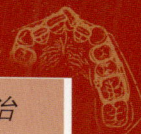

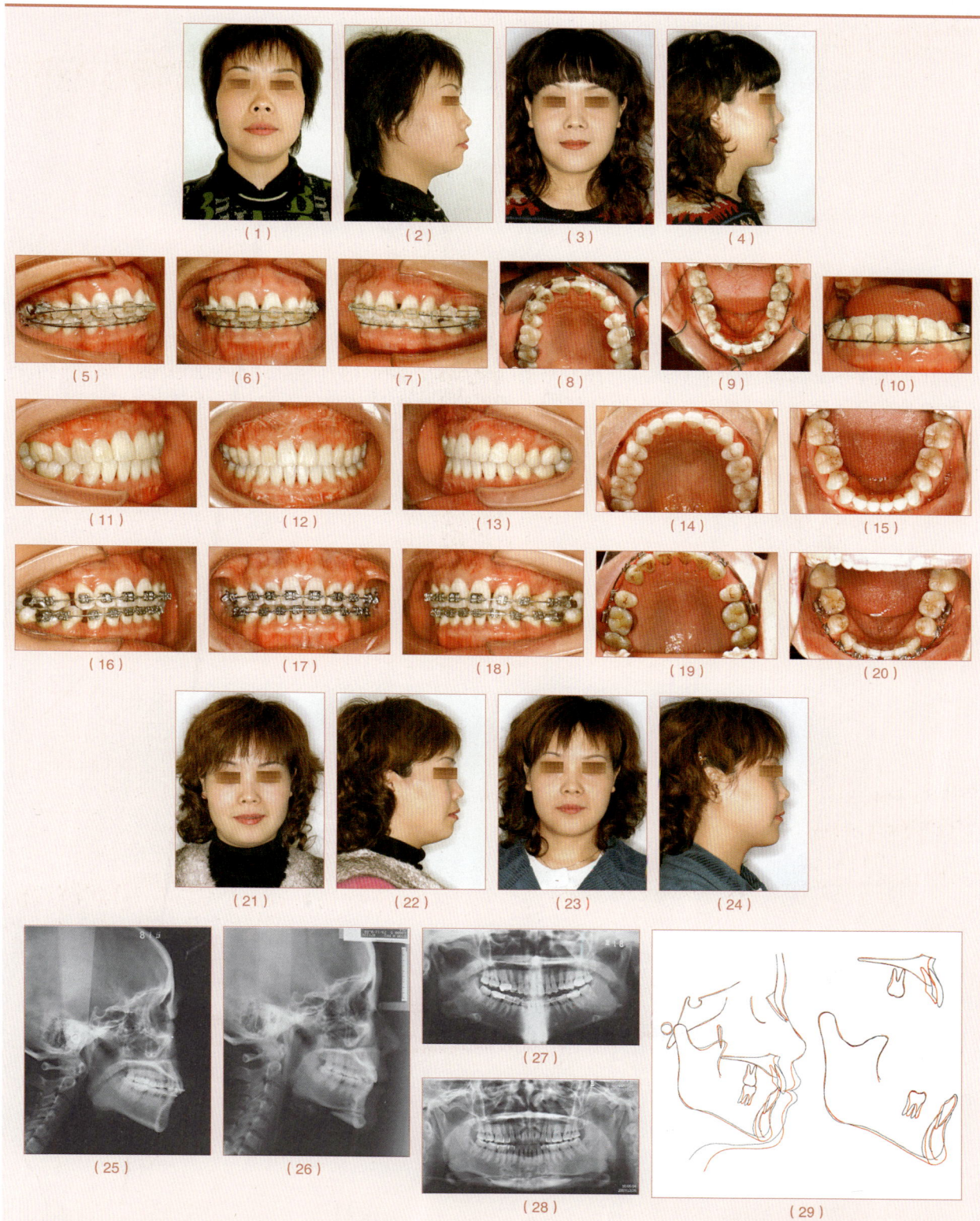

图 17-6   治疗前、中、后面𬌗像及 X 线片

（1）～（2）治疗前面像；（3）～（4）治疗后面像；（5）～（10）治疗前𬌗像；（11）～（15）治疗后𬌗像；（16）～（20）术前𬌗像；（21）～（22）术前面像；（23）～（24）术后面像；（25）～（29）治疗前后头颅侧位片、曲面断层片及重叠图